HEINZ DAVID

DIE LEBER BEI NAHRUNGSMANGEL UND MANGELERNÄHRUNG

DIE LEBER BEI NAHRUNGSMANGEL UND MANGELERNÄHRUNG

Dr. med. habil. HEINZ DAVID

Wissenschaftlicher Assistent am
Pathologischen Institut der Humboldt-Universität
zu Berlin

Mit 95 Tabellen und 69 Abbildungen

AKADEMIE-VERLAG · BERLIN
1961

Erschienen im Akademie-Verlag GmbH, Berlin W 8, Leipziger Straße 3–4

Lizenznummer: 202 · 100/401/61
Gesamtherstellung: Druckhaus „Maxim Gorki", Altenburg
Bestellnummer: 5415
Printed in Germany
ES 17 D

Zum
250 jährigen Bestehen
der
Charité · Berlin
1710–1960

ZUM GELEIT

Eine Reihe vorzüglicher Monographien des In- und Auslandes über die spezielle Pathologie der Leber jetzt noch durch eine weitere bereichern zu wollen, bedarf besonderer Begründung. Ich sehe diese in zweierlei Hinsicht. Die erste liegt im Fachlichen. Auf dem vom Verf. gewählten Spezialgebiet der Leberveränderungen bei Hunger und Fehlernährung wurden zwar schon vor Jahrzehnten vom Theoretiker grundlegende Versuche angesetzt und vom Kliniker ausgezeichnete Beobachtungen niedergelegt. Aber gerade die letzten Jahre mit ihren unvergleichlich größeren Möglichkeiten wissenschaftlicher Erkenntnis haben eine Fülle neuer Probleme auf diesem Gebiet aufgeworfen, die eine geschlossene Darstellung klassischer wie moderner Befunde geradezu herausfordern. Da bisher aber stoffwechselpathologische Fragen der Leber eine Domäne des physiologischen Chemikers zu sein schienen und von dieser Seite bevorzugt entsprechende Bearbeitungen vorgelegt wurden, glaubte ich gerade deshalb Herrn David dazu anregen zu sollen, einmal vom morphologischen Standpunkt aus die vielfältigen Probleme anzugehen.

Und damit komme ich zum zweiten Punkt, dem persönlichen. Es schien mir nämlich der Verf. der vorliegenden Monographie wegen seiner gründlichen Ausbildung und vielfältigen, selbst erworbenen Erfahrungen in der histologischen, bevorzugt aber elektronenmikroskopischen Untersuchung der größten menschlichen Verdauungsdrüse besonders geeignet, ein solch umfassendes Unterfangen zu einem befriedigenden Abschluß zu bringen. Gewiß mag der eine oder andere Leser bedauern, die reichlich in den Text mit eingebauten chemischen Angaben nicht vom Physiologen vorgestellt zu bekommen. Es mag ihn aber dafür entschädigen, eine Fülle wichtiger Daten auch der normalen Leber wie Zellgröße und -zahl, Kernzahl und -größe, Menge zweikerniger Zellen und Sternzellen, Charakteristiken von Nucleolus, Ergastoplasma und Mitochondrien in die Hand zu bekommen. Der einmalige Wert steigt dadurch, daß fast alle Angaben für eine ganze Skala der gebräuchlichen Versuchstiere dargestellt werden, nämlich Maus, Ratte, Meerschweinchen, Goldhamster, Kaninchen und Taube.

Möge dieses Werk seine Freunde finden und seinen Teil zur immer engeren Verknüpfung von Form und Funktion auch auf diesem Gebiete beitragen.

Berlin, im Juni 1960

Prof. Dr. L.-Heinz Kettler
Direktor des Pathologischen Instituts
der Humboldt-Universität Berlin
(des Rudolf Virchow-Hauses der Charité)

VORWORT

Die vorliegende Monographie stellt den Versuch dar, auf dem speziellen Gebiet der Leberpathologie bei absolutem und partiellem Nahrungsmangel Klarheit zu gewinnen und eine gewisse Einheitlichkeit der Befunde herauszukristallisieren. Die Vielfalt sich widersprechender Ergebnisse aus der Literatur hat uns dieses Ziel in verschiedenen Fällen nur annähernd erreichen lassen.

Die oft nur vagen oder fehlenden Grundlagen auf verschiedenen Gebieten der quantitativen und submikroskopischen Morphologie der Leber haben uns gezwungen, zuerst diese zu erarbeiten, so daß die Arbeit auch eine große Zahl eigener grundsätzlicher Erkenntnisse der normalen Morphologie der Leber erstmalig vermittelt.

Die Stoffwechselmorphologie und -physiologie der Leber — dargestellt am speziellen Gebiet des Nahrungsmangels und der Mangelernährung — gibt uns Einblick in die verschiedensten Gebiete der Leberpathologie, die sich bis zur Entstehung von Tumoren erstrecken, so daß sie als eine der wesentlichen Grundlagen für eine weitere Erforschung vieler Krankheiten dieses Organs aufgefaßt werden muß.

Obwohl bei der Übertragung experimenteller Untersuchungen auf die menschliche Pathologie große Zurückhaltung nötig ist, glauben wir doch, daß durch diese Arbeit Kenntnisse vermittelt werden, die für eine Therapie der Erkrankung nützlich und notwendig sein können. Gleichzeitig soll sich aber daraus die Mahnung ergeben, daß durch prophylaktische Maßnahmen, d. h. die Bereitstellung einer ausreichenden Nahrung für die gesamte Menschheit, die Ursachen dieser Schäden beseitigt werden müssen.

An dieser Stelle möchte ich vor allem Herrn Professor Dr. KETTLER für seine ständige Hilfe und fördernde Kritik danken. Besonderer Dank gilt aber auch den Mitarbeiterinnen B. ELS, I. KLUTH, I. MARX, I. REINHARDT und I. UERLINGS sowie den Mitarbeitern M. GRUPE und E. METZLER, die durch ihre ständige Einsatzbereitschaft und Mithilfe auf dem technisch-präparativen, licht- und elektronenmikroskopischen sowie fotografischen Gebiet die Durchführung der Arbeit erst ermöglichten.

Berlin, Juni 1960

Heinz David

INHALTSVERZEICHNIS

I. ABSOLUTER NAHRUNGSMANGEL

A. Lebergewichtsveränderungen bei absolutem Hunger

Die äußerst einfach und klar zu definierende, jederzeit reproduzierbare Versuchsanordnung des absoluten Hungers läßt keine widersprechenden Ergebnisse erwarten. Jedoch schon ein Überblick über die Literatur in Hinblick auf die Gewichtsveränderungen eines von subjektiven Einflüssen unberührten und durch keine Eingriffe veränderbaren Maßes ergibt sehr unterschiedliche Befunde. Hierbei ist sicher die Tierart und die Hungerdauer als ein nicht zu übersehender Faktor zu betrachten.

Der Verlust des Körpergewichtes bei der *Maus* im Hungerzustand ist erheblich. Er beträgt auf Grund von Feststellungen SCHETTLERS [1854] nach 6 Tagen 50%, nach 7 Tagen bis 37% (WILLIAMS [2322]). HODGE u. a. [1026] beschreiben einen Gewichtsverlust von 33% in 5 Hungertagen; in 4 Tagen sinkt er auf 50%(MACLACHLAN u. a. [1410]). Das Trockengewicht je Gramm Frischgewicht in der Leber sinkt von 0,338 g auf 0,288 g nach 64 Stunden Hunger (ELIAS und TAUBENHAUS [642]). Nach LOEFFLER und NORDMANN [1353] erleben Mäuse selten den 4. Hungertag, während wir sie bis zum 8. Tag am Leben erhalten konnten.

Das prozentuale Lebergewicht der *Ratte* schwankt zwischen 2,98% des Körpergewichtes (HARRISON und BROWN [952]) und 8,7% (CAMERON und CARMICHAEL [383]). Das Körpergewicht sinkt in den ersten 24 Stunden fast doppelt so stark wie an den folgenden Hungertagen, was vorwiegend auf den Kotabgang und Wasserverlust zurückgeführt werden muß. Danach ist der Abfall wesentlich geringer (WETZEL [2286]). Die Gewichtsabnahme beträgt nach WEBER und CANTERO [2261] am ersten Hungertag 7%, am 3. Tag 16% und am 6. Tag 77%. Im Verlauf des Hungers sinkt das Lebergewicht nach 24 Stunden um 29,8% (KOSTERLITZ und CRAMB [1220]) und nach 48 Stunden um 33%. Um 40% — nach SIBATANI [1958] 35% in 12 Tagen — ist innerhalb von 10—14 Tagen das Lebergewicht verringert (CONRAD und BASS [475]). Der Abfall kann bis zu 50% (DAVISON und ECKSTEIN [534]), ja sogar bis zu 58% (KEYS u. a. [1177]) betragen. Die Veränderungen des relativen Lebergewichtes werden als entscheidender angesehen als die des absoluten Gewichtes. Einen Überblick über die in der Literatur erhobenen Ergebnisse gibt Tab.1.

Der Feuchtigkeitsgehalt der Leber steigt von 69,2% auf 75,2% (HALE und SCHAEFER [915]).

Meerschweinchen verlieren in 5 Tagen 50% des Lebergewichtes (ORSINI und RECINE [1623]), nach 7 Tagen nur 35% (KEYS u. a. [1177]). Das Verhältnis des Lebergewichtes zum Körpergewicht nimmt stärker ab [1623]. ELIAS und

Tabelle 1

Veränderungen des relativen Lebergewichtes während des Hungerns (% des Körpergewichtes)

0	1	2	3	4	5	6	7	8 Hungertage	Autor
3,37							2,64		[44]
3,89	—	2,38							[948]
3,30	2,59	2,47	—	2,14	—	2,11 = ml.			[952]
2,98	2,46	2,25	—	2,11	—	2,13 = wbl.			
3,46	2,43	2,32							[1220]
4,9	3,8								[2259]
2,98	2,53	2,26	1,98	2,02	1,83	—	1,64 (bez. Anfangsgew.		[2286]
—	2,73	2,54	2,33	2,27	2,31	—	2,23 (bez. Endgew.)		[2286]
6,0		3 Wochen Hunger 4,2							[102]
6,4—8,7		Hungertier: 1,8—2,9							[383]
—	3,4	10 Tage Hunger 2,2							[915]

Taubenhaus [642] fanden dagegen eine prozentual geringere Abnahme des Lebergewichtes.

Nach 7 Tagen beträgt der Körpergewichtsverlust beim *Kaninchen* 21,4%, der der Leber 38,5% (Dible und Libman [571]). Er soll sich bis zu 47% erhöhen (MacLachlan [1410]). Das Körpergewicht zeigt nach 5 Tagen nur noch einen Wert von 66% [1353]. Nach 10—14 Tagen Hunger nimmt das Gewicht um 19,33% (Junkersdorf [1125]) bis 37,5% ab (Gülzow [878]). Das Lebergewicht verringert sich am meisten. Es sinkt von 3,3% des Körpergewichtes nach 11 Tagen auf 2,7% [1125].

Es wird im allgemeinen als gesichert angenommen, daß der Gewichtsverlust der Leber wesentlich stärker ist als der des Gesamttieres (Cameron u. a. [384], Junkersdorf [1125], Orsini und Recine [1623], Ott [1625] u. a.).

Da die Gewichtsveränderungen im Hunger die Grundlage aller folgenden Ergebnisse sind, haben wir hierzu eingehende eigene Untersuchungen durchgeführt.

Zur Verfügung standen insgesamt 336 Tiere, bei denen es sich fast ausschließlich, wie auch bei allen übrigen Untersuchungen, um männliche Tiere handelte. Es wurden nur Tiere verwandt, die am Versuchsende noch lebten. Entscheidend für die Erzielung der Ergebnisse war besonders die Umgebungstemperatur, die 24—27 °C betrug. Um Vergleichswerte zu erhalten, wurden grundsätzlich nur Hungerstadien bis zu einer Dauer von 8 Tagen ausgewertet; eine Zeit, die sich, wenn auch zum Teil mit großen Verlusten, bei allen Tieren einhalten ließ.

Das Körpergewicht der *Maus* zeigt schon am ersten Hungertag eine durchschnittliche Gewichtsabnahme von 11,8% (Übersicht über die Gesamtergebnisse — Abb. 1). Der Abfall des Gewichtes erfolgt in den nächsten Hungertagen weiterhin

Abb. 1. Veränderungen des Körpergewichtes (———) (linke Skala) verschiedener Versuchstiere während des absoluten Hungers sowie des prozentualen Lebergewichtes (rechte Skala)

- - - - Lebergewicht in % des Anfangskörpergewichtes

...... Lebergewicht in % des jeweiligen Körpergewichtes

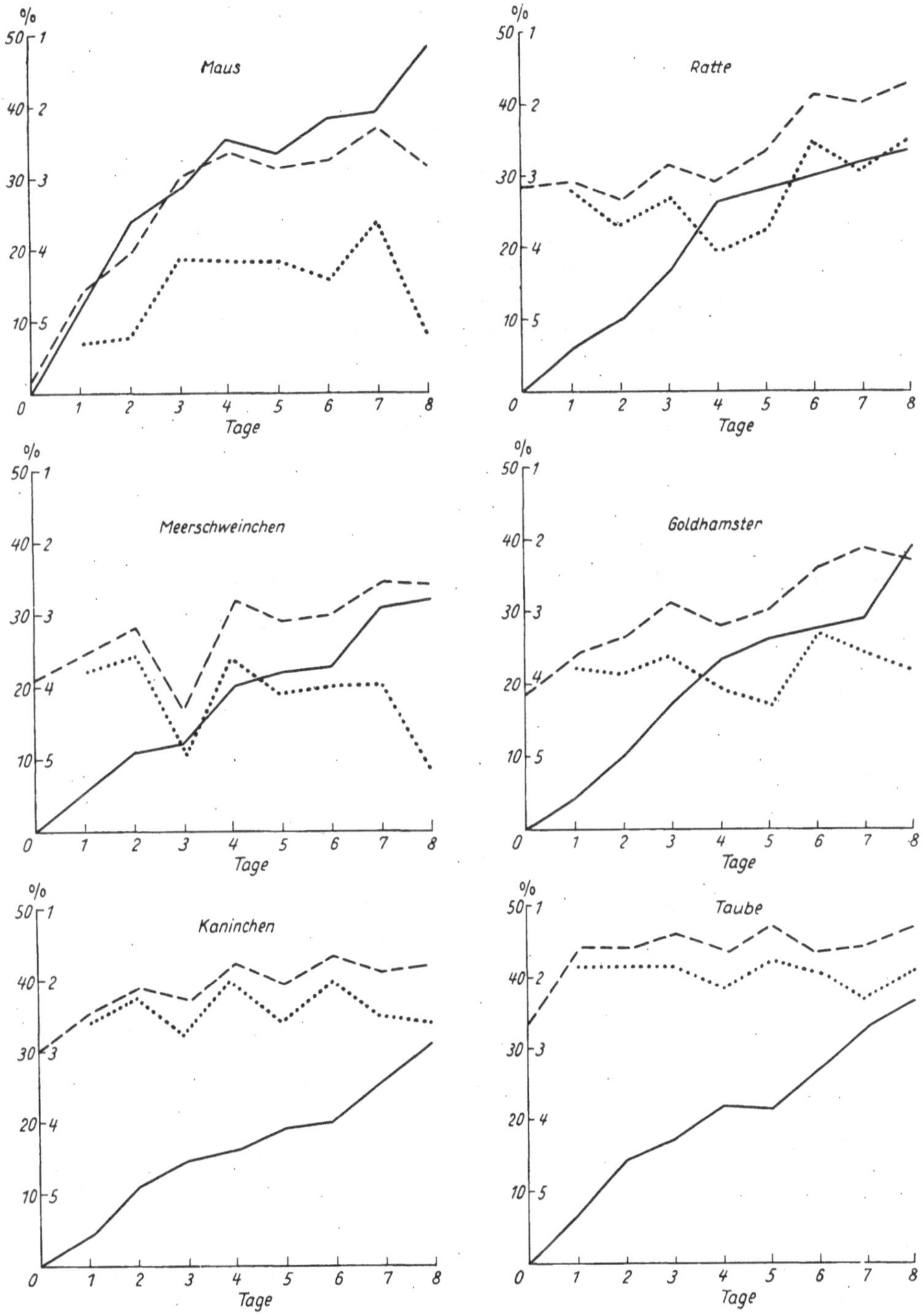
Maus
Ratte
Meerschweinchen
Goldhamster
Kaninchen
Taube
%
50
40
30
20
10
0
1
2
3
4
5
6
7
8
Tage

relativ kontinuierlich, so daß am 8. Hungertag eine durchschnittliche Senkung auf 48,1% erreicht ist. Der höchste Gewichtsverlust wurde mit 52% beobachtet.

Bei *Ratten* ist die Gewichtsverminderung am ersten Tag gering. Sie beträgt nur 5,8%. Auch in den folgenden Tagen ist sie viel schwächer ausgebildet und erreicht nach 8 Tagen nur 34,4%. *Meerschweinchen* zeigen eine noch geringere Abnahme. Sie ist nach 4 Tagen 20,2% hoch (bei Mäusen im gleichen Zeitraum 35%) und endet mit 31,4% am 8. Hungertag. Der Ablauf der Gewichtsveränderungen beim *Goldhamster* ist bis zum vorletzten Tag kontinuierlich; am 8. Tag findet dann ein erheblicher Gewichtssturz von 29,2% (7. Tag) auf 38,6% statt. *Kaninchen* weisen eine gleichmäßige Senkung des Gewichtes auf 30,4% innerhalb von 8 Tagen auf, während bei *Tauben* der stärkste Verlust nach 7 Tagen mit 33,8% erreicht ist; am 8. Tag ist nur eine Abnahme auf 27,1% zu verzeichnen.

Das relative Lebergewicht bezogen auf das Anfangskörpergewicht beträgt bei der *Maus* normalerweise 5,7%. Im Verlaufe des Hungerns sinkt dieser Anteil auf 2,8% ab; das bedeutet einen stärkeren Abfall, als er beim Körpergewicht zu ermitteln ist (Übersicht: Tab. 2).

Tabelle 2

Prozentualer Abfall des Körpergewichtes (a) und des relativen Lebergewichtes bezogen auf das Anfangsgewicht (b) bei den verschiedenen Tierarten nach achttägigem Hunger. Unterschied des relativen Lebergewichtsanteils zum gleichen Zeitpunkt in Beziehung zum Anteil beim Normaltier (c)

	a %	b %	c %
Maus	48,1	51	− 9
Ratte	34,1	45	−16
Meerschweinchen	31,4	34	+23
Goldhamster	38,6	44	−10
Kaninchen	30,4	40	−13
Taube	27,1	50	−31

Der prozentuale Verlust ist am 7. Tag am höchsten, am 8. Tag ist wieder eine Vermehrung zu erkennen. Bezogen auf das Endgewicht ist das Lebergewicht nur um 9% stärker verringert. Bei *Ratten* ist das relative Lebergewicht nach 8 Tagen um 11% stärker herabgesetzt als das Körpergewicht. In Hinblick auf das Endgewicht ist der prozentuale Leberanteil um 16% geringer als beim Normaltier.

Meerschweinchen zeigen zwar bezogen auf das Anfangsgewicht einen 3% stärkeren Abfall, jedoch ist das Lebergewicht hinsichtlich des Endgewichtes um 23% höher. Beim *Goldhamster* ist die Verminderung der Lebermasse um 5% größer. Ein 10%iger, beziehungsweise 13%iger Abfall des Lebergewichtes unter den Normalwert ist beim *Kaninchen* zu ermitteln. Mit einer 23% stärkeren Gewichtsverminderung ist bei der *Taube* die größte Divergenz der Ergebnisse zu beobachten. Bezogen auf das Endgewicht findet sich sogar ein Wert von −31%.

Der Anteil der Leber am Körpergewicht ist bei Normaltieren verschieden hoch. Er beträgt bei Mäusen 5,7%, Ratten 3,1%, Meerschweinchen 3,9%, Goldhamstern

4,1% Kaninchen 3,0% und bei Tauben 2,6%. Diese Unterschiedlichkeit des Leberanteils weist auf die differente Stoffwechselrate der Tiere hin, die bei Mäusen am höchsten ist.

Das absolute Lebergewicht (Abb. 2) zeigt keine gleichmäßige Verminderung bei den einzelnen Versuchstieren. Es kommt bei vielen Tieren sogar zu deutlichen

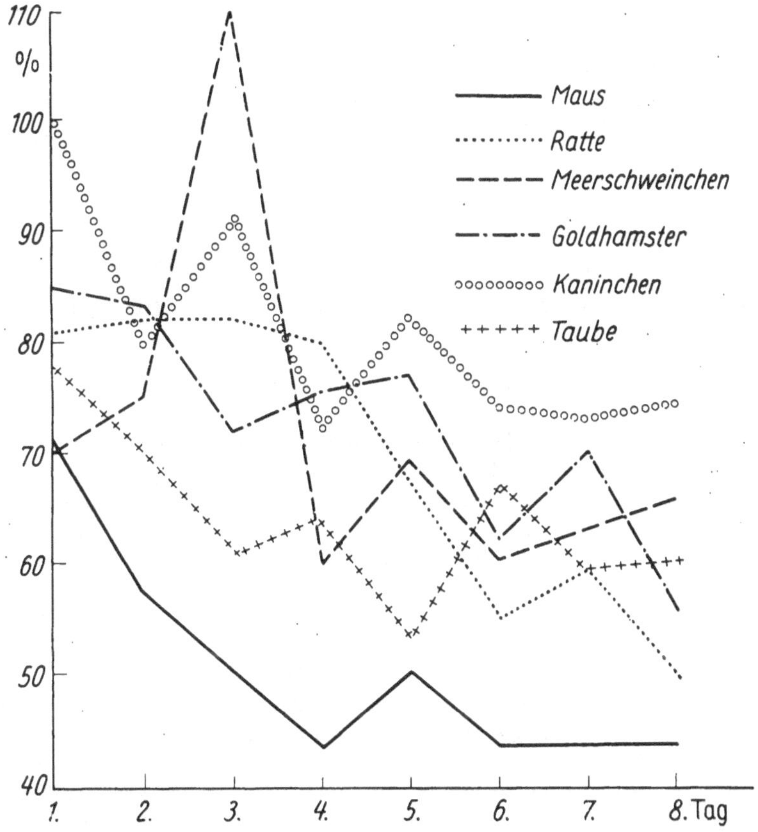

Abb. 2. Veränderungen des absoluten Lebergewichtes in % des Gewichtes bei den Kontrolltieren (= 100%) im Verlaufe des Hungers

Gewichtserhöhungen in einzelnen Hungerphasen, die wahrscheinlich auf einer Vermehrung des Fettgehaltes und der wechselnden Wassermenge der Leber beruhen.

Ein Vergleich der erhobenen Ergebnisse mit den oben angeführten Befunden der Literatur läßt in wesentlichen Punkten eine Übereinstimmung erkennen. Auch wir haben den stärkeren Abfall des relativen Lebergewichtes beobachten können. In bezug auf das Endgewicht sind die Befunde gleichfalls eindeutig. Nur beim Meerschweinchen ist ein entgegengesetzter Verlauf zu erkennen, wie er auch andeutungsweise von ELIAS und TAUBENHAUS [642] hervorgehoben wurde. Die divergierenden Befunde vieler Untersucher bei den Gewichtsveränderungen im Hunger sind auf die unterschiedlichen Tierarten, das Geschlecht und das Alter sowie auf die verschiedene Ausgangsernährung zurückzuführen. Als äußerst wichtiger Faktor muß außerdem die Umgebungstemperatur erwähnt werden. Nur bei einer optimalen Temperatur ist es überhaupt möglich, die Tiere über den Versuchsablauf am Leben zu erhalten. Eine um wenige Grade schwankende Temperaturveränderung erhöht die Todesrate der Tiere, wovon die Mäuse besonders betroffen werden, die dann schon nach 2—3 Tagen ad exitum kommen. Nach GLADTKE [827] beträgt die durchschnittliche Überlebensdauer von Mäusen bei 16°C 62,7 Stunden, bei 24°C 82,3 Stunden, bei 32°C 94,4 Stunden und bei 37°C 21,3 Stunden. Unsere Tiere überlebten wesentlich länger; auch ist das Optimum hier bei 24°C gelegen.

B. Allgemeine Pathologie der Leberzelle und des Parenchymzellkernes bei absolutem Hunger

1. Methodische Vorbemerkungen

Die Grundlage dieser Arbeit bilden die Befunde an über 700 Tieren. Es wurden fast ausschließlich männliche Tiere verwandt. Soweit das möglich war, wurde jede Leber für sämtliche Untersuchungen herangezogen, was sich jedoch bei den kleinen Tieren, besonders nach langem Hungern, nicht immer bewerkstelligen ließ. Die Tötung der Tiere erfolgte durch Nackenschlag oder Durchschneiden der A. carotis nach kurzem Ätherrausch und wurde grundsätzlich in den frühen Vormittagsstunden, etwa gegen 9 Uhr, ausgeführt. Die Lebern wurden sofort entnommen, entblutet und gewogen und sodann für die verschiedenen Untersuchungen aufgeteilt.

a) *Histologische Untersuchung:* Die Fixierung erfolgte in 10%igem Formalin, Neutralformol, Carnoy'scher Lösung und Bouin. Die Sudanfärbung wurde an dem formalinfixierten Gewebe ausgeführt. Nach Paraffineinbettung wurden 6μ dicke Schnitte angefertigt. — Folgende Färbungen und Reaktionen wurden angewandt: Hämalaun-Eosin, Goldner, Weigert'sche Fibrinfärbung, Glycogendarstellung nach Best und Bauer, PAS-Reaktion Toluidinblau, Methylgrün-Pyronin, Feulgen-Reaktion, Eisenreaktion, Altmann'sche Färbung zur Mitochondriendarstellung.

b) *Elektronenmikroskopische Untersuchung:* Leberstücke von 180 Tieren mit einer Kantenlänge von etwa 1 mm wurden 1—2 Stunden in isotonischer OsO_4-Lösung nach Palade oder Sjöstrand fixiert. Nach der Entwässerung Einbettung in vorpolymerisiertem Methacrylat 95:5 bei 60° für 24 Stunden. Ein Teil der Gewebe wurde außerdem in Vestopal W eingebettet. Die Herstellung der Schnitte erfolgte mit Ultramikrotomen nach Sjöstrand (LKB-Produkter-Stockholm) und Niklowitz (Jakob KG - Leipzig). Die Aufnahmen wurden mit Elektronenmikroskopen TypC und D_2 der Firma VEB Carl Zeiss, Jena, hergestellt.

c) *Messungen am histologischen Schnitt:*

1. Zur Bestimmung der Kerngröße wurde an runden Kernen im HE-Schnitt der Durchmesser bei einer 1500fachen Vergrößerung mit dem Okularschraubenmikrometer (Zeiss) bestimmt. Die Gesamtzahl der gemessenen Kerne beträgt 75600.

2. Die Zahl der zweikernigen Zellen, ihre Größe und Verteilung innerhalb des Leberläppchens wurde am Schnitt bestimmt und ihre wahre Zahl nach der Pfuhl'schen Formel berechnet.
3. Die Größe der Nucleoli wurde im Toluidinblauschnitt festgestellt. Insgesamt wurden 33213 Nucleoli ausgemessen und ausgezählt.
4. Zur Bestimmung der Kern-Plasma-extracellulären Raumbeziehungen wurde die CHALKLEY'sche Methode [420] angewandt.
5. Zur Berechnung des prozentualen Anteils der Stern- und Bindegewebszellen an der Gesamtzahl wurde ihr Verhältnis im Schnittpräparat bestimmt und auf die Gesamtkernzahl bezogen.

d) *Messungen am elektronenmikroskopischen Präparat:* Je Tiergruppe wurden 1000 Mitochondrien (Gesamtzahl: 55600) bei einer Gesamtvergrößerung von 20000:1 ausgemessen, und zwar in jedem Falle 2 Durchmesser. Hieraus wurde das Verhältnis zwischen Länge und Breite sowie nach der Rotationsellipsoidformel das Volumen errechnet.

e) *Bestimmung der Kern- und Mitochondrienzahl:* Nach den Methoden von ALLARD u. a. [39], SHELTON u. a. [1947] und DAVID [516] wurde in Leberhomogenisaten die Kernzahl je Gramm und Gesamtleber nach Anfärbung mit Kresylviolett und im Phasenkontrastmikroskop die Mitchondrienzahl bestimmt.

f) *Statistische Methoden:* Der Sigmawert wurde nach folgender Formel errechnet:

$$\sigma = \sqrt{\frac{\Sigma x^2 - \frac{(\Sigma x)^2}{N}}{N-1}}$$

Σx^2 = Summierte Einzelquadrate der Zahlen
$(\Sigma x)^2$ = Summe der Einzelglieder zum Quadrat
N = Anzahl der Einzelglieder

Die Reihenvergleiche wurden mit dem t-Test durchgeführt.

Kritik: Die erhobenen Ergebnisse sind durch die verschiedenartigsten Methoden gewonnen worden. Sie beruhen auf Erhebungen am Frischpräparat und auf solchen an unterschiedlich fixiertem und eingebettetem Material. Es ist deshalb anzunehmen, daß Schrumpfungs- und vielleicht auch Quellungsvorgänge die Ergebnisse der Größenmessungen erheblich beeinflußt haben können, so daß die errechneten Werte keine absoluten Größen darstellen. Da diese Methoden jedoch bisher zur Kernmessung immer angewandt worden sind, und es keine Technik gibt, die allen durchgeführten Untersuchungen zugrunde gelegt werden könnte, mußten wir notgedrungen auf diese unterschiedlichen Verfahren zurückgreifen. Wir sind uns also vollständig darüber im klaren, daß die Befunde eine Großzahl von Fehlern aufweisen müssen. Sie lassen sich aber nicht beseitigen, und zur Erkennung von Veränderungen sind die Ergebnisse durchaus geeignet. Spätere Untersucher mögen bei Verbesserung der Methodik vielleicht in Einzelfällen andere Befunde erhalten. Uns liegt es jedoch jetzt daran, bei aller kritischen Zurückhaltung im Einzelfall die Gesamtheit der Ergebnisse darzustellen, damit sie als Grundlage späterer Erhebungen dienen können.

2. *Größenveränderungen der Leberzelle*

Das makroskopische Bild der Hungerleber ist durch ein dunkelblau-rotes, z. T. fleckig gelbliches Aussehen gekennzeichnet (LOEFFLER und NORDMANN [1353]), weist im allgemeinen jedoch kein charakteristisches Bild auf. Je nach Art der angewandten Methodik wird schon normalerweise eine sehr unterschiedliche Größe der Leberzellen angegeben. Nach FISCHER [718] sind 60% aller Leberzellen Parenchymzellen, die eine Größe von 10000—30000 μ^3 haben; bei Crepidula plana beträgt das Leberzellvolumen mit Sekretionsprodukten 10012 μ^3 und ohne Sekretionssubstanzen 5498 μ^3 (COUKLIN [491]). Die Größe der Zellen wechselt nicht nur zwischen den einzelnen Tierarten erheblich, sondern es sind auch Unterschiede zwischen alten und jungen, männlichen und weiblichen Tieren zu beobachten, die teilweise starke Ausmaße annehmen. Nach KETTLER [1175] besitzen Leberzellen einen Durchmesser von 13—30 μ, beim Menschen von 26—35 μ und beim Hund 18—22 μ (MANN [1430]). Die Leberzelle der Ratte ist größer als die der Maus. Die Zellen des Salamanders sollen eine Größe von 35—55 × 24—36 μ haben (BERG [186]). Die Masse der diploiden Kaninchenleberzelle beträgt beim männlichen Tier 203 × $10^{-4}\gamma$ und beim weiblichen 162 × $10^{-4}\gamma$ (HARRISON [950]). Die einzelnen morphologischen Bestandteile der Zelle sind in einem bestimmten Verhältnis in den Organen vorhanden, wobei das unstrukturierte Cytoplasma, die Matrix, mit 47—64% den größten Anteil ausmacht (LANG [1259]). (Tab. 3.)

Tabelle 3

Verteilung der Stoffbestandteile von Leber- und Nierenzellen auf die morphologischen Strukturen (nach [1259])

	% des Gesamtstoffbestandes der Zelle			
	Masse	Stickstoff	RN	DRN
Zellkerne	6— 8	15	9	100
Mitochondrien	15—25	30—35	35	0
Mikrosomen	15—20	18—20	35	0
Grundsubstanz	47—64	30—44	21	0

Über die Verkleinerung der Leberzellen im Hunger bestehen keine Zweifel (AFANASSIEW [24], BHARADWAY [246], COLLARD DE MARTIGNY [470], FAWCETT [693], HEUMANN [995], KOSTERLITZ [1219], LEDUC [1286], MEESSEN [1458], MORPURGO [1527], PETERMANN und HAMILTON [1657], ROBERTS [1777], SCHAFFNER und POPPER [1851], SCHÖNHOLZER [1878], SELBERG [1932], STÜBEL [2080], SÜNDER [2082], TSUKUDA [2171]). Die Stärke der Abnahme ist jedoch unterschiedlich. Bei Tauben sinkt der Leberzelldurchmesser von 16,75 μ auf 11,47 μ (MORPURGO [1528]), nach HEUMANN [995] in etwas geringerem Maße. Die Verkleinerung beträgt nach MORPURGO 36%. Bei Kaninchen fällt die Zellgröße von 22,3 μ auf 8,9 μ. Das Zellvolumen kann sich bis auf $^1/_6$ der Normalgröße vermindern (GUYE und RUTISHAUSER [890]). Bei der hungernden Maus verringert sich die Größe der Leberzellen um 35% (THOMSON u. a. [2138]), nach 48 Stunden um 40% (TEDESCHI und HARRIS [2118]) und in späteren Hungerstadien um 50—60% (CERIOTTI [410], TRAINA [2156]). Gleiche Befunde erhob AFANASSIEW [24] bei Hunden nach 3—4 Tagen Hunger. Besonders stark sind die Zellen um die Zentralvene bei der Größenverminderung betroffen (RÜTTNER u. a. [1811]).

Der Wassergehalt der Leber sinkt von 72,45% auf 69,07% im Hunger (GIESEKING [805]), andererseits wird aber auch eine Zunahme des Wassergehaltes beschrieben (siehe Seite 3). Nach Untersuchungen von MACLACHLAN [1410] nimmt der Wasser- und Chloridgehalt während der ersten 48 Stunden Hunger bei der Maus ab und steigt dann wieder auf den Normalwert. Das spezifische Gewicht der Rattenleber nimmt von 1,10 auf 1,08 nach 2—12 Hungertagen ab (SIBATANI [1958]). 14 Tage hungernde Amöben zeigen keine nennenswerte Veränderung des Aschegehaltes; nach 20—22 Tagen vermehrt sich die Cytoplasma-Asche (HELLER und KOPAC [983]).

Während der Verkleinerung der Leberzellen weisen diese eine scharfe Begrenzung und ein feinkörniges Cytoplasma auf (COLLARD DE MARTIGNY [470], HEUMANN [995], MORPURGO [1527]). In anderen Fällen sind die Zellgrenzen jedoch unscharf und unregelmäßig (SÜNDER [2082]). Diese wechselnden uncharakteristischen Befunde konnten wir auch erheben. Das Cytoplasma von Hungerratten, -mäusen und -kaninchen soll homogen sein (MILLETTI [1494], WACHSTEIN [2227]), was wir nur sehr selten gesehen haben. Die Leberzellbalken sind verschmälert, die Kapillaren erweitert (OVERZIER [1627], ULLRICH [2180]), die trabeculäre sowie die lobuläre Struktur sind modifiziert (ORSINI und RECINE [1623]).

Es kann nicht unterlassen werden, in diesem Zusammenhang einige kritische Anmerkungen zur Konstanz der Kern-Plasma-Relation zu machen. Veränderungen der Cytoplasmamasse, die nicht mit gleichsinnigen Verschiebungen der Kernmasse einhergehen, sind während des Lebens nicht selten. Zwar geht nach LETTRÉ und LETTRÉ [1298] bei ein und demselben Kerntyp der Protoplasmazuwachs parallel zur Summe des Kernzuwachses und der Mitochondrienvermehrung, jedoch sind Verschiebungen der Kern-Plasma-Relation während des Lebens ständig vorhanden (HELWEG-LARSEN [984]). Sie steigt bei Mäusen von der Geburt bis zu einem Jahre an, wobei der Anstieg durch eine Zunahme der Cytoplasmaoberfläche und nicht durch eine Verkleinerung der Kernoberfläche bedingt sein soll (FRANZINI u. a. [744], IVERSEN und THAMSON [1097]). Wenn man wie ABELE [5] die Beziehungen zwischen Kern und Cytoplasma als Ausdruck des jeweils bestehenden osmotischen Druckes auffaßt, so sind laufende Verschiebungen als ganz natürlich zu betrachten.

Während beim Hungerfrosch das Kern-Plasma-Verhältnis praktisch konstant bleibt, steigt es beim Axolotl nach 5 Monaten Hunger um 15% und fällt nach 11 Monaten 15% unter den Normalwert (DMOCHOWSKI [594]). Im allgemeinen ist im absoluten Hunger das Verhältnis von Kern zu Cytoplasma zu Gunsten des Kerns verschoben (JUCKER [1121], MIRSKY und RIS [1500], TRUSZKOWSKI [2168]).

3. Veränderungen des extrazellulären Raumes und der Zahl der Sternzellen

Das regelrechte Verhältnis zwischen den beiden grundsätzlichen Zelltypen der Leber beträgt 68% Parenchymzellen zu 27% Sternzellen, die übrigen 5% sind interlobuläre Elemente (DAOUST [514]). Die Plasmamenge innerhalb der Leber soll 21—23% betragen (FRIEDMAN [757], HARKNESS [935], KALISS und PRESSMAN [1129]). In der normalen menschlichen Leber macht der Parenchymanteil 56,70%

aus, der des Kapillarraumes 36,03% und des Bindegewebes 7,00% (DOUNCE [600]). Ausgedehnte Untersuchungen von SIBATANI [1958] über die Veränderungen des relativen Volumens der einzelnen Anteile der Leber in der hungernden Rattenleber zeigen einen Abfall des Parenchymanteils von 89,2% auf 73,3%, einen Anstieg des Gefäßraumes von 9,9% auf 25,2% und Verschiebungen der Kern-Plasma-Relation von 8,6 auf 27,0. (Tab. 4.)

Die phagozytierenden Zellen der Leber sollen beim schweren Hunger vermindert sein (CANNON [395]).

Tabelle 4

Veränderungen des relativen Volumens der einzelnen Leberbestandteile im Verlaufe des Hungerns bei der Ratte (nach [1958])

	Leberparenchym			Gefäßräume		andere Teile	*Leberkerne*
	Ges. %	Kern %	Cytopl. %	Ges. %	Erythr. %	%	Cytoplasma
Kontrolle	89,2	7,1	82,1	9,9	4,8	0,9	8,6
Kontrolle	83,1	9,1	74,0	16,4	5,2	0,5	12,4
2 Tg. H.	82,4	10,5	71,9	16,9	7,6	0,7	14,6
4 Tg. H.	80,5	10,0	70,5	19,0	9,4	0,5	14,2
5 Tg. H.	73,3	15,6	57,7	25,2	17,9	1,5	27,0
6 Tg. H.	81,7	10,8	70,9	17,4	12,2	1,0	15,2

Unsere Untersuchungen über den Anteil der mesenchymalen Zellen an der Gesamtzahl der Leberzellen im Hunger haben bei Kontrollmäusen einen Anteil von 33% ergeben, der nach einem Hungertag auf 26% absinkt, am 4. Tag 22% beträgt und am 5. Tag mit 20% den geringsten Wert erreicht; in den folgenden Tagen erfolgt wieder ein Anstieg auf 23—24%. Ratten haben normalerweise 21% Sternzellen. Dieser Anteil bleibt mit geringen Schwankungen während der ersten Hungertage bestehen, erst am 6. Tag erfolgt ein Anstieg, der am 7. Tag mit 28% am höchsten ist. Der Prozentsatz der Sternzellen an der Gesamtzahl beträgt beim Meerschweinchen 25%, er steigt am 1. Tag auf 27% und fällt dann wieder ab, so daß am 8. Tag nur noch 20% zu finden sind. Der Goldhamster hat 24% Mesenchymzellen. Dieser Anteil ist am 5. Tag auf 22% vermindert und am 7. Tag auf 27% angestiegen. Die prozentuale Menge von Sternzellen sinkt beim Kaninchen von 25% auf 18% am 6. und 8. Hungertag. Die Menge der Mesenchymzellen und Gefäßwandzellen bei der Taube steigt von 15% auf 19% am 2. Hungertag; sie fällt bis zum 5. Tag auf 12% und erhöht sich dann wieder leicht auf 13—14% in den folgenden Tagen.

Abb. 3. Ausschnitt aus der normalen Rattenleber mit KUPFFERscher Sternzelle (K). Im DISSÉschen Raum (D) quergeschnittene argyrophile Fasern (F). In den Parenchymzellen neben zahlreichen partiell oder vollständig von Ergastoplasma umgebenen Mitochondrien Microbodies (m) ohne Innenstruktur, z. T. mit vermehrter zentraler Osmiophilie. Intercelluläre Gallenkapillare (Gk). Ges.-Verg.: 18000fach

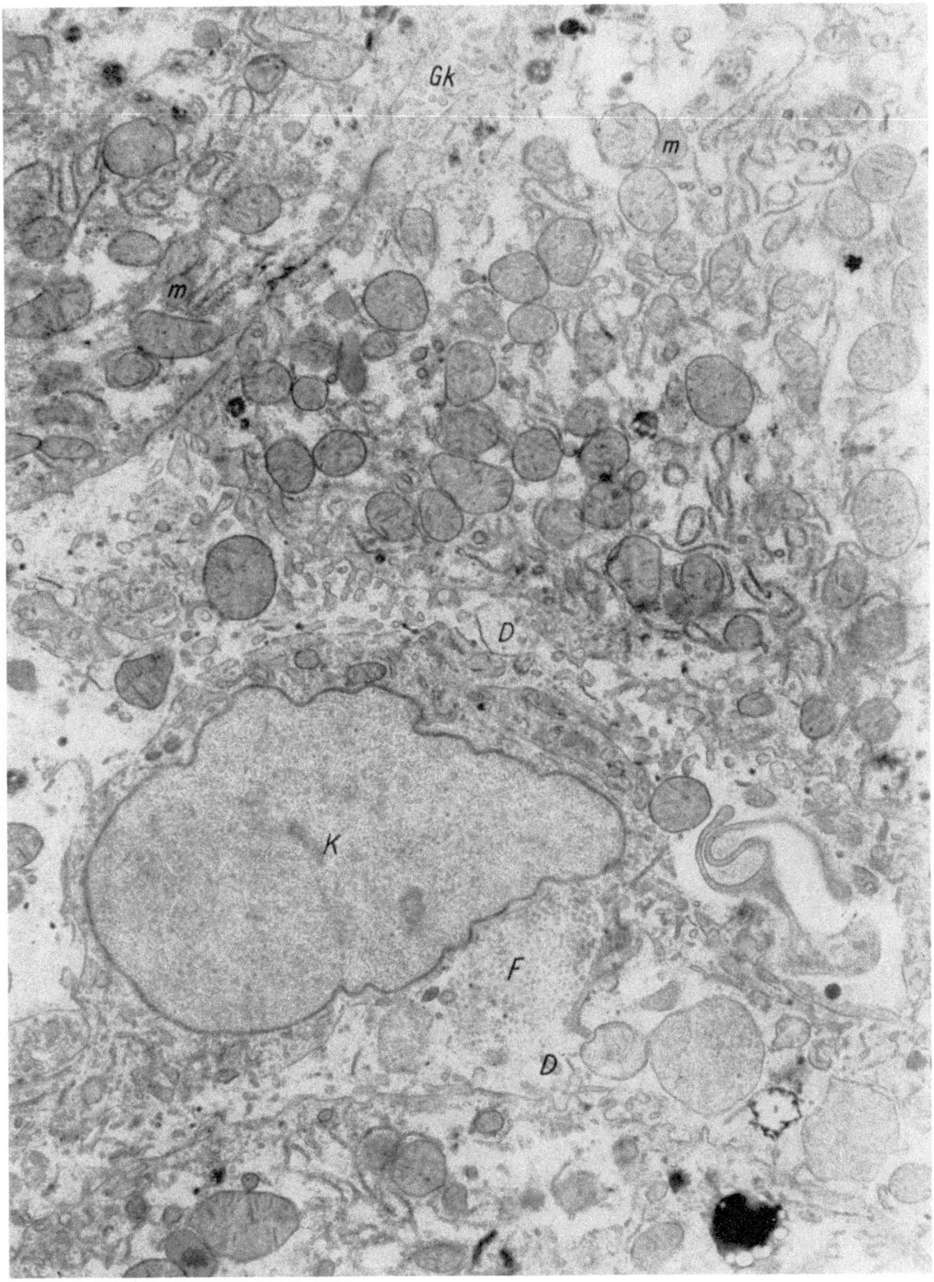
Gk
m
m
D
K
F
D

Die Existenz des DISSÉschen Raumes ist lange angezweifelt worden (BRAUNSTEINER u. a. [321], FELLINGER u. a. [700], Lit. KETTLER [1175]); nach neuen elektronenmikroskopischen Untersuchungen muß sein Vorhandensein als endgültig gesichert angesehen werden (Abb. 3). In Übereinstimmung mit COSSEL [486a, b],

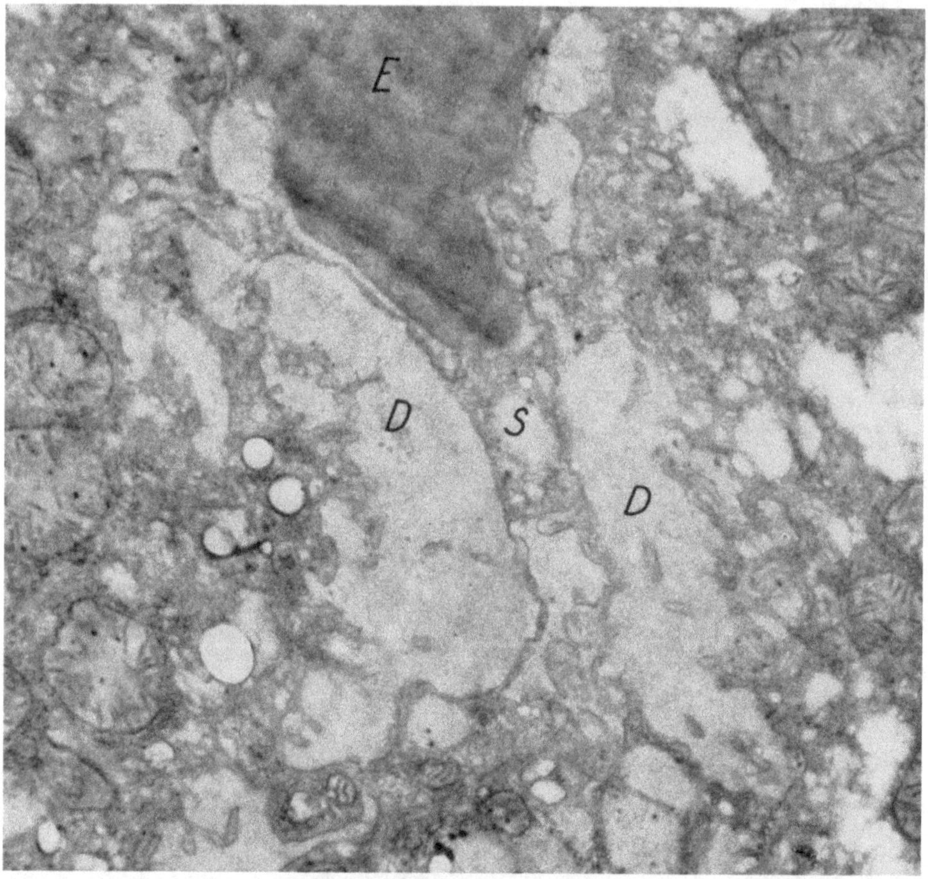

Abb. 4. Erheblich erweiterter DISSÉscher Raum (D) angefüllt mit einer eiweißreichen Flüssigkeit. Starke Einengung des Sinusoids (S). E = Erythrozyt. Leber einer 3 Tage hungernden Maus. Ges.-Verg.: 18000fach

WASSERMANN [2246, 2247], ROUILLER [1802] ist der Spaltraum zwischen den Microvilli der Leberparenchymzellen und den diesen aufliegenden KUPFFERschen Zellen als DISSÉscher Raum zu bezeichnen. Die Breite dieses Raumes schwankt unter funktionellen Belastungen und Schädigungen erheblich. Während des Hungers konnten wir in einzelnen Stadien eine deutliche Verbreiterung und Anfüllung mit einer eiweißreichen Flüssigkeit beobachten, ein Vorgang, der als seröse Entzündung zu deuten ist (Abb. 4). Die Länge der Microvilli ist vermindert, die Sinusoide sind hochgradig eingeengt.

Nach LOEFFLER und NORDMANN [1353] ist die Strombahn der Leber im Hunger in den ersten 2 Tagen normal, danach sind die Sinusoide erweitert (ELMAN u. a. [648]). Der Blutgehalt ist variabel (MANASSEIN [1426]), z. T. bestehen Stauungszustände (ASADA [83]). Trotz eingehender Untersuchungen gelang es uns nicht, einheitliche Beziehungen zwischen den einzelnen Hungerstadien und der Weite des

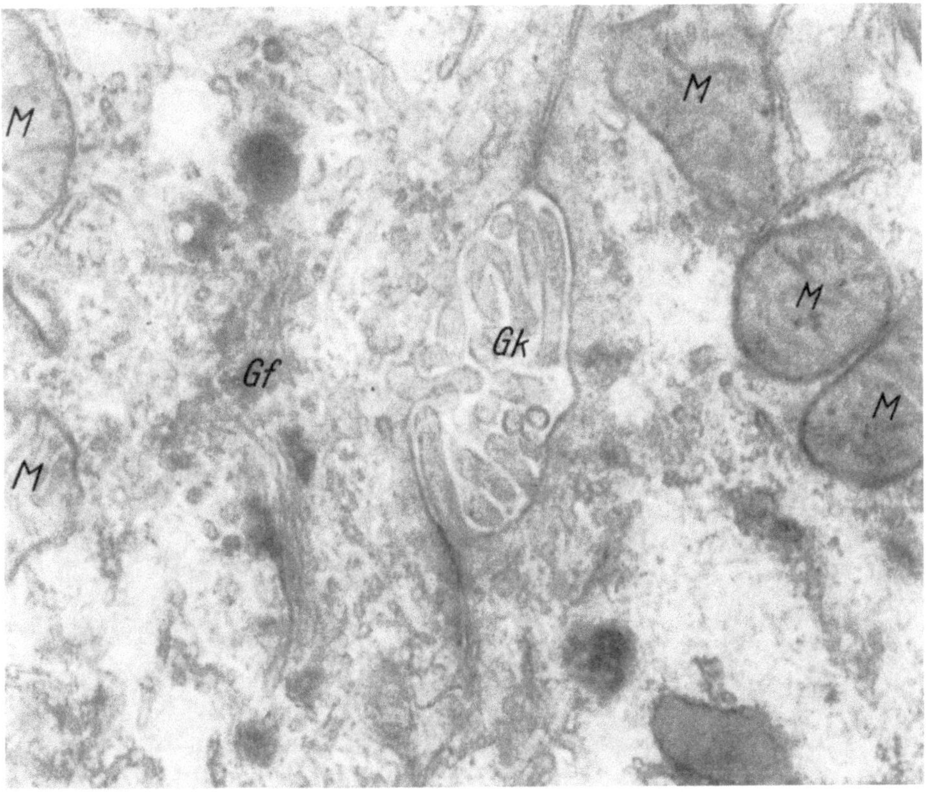

Abb. 5. Intercelluläre Gallenkapillare (Gk) mit breiten Mikrovilli und Gallensekretgranula-bildendem GOLGI-Feld (Gf). Am Rande mehrere Mitochondrien (M). Leber der normalen Maus. Ges.-Verg.: 34000fach

Gefäßraumes aufzufinden. Sie sind von dem augenblicklichen Blutfüllungszustand der Leber im hohen Grade abhängig. So beträgt der Anteil des extracellulären Raumes bei der Kontrollmaus 5,6%, er sinkt in den ersten beiden Hungertagen auf 3,6, beziehungsweise 3,7% und steigt dann stetig in den nächsten Hungertagen auf 5,0, 6,3, 8,9, 8,8% an.

Von verschiedenen Untersuchern sind Befunde an den intercellulären Gallenkapillaren erhoben worden. Sie werden durch Spaltbildungen zwischen den Zellmembranen zweier Leberzellen dargestellt (Abb. 5), in die in mehr oder weniger großer Zahl Microvilli hineinragen. Die Größe des Ganges ist von dem funktionellen Zustand der Gallensekretion abhängig, die bei einer Inaktivierung der Tätigkeit der Leberzellen, wie es im Hunger teilweise der Fall ist, eingeschränkt sein kann (Abb. 6). Nach ROUILLER [1803] ist das intercelluläre Gangsystem im Hungerzustand kollabiert und mit Zotten angefüllt, was wir zwar vereinzelt, aber nicht als ständig zu beobachtendes Charakteristikum der Hungerleber bestätigen können.

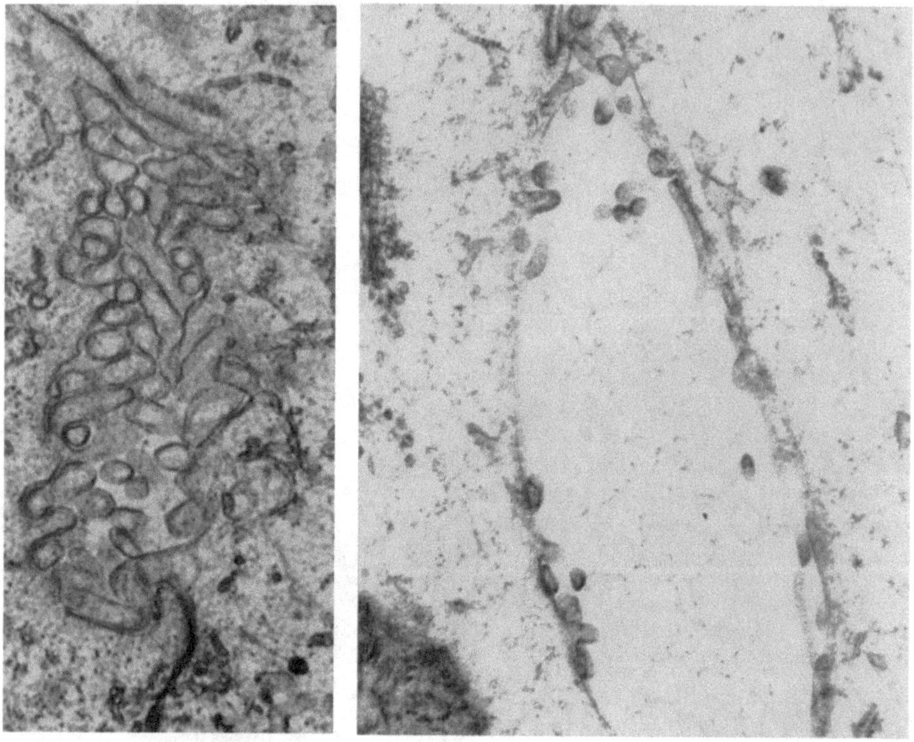

a b

Abb. 6. Kollabierter Gallengang (a) in der Leber einer 2 Tage hungernden Maus (Ges.-Verg.: 25600fach) und hochgradig dilatierter Gang (b) bei einer 5 Tage hungernden Maus (Ges.-Verg.: 21500fach)

4. *Submikroskopische Morphologie der Leberzelle*

Die normale Leberzelle (Abb. 7) zeigt submikroskopisch neben dem unstrukturierten Grundplasma die Mitochondrien, Ergastoplasma, das Golgi-Feld und Pigmentablagerungen sowie den Kern, der sich homogen, mit 150—190 Å großen Granula angefüllt, darstellt. Die Kernmembran ist doppelt konturiert und weist mehrfach Poren auf, deren Existenz nur von wenigen Autoren abgestritten wird (BAUD [140], HOGEBOOM und SCHNEIDER [1043]). Im Bereich der Begrenzung der

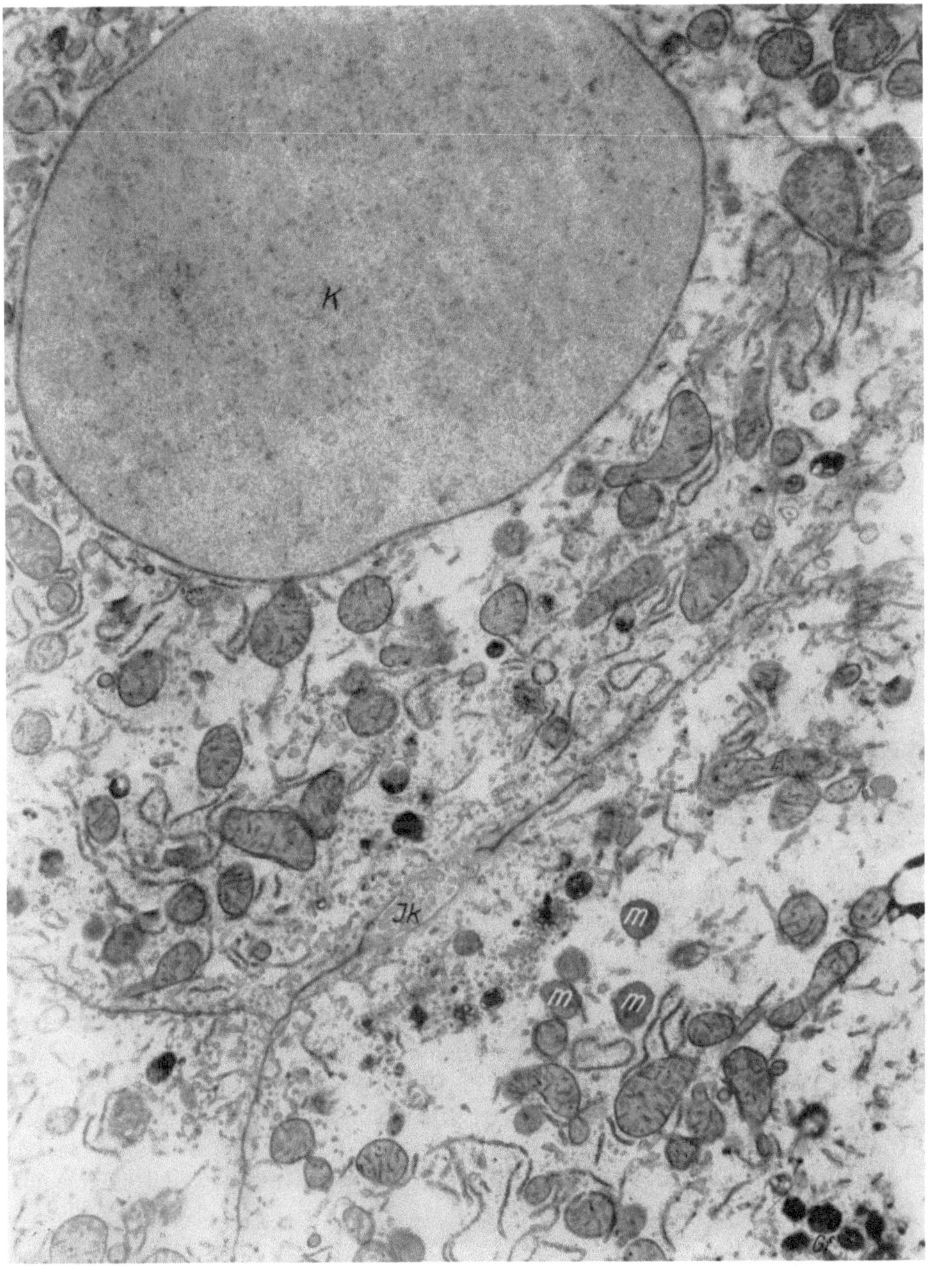

Abb. 7. Ausschnitt aus 3 Leberzellen der normalen Ratte. Regelrechtes granuläres Karyoplasma im Kern (K). Bei „Gf" GOLGI-Feld mit Sekretgranula. Neben Mitochondrien mehrfach Mikrobodies (m). Intercelluläres Gangsystem (Ik). Ges.-Verg.: 18000fach

Poren verbinden sich die beiden Membranteile miteinander (Abb. 8) (ANDERSON und BEAMS [58], ALLARD u. a. [41], BARNES und DAVIS [124], GALL [774], HAGUENAU und BERNHARD [913], HOGEBOOM und KUFF [1045], KAUTZ und DE MARSH [1145], KENSLER u. a. [1163], LUSE u. a. [1380], DE ROBERTIS [1775], WITTER und MINK [2344]). Die Zahl der Poren ist auf etwa 800 je Kern berechnet worden (BARNES und DAVIS [124]); ihre Größe beträgt 300—500 Å. Diese Porenstruktur gewähr-

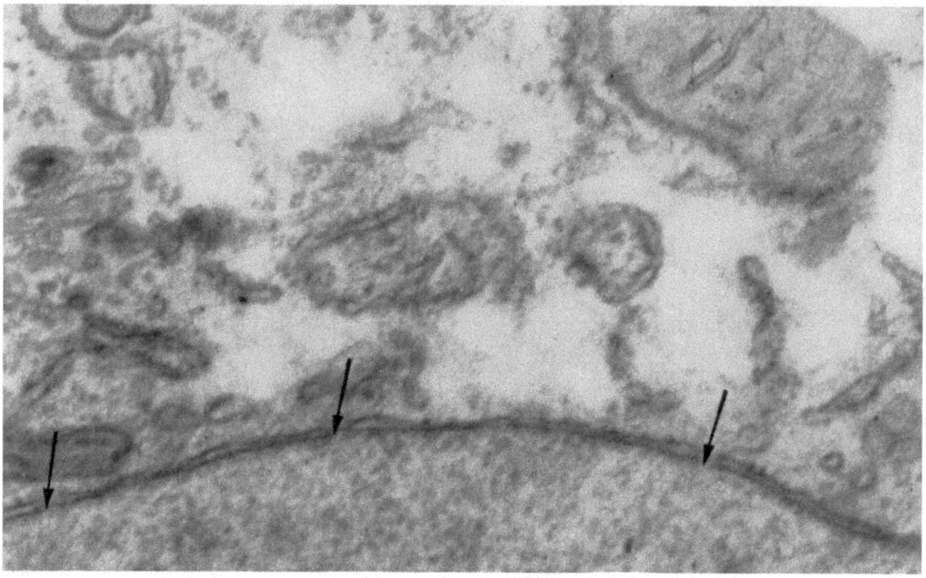

Abb. 8. Kernmembranporen (↙) in einem Kern der Leberzelle einer normalen Ratte. Ges.-Verg.: 60000fach

leistet die Passage hochmolekularer Stoffe (wie von RNS- und Proteinmolekülen), wobei es im perinucleären Cytoplasma (ALLARD u. a. [41]) zu einer Vermehrung der Ribonucleoproteidsubstanzen kommen soll (TASHIRO u. a. [2112]), was wir aber nur in seltenen Fällen beobachten konnten. Die Entstehung dieser Stoffe wird andererseits auf eine funktionelle Zusammenarbeit von kernmembrannahen Chromosomen mit den Mitochondrien zurückgeführt, wobei die Stoffe für die Aktivität der Chromosomen während der Interphase vom nucleolären System geliefert werden sollen (siehe Abschnitt: Nucleolus und RNSstoffwechsel).

Die Kernmembran baut sich nach BAUD [138], [139], [140] aus konzentrisch gelagerten Proteinschichten auf, in die Polypeptidschichten parallel eingelagert

Abb. 9. Mehrfache durch Kernmembraneinstülpungen bedingte Cytoplasmaeinschlüsse in einem erheblich vergrößerten Parenchymzellkern. In den Einschlüssen Ergastoplasmalamellen sowie kleine Fetttropfen (links unten). Leber einer 5 Tage hungernden Maus. Ges.-Verg.: 21600fach

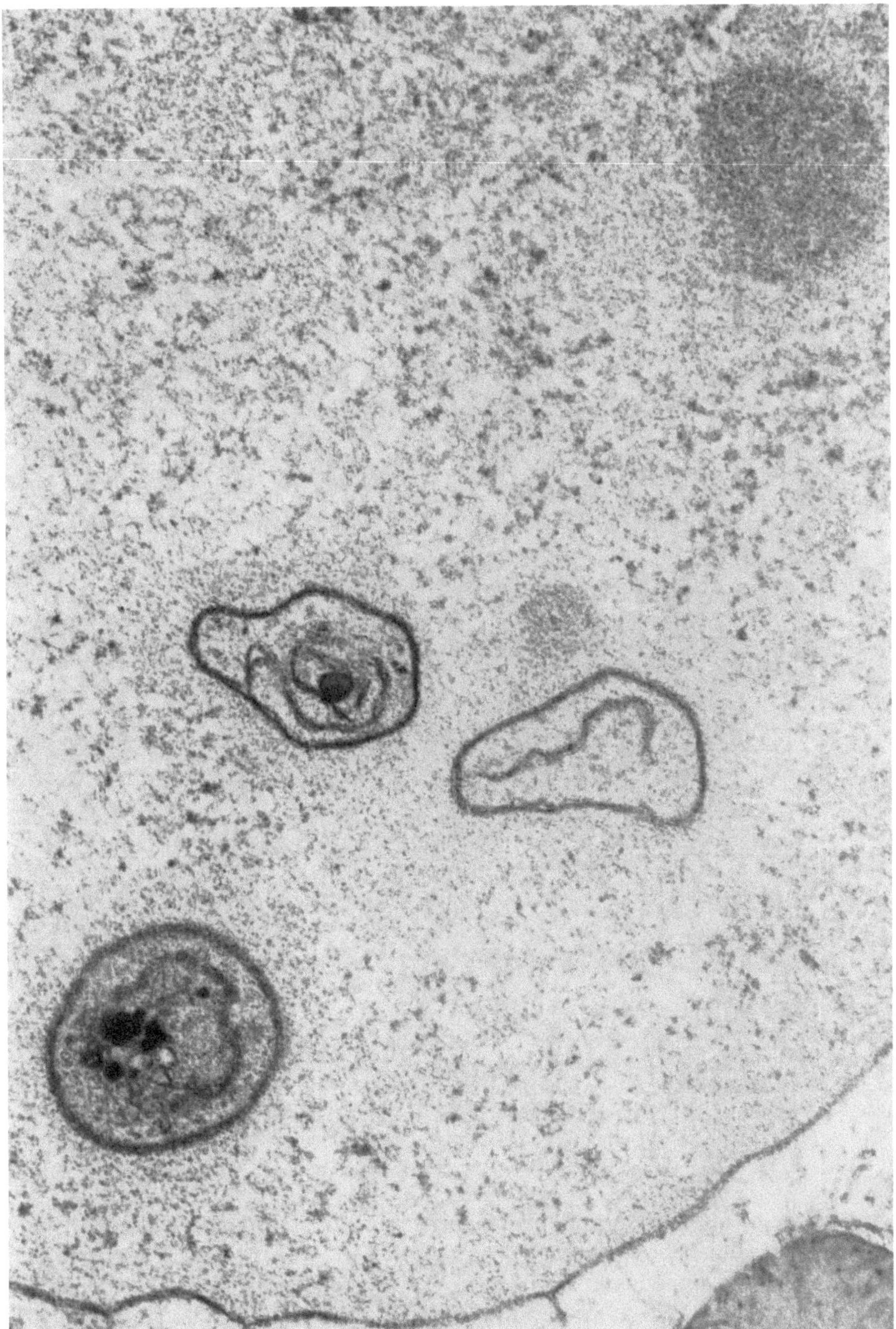

sind. Brenner [325] beschreibt drei Komponenten beim Aufbau der Kernmembran; eine perinucleäre Lage, eine achromatische und eine chromatische Membran. Elektronenmikroskopische Untersuchungen haben die Frage noch nicht endgültig

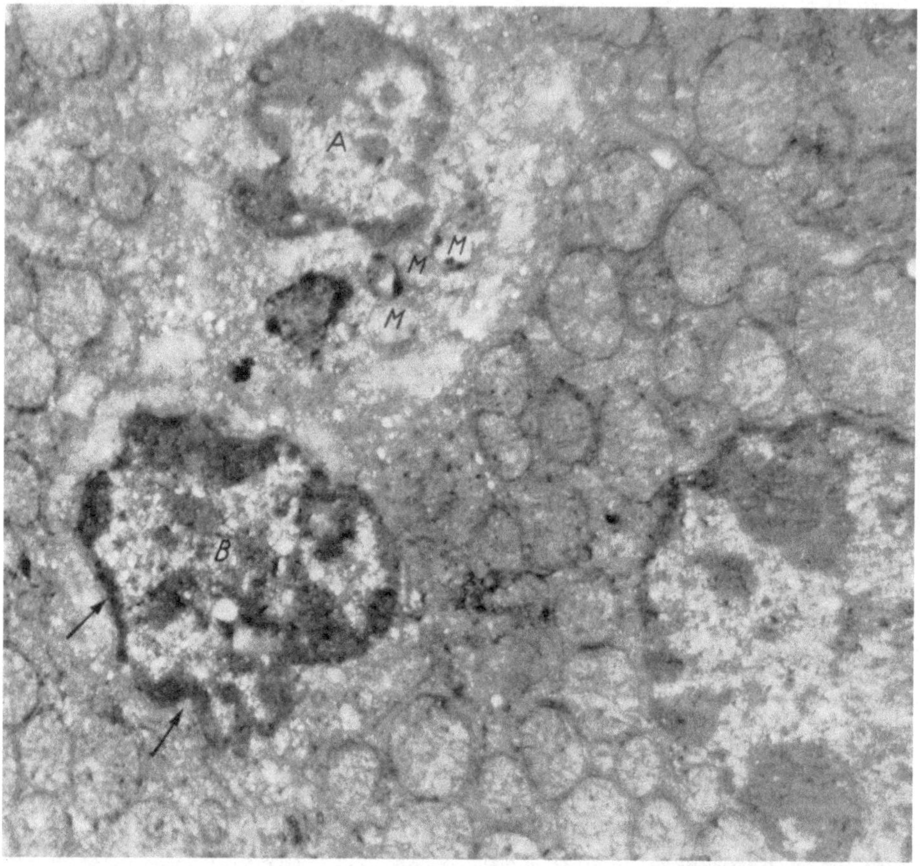

Abb. 10. Zwei zugrundegehende Leberzellen (A und B) mit Kernwandhyperchromatose sowie Vakuolisierung des Karyoplasmas. Unregelmäßige Schrumpfung des Kerns und Einziehung der inneren Kernmembranlamelle, die sich dadurch von der äußeren ablöst (↗). Bandartige Homogenisierung des Cytoplasmas um den Kern. Vakuolisierung des Grundplasmas. Aufhellung und Zerfall der Mitochondrien (M). In der Umgebung noch erhaltene Leberzellen. Leber einer 7 Tage hungernden Maus. Ges.-Verg.: 18000fach

klären können, ob die Kerndoppelmembran von der Grundsubstanz des Cytoplasmas abstammt oder ein kerneigener Bestandteil ist. Im allgemeinen wird der äußere Teil der Doppelmembran als zu dem cytoplasmatischen Ergastoplasma gehörig angesehen (Haguenau und Bernhard [913], Hogeboom und Kuff [1045], Luse u. a. [1380], Watson [2253]).

Die Zahl der Beobachtungen über morphologische Veränderungen der Kernstruktur im Hunger ist nur gering. Häufig wird eine Entstehung von Kernvakuolen angeführt (CHIPPS und LYMAN [444], FIELD und DAM [710], GAZAL und MIRONZE [790], LAZAROVICH-HREBELJANOVICH [1278], STATKEWITSCH [2030]), die durch einen Abbau von Ribonucleoproteiden bewirkt sein soll oder als degenerative Erscheinung gedeutet werden kann. Bei unseren Untersuchungen sahen wir nur selten Vakuolen innerhalb des Kerns, die keinesfalls als spezifisches Merkmal zu betrachten sind. Öfter waren dagegen Kerneinschlüsse in späteren Hungerstadien zu beobachten, die auf Querschnitte von eingestülptem Cytoplasma und -bestandteilen, bewirkt durch die stärkere Faltung der Kernmembran, zurückzuführen sind (Abb. 9). Nach PASINETTI [1647] und WEBSTER [2263] nimmt die Zahl der gelben Zellkerne im Hunger zu. Häufig sind außerdem unregelmäßige Verteilungen und Vermehrungen des Chromatins (ELMAN u. a. [648], FRASSON [746], SCHREIER [1880]) und z. T. Hyperchromatosen der Kernwand sowie Pyknosen zu beobachten.

Während von FAWCETT [693] elektronenmikroskopisch keine sichtbaren Kernveränderungen gesehen wurden, konnten wir oft Anlagerungen von osmiophilem Material an die Kernwand von wechselnder Stärke, sowie Einziehungen und Einstülpungen der Kernmembran feststellen. Granula von einer Größe von 150—190 Å waren teilweise nur noch in den zentralen Kernanteilen identifizierbar; die Kerngröße erscheint oft erheblich eingeschränkt (Abb. 10). Dazu kommt es in dem umgebenden Cytoplasma zu bandartigen hyalinen Degenerationen, in dem keine strukturierten Cytoplasmateile mehr zu erkennen sind. Zellen dieser Art sind als hochgradig degeneriert zu betrachten. Sie gehen wahrscheinlich in eine Nekrose über.

5. Veränderungen der Größe der Parenchymzellkerne

Seit den JACOBJschen Arbeiten [1104] über das gesetzmäßige Auftreten verschiedener Kernklassen in normalem Gewebe ist dieses Prinzip vielfach bestätigt worden. Auch unsere Untersuchungen haben für Normaltiere diese Befunde erkennen lassen, während im Hunger nicht immer eindeutige Klassenunterschiede, besonders im Sinne eines Verdopplungswachstums 2:4:8:16 usw., aufzufinden sind. Auffällig ist im Hunger jedoch die erhebliche Polymorphie der Kerngrößen, so daß Volumina bis zum Zehnfachen des Grundwertes auftreten (Abb. 11).

Schon normalerweise sind im Verlaufe der Entwicklung und auf Grund von Einwirkungen verschiedener Schädigungen Variationen der Kerngröße zu beobachten. Der Durchmesser der Zellkerne von Mäuselebern steigt von der Geburt von 5,5 μ auf 8 μ bei erwachsenen Tieren. Während der Kerndurchmesser bei Mäusen und Ratten im Laufe des Lebens zunimmt (ANDREW u. a. [64], BUCHER und GLINOS [348]), zeigt sich beim Pferd eine Abnahme (RATHER [1736]). Im allgemeinen ist die durchschnittliche Kerngröße mit 6—7 μ beim Menschen und vielen Tieren gleich (BIRKENMAIER [254], WACHTER [2228]). Bei Vögeln, Fischen und einigen Kaltblütern ist der Durchmesser geringer.

Es ist nicht sicher zu entscheiden, ob eine Zunahme des Kernvolumens auf einer Beeinflussung der Chromosomenmatrix oder des homogenen Kernsaftes beruht (KRANTZ [1224]). Die Kerngröße ist auch noch von dem kolloidosmotischen Druck des Cytoplasmas abhängig (ABELE [5], HARDING und FELDHERR [932], HAREL u. a. [933]). Stoffwechselbelastung (STENRAM [2040]) und Vergiftungen bewirken eine Vermehrung des Kernvolumens (WERMEL und IGNATIEWA [2279]). So ruft die Ein-

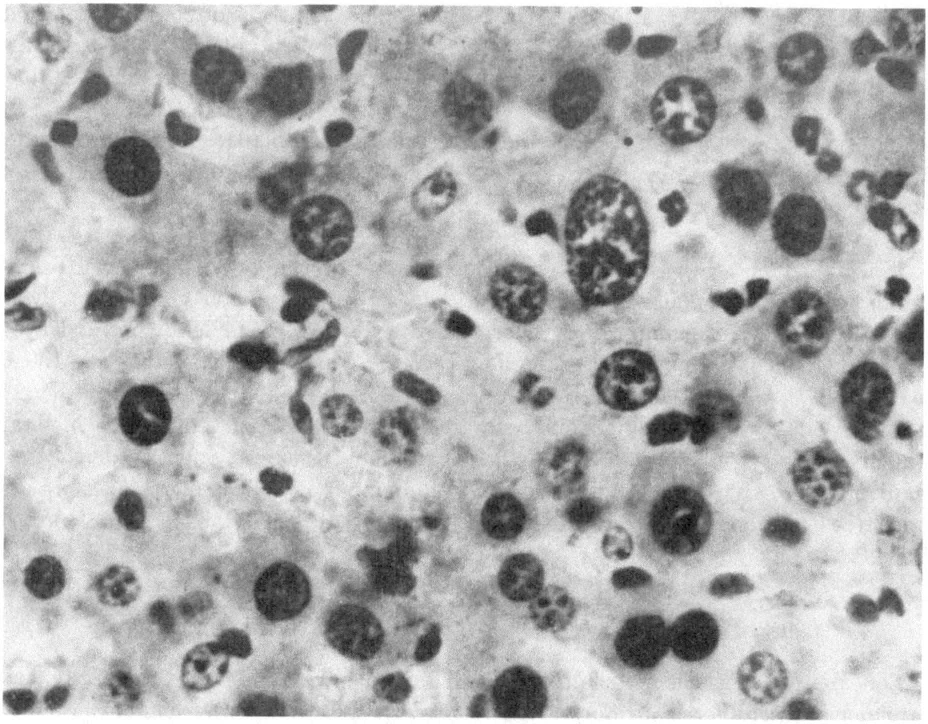

Abb. 11. Erhebliche Kernpolymorphie in der Leber einer 8 Tage hungernden Maus. Färbung: Haemalaun, Sudan III. Verg.: 728fach

wirkung cancerogener Stoffe eine Zunahme der höheren Kernklassen hervor (GRUNDMANN [876]). Gleichartige Veränderungen sehen wir auch bei Thyroxingabe (GUYE und RUTISHAUSER [890]), Röntgenbestrahlung (SUSSMAN [2090]), Thioharnstoffgabe (NOEL und DROUIN [1583]), Chlorpromazingabe (DAVID [515]), experimentellen Verschiebungen des Glykogengehaltes (BENECKE [171], MILLETTI [1494]) und vielen anderen Einwirkungen. Gleichzeitig soll auch eine Änderung der chemischen Zusammensetzung des Kernes eintreten (MIRSKY [1499]).

Die Vielzahl morphologischer Untersuchungen über die Veränderungen der Leber bei absolutem Hunger hat natürlich auch oft zur Ermittlung der Kerngrößenverschiebungen geführt, da man sie als morphologische Manifestation des Tätigkeitszustandes der Leber deuten kann (MÜLLER [1533]). Die Kerngröße schwankt innerhalb des 24-Stunden-Rhythmus (CASPERSSON und HOLMGREN [403]). HARRISON [951] fand den Kern der Leberzellen sowohl in der Größe als auch in der Zusammensetzung während des Hungers unverändert (BHARADWAY [246]). Auch nach 17 Tagen Hunger bleibt das Kernvolumen bei Tauben normal (MORPURGO [1528]). Von vielen Autoren ist eine Verkleinerung der Leberzellkerne beobachtet worden (BERGEMANN [190], BIEREIGEL [251], BOEHM [272], BONGIOANNI und FAGA [278], CASPERSSON und HOLMGREN [403], LUKJANOW [1379], SCHILLER [1858], SCHRÖTER [1881], SÜNDER [2082]). Bei Hungertieren steigt die Anzahl der Kerne in Klasse I deutlich an (LECOMTE und DE SMUL [1283]). Die kleinsten Kernklassen sind im Zentrum und in der Peripherie zu beobachten, die größten in der Intermediärzone. Die Großkerne sollen wegfallen (JACOBJ [1104]). Das Volumen der Mäuseleberkerne nimmt im Hunger um 44% ab (LUKJANOW [1379], HUSKINS [1090]). Jedoch ist die Abnahme des Kernvolumens geringer als die der Gesamtzelle (LAIRD und BARTON [1252]). Während sie um 50% verringert ist, vermindert sich die Kerngröße nur um 15—20% (CESA-BIANCHI [413]). Bei 21% Körpergewichtsverlust wird das Kernvolumen um 8% herabgesetzt, bei 35% Gewichtsverlust beträgt die Einschränkung 29,3% (LUKJANOW [1378]).

Andererseits ist nicht selten eine Erhöhung des Kernvolumens festgestellt worden (ELMAN u. a. [648], WACHSTEIN [2227]). Die Kernmasse steigt nach 5 Tagen Hunger um 40% an, die Kerngröße ebenfalls, wenn auch nur gering, die Konzentration des Kernmaterials bleibt gleich (BAHR [103]).

Unsere Untersuchungen über das durchschnittliche Leberzellkernvolumen (Abb. 12) bei der *Maus* ergeben einen Wert von 201,0 $\pm$ 48 μ^3 (nach BRODSKIJ [334]: 299—325 μ^3). Sowohl bei einkernigen als auch bei zweikernigen Zellen sind dabei mit 304,4 und 242,4 μ^3 in der Intermediärzone die größten Kerne zu finden. Die Zellen der peripheren Läppchenzone sind am kleinsten, ihr Volumen beträgt bei einkernigen Zellen nur 50% von dem der Zellen im Zentrum (268,3 : 134,1 μ^3). Am ersten Hungertag ist ein Abfall auf 193,5 $\pm$54 μ^3 zu beobachten, wobei es besonders zur Verminderung der Größe der zweikernigen Zellen in der Zentral- und Intermediärzone kommt, während die Kerngröße in den peripheren Läppchenanteilen zunimmt. Der nächste Hungertag läßt das Kernvolumen auf 224,7 $\pm$ 53 μ^3 ansteigen. Vorwiegend reagieren hierbei wieder die Zellen der peripheren Zone, deren Kerngröße fast der der Kerne im Läppchenzentrum gleicht. Am 3. Hungertag findet eine Verminderung auf 156,2 $\pm$ 32 μ^3 statt. Die Einschränkung betrifft bei einer allgemeinen Senkung besonders die Intermediärzone. Am 4. Tag erhöht sich das Volumen wieder auf 213,9 $\pm$ 50 μ^3, woran alle Kerne teilhaben. In diesem Hungerstadium wie auch in allen übrigen sind die Kerne der zweikernigen Zellen immer wesentlich — bis zu 50% — kleiner als die der einkernigen Zellen. Der 5. und 6. Hungertag läßt das Kernvolumen auf 237,6 $\pm$ 71 und 242,6 $\pm$ 57 μ^3 steigen. Die Kerne der Intermediärzone werden in gleichem Maße größer, die zentrale Läppchenzone reagiert weniger; bei den zweikernigen Zellen übertrifft die Kerngröße in der Peripherie jetzt die der centrolobulären Zellen. Am 7. und 8. Tag fällt das Volumen wieder etwas auf 212,2 beziehungsweise 214,0 μ^3 ab, wobei alle Läppchenzonen in gleicher Weise betroffen werden.

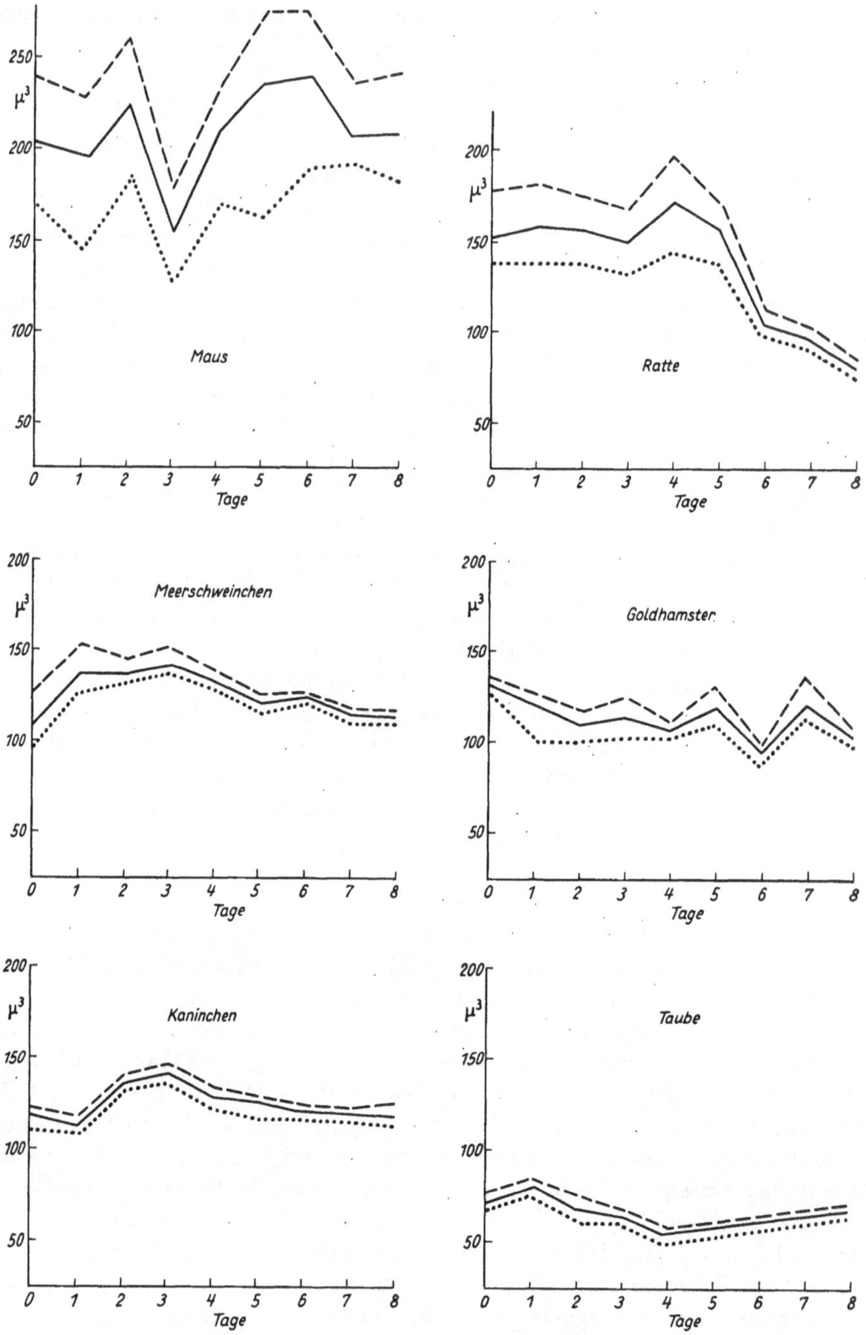

Abb. 12. Veränderungen des Kernvolumens der Leberparenchymzellen während des Hungerns
—— Gesamtkerngröße, --- Kerngröße, einkernige Zellen, ... Kerngröße, zweikernige Zellen

Das Kernvolumen von *Kontrollratten* beträgt 152,4 $\pm$ 32 μ^3 (ALLARD [42]: 270 μ^3, LECOMTE und DE SMUL [1283]: 220 – 230 μ^3, HARKNESS [935]: 330 μ^3). Auch bei diesen Tieren sind die Kerne zweikerniger Zellen deutlich kleiner als die einkerniger. Während die Kerne der Zentral- und Intermediärzone etwa die gleiche Größe haben, sind sie in der peripheren Zone deutlich kleiner. In den ersten 3 Hungertagen sind nur geringgradige Schwankungen bis auf 150,9 $\pm$ 31 μ^3 um diesen Durchschnittswert zu beobachten. Am 4. Hungertag liegt das Kernvolumen bei 171,9 $\pm$ 34 μ^3, was auf einer Größenzunahme aller Kerne beruht. Am 5. Hungertag fällt das Durchschnittsvolumen wieder auf 157,6 $\pm$ 86 μ^3, am 6. Tag ist es dann weit unter den Kontrollwert (107,8 $\pm$ 50 μ^3) gesunken. Die Abnahme betrifft alle Kerne, im hervorstechenden Maße jedoch die der Intermediärzone, die jetzt etwa gleich groß denen in den übrigen Zonen sind. Am 7. und 8. Tag erfolgt ein weiterer Abfall auf 97,2 $\pm$ 52 μ^3 und 78,8 $\pm$ 49 μ^3, wobei am 8. Tag die Kerne der Intermediärzone kleiner geworden sind als in den übrigen Zonen. Sie sind fast auf die Hälfte gesunken.

Meerschweinchen weisen eine normale Kerngröße von 110,0 $\pm$51 μ^3 auf. Auch in diesem Fall sind die Kerne der Intermediärzone mit 139,2 μ^3 bei einkernigen Zellen und 113,7 μ^3 bei zweikernigen Zellen größer als der Durchschnitt. Am ersten Hungertag steigt das Volumen auf 138,5 $\pm$ 52 μ^3, dabei erhöht sich die Größe der Kerne in der Intermediärzone bei einkernigen Zellen auf 165,5 μ^3. Am zweiten Hungertag bleibt das Kernvolumen gleich und nimmt am 3. Tag leicht auf 144,7 $\pm$55 μ^3 zu, am 4. Tag fällt der Wert auf 133,4 $\pm$ 47 μ^3. In allen Stadien sind die Kerne der Intermediärzone die größten. Der 5. Tag zeigt eine weitere Abnahme des Kernvolumens auf 123,5 $\pm$ 46 μ^3, das sich am 6. Tag nicht wesentlich ändert. Am 7. und 8. Tag erfolgt eine Größenverminderung auf 117,8 $\pm$ 49 μ^3, beziehungsweise 116,6 $\pm$ 39 μ^3. Das Volumen liegt damit am 8. Hungertag unter dem Normalwert. Die Variation ist im gesamten gesehen geringer als bei der Ratte und der Maus. Die Kerne der Intermediärzone bleiben immer größer als in den anderen Zonen, die der peripheren Läppchenteile sind in jedem Falle am kleinsten.

Beim *Goldhamster* zeigt das Kontrolltier ein Kernvolumen von 130,5 $\pm$43 μ^3. Bei den einkernigen Zellen sind auch hier die Kerne der Intermediärzone am größten, während die der Zentralzone die kleinsten sind. Bei den zweikernigen Zellen finden sich dagegen in der Zentralzone die größten Kerne und in der Intermediärzone die kleinsten. Dieses Verhältnis ändert sich am 1. Hungertag nicht wesentlich. Das durchschnittliche Kernvolumen beträgt jetzt 122,5 $\pm$ 76 μ^3. Am 2. Tag erfolgt ein weiterer Abfall auf 113,4 $\pm$ 58 μ^3. Sowohl die einkernigen als auch die zweikernigen Zellen der peripheren Läppchenzone sind am kleinsten, während die Zellen der mittleren und zentralen Läppchenzone etwa gleichgroß sind. Am 3. und 4. Tag sind die Kernvolumina etwa gleich, jedoch kommt es innerhalb des Leberläppchens zu einer Verschiebung der großen Kerne vom Zentrum zur Peripherie. Am 5. Hungertag beträgt die Größe 120,6 $\pm$ 54 μ^3, sie fällt am 6. Tag auf 95,4 $\pm$ 38 μ^3. Auch jetzt zeigen die Kerne des Läppchenzentrums den geringsten Wert. Am 7. Hungertag kommt es zu einer allgemeinen Kernvergrößerung auf 124,2 $\pm$ 74 μ^3, die besonders die einkernigen Zellen des Läppchenzentrums betrifft. Am 8. Tag sinkt das Volumen wieder auf 107,3 ± 68 μ^3. Die Kerne der zentralen Zone sind wieder am kleinsten, die der Peripherie am größten. Im Endstadium der Untersuchung haben wir also eine deutliche Verminderung der Kerngröße gegenüber den Anfangswerten vor uns.

Die Kontrolltiere beim *Kaninchen* haben eine durchschnittliche Kerngröße von 120,0 ± 21 μ^3. Bei einkernigen Zellen sind ebenfalls die Kerne der Intermediärzone am größten, während sie bei den binucleären Zellen hier am kleinsten und zentral am größten sind. Am ersten Hungertag fällt das Kernvolumen gering auf 115,7 ± 28 μ^3. Die höchsten Kernvolumina finden sich jetzt im Läppchenzentrum bei einkernigen Zellen. Am 2. Hungertag steigt der Wert steil auf 135,3 ± 36 μ^3, die Kerne der Zentralzone sind sowohl bei ein- wie zweikernigen Zellen am größten. Am 3. Tag beträgt das Kernvolumen 142,0 ± 71 μ^3, fällt am 4. Tag auf 127,9 ± 40 μ^3. Bei den einkernigen Zellen sind jetzt die Kerne der Läppchenperipherie am größten, bei den zweikernigen am kleinsten. Am 5., 6. und 7. Hungertag ändern sich die Werte nur wenig und auch am 8. Tag ist der leichte Abfall während der letzten Hungertage nicht verstärkt. Die Kerngröße beträgt jetzt 121,1 ± 39 μ^3 und liegt auf der Höhe des Normalwertes. Die Kerne des Läppchenzentrums sind bei einkernigen Zellen am kleinsten, bei zweikernigen sind die Intermediärkerne die größten.

Tauben haben normalerweise ein Kernvolumen von 74,4 ± 35 μ^3. Der Wert steigt am 1. Hungertag auf 80,0 ± 40 μ^3, fällt am 2. Tag auf 70,1 ± 34 μ^3 und am 3. Tag weiter auf 66,5 ± 39 μ^3. Am 4. Hungertag beträgt er nur 55,8 μ^3, steigt dann bis zum 6. Tag wieder auf 59,3 ± 27 μ^3 und am 7. und 8. Tag auf 62,7 beziehungsweise 64,3 ± 31 μ^3, so daß aber auch jetzt noch die Größe unter dem Normalergebnis liegt. Die Unterschiede innerhalb der einzelnen Zonen des Leberläppchens sind nicht sehr erheblich, jedoch scheinen auch hier die Kerne der Intermediärzone die größten zu sein.

Ein zusammenfassender Vergleich (Tab. 5) über Änderungen der Kernvolumina in den ersten 4 Hungertagen (I) und vom 5. bis 8. Tag (II) zeigt bei Mäusen in der ersten Hälfte eine leichte Verminderung des Volumens auf 98%, der dann in Gruppe II eine Vergrößerung auf 114% folgt. Bei der Ratte ist anfangs eine Kerngrößenzunahme (106%) und in der 2. Hungerphase eine erhebliche Verminderung zu beobachten. Meerschweinchen weisen eine Kernvergrößerung in der ersten Hungerhälfte auf 115% auf, der eine leichte Einschränkung auf 109% in der 2. Hälfte folgt. Bei Goldhamstern und Tauben fällt das Kernvolumen gleichmäßig im Gesamtverlauf des Hungerns. Die Kerne der Kaninchenleber sind in Gruppe I auf 109% gestiegen und fallen in Gruppe II auf 106%. Während der Gesamtdauer des Hungerns ist bei Maus, Meerschweinchen und Kaninchen eine Kernvergrößerung, bei Ratte, Goldhamster und Taube eine Verkleinerung zu beobachten.

Die erhobenen Befunde sind also keineswegs einheitlicher Natur. Wir haben es vielmehr mit einem äußerst dynamischen Verhalten der Leber während der einzelnen Hungerstadien zu tun, das sich bei den verschiedenen Tieren jeweils unterschiedlich auswirkt. Man muß annehmen, was auch unsere anderen Ergebnisse bestätigen, daß der Stoffwechsel nicht eine gleichförmige Minderung aufweist, sondern daß es neben Phasen langsamer und geschwinder Stoffwechselsenkung auch Stadien der -erhöhung gibt. Sie können bedingt sein durch Änderungen, z.B. im Fett- und Glykogenstoffwechsel wie auch durch erhöhte Anforderungen an die Leber infolge neuentstehender Abbauprodukte, unter anderem der Muskelsubstanz, und eine auftretende Poikiloproteinämie (KETTLER [1174]). Die Stoffwechselmorphologie der Hungerleber offenbart ebenso wie ihre Physiologie kein starres Schema sondern ein funktionell äußerst aktives Geschehen.

Tabelle 5

Übersicht über die Kerngrößenveränderungen (in %) in der 1. (1.—4. Tag) und 2. Hungerhälfte (5.—8. Tag) sowie der durchschnittlichen Gesamtveränderung bezogen auf die Kontrolltiere (= 100%)

	Gruppe I 1.—4. Hungertag	Gruppe II 5.—8. Hungertag	Gesamtdurchschnitt 1.—8. Hungertag
Maus	98	114	106
Ratte	106	73	89
Meerschweinchen	115	109	112
Goldhamster	89	86	87
Kaninchen	109	106	107
Taube	92	82	87

6. *Chemische Zusammensetzung der Leberzellkerne*

Das Trockengewicht diploider Leberzellkerne von Mäusen beträgt 40—55 pg; der Wert sinkt nach 3—$4^1/_2$ Tagen Hunger auf 36—43 pg. Die geringste Leberkernmasse wurde bei Tieren beobachtet, die den höchsten Gewichtsverlust aufwiesen (ITO [1095]). Das durchschnittliche Trockengewicht des Leberzellkerns liegt nach LANG und SIEBERT [1266] bei 44,4 pg (Hühnchen 16,5 pg; Ratten 79,4 pg). Nach 7 Tagen Hunger erfolgt in der Rattenleber ein Absinken auf 66,5 pg.

Die Kerne somatischer tierischer Zellen bestehen in der Regel aus 4 Komponenten, DNS, Histon, Nicht-Histon-Eiweiß und RNS (FELIX [698]). Die DNS ist als das wichtigste und charakteristische Merkmal der Kerne anzusehen. Sie ist netzartig, die RNS homogen im Kern angeordnet (RABINOVITCH und PLAUT [1724]). Die DNS soll sich zwar zwischen den einzelnen Arten unterscheiden, bei verschiedenartigsten Einwirkungen jedoch konstant bleiben (BENDICH [166], BLOMQVIST [261], DAVIDSON [524], DIERMEIER [573], DRABKIN [603], KIHARA u. a. [1180], MACDONALD und MALLORY [1393], MIRSKY und RIS [1500], POLLISTER u. a. [1689], PRICE und LAIRD [1716], SIBATANI [1959], THOMSON u. a. [2138], ULTMANN u. a. [2181]) (Tab. 6). Die Gesamtmenge der Desoxyribonucleinsäuren ist im Kern lokalisiert (HOGEBOOM u. a. [1042]).

In der Trockensubstanz von C_3H-Mäusen sind 10—14% DNS vorhanden (SAIDOV [1831]). Die Gesamtzahl der Nucleoproteidmoleküle nimmt FELIX [695] mit 4×10^6 je Zellkern an. Nach CERIOTTI [410] macht die DNS in der Mäuseleber

1,66 ± 0,218% des Trockengewichtes aus, in der Rattenleber 1,15 ± 0,124%; der RNS-Gehalt beträgt 1,4 × 10^{-9} mg, der an Eiweiß 35,2 × 10^{-9} mg (CHAUVEAU [433]).

Tabelle 6

Der DNS-Gehalt der Leberzellkerne verschiedener Tiere in pg (= 10^{-12} g)

Tierart	pg/Kern	Autor
Maus	7,9	[528]
	6,0	[2205]
	6,0	[950]
	5—11	[334]
	10,1	[949]
Ratte	10,1—14,0	[1716]
	7,9	[528]
	9,2—11,2	[523]
	10,7	[523]
	8,2—10,7	[2203]
	6,1	[497]
	6,9	[433]
	4,68 ± 0,15	[1367]
Kaninchen	7,2	[523, 2205]
	5,3	[2205]
	7,9	[528]
Hamster, chin.	5,0 ± 0,7	[1183]
Hamster, syr.	6,9 ± 1,4	[1183]

Auf Grund der Untersuchungen von MOORE [1517] kann der DNS-Gehalt in den Kernen bis zu 50% schwanken. In den Kernen junger Tiere ist er größer als bei erwachsenen; das Minimum liegt bei Ratten bei einem Gewicht von 50 g (NAORA [1553]). Auch PASTEELS und LISON [1648] können die DNS-Konstanz der Kerne nicht bestätigen. Die Variationen entsprechen einem physiologischen Funktionswechsel. Die Unterschiede von Zelle zu Zelle betragen 7% (LISON und VALERI [1343]). Von VENDRELY u. a. [2201]) werden die unterschiedlichen DNS-Werte auf die unterschiedliche Ploidie der Kerne zurückgeführt. Da die Rattenleber sehr viel polyploide Zellen enthalten soll, ist die durchschnittliche DNS-Menge höher als in anderen Organen (BLOMQVIST [261], FUKUDA und SIBATANI [766, 767], MANDEL u. a. [1427], THOMSON u. a. [2138]). Bei der Geburt sind fast alle Rattenleberkerne diploid, später kommt es mit der Zunahme der zweikernigen Zellen zur Vermehrung der polyploiden Zellen (ALFERT und GESCHWIND [37], MACDONALD und THOMAS [1391], MARQUARDT [1437], NAORA [1552, 1553]). Im Alter sind 70—80% der Leberkerne tetraploid (HARRISON [949]). Für diese Bildung polyploider Kerne werden Endomitosen als ursächlich angesehen (SWARTZ [2091]). Octoploide Kerne sollen durch Zusammenfließen von zwei Kernen in der Interphase entstehen (HOFFMANN [1038]).

Andererseits ist die DNS-Synthese in mehrkernigen Zellen der Rattenleber mangelhaft, die Verteilung der DNS ungleich (VIALLI [2209]). Die Erneuerungsrate der DNS ist geringer als die anderer Bestandteile (ZAMECNIK [2382]). Das Verhältnis des Turnover von PNS:DNS der Leber der Ratte beträgt 33:1 (HAMMARSTEN und HEVESY [920]). Die durchschnittliche Lebensspanne der DNS liegt bei 150 Tagen (COHN und VOLKIN [467], SMELLIE [1996]). Von BRUES u. a. [344] werden zwei Arten von DNS in den Leberkernen unterschieden.

Ungeklärt erscheinen uns die Beziehungen zwischen dem DNS-Gehalt des Kerns und seiner Größe. So sollen hohe DNS-Werte mit einem großen Kernvolumen gekoppelt sein (ANDERSON und WILBUR [62], FAUTREZ und LAQUERRIERE [692], HEIZER [981]). Eine Verdoppelung des DNS-Gehaltes der Leberkerne der Maus ist von einer Verdoppelung der Kerngröße begleitet (HUSKINS [1090]). Nach FAUTREZ [691] stehen der durchschnittliche DNS-Gehalt und das mittlere Volumen der Kernklassen 2 n, 4 n und 8 n in der Leber der Maus in einem positiven Verhältnis zueinander. In den einzelnen Klassen scheinen die Beziehungen zwischen dem DNS-Gehalt und dem Volumen der Kerne nicht so ausgeprägt. DNS-Menge und Kerngröße sind von gemeinsamen Ursachen abhängig, und innerhalb einer Kernklasse stellt die DNS auf jeden Fall einen Faktor dar, der die Größe einzelner Chromosomen beeinflußt und damit indirekt auch das Kernvolumen.

Im Gegensatz hierzu werden von verschiedenen Untersuchern keine Korrelationen zwischen dem DNS-Gehalt je Kern und der Kerngröße aufgefunden (LEUCHTENBERGER und SCHRADER [1301], O'BRIEN [1598], SWIFT [2095, 2096]). Der Proteingehalt des Kerns wird als entscheidend für seine Größe betrachtet (HEIZER [981], LEUCHTENBERGER und SCHRADER [1301], POLLISTER [1686]). Die DNS-Konzentration soll umgekehrt proportional dem Kernvolumen sein.

Während im Verlaufe des Hungerns erhebliche Veränderungen des Volumens auftreten, bleibt der DNS-Gehalt des Einzelkerns und der Leber konstant (CAMPBELL und KOSTERLITZ [389], DAVIDSON und WAYMOUTH [527], FISCHER [718] FUKUDA und SIBATANI [767], HARRISON [951], KOSTERLITZ [1219], LESLIE [1296], THOMSON u. a. [2137, 2138], WILLIAMS [2322]). Bei unverändertem Total-DNS-P der Leber nach 48 Stunden Hunger kommt es zum Ansteigen des DNS-P je g Leber (CONRAD und BASS [475] [Tab. 7], GLOCK und McLEAN [831]).

Tabelle 7

Veränderungen des Gesamt-DNS-P je Leber und je Kern in der Rattenleber (nach [475])

	mg DNS-P je Leber	mg DNS-P $\times 10^{-10}$ je Kern
Kontrolle	2,50 $\pm$ 0,13	8,88 $\pm$ 0,37
Hunger	2,08 $\pm$ 0,20	10,0 $\pm$ 0,53

Weiter sind ausführliche Untersuchungen zur Frage der Ploidie und des DNS-Gehaltes je Kern im Hunger von CONRAD und BASS [475] durchgeführt worden, die eine Abnahme der diploiden und Zunahme der tetraploiden und octoploiden Kerne bei einer Vermehrung der DNS in allen Ploidiestufen beobachtet haben (Tab. 8).

Tabelle 8

Die Wirkung von Hunger auf den DNS-Gehalt und die Polyploidie der Rattenleber (nach [475])

	Kl. I (diploid)		Kl. II (tetrapl.)		Kl. III (octopl.)	
	Kontrolle	48 Std. H.	Kontrolle	48 Std. H.	Kontrolle	48 Std. H.
DNS-Einheiten/Kern	2,39 ± 0,09	2,55 ± 0,05	4,81 ± 0,15	4,96 ± 0,18	8,87 ± 0,06	8,78 ± 0,42
Verteilung %	28,0 ± 1,2	12,5 ± 3,6	67,3 ± 0,67	79,0 ± 2,0	4,7 ± 0,6	8,5 ± 1,7

Naora und Naora [1555] beschreiben eine Beeinflussung der DNS-Synthese der Zellen durch den Serumproteinspiegel, der im Hunger wesentliche Veränderungen durchmacht. Bei Amoeba proteus findet sich nach 5—13 Tagen Hunger ein Anstieg des DNS-Gehaltes (Heller und Kopac [982]), während nach 64 Tagen Hunger bei Planarien keine DNS-Veränderungen aufgetreten sind.

7. *Kernzahlveränderungen*

Nach der Kerngröße und -zusammensetzung muß zur Bestimmung der Gesamtkernmasse ihre Anzahl interessieren. Bezüglich dieser Frage sind schon von verschiedenen Untersuchern Befunde erhoben worden, die wir übersichtsmäßig in einer Tabelle (9) darstellen wollen. Die Zahl der Leberkerne schwankt bei der Ratte zwischen 131×10^6 je g Leber und 280×10^6, bei der Maus von $143-213 \times 10^6$.

Tabelle 9

Übersicht über die Kernzahl je g Leber bei Ratten und Mäusen nach den Untersuchungen verschiedener Autoren

	$\times 10^6$/g frisches Lebergewebe	Autor
Ratte	133	[39]
	280	[1044]
	280 ± 43	[2259]
	137	[1715]
	143	[343]
	131	[1716]
	229	[2078]
	237	[1367]
	204 ± 40	[44]
	152 ± 2	[1218]
Maus	143	[1947]
Maus, ml.		
3 Monate	215	[2373]
5 Monate	174	
9 Monate	213	

Die Gesamtkernzahl der Leber junger Ratten erhöht sich bis zu einem Gewicht von 150 g auf das Vierfache. Sie beträgt bei 20 g Körpergewicht 347 $\times$ 10^6 Kerne, bei 145 g schweren Tieren 1463 $\times$ 10^6 und bleibt bis 200 g konstant (NAORA [1552]). Neben der Zellzahl wächst auch die Masse im Verlaufe des Leberwachstums an (FUKUDA und SIBATANI [767]).

Die Anzahl der Leberkerne während des Hungerns nimmt zu (JUCKER [1121], MORPURGO [1527]). Sie erhöht sich je g Leber am ersten Tag um 34%, am 3. Tag um 57% und am 6. Tag um 74% (WEBER und CANTERO [2258, 2261]), steigt schon nach 24 Stunden von normal 280 $\pm$43 $\times$ 10^6 auf 410 $\pm$ 55 $\times$ 10^6 [2261]. Die Totalkernzahl je Leber bleibt dagegen erhalten (BARTON und LAIRD [134], [2261]). Nach ALLARD und CANTERO [44] steigt die Leberkernzahl /g von Ratten von 204 $\pm$ 40 auf 394 $\pm$ 74 $\times$ 10^6 nach 7 Tagen Hunger. KOSTERLITZ [1218] hat einen Anstieg des Kerngehaltes von normal 152 $\pm$ 2 $\times$ 10^6 auf 203 $\pm$ 11 (24 Std. Hunger) und 210 $\pm$ 10 $\times$ 10^6 nach 48 Stunden Hunger gefunden. Die Gesamtzahl der Leberkerne sinkt dagegen von 28,2 $\pm$ 1,0 $\times$ 10^8 auf 19,4 $\pm$ 1,4 $\times$ 10^8 im Hunger (CONRAD und BASS [475]). Die Zellzahl ist größeren Schwankungen unterworfen als etwa die Größenverschiebungen der Kerne. Eine Erhöhung der Kernzahl je g ist durch eine Entquellung oder Atrophie des Cytoplasmas bedingt, was gleichzeitig eine Minderung der Zellfunktion bewirken soll (WACHTER [2231]).

Unsere Untersuchungen (Abb. 13) haben eine Kernzahl /g von 189,0 $\pm$ 9,9 $\times$ 10^6 bei normalen *Mäusen* ergeben. Die Kernmenge steigt vom 1. Hungertag langsam an, erreicht am 3. Tag 210 $\pm$ 8,8 und am 4. Tag 226 $\pm$ 6, um sich dann am 7. und 8. Tag auf 262,0 $\pm$ 8,4 beziehungsweise 261 $\pm$ 5,6 $\times$ 10^6 zu erhöhen. Die Gesamtzunahme je g beträgt am 8. Tag damit 38%.

Die Leberkernzahl bei *Kontrollratten* liegt bei 192,3 $\pm$ 8,5 $\times$ 10^6/g. Nach 24 Stunden Hunger erhöht sie sich auf 204 $\pm$ 5,0 und in den folgenden Tagen auf 215,0 $\pm$ 8,5 und 228,9 $\pm$ 6,1. Bis zum 7. Hungertag findet sich ein weiterer Anstieg auf 255,0 $\pm$ 5,6 $\times$ 10^6, am 8. Tag ein leichter Abstieg auf 251,8 $\pm$ 7,1. Die Gesamtmenge der Kerne hat innerhalb dieser 8 Tage um 31% zugenommen.

Normale *Meerschweinchen* weisen eine Kernzahl /g von 172,3 $\pm$ 3,8 $\times$ 10^6 auf, die sich im Verlaufe des Hungerns ständig erhöht (2. Tag: 192,1 $\pm$ 4,2, 4. Tag: 220,5 $\pm$ 3,4, 6. Tag: 252,9 $\pm$ 2,7) und am 8. Tag 259,2 $\pm$ 3,1 $\times$ 10^6 erreicht. Das bedeutet eine prozentuale Vermehrung von 51%.

Beim *Goldhamster* finden wir eine Kernzahl von 170,1 $\pm$ 3,1 $\times$ 10^6. Sie steigt schon am ersten Hungertag um 22% auf 207,8 $\pm$ 7,1 an. In den nächsten Hungertagen ergibt sich mit geringen Schwankungen ein weiterer Anstieg bis zum 4. Tag auf 230,9 $\pm$ 3,7. Am 5. und 6. Tag kommt es zu einem leichten Absinken der Kernzahl auf Werte von 228, denen dann ein mäßiger Anstieg am 8. Tag auf 233,0 $\pm$ 7,1 $\times$ 10^6 folgt. Der Gesamtanstieg beträgt bis zu diesem Tag 37%.

Kaninchen zeigen von den untersuchten Tieren mit 144,5 $\pm$ 7,1 $\times$ 10^6/g die geringste Kernmenge. Diese Zahl vermehrt sich während des absoluten Hungers ständig (5. Tag: 176,6, 7. Tag: 192,9 $\pm$ 3,0) und zeigt nach 8 Tagen eine 34%ige Erhöhung, d. h. eine Kernzahl von 193,6 $\pm$ 3,6 $\times$ 10^6.

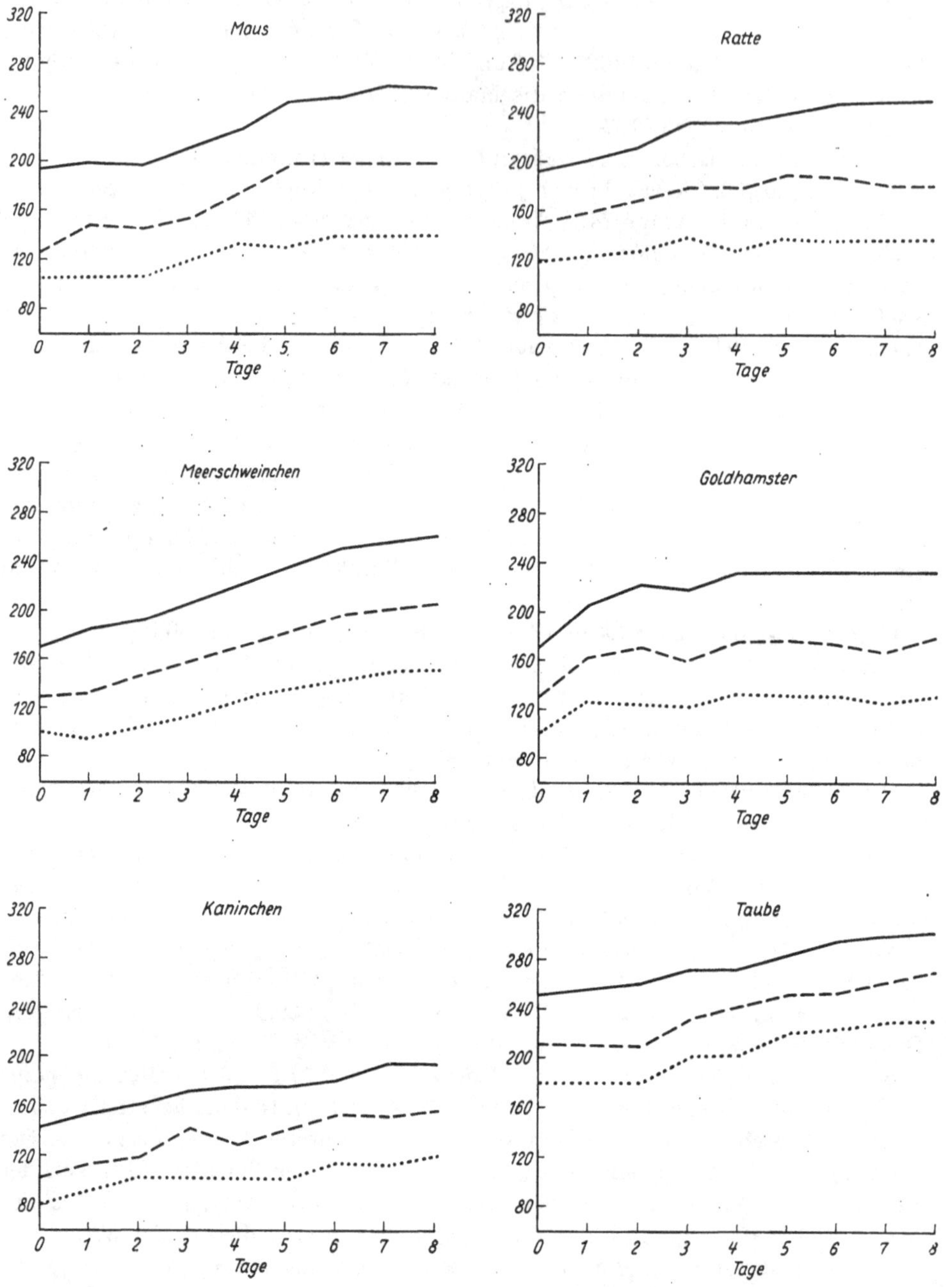

Abb. 13. Veränderungen der Gesamtkernzahl (———), der Leberparenchymkernzahl (- - -) und der Leberparenchymzellzahl (.....) im g-Leber (Feuchtgewicht) × 10^6 während des Hungerns

Im Gegensatz zu den Säugetieren sehen wir bei der *Taube* einen wesentlich höheren durchschnittlichen Kerngehalt von 251,7 $\pm$ 10,5 $\times$ 10^6 je g Leber. Auch bei diesen Tieren ist im Hunger ein ständiger Anstieg der Kernzahl zu verzeichnen. Am 7. Hungertag sind 300,9 $\pm$ 6,7 $\times$ 10^6 Kerne im g vorhanden, am 8. Tag 307,9 $\pm$ 6,9, was insgesamt eine Zunahme von 17% bedeutet. Die große Zahl der Leberkerne steht in enger Verbindung mit dem wesentlich geringeren Volumen der Kerne, das auf den bei allen Vögeln beobachteten geringeren DNS-Gehalt des Einzelkerns zurückgeführt wird. Zur Gewährleistung des Stoffwechsels ist eine bestimmte Kernmasse sicher die Voraussetzung.

Zusammenfassend ist mit Sicherheit festzustellen, daß während des absoluten Nahrungsmangels eine Zunahme der Leberkerne je g eintritt, die ständig, wenn auch in den einzelnen Phasen und bei den einzelnen Tieren in verschiedener Stärke, vor sich geht. Diese Befunde müssen neben einer Verminderung der Cytoplasmamenge und den Veränderungen der Sinusoide und der DISSE*schen Räume vorwiegend auf eine Vermehrung der Kerne selbst zurückgeführt werden.*

8. Bi- und multinucleäre Zellen

Zweikernige Zellen sind schon in der normalen Leber kein ungewöhnliches Bild. Nach ARAPOW [72] beträgt die Zahl 20%, nach MÜLLER [1532] 7—39% und SIESS und STEGMANN [1970] 10—40%; PFUHL [1667] errechnete 45%. In der Rattenleber sahen SULKIN [2085] 11,7 $\pm$ 0,36% zweikernige Zellen, in der Mäuseleber WILSON u. a. [2339] 28%. Nach MAKINO und TANAKA [1423] enthält die Rattenleber normal 17% zweikernige, nach BUCHER und GLINOS [348] 21—25% und BLUMBERG [266] 30%. In der Leber des Menschen sind 24% der Zellen doppelkernig (MICHAELIS [1477]), nach ALTMANN [55] 25% und CLARA [454] 10%. In der Kaninchenleber sind zentral 10%, peripher 20—25% zu finden (HEYMANN und WARTMAN [998]). Bezüglich der Häufigkeit der zweikernigen Zellen gibt es geschlechtsspezifische Unterschiede; nach SAUSER [1841] enthält die Leber der männlichen Maus 17,55%, der weiblichen 26,32%, die des männlichen Kaninchens 6,5%, des weiblichen 9,5%. Wichtig ist weiterhin, daß sich die unterschiedliche stoffwechselmäßige Belastung der einzelnen Teile des Leberläppchens auch im prozentualen Anteil der binucleären Zellen ausdrückt. Bei einer durchschnittlichen Menge zweikerniger Zellen von 56,93% in der Kaninchenleber konnte BÖHM [270] zentral 35,8%, intermediär 61,22% und peripher 58,58% ermitteln. Danach ist die Zentralzone funktionell am wenigsten belastet. Beim Pferd fehlen die binucleären Zellen fast vollständig (LEISTNER [1293]: 1,3%).

Eine Erhöhung des Anteils der zweikernigen Zellen erfolgt auf eine Großzahl von Schädigungen oder durch eine vermehrte funktionelle Belastung (BÖHM [271], PFUHL [1667], SIESS und STEGMANN [1970]). Ihr Auftreten ist die Folge eines intracellulären Regulationsvorganges zum Ausgleich von Zellschädigungen (MÜNZER [1535]), die sich am häufigsten intermediär äußern (KETTLER [1175]). Experimentell kann die Erhöhung der Zahl der zweikernigen Zellen unter anderem durch Veränderungen der Fütterung, wie Mastkost (ARNDT [75], MÜNZER [1535]), Ölfütterung BUJARD [361]), bei Lebercirrhose (ASHWORTH und REID [87]), nach Gabe erhöhter Dosen von Vitamin D (HEYMANN und WARTMAN [998]) und Progesteron u. a. (CHWATOW und SOLOWIEJ [453], MÜLLER [1533]) und Dimethylaminoazobenzol (GROPP [870]) hervorgerufen werden. Schlafende Siebenschläfer haben in der Leber ebenfalls mehr binucleäre Zellen als wache (ODAR [1600]).

Die Veränderungen der zweikernigen Zellen während des Hungerns sind schon mehrfach untersucht worden, ohne daß dabei einheitliche Ergebnisse beobachtet worden wären. Nach BIEREIGEL [251], BOEHM [272], CLARA [457] und SCHRÖTER

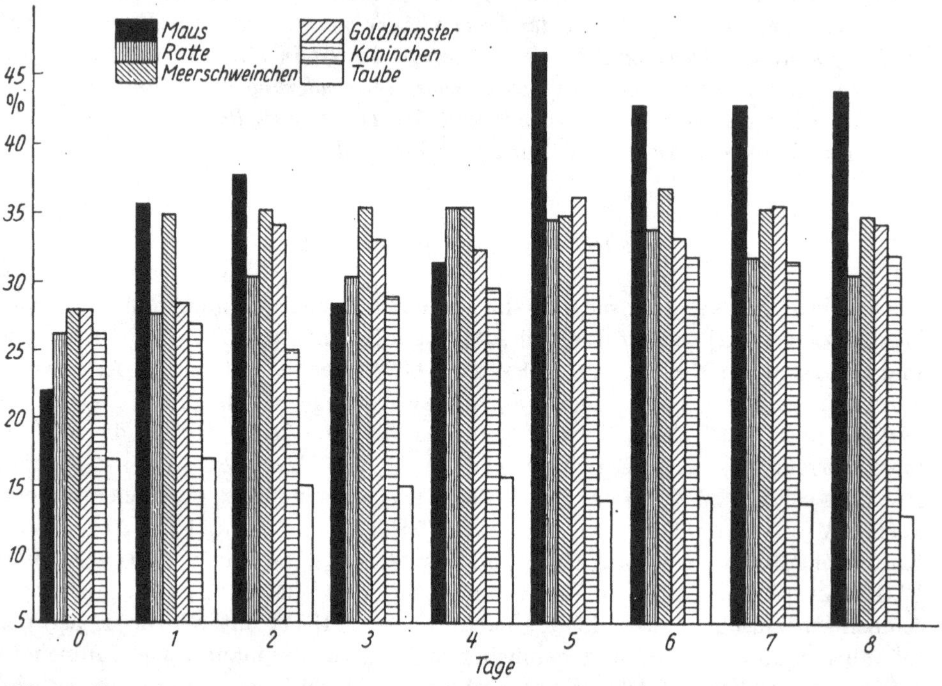

Abb. 14. Veränderungen des prozentualen Anteils der zweikernigen Leberzellen während des absoluten Hungers bei den verschiedenen Versuchstieren

[1881] sind geringe Verminderungen ihrer Zahl zu finden. Gleiche Ergebnisse wurden auch von STATKEWITSCH [2030] erzielt, der am letzten Hungertag keine zweikernigen Zellen mehr fand. Die Abnahme zweikerniger Zellen beruht auf einer Auflösung eines Kerns (CLARA [455]).

Von einer großen Zahl von Autoren wird im Gegensatz hierzu eine Vermehrung der binucleären Zellen festgestellt (ARAPOW [72], KOSTERLITZ [1218], LAZAROVICH-HREBELJANOVICH [1278], LUKJANOW [1378], MEESSEN [1458], MORPURGO [1527], PHAN und DAVID [1669], SCHLICHT [1861], TRAINA [2156]).

Bei unseren früheren Untersuchungen (PHAN und DAVID [1669]) haben wir bei Mäusen nach 3 und 4 Tagen Hunger eine deutliche Vermehrung der Zahl der zweikernigen Zellen gesehen, die grundsätzlich mit unseren jetzigen Werten übereinstimmt. Die *Kontrollmaus* (Abb. 14) enthält 22,2% zweikernige Zellen, wobei die Intermediärzone mit 24,0% den höchsten Gehalt aufweist, die Zentralzone mit nur 19,1% den geringsten. Schon nach 24 Stunden ist die Menge der zweikernigen Zellen auf 35,6% heraufgeschnellt; die Zunahme betrifft alle Zonen in gleicher Weise, die Zentralzone bleibt die stoffwechselinaktivste, die Intermediärzone die am meisten belastete (Abb. 15). Der weitere Anstieg nach 48 Stunden auf 37,7% betrifft im wesentlichen die Intermediärzone (47,5%) bei einer gleichzeitigen Senkung der Zahl der zweikernigen Zellen im peripheren Läppchenteil auf 30,8%. Am 3. Hungertag sinkt der Anteil der zweikernigen Zellen wieder auf 28,8%, wobei die Anzahl in der zentralen und peripheren Zone gleich hoch ist. Der nächste Tag bewirkt wieder einen Anstieg auf 31,5%, der sich dann am 5. Tag hochgradig auf 46,8% verstärkt. Die Steigerung ist dabei in der Läppchenperipherie am geringsten (39,8%); intermediär ist ein Prozentsatz von 57,1 zu finden. Am folgenden Hungertag fällt die Zahl besonders in der zentralen und intermediären Zone ab, während sie peripher unverändert bleibt. Ähnliche Ergebnisse sind auch am 7. Hungertag zu beobachten. Der geringe Anstieg am 8. Tag (44,2%) ist vorwiegend auf eine Vermehrung zweikerniger Zellen in der Läppchenperipherie zurückzuführen.

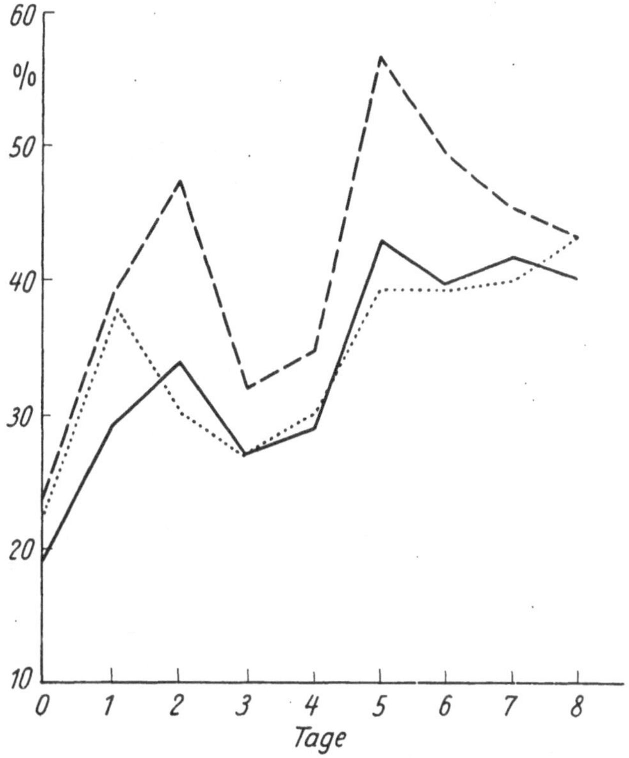

Abb. 15. Variation der Anzahl zweikerniger Zellen in den einzelnen Läppchenzonen der Leber der hungernden Maus
——— Zentrale Zone, – – – – Intermediäre Zone, ... Periphere Zone

Normale *Rattenlebern* enthalten 26,6% binucleäre Zellen. Auch hier ist in der intermediären Zone mit 28,2% der größte Prozentsatz zu finden, während die Peripherie der Läppchen den geringsten Anteil aufweist. Am 1. Hungertag steigt die Zahl der Zweikernigen auf 27,8% und am 2. Tag auf 30,6%. Jetzt sind in der Zentralzone am wenigsten doppelkernige Zellen anzutreffen. Dieser Durchschnittswert bleibt auch in den nächsten Tagen bestehen, nur innerhalb der zentralen und peripheren Zone kommt es zu Verschiebungen, die dazu führen, daß nun peripher der geringste Prozentsatz zu finden ist. Am 4. Hungertag beträgt der prozentuale Anteil zweikerniger Zellen 35,4%, am 5. Tag 34,7%. Auch in den nächsten Tagen sinkt die Menge weiter ab, so daß sie am 8. Tag nur noch 30,8% beträgt. Die Intermediärzone zeigt in diesem Stadium am wenigsten zweikernige Zellen, die periphere Zone am meisten.

Die *Meerschweinchenleber* enthält 28,2% binucleäre Zellen, die sich schon nach 24 Stunden auf 35,1% vermehren. Während bei den Normaltieren die intermediäre Läppchenzone noch den höchsten prozentualen Anteil zweikerniger Zellen aufweist, finden sich jetzt zentral am meisten Zellen dieser Art. Bei etwa gleichem Prozentsatz ist nach 2, 3, 4 und 5 Tagen die größte Menge zweikerniger Zellen wieder im mittleren Läppchenbereich zu sehen. Am 6. Tag erfolgt ein weiterer Anstieg auf 37,2%. Die größte Zahl zweikerniger Zellen ist in der Läppchenperipherie zu beobachten. Am 7. und 8. Tag sind wieder Werte um 35% zu erkennen. An beiden Tagen enthält die Intermediärzone am meisten zweikernige Zellen.

Die Zahl der binucleären Zellen der *Goldhamsterleber* beträgt 28,0%. Zwischen den einzelnen Läppchenzonen besteht kein signifikanter Unterschied. Am 1. Tag erfolgt eine geringgradige Erhöhung auf 28,5%. Die intermediäre Zone enthält dabei eine leicht erhöhte Anzahl gegenüber den anderen Teilen. 48 Stunden Hunger ergeben eine Vermehrung der zweikernigen Zellen auf 34,3%, wobei die Zentralzone am meisten, die periphere am wenigsten aufweist. Am 3. und 4. Hungertag sinkt die Menge der binucleären Zellen leicht ab, wovon besonders die Zentralzone betroffen ist, die jetzt die geringste Anzahl erkennen läßt. Dieses Ergebnis ändert sich auch am 5. Tag nicht, während sich die Gesamtzahl auf 36,7% erhöht. Am 6. Hungertag vermindert sich die Zahl der zweikernigen Zellen wieder auf 33,7%; in der intermediären Zone sind am meisten doppelkernige Zellen anzutreffen. Der 7. und 8. Tag führen wieder zu einer leichten Erhöhung des prozentualen Anteils zweikerniger Zellen, ohne daß hervorstechende Vermehrungen in den einzelnen Zonen vorgekommen wären.

Die doppelkernigen Zellen machen in der *Kaninchenleber* einen Anteil von 26,8% aus. Innerhalb der einzelnen Zonen bestehen keine eindeutigen Unterschiede. Der minimale Anstieg am 1. Hungertag auf 27,0% ist mit einer Verminderung der Zahl der Zweikernigen in der mittleren Zone verbunden. Nach einem Abfall auf 24,8% erfolgt in den nächsten Tagen ein ständiger Anstieg auf 33,0% am 5. Tag. In den letzten Hungertagen sinkt die Zahl der zweikernigen Zellen wieder leicht. Am 8. Tag sind in allen Zonen 32,4% binucleäre Zellen zu beobachten.

In der *Taubenleber* sind 17,2% zweikernige Zellen zu finden, wobei der Anteil im peripheren Läppchenbezirk am geringsten ist. In den ersten 48 Stunden sinkt die prozentuale Menge zweikerniger Zellen auf 14,9% und bleibt auch am 3. Hungertag auf gleicher Höhe. Während aber am 2. Tag die Zentralzone mit 15,2% am meisten binucleäre Zellen enthält, sind sie am 3. Tag mit 14,2% hier am geringsten. Nach einem Anstieg auf 15,7% am 4. Tag, an dem besonders eine Vermehrung in der Zentralzone Anteil hat, fällt die Zahl weiter ab, um am 8. Tag einen Prozentsatz von 13,0 zu erreichen. Innerhalb der verschiedenen Läppchenzonen wechselt der Anteil zweikerniger Zellen ständig in bestimmten Grenzen, im allgemeinen ist er jedoch in dem Läppchenzentrum am geringsten.

Ein zusammenfassender Überblick über die Befunde zeigt innerhalb des Untersuchungszeitraumes eine Verdopplung der Zahl der zweikernigen Zellen bei der Maus, eine deutliche Vermehrung bei Ratten, Meerschweinchen, Goldhamstern und Kaninchen, bei Tauben jedoch einen Abfall. Es handelt sich also auch hier um ein dynamisches Geschehen, das zu den wechselnden Ergebnissen während des Gesamtverlaufes des Nahrungsmangels führt.

Zur weiteren Klärung der Befunde ist vorerst die Frage der Entstehung binucleärer Zellen grundsätzlich zu erörtern. Von einer großen Zahl von Autoren wird eine mitotische Genese als ursächlich angesehen (Arapow [72], Beams und King [143], Chwatow und Solowiej [453], D'Ancona [509], Fishback [722a], Higgins und Anderson [1001], Lukjanow [1378], Schultz u. a. [1883], Wilson und Leduc [2334, 2336]). Nach ihrer Ansicht sind die zweikernigen Zellen Ergebnisse einer mitotischen Kernteilung bei einer Unterdrückung der Cytokinese („cytoplasmic lag"). Doppelkernige Zellen der Leber sind das Resultat des Ausbleibens der Teilung des Cytoplasmas zu zwei Tochterzellen nach der Teilung des Kerns; jeder Tochterkern ist diploid, die zweikernige Zelle tetraploid (Beams und King [143]). Die Kerne dieser zweikernigen Zellen sind aber auch oft polyploid; Großkerne sind dann durch ein Zusammenfließen von zwei Kernen bedingt (Inamdar [1094a], Wilson und Leduc [2334]). Außerdem sollen binucleäre Zellen das Ergebnis der Verschmelzung zweier Zellen sein.

Gegen die mitotische Genese zweikerniger Zellen sind Einwände sowohl allgemeiner als auch spezieller Art hervorzubringen. Der vielleicht noch am wenigsten überzeugende Einwurf ist die Frage gleicher genetischer Beschaffenheit und Größe der Kerne, die von einigen Untersuchern postuliert wird (Bucher [349, 350, 353]). Wir konnten sie bei unseren Erhebungen nur in einem geringen Prozentsatz sichern; viel häufiger sind ungleiche Kernvolumina. Ähnliche Befunde wurden auch von Green [854] erhoben. Kopac und Mateyko [1213] sahen in 54% der zweikernigen Zellen ähnliche Nukleolenzahl, -form, -größe und -lage. Der Unterschied des DNS-Gehaltes der Kerne zweikerniger Zellen ist größer als die sonstigen Unterschiede der Kerne (Lison und Valeri [1343]).

Als wesentliches Argument sind aber die Befunde über die Anzahl zweikerniger Zellen während der verschiedenen Wachstumstadien anzusehen. In der embryonalen Rattenleber sind 7% Zweikernige zu finden, 4 Wochen nach der Geburt 47%, 5 Wochen danach 58% und nach 2 Jahren 30—35% (St. Aubin und Bucher [94]). Clara sah in der embryonalen menschlichen Leber nur ausnahmsweise binucleäre Zellen. Die Mitoserate sinkt am Ende der Wachstumsperiode, und Zellen mit Mitose fehlen praktisch in der erwachsenen Leber (Beams und King [143], Blomqvist [261], Holmgren [1052], McKellar [1405], Östergren [1604], Pfuhl [1668], Teir [2119], Wilson und Leduc [2333]). Bei Aufhören der Mitosetätigkeit steigt die Zahl der zweikernigen Zellen (Bucher und Gattiker [355],

MAKINO und TANAKA [1423], WILSON u. a. [2339]). Nach Absinken der indirekten Teilungstätigkeit in alternden Kaninchenfibrocytenkulturen kommt es zu einem Anstieg der direkten Kernteilung und gleichzeitig damit zu einer Zunahme der binucleären Zellen (BUCHER und GATTIKER [355]). Zwischen Mitosevorgängen und Auftreten zweikerniger Zellen besteht ein umgekehrt proportionales Verhältnis (PHAN und DAVID [1669]).

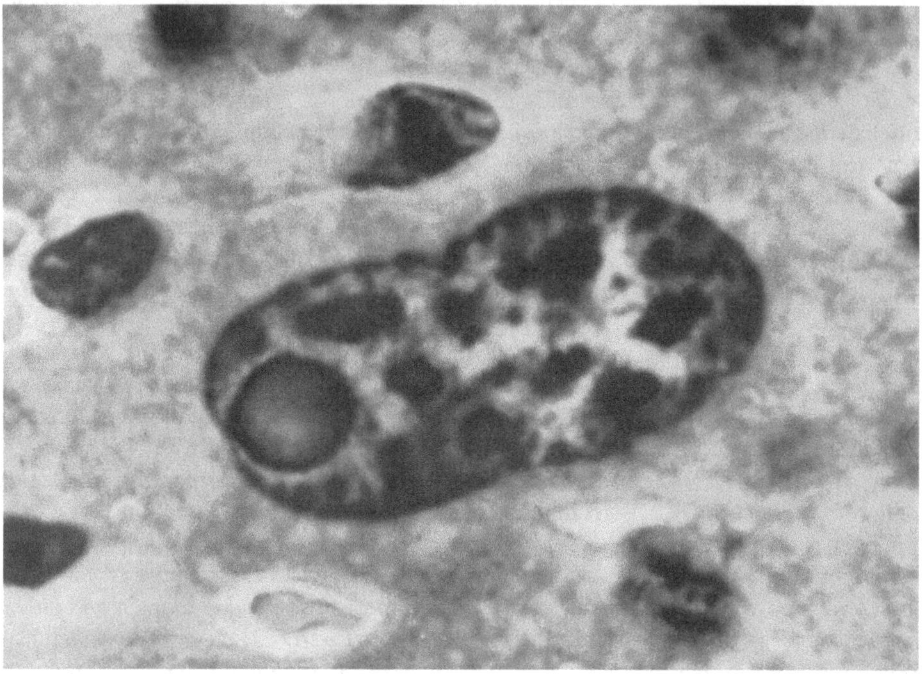

Abb. 16. Riesenkern einer Leberzelle mit großem intranucleären Körper. Beginnende Amitose mit Einkerbungen der Kernmembran auf beiden Seiten. Leber einer 8 Tage hungernden Maus. Färbung: Haemalaun, Sudan III. Verg.: 2785fach

Die physiologische Regeneration der Leber, in der die Lebensdauer der Einzelzelle normalerweise 28,2 ± 25,2 Tage betragen soll (MACDONALD und MALLORY [1393]), muß also im wesentlichen auf andere Weise vor sich gehen. Zustände, die zur Erhöhung der Mitosetätigkeit der Leber führen — besonders in der Restleber nach partieller Hepatektomie —, verringern die Zahl der zweikernigen Zellen (ABERCROMBIE und HARKNESS [11] BRUES u. a. [343], LAQUERRIERE [1268] MARSHAK und BYRON [1439], WILSON u. a. [2339], YOSHINAYA [2374], ZAKI [2379]).

So erscheint es uns als gesichert, daß die physiologische Regeneration (BLOMQVIST [261], FIESSINGER [711], NAUWERCK [1558]) und die Entstehung zweikerniger Leberzellen fast ausschließlich amitotisch vor sich gehen (ALTMANN [56], ASHWORTH und REID [87], CLARA [454], HINTZSCHE [1012], KAROLINSKAJA [1140],

Meessen [1458], Nauwerck [1558], Schiller [1857], Sulkin [2085]). Polyploide und großkernige Zellen sollen in gleicher Weise gebildet werden (Altmann [56], McKellar [1405]). Der Vorteil der Neubildung durch amitotische Vermehrung

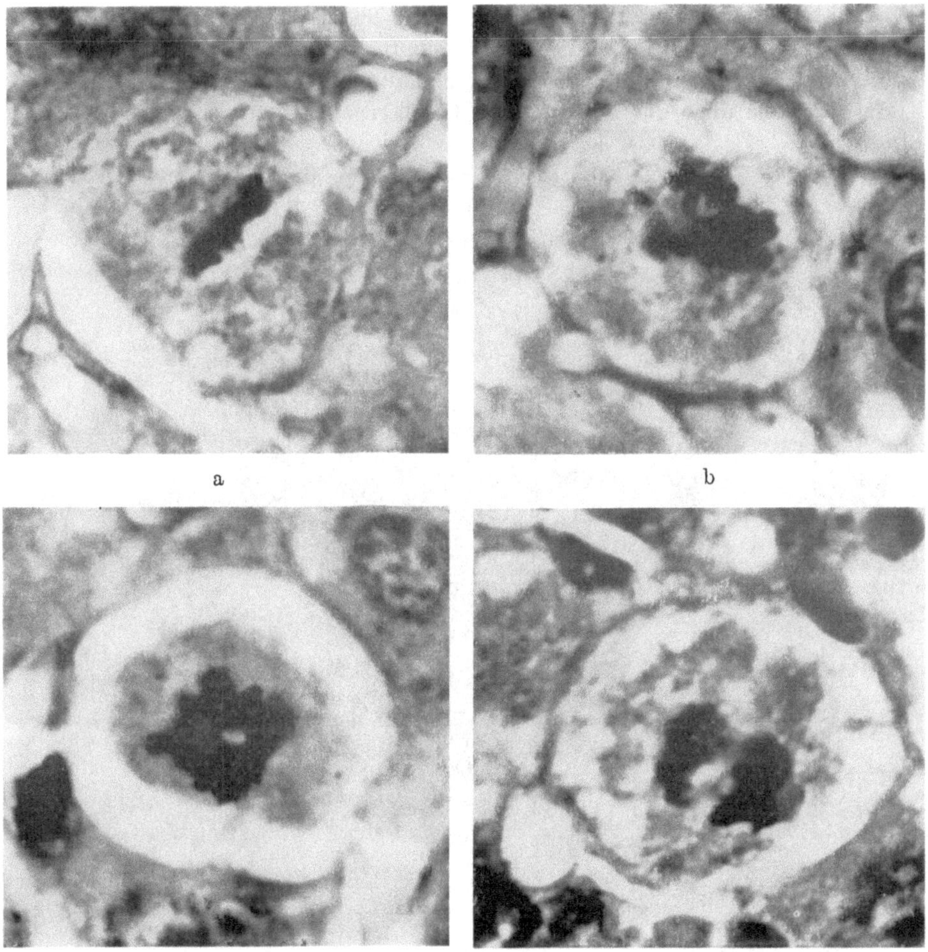

a b c d

Abb. 17. Verschiedene Mitosestadien in der Leber eines 24 Stunden hungernden Kaninchens. Färbung: Bild a und d Haemalaun-Eosin, Bild b und c PAS. Verg.: 2270fach

ist die Tatsache, daß die direkte Kernteilung ohne Störung oder Unterbrechung der Zelltätigkeit vor sich gehen kann, nachdem vorher Kernvergrößerungen eingetreten sind. Trotzdem kann es bei dieser Kernteilung zur gleichmäßigen Verteilung der Nucleoli auf beide Tochterkerne und zur Verdopplung der Chromosomen kommen (Ries und Gersch [1770]).

Funktionelle Belastungen bewirken eine Vermehrung der Amitosen (Böhm [269]). Im Hunger, als Beispiel dieser vermehrten Beanspruchung der Leber, schwinden bei jungen Mäusen die Kernteilungsfiguren (Leduc [1286]) und desgleichen die mitotische Aktivität der Rattenleberzellen (Mori [1524], Morpurgo [1527]). Gleichzeitig aber tritt eine Erhöhung der Zahl der zweikernigen Zellen auf. Schon in früheren Untersuchungen konnten wir (Phan und David [1669]) beweisen, daß die Entstehung zweikerniger Zellen im Rahmen des rhythmischen Kernwachstums über die Bildung von Großkernen auf amitotischem Weg als

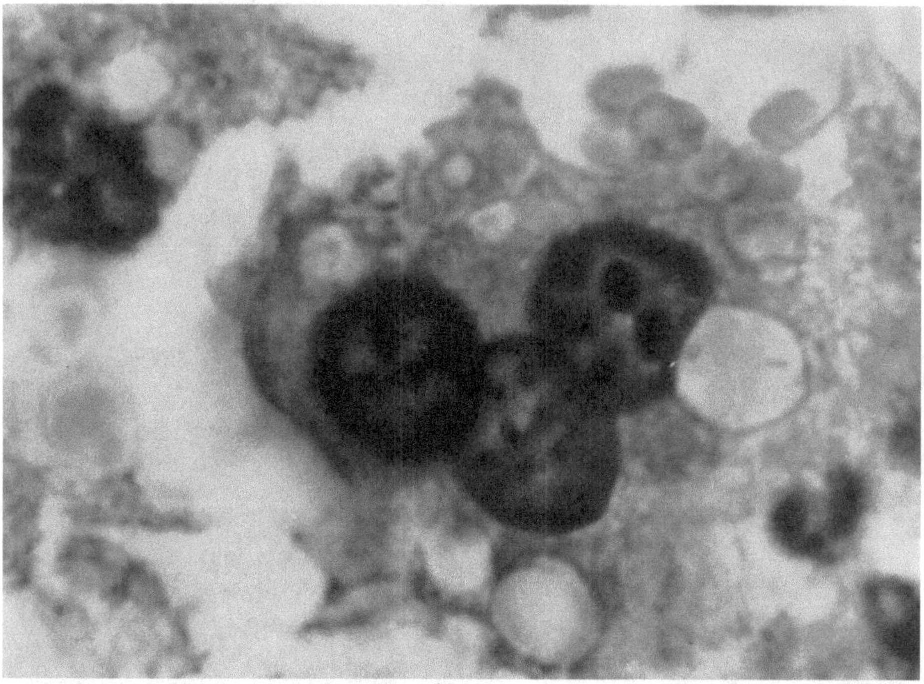

Abb. 18. Dreikernige Leberzelle mit mehreren intrazellulären Vakuolen bei der Maus nach 5 Tagen Hunger. Färbung: Haemalaun-Eosin. Verg.: 2270fach

gesichert anzusehen ist (Jacobj [1104]). Dabei halten wir es für entscheidend, daß diese Großkerne am Anfang der Bildungsreihe der zweikernigen Zellen liegen, und daß sie nicht als Verschmelzungsprodukt zweier Kerne anzusehen sind, d. h. am Ende der Reihe liegen. Großkernige Zellen bilden sich sehr schnell und häufig nach erhöhter funktioneller Beanspruchung (Böhm [269], Pfuhl [1667], Jacobj [1104], Krantz [1223], Müller [1533]). Sie gehen der Vermehrung zweikerniger Zellen voraus, wie wir es bei unseren Untersuchungen oft gesehen haben (Abb. 16). Dagegen konnten wir nur in einer Tiergruppe — bei Kaninchen nach 24 Stunden Hunger (Abb. 17) — Mitosen sehen, was aber keinen entscheidenden Einfluß auf die Zahl der zweikernigen Zellen hatte. Amitotische Kernteilungen erfolgen im allgemeinen dann, wenn das Volumen der Kerne sich verdoppelt hat. Die binucleären Zellen sind als Ausdruck einer gemeinsamen Schädigung von Kern und Cytoplasma zu betrachten. An welchem Punkt sich der schädigende Faktor in der physiologischen Reihe Großkern — zweikernige Zelle — zwei Tochterzellen manifestiert, kann im allgemeinen nicht vorausgesagt werden. Theoretisch schlummert in jeder großkernigen Zelle die Potenz zur Bildung einer binucleären Zelle und in jeder zweikernigen Zelle die zur Ausbildung von zwei Tochterzellen (Phan und David [1669]).

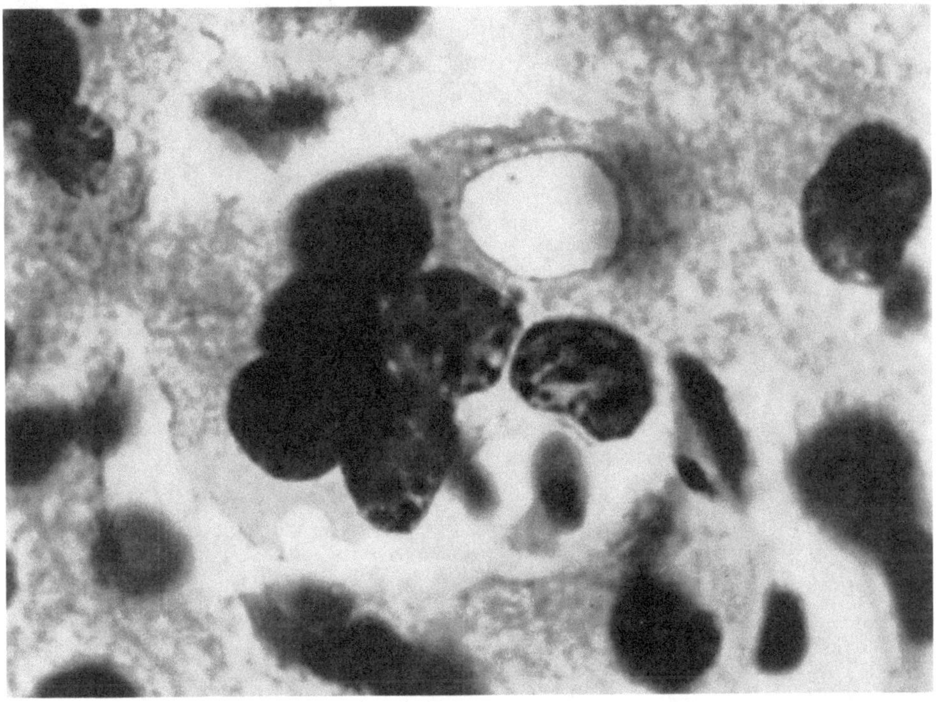

Abb. 19. Vielkernige Leberzelle mit großer Vakuole bei einer 6 Tage hungernden Maus. Färbung: Haemalaun-Eosin. Verg.: 1800fach

Neben dieser Hauptart der Entstehung der zweikernigen Zellen halten wir es jedoch in Einzelfällen für möglich, daß es zu Zellverschmelzungen kommen kann, was auch zur Erklärung des oft schnellen Wechsels der Anzahl ein- und zweikerniger Zellen herangezogen werden könnte.

Im Verlaufe des Hungerns bleibt es aber nicht bei der Vermehrung des prozentualen Anteils zweikerniger Zellen; es treten auch drei- und mehrkernige Zellen auf (Abb. 18, 19). Neben diesen noch im Rahmen des Physiologischen liegenden Befunden sind in höheren Hungerstadien — am besten bei der Maus festzustellen —, aber auch bei Goldhamstern und Tauben weit über dieses Maß hinausgehende

Kernanhäufungen und -wucherungen anzutreffen (Abb. 20, 21). Dabei lassen sich oft Kernknospungen als eine Sonderform der amitotischen Kernteilung (SCHILLER [1857]) beobachten (Abb. 22). Es kommt zu einer erheblichen Konglomeration von Kernen (Abb. 23), die durch excessive Amitosevorgänge auf Grund des starken Reizes auftreten und bisher nur bei absolutem Hunger gefunden worden sind (MEESSEN [1458]). Die damit verbundenen Kernverkleinerungen und Verdichtungen des Chromatinmaterials hat MEESSEN [1458] schon beim Hund nach 14-

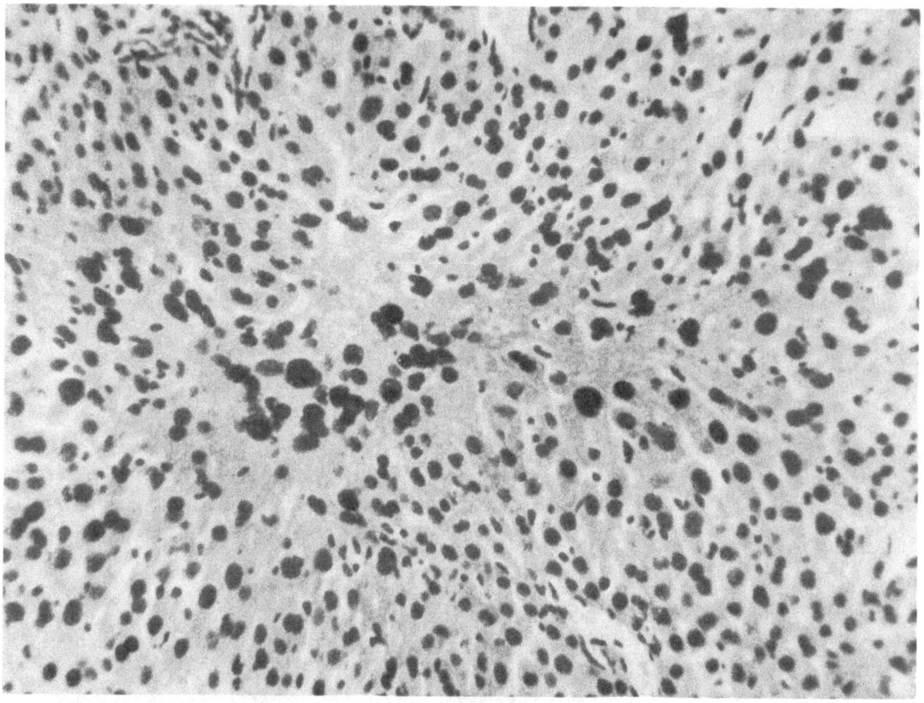

Abb. 20. Übersicht über ein Kernwucherungsgebiet innerhalb der Mäuseleber. 6 Tage hungerndes Tier. Färbung: Haemalaun-Eosin. Verg.: 224fach

tägigem Hungern beschrieben und als „Wucheratrophie" gedeutet. Nicht bei allen Tierarten sind diese Befunde zu erheben, was auch auf die Tatsache zurückgeführt werden könnte, daß sie — jedenfalls in unserem Versuch — im Vergleich zur Maus nicht ein so spätes Hungerstadium erreichen. So können auch die negativen Ergebnisse von STATKEWITSCH [2030] als Versuche am falschen Objekt gedeutet werden. Der weitere Entwicklungsgang der Veränderungen läßt sich nicht klären, da die Tiere die Erscheinungen nicht lange überleben. In Einzelfällen sind auch adenomartige Bildungen aufzufinden (Abb. 24).

9. Veränderungen der Kernmasse

Bei der wichtigen Rolle des Kerns im Stoffwechsel der Leber erscheint natürlich der prozentuale Anteil der Kernmasse am Gesamtgewicht der Leber von großer Bedeutung. Er beträgt nach LANG [1259] 6—8%. Aus cytologischen Untersuchungen berechneten SCHNEIDER und HOGEBOOM [1872] einen Kernanteil von ebenfalls 6%, nach histologischen Erhebungen an der Rattenleber 13%. MIRSKY und RIS [1500] fanden sogar eine Menge von 10—18%.

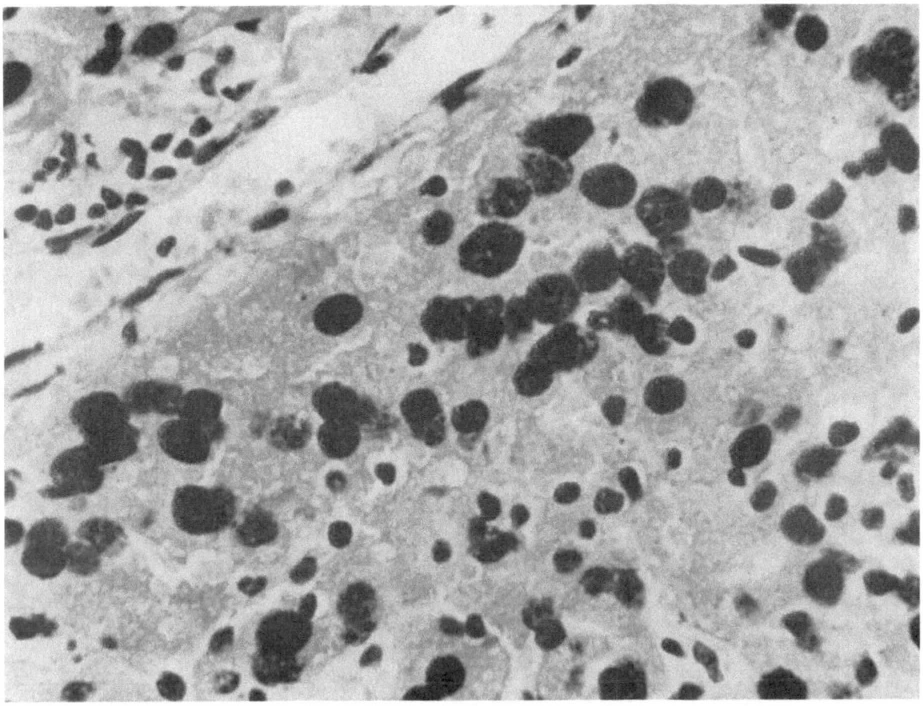

Abb. 21. Ausgedehnte Kernwucherungen in der Nähe einer Kapillare bei einer 6 Tage hungernden Maus. Färbung: Haemalaun-Eosin. Verg.: 560fach

Die von uns erhobenen Befunde, die sich aus der Kombination von Homogenisations- und histologischen Untersuchungen ergeben, haben zu wesentlich geringeren Ergebnissen geführt. Wenn dieser Unterschied zu den bisherigen Untersuchern auch zu einem Teil auf Schrumpfungserscheinungen am Kern zurückgeführt werden muß, so sind diese doch nicht allein und entscheidend für die Verschiedenartigkeit der Befunde zu betrachten. Vielmehr sind die Methoden früherer Untersucher insofern kritisch zu beurteilen, daß ein Rückschluß allein aus dem histologischen Schnitt viel mehr Fehlermöglichkeiten in sich birgt, und daß andererseits die Bestimmung aus dem Zentrifugat des Homogenisates auf

Verunreinigungen nicht voll Rücksicht nehmen kann, wie es ja bei vielen Enzymuntersuchungen bewiesen worden ist. Außerdem ergeben sich unsere Werte aus der gereinigten Zahl der Leberkerne, d. h. allein die Masse der Leberparenchymkerne ist bestimmt worden.

Der prozentuale Anteil der Parenchymkerne (Abb. 25) an der Gesamtlebermasse beträgt bei der *Maus* 2,6%. Er steigt in den ersten Hungertagen auf 2,8 be-

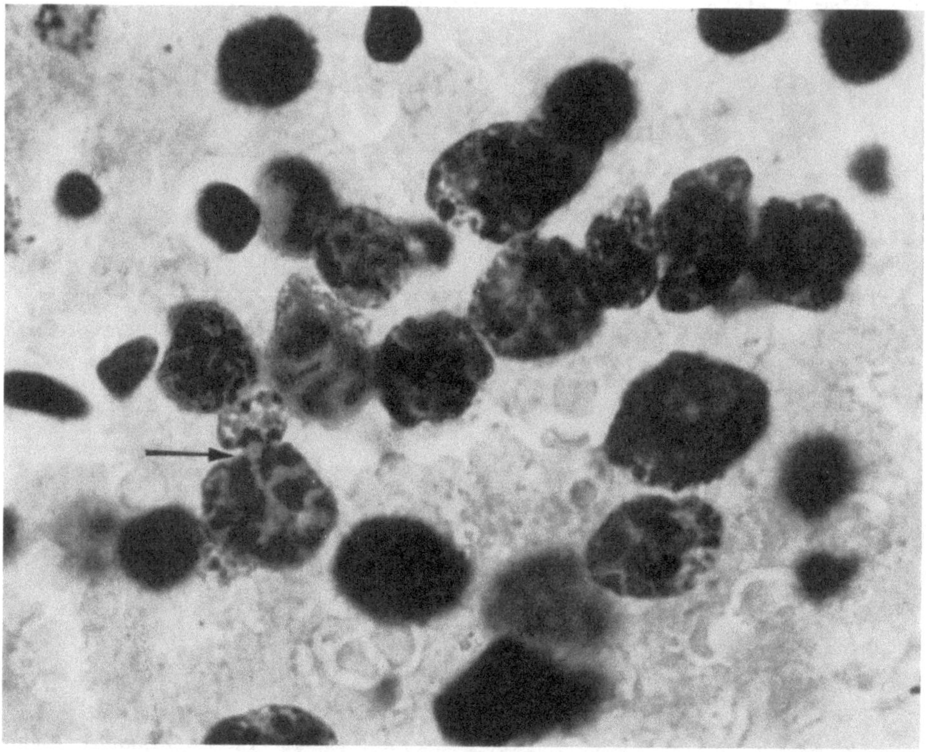

Abb. 22. Kernknospung (↗) im Bereich eines Kernwucherungsbezirkes in der Leber einer Maus. 6 Tage hungerndes Tier. Färbung: Haemalaun-Eosin. Verg.: 1260fach

ziehungsweise 3,2%, fällt am 3. Hungertag auf 2,4%, um dann wieder hochzuschnellen und am 6. Tag mit 4,9% den Höchstwert zu erreichen. In den letzten Tagen sinkt der Wert wieder leicht auf 4,2 beziehungsweise 4,3% ab.

Die *Rattenleber* enthält eine Kernmasse von 2,3%. Sie erhöht sich im Verlaufe der ersten 4 Hungertage auf 3,1%. Am 5. Hungertag erfolgt ein leichtes Absinken auf 2,9% und am 6. Tag ein starker Abfall auf 2,0%, am 7. Tag auf 1,8%, der sich am 8. Tag noch weiter auf 1,5% verstärkt.

Nur 1,4% beträgt der Anteil der Kerne an der Gesamtmenge der *Meerschweinchenleber*. Er steigt bis zum 3. Tag auf 2,3% an. In den nächsten beiden Tagen liegt der Wert bei 2,2%. Am 6. Tag ist die Höchstmenge mit 2,5% erreicht, die sich am 7. und 8. Tag auf 2,4% senkt.

Die prozentuale Beteiligung des Kerns an der Lebermasse des *Goldhamsters* bemißt sich mit 1,7%. Mit geringen Schwankungen erhöht sich dieser Wert bis zum 5. Hungertag auf 2,2%. Er fällt dann am 6. Tag wieder auf 1,7%, steigt am 7. Tag auf 2,1% und sinkt am 8. Tag wieder auf 1,9%.

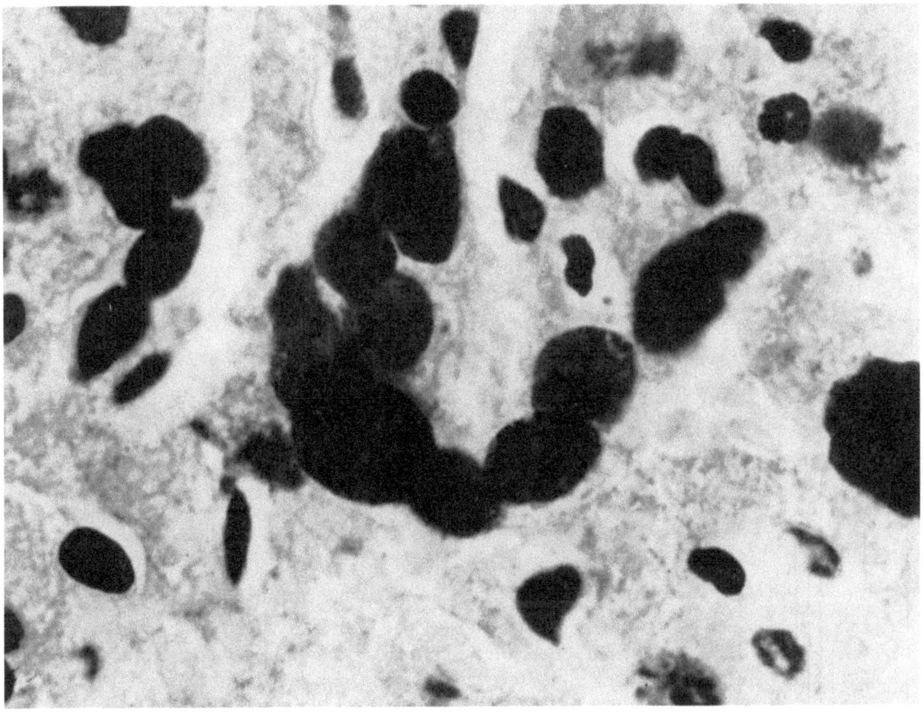

Abb. 23. Girlandenförmige Leberparenchymzellkernwucherung bei einer 6 Tage hungernden Maus. Färbung: Haemalaun-Eosin. Verg.: 1260fach

In der *Kaninchenleber* ist nur ein Anteil der Kernmasse von 1,3% am Gesamtgewicht zu beobachten. Er bleibt auch am 1. Hungertag gleich hoch, steigt dann nachfolgend am 3. Tag auf 2,0%. Am 4. Tag erfolgt ein Abfall auf 1,7%. Danach zeigt sich wieder eine Erhöhung des Wertes bis zum 6. Tag auf 1,9%, der dann in den letzten Hungertagen unverändert bleibt.

In der *Taubenleber* ist eine Leberparenchymzellkernmasse von 1,6% normalerweise zu finden. Im Gesamtverlauf des von uns untersuchten Zeitraumes schwankt der Kernanteil zwischen 1,4 und 1,7%, ohne eine eindeutige Tendenz zum Abfall oder Anstieg. Am 7. und 8. Hungertag sind Werte von 1,7% zu finden.

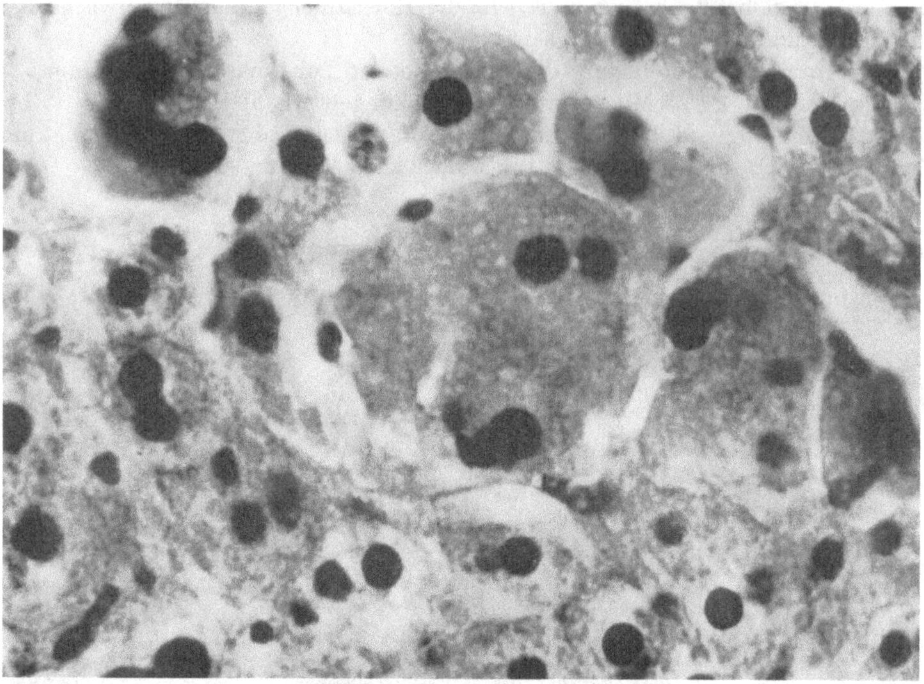

Abb. 24. Hepatomartige Leberzellwucherung in der Leber einer 6 Tage hungernden Maus. Färbung: Haemalaun-Eosin. Verg.: 785fach

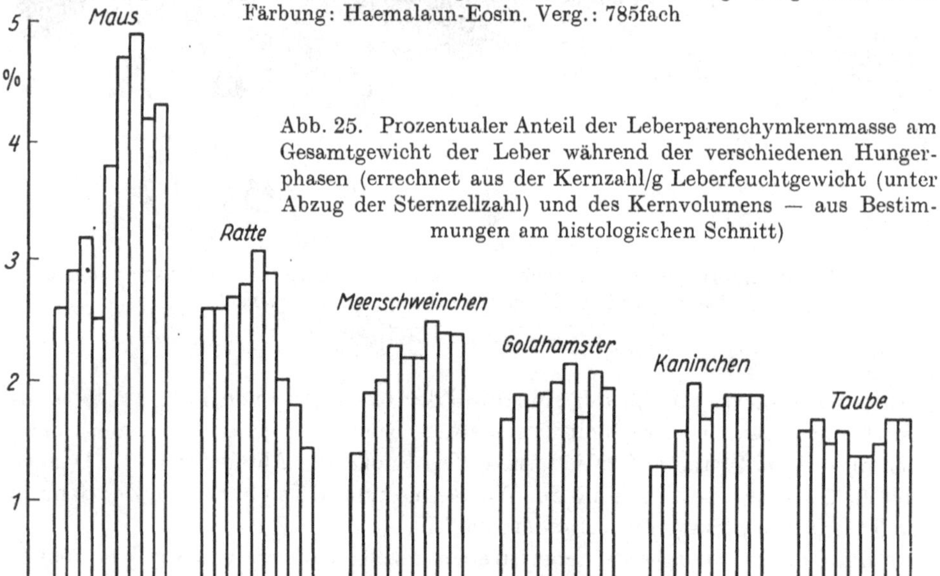

Abb. 25. Prozentualer Anteil der Leberparenchymkernmasse am Gesamtgewicht der Leber während der verschiedenen Hungerphasen (errechnet aus der Kernzahl/g Leberfeuchtgewicht (unter Abzug der Sternzellzahl) und des Kernvolumens — aus Bestimmungen am histologischen Schnitt)

Wie auch bei allen anderen Befunden zeigt die Kernmasse unterschiedliche Veränderungen im Verlaufe des Hungerns. Diese sind nicht nur auf Änderungen der Kerne, sondern auch auf die Verschiebungen des Anteils anderer Substanzen der Zelle, auf einen wechselnden Wassergehalt und Füllungszustand der Sinusoide und des DISSÉschen Raumes zurückzuführen.

10. Veränderungen der Leberzellzahl

Abschließend soll in diesem Abschnitt zu den Veränderungen der Zellzahl in einem Gramm Leberfrischgewebe und in der Gesamtleber Stellung genommen werden. Bei den bisherigen Untersuchern ist es üblich gewesen, die ermittelte Kernzahl mit der Zellzahl gleichzusetzen, beziehungsweise die Ausdrücke wechselseitig zu benutzen. Diese Verfahrensweise kann nicht als richtig angesehen werden, da dabei weder der Anteil der Stern- und Bindegewebszellen noch der Prozentsatz der zweikernigen Zellen Berücksichtigung findet. Wir haben deshalb nach Abzug der Sternzellzahl von der Gesamtmenge der Leberkerne und unter Einbeziehung der Zahl der binucleären Zellen die wahre Leberparenchymzellmenge berechnet.

a) Leberparenchymzellmenge im Gramm (*Abb. 13*). Auf ein Gramm Lebergewebe berechnet, erhalten wir so eine Zellzahl von $103{,}8 \times 10^6$ bei der normalen *Maus*. Dieser Wert verändert sich in den ersten beiden Hungertagen nur unwesentlich. Er steigt erst am 3. Tag auf 120,6, erhöht sich dann bis zum 4. Tag weiter auf 134,1 und am 6. Tag auf $140{,}0 \times 10^6$, um dann etwa bei dieser Höhe zu bleiben (8. Tag: $139{,}3 \times 10^6$).

In der *Rattenleber* finden sich $120{,}0 \times 10^6$ Zellen /g. Sie vermehren sich in den ersten 24 Stunden Hunger auf 126,0 und dann bis zum 3. Tag weiter auf $138{,}7 \times 10^6$, um darauf wieder auf $132{,}5 \times 10^6$ abzusinken. Am 5. Tag erhöht sich der Wert auf 140,7 und bleibt so bis zum Ende des Versuches.

Das normale *Meerschweinchen* zeigt eine Zellzahl pro Gramm von $100{,}7 \times 10^6$. Am 1. Hungertag fällt die Zahl leicht auf $99{,}5 \times 10^6$, liegt dann aber am 2. Tag schon bei 103,1 und erhöht sich nun ständig, so daß am 8. Tag eine Zahl von $153{,}9 \times 10^6$ erreicht ist.

In der *Goldhamsterleber* beträgt die Zellzahl je g $100{,}9 \times 10^6$. Schon am ersten Hungertag steigt der Wert auf 123,0 an, um auf dieser Höhe bis zum 3. Tag zu bleiben. In den folgenden Tagen finden sich Zahlen zwischen 130 und 132×10^6 Zellen. Nach einer Verminderung auf 123,0 am 7. Tag ist am letzten Untersuchungstag eine Zellmenge von $131{,}8 \times 10^6$ zu beobachten.

Beim *Kaninchen* finden wir im Normalzustand $85{,}7 \times 10^6$ Zellen im g Leber. Während der ersten Hungertage steigt die Zahl der Zellen auf 107,3 am 3. Tag. Sie fällt am 4. Tag auf $102{,}7 \times 10^6$. In den nächsten Tagen erhöht sie sich langsam auf $120{,}0 \times 10^6$ am 8. Tag.

Die *Taubenleber* enthält $182{,}8 \times 10^6$ Zellen im g Leber. Einem Absinken auf 179,2 nach 24 Stunden Hunger folgt eine ständige Erhöhung der Zellzahl, so daß am 8. Hungertag der Wert von $234{,}5 \times 10^6$ erreicht wird. Damit finden sich in der

Taubenleber je Gewichtseinheit fast doppelt so viele Zellen wie in den Lebern kleiner Säugetiere.

b) Leberparenchymzellzahl in der Gesamtleber (Abb. 26). Die Totalmenge der Leberparenchymzellen in der *Mäuseleber* beträgt 145,8 $\times$ 10^6. Sie vermindert sich am 1. Tag auf 105,0, am 2. Tag auf 83.2 und bis zum 4. Tag auf 80,5 $\times$ 10^6. Am 5. Hungertag erhöht sich die Menge der Zellen auf 94,2, um dann wieder auf Zahlen um 84 $\times$ 10^6 abzusinken.

In der *Rattenleber* befindet sich eine Gesamtzahl von 740 $\times$ 10^6 Zellen; sie vermehrt sich bis zum 3. Hungertag auf 1081,9 $\times$ 10^6 und vermindert sich dann wieder. Am 8. Tag liegt die Zellzahl mit 730,6 $\times$ 10^6 gering unter dem Normalwert.

Das *Meerschweinchen* hat eine Leberzellzahl von 203,4 $\times$ 10^7. Sie sinkt nach 24 Stunden Hunger auf 140,3 $\times$ 10^7 Zellen. In den nächsten Hungertagen erfolgt ein Anstieg auf 169,1 $\times$ 10^7, am 4. Tag ein Abfall auf 146,3. Am 5. Hungertag wird eine Zellzahl von 189,6 $\times$ 10^7 erreicht. Nach einer weiteren Verminderung auf 161,9 $\times$ 10^7 wird am letzten Tag wieder ein Wert (201,6 $\times$ 10^7) beobachtet, der etwa dem Normalbefund entspricht.

Die Leberparenchymzellzahl des *Goldhamsters* beträgt 418,2 $\times$ 10^6. Sie fällt bis zum 2. Hungertag auf 354,1 ab; steigt bis zum 5. Tag wieder auf 403,0 $\times$ 10^6, um dann erheblich abzusinken (8. Hungertag: 289,9 $\times$ 10^6).

In der Leber des *Kaninchens* sind normalerweise 479,9 $\times$ 10^7 Zellen zu finden. Diese Zahl erhöht sich nach 24 Stunden Hungern auf 514,8 $\times$ 10^7, fällt am folgenden Tag erheblich ab, um sich am 3. Tag bei 546,2 $\times$ 10^7 zu befinden. In den nächsten Hungertagen sind große Schwankungen innerhalb der Ergebnisse zu erkennen. Am 7. Hungertag beträgt die Totalzellmenge 484,8 $\times$ 10^7, liegt also etwas über dem Normalwert.

Bei der *Taube* ist eine Leberzellzahl von 137,1 $\times$ 10^7 zu beobachten. Sie fällt in den ersten Hungertagen auf 93,4 $\times$ 10^7 (3. Tag). Am 4. Tag steigt sie wieder leicht an auf 100,3 $\times$ 10^7 und vermindert sich auf 88,0 am 5. Tag. Schon am nächsten Tag erfolgt wieder ein erheblicher Anstieg (111,7 $\times$ 10^7) und am letzten Versuchstag wird die Gesamtzellzahl von 105,5 $\times$ 10^7 erreicht.

Zu den Ergebnissen ist kritisch anzumerken, daß die Zellzahl je g durchaus als ein verwertbarer und echter Befund anzusehen ist, während die Berechnung der Gesamtmenge auf Grund des individuell erheblich schwankenden Lebergewichtes und des prozentualen Anteils der Leber am Gesamtgewicht, doch mit gewissen Fehlerquellen behaftet ist und somit unserer Meinung nach nicht entscheidend ausgewertet werden kann.

Auch in die Veränderungen der Zellzahl pro Gramm während des Hungers spielen so viele Vorgänge hinein, daß es nicht zu gleichmäßigen Veränderungen kommt. Es ist vielmehr so, daß die an den Kernen und innerhalb der Zellen ablaufenden Veränderungen ihren Ausdruck in den Schwankungen der Zellzahl finden. Verläuft doch weder die Änderung der Kernzahl noch des prozentualen Anteils der zweikernigen Zellen und des Anteils der Sternzellen gleichmäßig. Alle diese Faktoren wirken aber bei der Bestimmung der Zellzahl entscheidend mit.

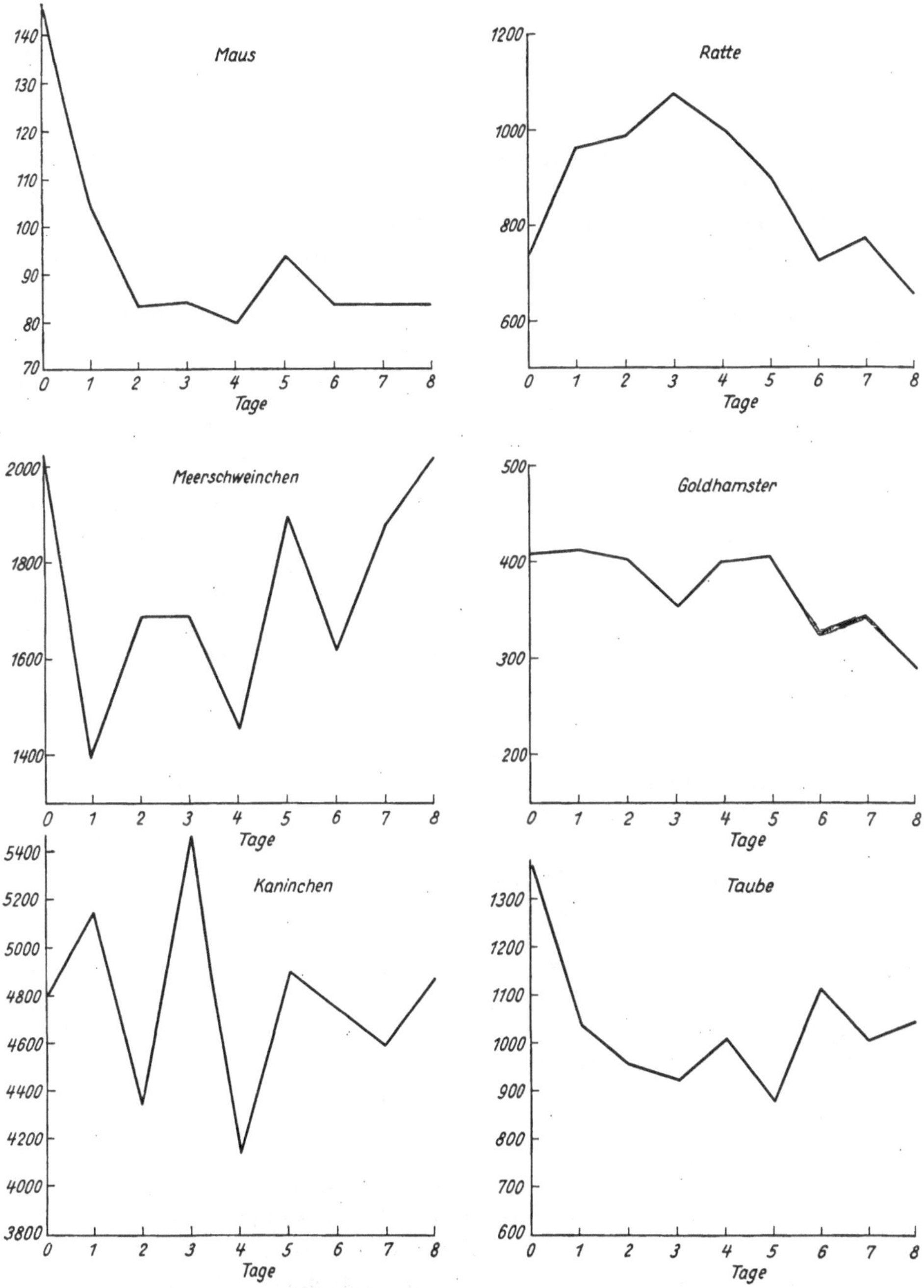

Abb. 26. Verschiebungen der Gesamtzellzahl der Leber verschiedener Tiere während des absoluten Hungers ($\times 10^6$)

C. Pathologie der Mitochondrien der Leber bei absolutem Hunger

1. Veränderungen der chemischen Zusammensetzung

Die Mitochondrien als äußerst wichtige Faktoren in der Stoffwechseltätigkeit der Zelle besitzen eine spezifische chemische Zusammensetzung (LINDBERG, ERNSTER [1333]), über die in diesem Zusammenhang nur Andeutungen gemacht werden können. 92% der Trockensubstanz werden durch Proteine, Lipoide und Nucleinsäuren dargestellt (LINDBERG, ERNSTER [1333]). Jeweils 1 Million Mitochondrien der Rattenleber enthalten $1{,}1 \times 10^{-2}$ μg RNS, $3{,}8 \times 10^{-2}$ μg N und $21{,}0 \times 10^{-2}$ μg Protein (ALBRIGHT und ANDERSON [33]). 65—70% des Trockengewichtes bestehen aus Protein; 21—25% des Gesamt-N der Rattenleberzelle und 32% des Gesamtprotein sind in den Mitochondrien lokalisiert (ALLARD u. a. [41], CAMERON [385], HOGEBOOM u. a. [1041]). Bei einem Gesamtgewicht von $4{,}8 \times 10^{-7}\gamma$ eines Lebermitochondrion (POHL [1681]) finden sich $1{,}7 \times 10^{-7}\gamma$ Stickstoff (EULER [677]). Nach POTTER u. a. [1704] beträgt der Gesamt-N-Gehalt eines Mitochondrion der normalen Rattenleberzelle $2{,}23 \times 10^{-7}\gamma$, der der unreifen Leberzelle 2,85. In Beziehung zu dem Proteingehalt der Gesamtleber (83,4%) enthält die Mitochondrienfraktion des Meerschweinchens einen (mit 64,67%) geringeren Proteinanteil (BENSLEY [180]). Die Mitochondrien der einzelnen Tiere weisen einen unterschiedlichen Anteil am Gesamtstickstoffgehalt der Leber auf. Er beträgt in der Rattenleber 23—26%, bei C_3H-Mäusen 24%, in der Meerschweinchenleber 15% und bei Kaninchen 11% (HOGEBOOM, SCHNEIDER u. a. [1041, 1872]).

Auffällig ist der relativ hohe Lipidgehalt der Mitochondrien, der mit 35,5% gegenüber 16,6% der Gesamtzelle mehr als das doppelte ausmacht (BENSLEY [180]). Im allgemeinen wird der Anteil der Lipide mit 25—30% angegeben (HAAS [903], LINDBERG und ERNSTER [1333], SCHNEIDER und HOGEBOOM [1872]), wobei der größte Prozentsatz durch Phospholipide dargestellt wird. Die Mitochondrien sind der Sitz der Fettsäureoxydation und Phospholipidsynthese (SPIRO und MCKIBBIN [2020]). Von MACCARDLE und CONGDON [1386] wird eine so enge Verbindung zwischen Mitochondrien und Phospholipiden angenommen, daß sie Erhöhungen oder Verminderungen dieser Substanz mit einer Vermehrung oder einem Absinken der Mitochondrienzahl gleichsetzen. Der Phospholipidgehalt der Rattenleber nach 6 Tagen Hunger ist höher als normal, was HORI [1060] weniger auf eine Vermehrung der Zahl als vielmehr auf eine Mitochondrienvergrößerung zurückführt.

Die Ribonucleinsäure soll in einer Menge von 15,6—19% der Gesamt-RNS der Zelle in den Mitochondrien vorhanden sein (ALLARD u. a. [41], FISCHER [718], RANDAVEL [1727], VENDRELY-RANDAVEL [2197], VENDRELY [2198]). Sie werden entweder in den Mitochondrienkörper (ZOLLINGER [2394, 2395]) oder in die Membran lokalisiert, was aber auch auf eine perimitochondriale Aggregation von mikrosomalem Material (LINDBERG, ERNSTER [1333]) zurückgeführt werden könnte. Jedenfalls sind wir auf Grund eigener Untersuchungen und des Überblickes in der Literatur auf submikroskopischem Gebiet über die engen Beziehungen zwischen Mitochondrienaußenmembran und Ergastoplasmalamellen eher der Meinung, daß der relativ hohe Anteil der Mitochondrienfraktion im wesentlichen auf diesen nicht oder nur äußerst schwer von ihnen trennbaren Bestandteilen des Ergastoplasmas beruht. Andererseits halten wir es auf Grund färberischer Eigenschaften für durchaus vorstellbar, daß der RNS-Gehalt der Mitochondrien verschiedener Tierarten unterschiedlich hoch ist. So lassen sich z. B. die Mitochondrien der Goldhamsterleber bei für RNS-Substanzen spezifischen Färbungen eindeutig darstellen. Im Gegensatz zu der mikrosomalen, an der Eiweißsynthese beteiligten RNS, soll die der Mitochondrien vorwiegend am Aufbau der Fermente mitwirken (SCHABADASCH [1842a]).

In der letzten Zeit ist als Subfraktion der Mitochondrien ihre Membranfraktion isoliert worden (SIEKEVITZ und WATSON [1969], WATSON und SIEKEVITZ [2254]). Sie enthält 12% des Protein-N und 35% des Phospholipids der Gesamtmitochondrien sowie einen Großteil bestimmter Enzyme.

Die zentrale Rolle der Mitochondrien im Stoffwechsel der Eiweiße (so sind sie nach REIS u. a. [1750] und ZUBOWSKAJA und TONGUR [2396] sowie anderen auch zur selbständigen Proteinsynthese imstande), der Fette und Kohlenhydrate sowie in phosphorylierenden und energieübertragenden Prozessen läßt vermuten, daß sich bei den erheblichen morphologischen und funktionellen Veränderungen wesentliche Verschiebungen der chemischen Zusammensetzung während des Hungerns auffinden lassen. Leider liegen aber zu dieser Frage so gut wie gar keine Untersuchungen vor.

2. *Allgemeine morphologische Veränderungen*

a) Lichtmikroskopische Befunde

Das regelrechte Mitochondrienbild der Leber ändert sich nicht nur während der verschiedenen Funktionsstadien, sondern ist auch in den einzelnen Läppchenabschnitten unterschiedlich. Auch von Tierart zu Tierart lassen sich andere Grundformen erkennen. In der normalen Hunde-, Ratten- und Mäuseleber sind in der Peripherie des Läppchens granuläre und stäbchenartige Mitochondrienformen zu finden, während in der Intermediär- und besonders in der Zentralzone die Anzahl der granulären Formen abnimmt und sich dafür die filamentösen vermehren (ANNAU u. a. [67], DEANE [539], KATER [1141], WEATHERFORD [2255]). In der Peripherie sollen mehr und größere Mitochondrien vorhanden sein (EGER und KURTH [637]), da hier mehr Substanzen verarbeitet werden müssen (SCHILLER [1858]). Während die elongierten Mitochondrien für einen stoffwechselinaktiveren Zustand sprechen, ist die sphärische Form für eine hohe metabolische Aktivität charakteristisch (ALTMANN [55], BUSSI und ROSTI [374], ERNSTER und LINDBERG [673]). Nach SCHABADASCH [1842a] herrschen in den stäbchenförmigen Mitochondrien die glycolytischen (nach LANG [1262] sind diese nur im Grundplasma lokalisiert), in den abgerundeten die Phosphorylierungsprozesse vor. Nach DIANZANI und BAHR [566] sind 40% der normalen Mitochondrien stäbchenförmig, der Rest annähernd sphärisch. Ratten und Mäuse weisen das gleiche Mitochondrienbild auf (STEFFENS [2034]). In normalen Leberzellen sind die Mitochondrien in kleinen Häufchen angesammelt, in den Zwischenräumen liegt wahrscheinlich Glykogen [1610]). Die in der Nähe des Zellkerns liegenden Mitochondrien zeigen in Gewebekulturen einen lebhaften, wechselnden Kontakt mit der Kernmembran bei einer gleichzeitigen Aufnahme von Kernstoffen (FREDERIC und CHÉVREMONT [750]).

Schädigende Einwirkungen verschiedener Art sowie eine funktionelle Überbeanspruchung rufen relativ gleichartige Veränderungen der Mitochondrien hervor. Sie äußern sich besonders in einer Verklumpung und Schwellung (ALTMANN [56], ANTISCHKOW [65], COWDRY [492]). So werden derartige Umbildungen bei Strahleneinwirkung (MACCARDLE und CONGDON [1386], NOYES und SMITH [1592], RYSER u. a. [1822]), nach Fütterung von Buttergelb (HEINE u. a. [979]), bei tumortragenden Tieren (ANNAU u. a. [67]) und Thyroxingabe in vitro (LEHNINGER u. a. [1291, 1292]) beobachtet. Häufig sind die Mitochondrien fragmentiert und vesiculär umgewandelt. Mitochondrien degenerierender Leberzellen werden zuerst sphärisch, dann vergrößern sie sich, werden vakuolisiert und verschwinden schließlich ohne zu verfetten (BOURNE [289]). Mitochondrienveränderungen sollen das früheste Zeichen einer Zelldegeneration sein (ABELL und BEVERIDGE [8], ALTMANN [54], LUDFORD [1375]).

Besonders häufig sind sphärische Mitochondrientransformationen im Hungerzustand in der Leber beschrieben worden. Nur bei wenigen Tieren sind keine derartigen Befunde erhoben worden. DALTON [502] konnte keine Unterschiede der Mitochondrienform und -gestalt in der Leber bei gefütterten und hungernden Hühnchen finden. Auch nach 30 Tagen Hunger beim Frosch ließen sich keine Mitochondrienveränderungen beobachten (TSUKUDA [2171]).

Im Hunger bleiben nach KATER [1141] die Mitochondrien normal, bis der Blutzucker zu fallen beginnt, dann verschwinden sie und bilden eine zusammenhängende Masse im Cytoplasma. Die großen Mitochondrien sollen keine Hypertrophie der Elemente, sondern eine Verschmelzung darstellen. KETTLER [1173] sah neben einer Aufquellung der Mitochondrien besonders eine Vergrößerung des Mitochondrienkörpers bei 7 Tage hungernden Mäusen, was er auf eine während des Hungerns auftretende Poikiloproteinämie zurückführt. Schon nach 48 Stunden Hunger erscheinen die Leberzellen vakuolisiert (DEANE [539]). Die Zahl der stäbchenförmigen Mitochondrien ist im Hunger vermindert, die der runden bis ovalären erhöht (HIRSCH [1013], MCCURDY [1390]). Die dabei eintretende Oberflächenvergrößerung ist als ein Zeichen des erhöhten Stoffwechsels anzusehen. Die Abrundung der Mitochondrien im Hunger ist als ein allgemeingültiger Befund zu betrachten (ALBRECHT [32], ANITSCHKOW [65], ARIMA [74], BERNHARD und ROUILLER [210], BHARADWAY und LOVE [246], CESA-BIANCHI [413], COSTA u. a. [488, 489], HERTWIG [992], HIRSCH [1013, 1014], IWASAKI [1101], KETTLER [1174], KEYS u. a. [1177], LÜHRS [1377], MCCURDY [1390], NOËL [1582], NOLL [1586],

Okuneff [1610], Parks [1644], Roberts [1777], Schiller [1858], Sibatani [1958], Sibatani und Fukuda [1961], Sjöbring [1990], Takagi [2105], Tuzet u. a. [2176]). Die dichtere Anordnung ist durch den Glykogenmangel bedingt (Sibatani [1958]). In der Krötenleber sind im Hunger vorwiegend fadenförmige Mitochondrien zu beobachten (Takagi [2105]). Nach Okuneff [1610] sind die Mitochondrien regelmäßig über den Zelleib verteilt.

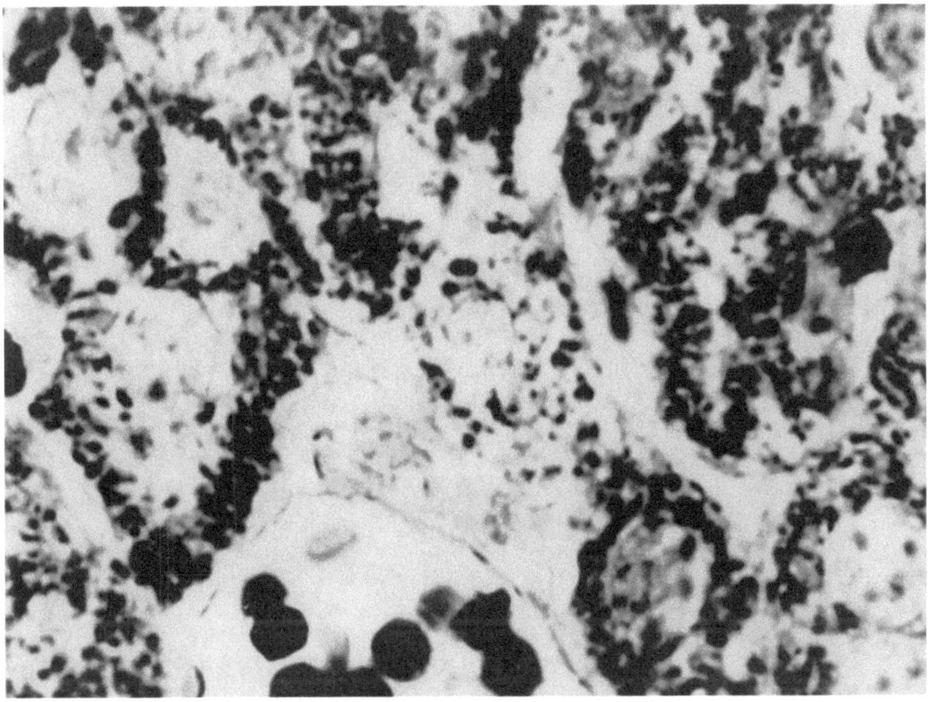

Abb. 27. Feingranuläres Mitochondrienbild in der Leber der normalen Maus. Färbung: Altmann. Verg.: 1900fach

Unsere Untersuchungen zeigen bei der normalen Maus gleichmäßig über das Läppchen verteilt filamentöse bis granuläre Mitochondrien (Abb. 27). Am 4. Hungertag treten in einigen Leberzellen große Tropfen auf, die sich in den nächsten Tagen noch vergrößern und in der Zentralzone am wenigsten hervorstechen (Abb. 28). In einzelnen Lebern sind aber auch nur feinkörnige Mitochondrien zu finden. In der Rattenleber ist ebenfalls, wenn auch nicht in jedem Falle, eine grobtropfige Umwandlung der Mitochondrien zu erkennen. Beim Meerschweinchen sind vom 5.—8. Hungertag vergrößerte, abgerundete Mitochondrien sichtbar. Die Goldhamsterleber weist besonders am 4. Hungertag eine großtropfige Transformation auf. Bei lichtmikroskopischen Untersuchungen lassen sich beim Kaninchen und der Taube keine sicheren Mitochondrienumwandlungen erkennen.

Trübe Schwellung, vakuolige Umwandlung. Die beschriebenen Veränderungen der tropfen- bis bläschenförmigen Umwandlung sind als Äquivalente der sogenannten „trüben Schwellung“ anzusehen (ALBRECHT [32], ALTMANN [56], BERNHARD [205], COSTA u. a. [488, 489], FONNESU und SEVERI [733, 736]). Es kommt dabei zur Wasser- und Eiweißeinlagerung in die Mitochondrien. Der Wassergehalt steigt von 69,5% auf 75,5% (BEIGLBÖCK [162], UHER [2178, 2179]).

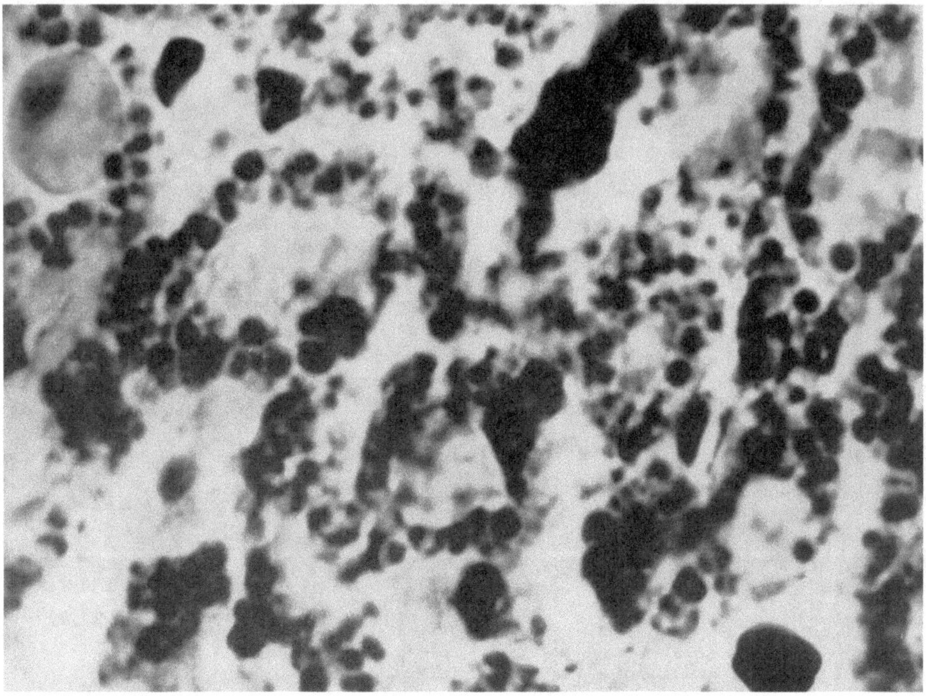

Abb. 28. Großtropfige Mitochondrien in der Leber einer 7 Tage hungernden Maus. Färbung: Altmann. Verg.: 1900fach

Die Mitochondrienaußenmembran ist semipermeabel (DIANZANI [562]) und weist einen hohen Lipidgehalt auf (TEDESHI und HARRIS [2117]). Die direkte Ursache einer Mitochondrienschwellung liegt in einer Störung der Membranpermeabilität sowie der extra- und intrazellulären Osmoseverhältnisse (ZOLLINGER [2393]). Die Oberflächenmembran der Mitochondrien kann bis auf das 100fache gedehnt werden, ohne zu zerreißen (SIEKEVITZ [1968]). An der Schwellung nehmen nur etwa 40—80% der Mitochondriensubstanz teil, der Rest bleibt unverändert. Bei der trüben Schwellung ist die oxydative Phosphorylierung gestört (FONNESU und SEVERI [735]). Vor dem Einsetzen der Schwellung wird ATP zu ADP dephosphoryliert. Gleichzeitig mit der Schwellung werden ADP und AMP abgebaut; ein Rest der ATP bleibt aber immer erhalten (BRENNER-HOLZACH und RAAFLAUB [326]).

Während des Hungerns wird eine Zunahme von ADP und eine Abnahme der ATP beobachtet (HARTMANN u. a. [956], SEDLMAYER und HOLZER [1927]).

Es kann nicht unsere Aufgabe sein, auf die vielfältige Genese der vakuoligen Umwandlung einzugehen (Übersicht: KETTLER [1167, 1172]). In einer neueren Zusammenfassung unterscheidet BECKER ([152], BECKER und NEUBERT [153]) als anatomische Merkmale einer Stoffwechseldepression neben der Nekrose und Ver-

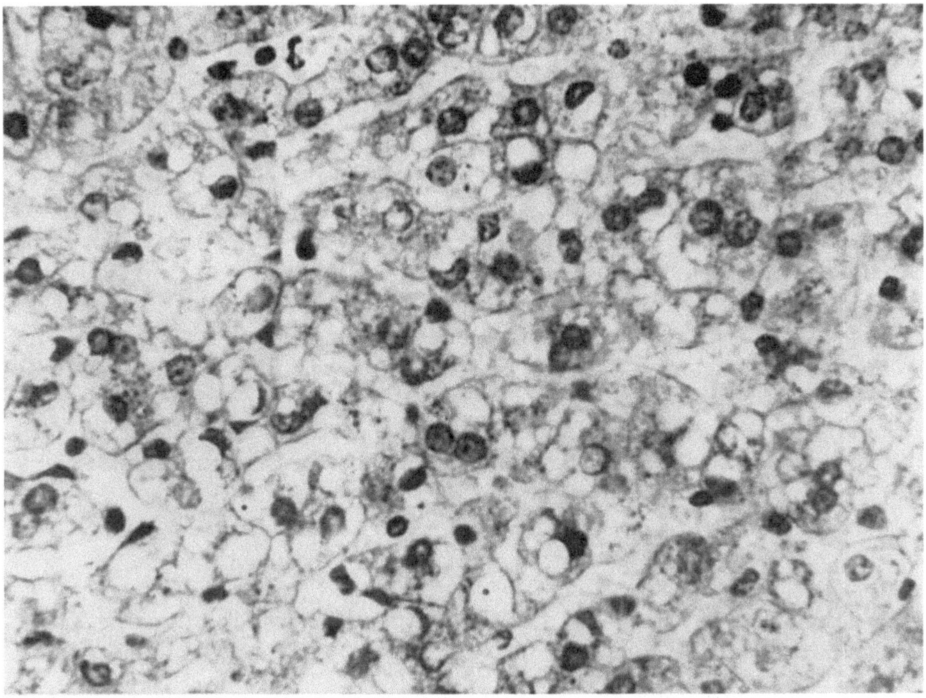

Abb. 29. Vakuolige Umwandlung der Leberzellen bei einem 4 Tage hungernden Goldhamster. Färbung: PAS (HS negativ). Verg.: 500fach

fettung die geordnete (= vakuolige Umwandlung) und die ungeordnete Einwässerung. Die wesentlichen Ursachen der Erscheinungen sieht BECKER in einer Herabsetzung des Zellstoffwechsels. Hierfür kommen neben Sauerstoffmangel (ALTMANN [52], BÜCHNER [358, 359], HESSE [994]) und Kreislaufstörungen (KETTLER [1167]), die besonders für die Lokalisation im Läppchen Bedeutung haben sollen, auch noch viele andere Faktoren in Frage. Glykogen und Ribonucleinsäurepartikel zeigen keine Verbindungen zu der vakuoligen Umwandlung (BECKER [152]). Bei der experimentell bedingten vakuoligen Umwandlung kommt es zur Abnahme der alkalischen Phosphoesterase besonders des Nucleolus und zu Veränderungen des Thymonucleinsäurestoffwechsels (PASINETTI [1647]). Der RQ ist bei einem normalen QO_2 signifikant vermindert. Die Incorporation von

Aminosäuren in vitro ist herabgesetzt (Bernelli-Zazzera und Guidotti [198]). Eine besondere Lokalisation der Vakuolen innerhalb der Zelle läßt sich nicht beobachten, sie liegen einmal kernnahe, manchmal mitten im Cytoplasma und auch an der Zellwand (Hesse [994]).

Vakuolige Umwandlungen der Leberzellen im Hunger sind nur selten beschrieben worden (Aterman [90, 92], Orsini und Recine [1623]). Wir selbst konnten bei der Maus vereinzelt am 8. Hungertag derartige Veränderungen sehen. In der Rattenleber sind sie vom 1. Tag an steigend bis zum Maximum am 3. Hungertag auffindbar, um dann bis zum 7. Tag noch vereinzelt sichtbar zu sein. Bei Meerschweinchen und Goldhamstern sowie Kaninchen sind ebenfalls deutliche Vakuolisierungen der Leberzellen während der einzelnen Hungertage erkennbar (Abb. 29), dagegen nicht bei der Taube.

Büchner und Mitarbeiter sowie Altmann [56] versuchen auch die Veränderungen der Leberzelle im Hunger auf hypoxydotische Vorgänge zurückzuführen und sie durch einen Substratmangel oder eine Oxyachrestie zu erklären. Sicher mögen diese Ursachen bei den Erscheinungen der Hungerleber mitwirken, sie sind aber als Endpunkt einer Reihe zu deuten und können nicht als letzte Erklärung aufgefaßt werden. Die tiefgreifende Störung des Zellstoffwechsels insgesamt, die Senkung enzymatischer Aktivitäten, der durch eine herabgesetzte Zufuhr regelrechter Substanzen und vermehrte Heranführung von Abbaustoffen veränderte Metabolismus kann auch zu morphologischen Äußerungen der Zelle im Sinne einer vakuoligen Umwandlung führen. Blasige Entartungen als Zeichen einer irreversiblen Zellschädigung haben wir nicht beobachtet.

b) Elektronenmikroskopische Befunde

Das submikroskopische Bild der Mitochondrien ist inzwischen hinreichend bekannt (Palade [1633], Policard und Baud [1683], Sjöstrand [1991, 1991a, 1991b]). Sie bestehen aus einer umgebenden 160 Å dicken Doppelmembran, von deren innerer Lamelle die Cristae mitochondriales ausgehen, die in wechselnder Länge in die Mitochondrienmatrix hineinragen. In ihr finden sich außerdem noch vereinzelt 200—300 Å große Granula eingelagert (Braunsteiner u. a. [322], Cachera und Darnis [377], Watson und Siekevitz [2254]). Nach Glimstedt und Lagerstedt [829] ist die Mitochondrienmembran von retikulärem Bau. In den Leberzellen sind die Innenmembranen unregelmäßig gelagert. Die Außenmembran ist semipermeabel für Enzyme und Substanzen, sie ist permeabel für einige relativ große Moleküle und impermeabel für einige kleinere Moleküle. Die Anwesenheit zahlreicher Innenmembranen, an die die Enzyme und Substrate angelagert sein sollen, läßt deren Gesamtoberfläche natürlich anwachsen. Hierdurch wird eine Leistungssteigerung bewirkt (Thiel [2133]). Die Membranen bauen sich vorwiegend aus Lipiden auf (Dalton und Felix [505]). Auffällig ist die immer wieder zu beobachtende Tatsache, daß Ergastoplasmalamellen die Mitochondrien umgeben und mit ihnen eine Einheit zu bilden scheinen (David [518], Oberling u. a. [1597], Watson und Siekevitz [2254]). Von hier geht die Regeneration des Ergastoplasmas zu einem großen Teil aus (BERNHARD [205]), die in enger Beziehung mit den Mitochondrien verläuft. Wir können uns nicht der Erklärung von POLICARD u. a. [1684] anschließen, die diesen Kontakt zwischen Mitochondrien und umgebenden Membranen des Ergastoplasmas in mesenchymalen Zellen als eine charakteristische Begleiterscheinung einer Hyperaktivität prädegenerativer Zellen auffassen. Sie nehmen an, daß diese Membranen den Stoffaustausch zwischen Mitochondrien und Cytoplasma behindern. Diese enge Verbindung zwischen den beiden wichtigsten Komponenten des Cytoplasmas erscheint uns als ein natürlicher, stoffwechselmäßig notwendiger Vorgang, der nur bei schwersten Zellschädigungen vollständig aufgehoben ist und dann ein Zeichen des Überganges zur Zelldegeneration darstellt. Die Funktion und Zusammensetzung der osmiophilen Granula der Mitochondrien hat sich noch nicht eindeutig klären lassen. Sie sind als Ausdruck einer Funktionsänderung oder einer Kationenvermehrung (WEISS [2272]) angesehen worden. POCHE [1680] vermutet auch feindisperse Fettsubstanzen als Grundlage der Granula.

Elektronenmikroskopisch erkennbare Mitochondrienveränderungen werden unter den verschiedensten Einwirkungen beobachtet. Nach Bestrahlung kommt es zur Quellung der Mitochondrien und Abflachung der Cristae mitochondriales (BRAUN [318], GLAUSER [828], RYSER u. a. [1822]), weiter in Tumoren (WEISSENFELS [2273, 2274]), in embryonalen Zellen (WEISSENFELS [2275]), nach Gabe von Phosphor (JÉZÉQUEL [1116]), Thyroxin (SCHULZ u. a. [1893]) und Cortison (LOWE u. a. [1364]). Ein Zusammenfließen erfolgt nach Eiweißinjektion (ROUILLER [1803]). Sauerstoffmangel ruft beim Meerschweinchen eine Abrundung der Mitochondrien, Fragmentierung der Cristae und eine granuläre Innenstruktur hervor (MÖLBERT und GUERRITORE [1510]). Diese Vorgänge sind als Zeichen einer reversiblen Schädigung des Cytoplasmas zu deuten.

Bei hungernden Amöben ist nach 3 Wochen eine dunkle elektronendichte Mitochondrienmatrix zu finden, die auf die Anwesenheit unmaskierter Fette zurückgeführt werden könnte (COHEN [466]). Es ist aber auch die Möglichkeit zu erörtern, ob es sich nicht um eine Ansammlung von Proteinmolekülen handelt, die über eine Umwandlung in Glukose als Energielieferanten herangezogen werden.

Die Ergebnisse der submikroskopischen Untersuchungen der Leberzelle im Hunger weisen keine wesentlich unterschiedlichen Befunde gegenüber den bei anderen Zellschädigungen auf. Es finden sich eine Aufquellung der Mitochondrienmatrix und eine Verkürzung der Innenmembranen (BERNHARD [205], FAWCETT [693], HOWATSON und HAM [1076], OBERLING u. a. [1597], POLICARD und BAUD [1683], ROUILLER [1804], ROUILLER und GANSLER [1805], TUJIMURA [2172a], WEISSENFELS [2275]). Die Cristae weisen partielle Zerstörungen mit einer Auflösung der Bruchstücke auf; innerhalb der Mitochondrien sind Vakuolisierungen zu beobachten, die als Ausdruck einer Einschränkung des aeroben Stoffwechsels infolge Substratmangels im Hunger gedeutet werden (BÜCHNER u. a. [360]). ROBERTS [1777] hält eine Insuffizienz osmotischer Vorgänge innerhalb der Zelle bei der Schwellung der Lebermitochondrien im Hunger, die als submikroskopisches Äquivalent des reversiblen Vorganges der trüben Schwellung aufzufassen ist, für wahrscheinlich. Die Mitochondrienmatrix ist im Hunger heller als das Grundplasma, die Anschwellung kann bis zur Ruptur der Mitochondrienmembran führen und so ein Zusammenfließen der einzelnen Mitochondrien bewirken, was als eine degenerative irreversible Schädigung zu betrachten ist (GANSLER und ROUILLER [777], ROUILLER und GANSLER [1805]).

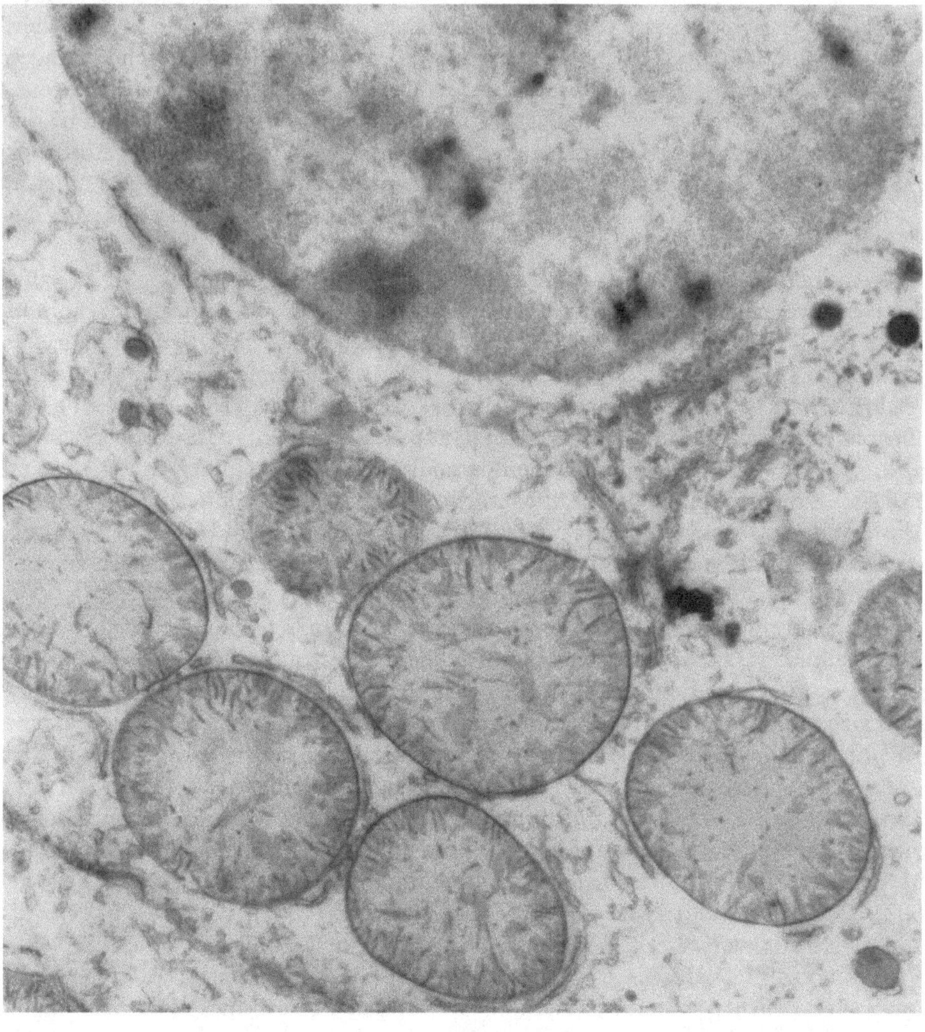

Abb. 30. Erheblich angeschwollene Mitochondrien aus einer Leberzelle einer 5 Tage hungernden Maus. Nur noch teilweise in der Umgebung vorhandenes Ergastoplasma. Wolkige osmiophile Matrixbezirke im Inneren der Mitochondrien. Reichlich regelrecht gebildete Cristae mitochondriales. In Kernnähe GOLGI-Feld. Am rechten Bildrand tangential angeschnittene Kernmembran mit vielen Poren. Ges.-Verg.: 21000fach

Unsere früheren Untersuchungen (David [519]) der Leber der Hungermaus konnten zwar die Größenveränderungen im wesentlichen bestätigen; jedoch waren die Verkürzungen der Cristae mitochondriales nicht eindeutig zu erkennen. Wenn auch die statistischen Untersuchungen wechselnde Veränderungen der Mitochondriengröße während der einzelnen Hungerstadien erkennen lassen, so sind doch in keinem Falle Mitochondrienauftreibungen der Art beobachtet worden, wie sie als „leere“ Mitochondrien in der Literatur beschrieben und dargestellt sind. Gleichartige Bilder konnten wir nur nach längerdauernder Autolyse der Leber finden. Bei hungernden Tieren enthielt die Mitochondrienmatrix vielmehr nicht selten reichlich osmiophiles Material in homogener Verteilung. Häufig waren Auf-

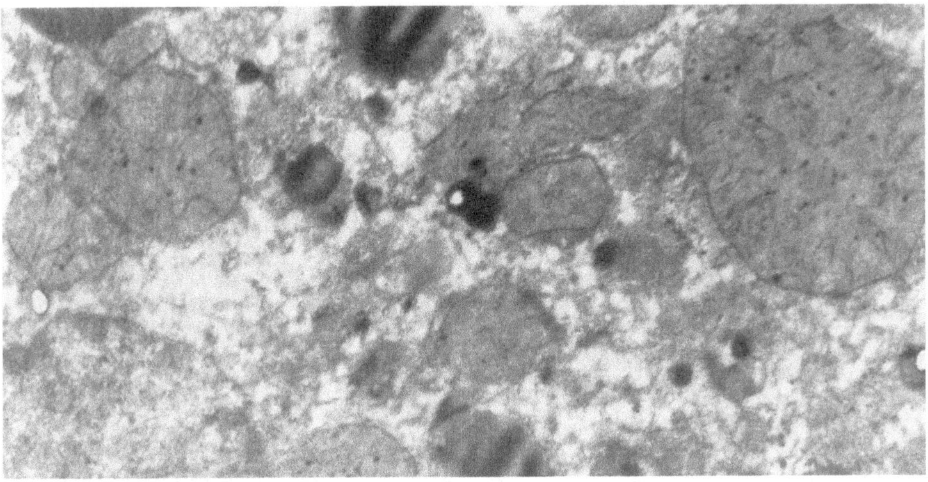

Abb. 31. Hochgradig hypertrophierte Mitochondrien (besonders rechts oben) mit vergrößerten osmiophilen Granula und reichlich, z. T. irregulär angeordneten Cristae mitochondriales. Leber einer 8 Tage hungernden Maus. Ges.-Verg.: 18000fach

lösungen der Innenmembranen mit verwaschenen osmiophilen Ablagerungen im Abbaubereich in vergrößerten Mitochondrien erkennbar (Abb. 30).

Öfter sind aber kolbige Auftreibungen ihrer Endabschnitte zu erkennen. Auffällig ist gerade in den späten Hungerstadien bei excessiven Mitochondrienvergrößerungen die hochgradige Hyperplasie der Cristae (Abb. 31), die teilweise in einem unregelmäßigen Gewirr in der Matrix liegen. Es bleibt fraglich, ob diese Membranstrukturen noch als funktionstüchtig anzusehen sind, oder ob es sich nicht vielmehr um eine pathologische Veränderung und prädegenerative Erscheinung handelt, was nach unserer Meinung das wahrscheinlichere ist. Die Mitochondriengroßformen dieser Art sind unseres Erachtens aus einer echten Wucherung kleinerer Mitochondrien hervorgegangen. Gleichzeitig mit der Vermehrung der Innenstrukturen nimmt in vielen Fällen auch die Zahl und Größe der osmiophilen intramitochondrialen Granula zu.

Während des Hungerns erfolgt eine Degeneration der Mitochondrien, die in verschiedenen Formen ablaufen kann. Die Innenmembranen verschwinden z. T. vollkommen, so daß wir einen homogenen Körper, der von einer Membran umgeben ist, vor uns haben. Andererseits nimmt die Osmiophilie des Gesamtmitochondrion

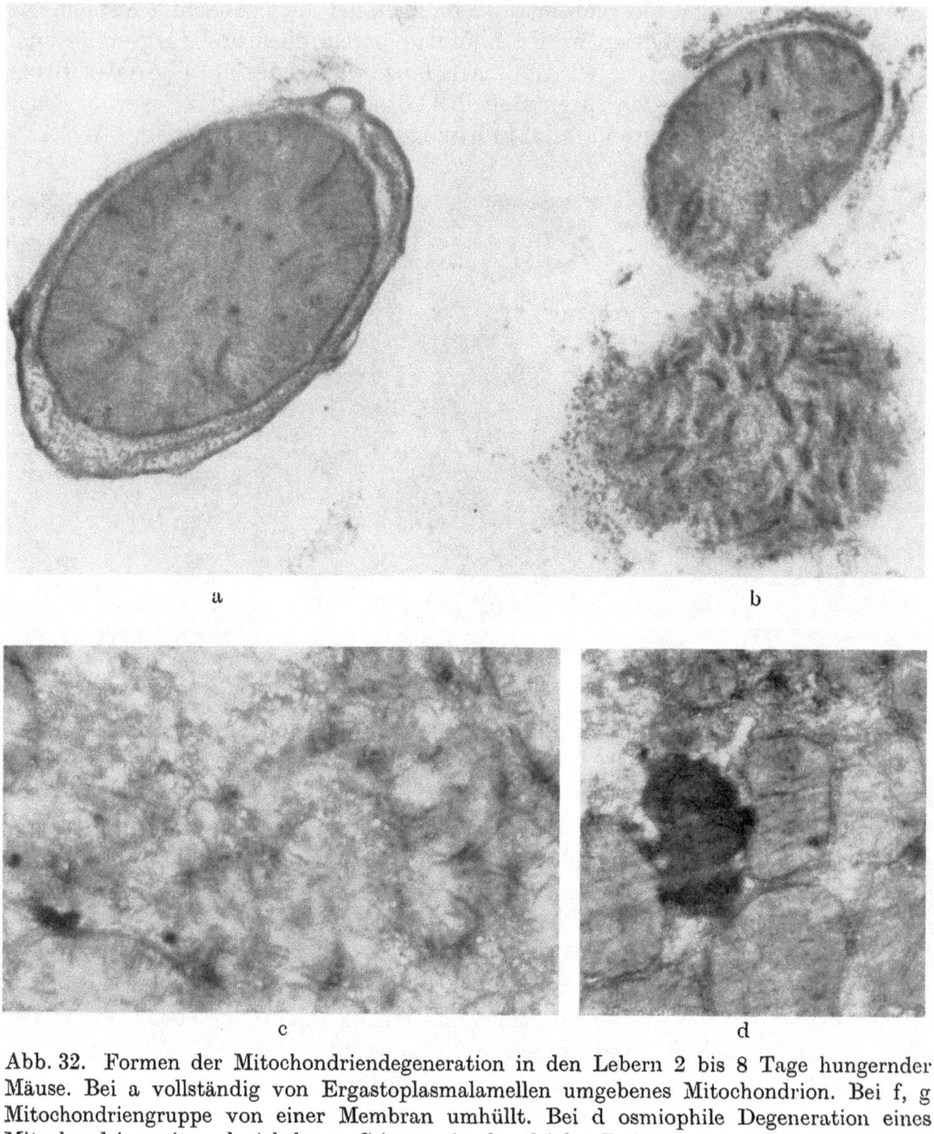

Abb. 32. Formen der Mitochondriendegeneration in den Lebern 2 bis 8 Tage hungernder Mäuse. Bei a vollständig von Ergastoplasmalamellen umgebenes Mitochondrion. Bei f, g Mitochondriengruppe von einer Membran umhüllt. Bei d osmiophile Degeneration eines Mitochondrion mit noch sichtbaren Cristae mitochondriales. In b und c zerfallende Mitochondrien. Bei e beginnende Auflösung der Außenmembran. Vakuolige Auftreibung eines Mitochondrion in Kernnähe (h). Vergrößerte intramitochondriale Granula und fleckförmige Osmiophilie (i). Ges.-Verg.: 18—36000fach

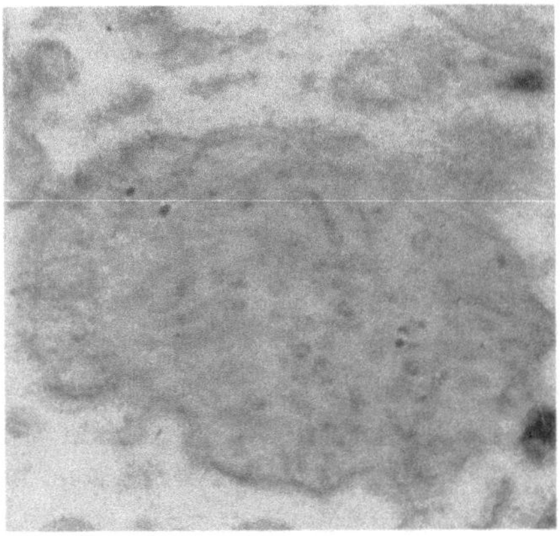

e

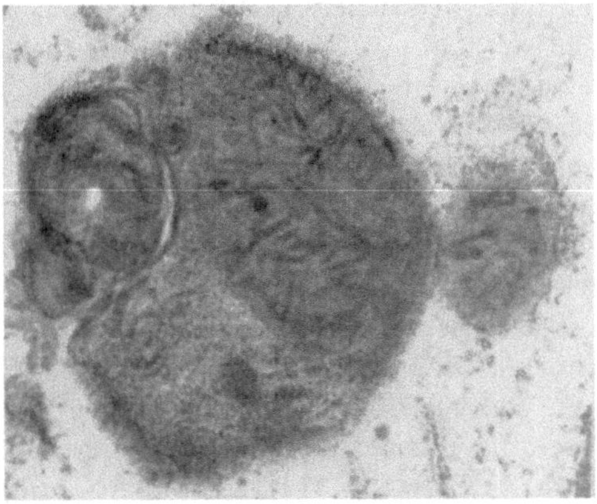

f

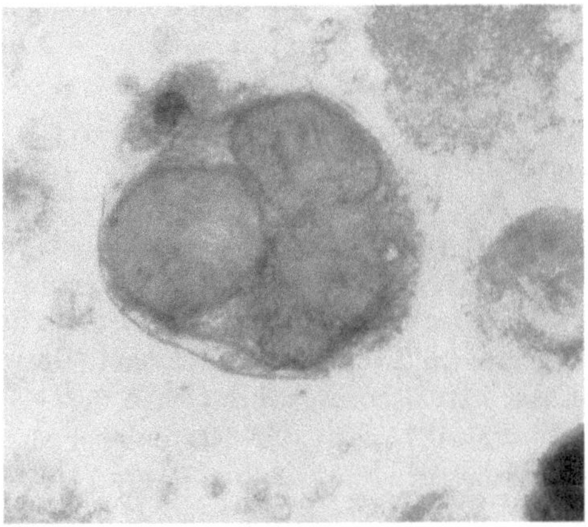

g

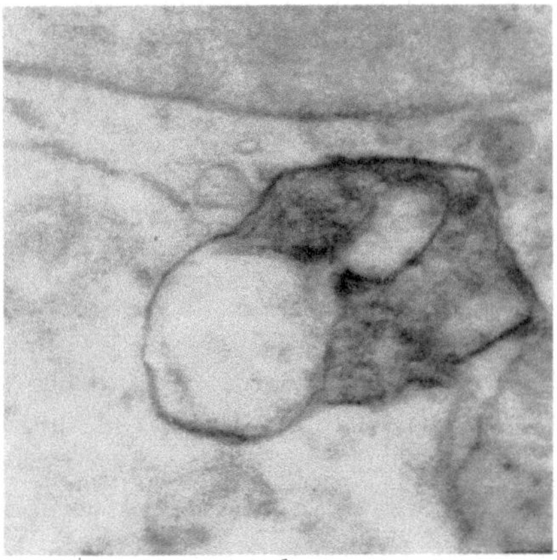

h

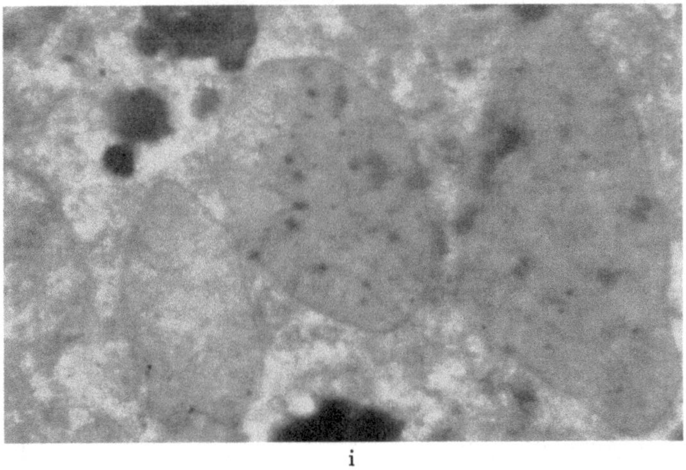

i

bei einer deutlichen Verkleinerung zu, die Cristae sind nur noch schattenhaft sichtbar (Abb. 32d). In einzelnen Mitochondrien werden flächenhaft osmiophile Substanzen abgelagert, die als Lipide gedeutet werden können (Abb. 32i). Sichere Verfettungen der Mitochondrien ließen sich jedoch in keinem Falle erweisen. Eine andere Art der Degeneration ist durch eine vollständige oder partielle Auflösung der Mitochondrienaußenmembran gekennzeichnet (Abb. 32 b, c, e). Die erheblich vermehrten und z. T. aufgetriebenen Cristae liegen verstreut im Cytoplasma in der Nähe noch intakter Mitochondrien und verdämmern langsam. Nur noch selten lassen sich in den späten Hungerstadien in der Umgebung der Mitochondrien ergastoplasmatische Doppelmembranen nachweisen.

In verschiedenen Fällen waren partielle Vakuolisierungen der Mitochondrien mit Auftreibungen eines Pols zu erkennen (Abb. 32 h) (BARGMANN und KNOOP [120a]). Einzelne (Abb. 32 a) oder Gruppen von Mitochondrien (Abb. 32 f, g.) werden häufig von einer vollständig umschließenden Membran umgeben, so daß größere Komplexe entstehen; zum Teil sind auch Konglomerate mit Ablagerungen anderer Substanzen wie zum Beispiel Ferritin zu beobachten.

3. *Mitochondriengröße und -form*

a) Größenveränderungen

Untersuchungen zur absoluten Größe der Mitochondrien liegen bisher nur in geringer Zahl vor. Sie sollen normal 1—2 μ lang und 0,3—0,5 μ dick sein (GLIMSTEDT und LAGERSTEDT [830]). Nach ZEIGER [2387] beträgt ihre Größe 0,5—1 μ und nach PALADE [1632, 1633] 1—4 μ × 0,3—0,7 μ. In der Rattenleber sind große und kleine Mitochondrien zu finden (DEMERS u. a. [549]); nach PAIGEN [1630] gibt es drei Größentypen, die sich in ihrem Fermentgehalt unterscheiden. Je länger Mitochondrien sind, desto größer ist ihre Aktivität (THIEL [2133]). Es ist dabei noch nicht geklärt, ob es sich nur um eine lineare Leistungssteigerung handelt, die der Massenzunahme entspricht, oder ob eine absolute Zunahme vorliegt.

Submikroskopisch ist von HOWATSON und HAM [1075] ein Mitochondriendurchmesser von 0,35—0,75 μ ermittelt worden, der sich bei degenerativen Prozessen auf 1,9 μ erhöhen kann. SCHULZ u. a. [1893] beobachteten nach Thyroxingabe einen Anstieg der Breite von Rattenlebermitochondrien von 0,302 auf 0,939 μ und der Länge von 1,03 auf 1,376 μ.

In der Hungerleber steigt die Mitochondriengröße von normal 0,68 μ auf 1,06 μ (GANSLER und ROUILLER [777]). Lichtmikroskopisch haben wir (DAVID [519]) eine Vermehrung der Mitochondriengroßformen bei 3 Tage hungernden Mäusen von 3,7% auf 20,1% gefunden.

Bei unseren elektronenmikroskopischen Untersuchungen (Abb. 33) stellten wir bei normalen *Mäusen* ein durchschnittliches Volumen des Einzelmitochondrion von 0,80 μ^3 fest. Dieser Wert fällt am 1. Hungertag auf 0,43 μ^3 und ist am 2. Tag fast wieder auf normaler Höhe (0,81 μ^3). Am 3. Tag steigt das Volumen leicht auf 0,86 μ^3, um dann am 4. Tag auf 2,17 μ^3 hochzuschnellen und am 5. Tag das erste Maximum mit 2,24 μ^3 zu erreichen. Nach einer leichten Erniedrigung auf 2,18 μ^3 am 6. Tag und einem deutlichen Absinken auf 1,82 μ^3 (7. Tag) wird am 8. Hungertag das 2. Maximum mit einer Durchschnittsgröße von 2,87 μ^3 erreicht. Der Anteil der Mitochondrien mit einem Volumen von 1—5 μ^3 steigt von 18,5% (Kontroll-

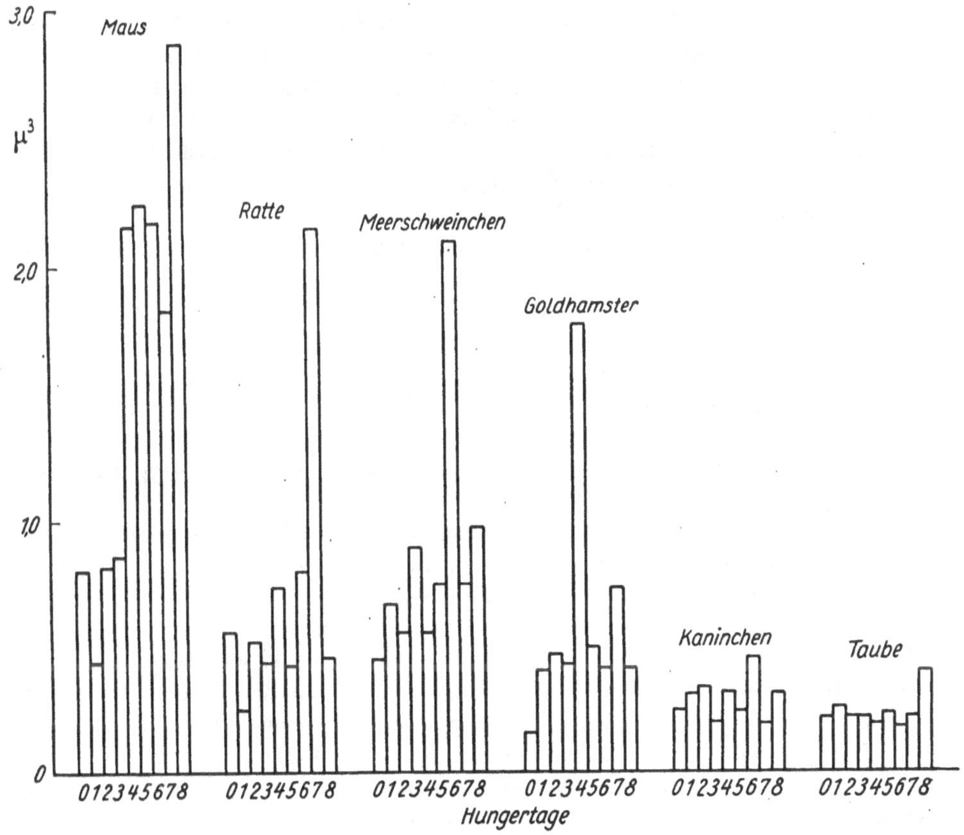

Abb. 33. Veränderungen des Volumens der Lebermitochondrien während des absoluten Hungers

tier) auf 61,3% am 8. Tag (Abb. 34). Zwischen einer Größe von 5—10 μ^3 sind noch über 10% Mitochondrien zu finden und darüber etwa 4%. Das größte Mitochondrion hat ein Volumen von 39,48 μ^3.

Das *Rattenlebermitochondrion* besitzt ein Durchschnittsvolumen von 0,57 μ^3. Am ersten Hungertag erfolgt ein Größenabfall auf 0,24 μ^3, worauf am 2. Tag wieder etwa die normale Größe erreicht wird (0,52 μ^3). Am 3. Hungertag beträgt das Mitochondrienvolumen 0,44 μ^3. Nach einer erheblichen Vergrößerung am 4. Tag wird am 5. Tag wieder dieser Wert aufgefunden. Am 6. Hungertag ist ein Anstieg auf 0,80 μ^3 und am 7. Tag der Maximalwert von 2,14 μ^3 zu verzeichnen. Die Mitochondriengröße in der Rattenleber nach 8 Tagen Hunger liegt mit 0,46 μ^3 unter dem Normalwert. Untersuchungen über die Verteilung der Mitochondrien auf die verschiedenen Größenklassen demonstrieren besonders einleuchtend das unterschiedliche Mitochondrienvolumen am 7. und 8. Hungertag. Während am 7. Tag 55,6% der Mitochondrien Größen von 1—5 μ^3 aufweisen, sind es am 8. Tag nur etwa 6%, d. h. nur die Hälfte der Zahl bei den Normaltieren (Abb. 34).

Die *Meerschweinchenleber* enthält Mitochondrien von einer Größe von 0,45 μ^3. Nach 24 Stunden Hunger ist ein Volumen von 0,67 μ^3 zu beobachten, worauf nach 48 Stunden der Wert auf 0,56 μ^3 absinkt. Dreitägiges Hungern bewirkt eine Mitochondrienvergrößerung auf 0,89 μ^3, und nach einer Verminderung am 5. Hungertag wird am 6. Tag das Maximum mit 2,10 μ^3 erreicht. Darauf fällt das Volumen wieder ab (7. Tag 0,75 μ^3, 8. Tag 0,98 μ^3).

Der normale *Goldhamster* weist Lebermitochondrien von einer Größe von 0,17 μ^3 auf. Nach einem Anstieg in den ersten 48 Stunden auf 0,47 μ^3 fällt die Größe wieder leicht ab und erhöht sich am 4. Hungertag auf den Maximalwert von 1,87 μ^3. Am 5. und 6. Tag ist ein rapides Absinken auf 0,41 μ^3 erkennbar. Dieses Volumen ist auch am 8. Tag nach einer Zunahme auf 0,93 μ^3 am 7. Hungertag festzustellen. Die prozentuale Aufteilung der Volumina zeigt die meisten Mitochondrien beim Normaltier in der Größenklasse zwischen 0,05 und 0,2 μ^3, während am 4. Hungertag fast die Hälfte Größen zwischen 1,0 und 5,0 μ^3 aufweist. Am 8. Tag ist eine mäßige Rechtsverschiebung der Werte gegenüber dem Normaltier aufzufinden (Abb. 34).

In der *Kaninchenleber* beträgt die Mitochondriengröße 0,24 μ^3. Die Veränderungen in den ersten 5 Tagen liegen innerhalb einer Schwankungsbreite von 0,2 und 0,33 μ^3. Am 6. Tag tritt eine Vergrößerung auf 0,45 μ^3 ein, der am 7. Tag ein Abfall auf 0,19 μ^3 folgt sowie ein Anstieg auf 0,21 μ^3 (8. Tag).

Die *Taubenleber* enthält Mitochondrien von einem Durchschnittsvolumen von 0,21 μ^3. Innerhalb der ersten 7 Hungertage schwanken die Größen nur gering zwischen 0,18 und 0,25 μ^3. Am 8. Hungertag ist eine deutliche Zunahme auf 0,40 μ^3 zu beobachten. Die graphische Darstellung der prozentualen Verteilung der Volumina ergibt an den als Beispiel dargestellten Ergebnissen der Lebern bei Normaltieren sowie am 7. und 8. Hungertag einen fast vollständig gleichen Kurvenverlauf. Lediglich in den Größenklassen zwischen 0,5 und 1,0 μ^3 ist eine Erhöhung bei 8 Tage hungernden Tieren erkennbar (Abb. 34).

b) Formveränderungen

Das Verhältnis der Breite zur Länge der Mitochondrien ist als ein objektives Maß für ihre Formveränderungen zu betrachten. Je kleiner diese Relation wird, desto länger sind die Mitochondrien. Der Wert 1,0 bezeichnet runde Mitochondrien.

Abb. 34. Prozentuale Verteilung der Mitochondriengrößen bei Normaltieren und in einzelnen Hungerstadien

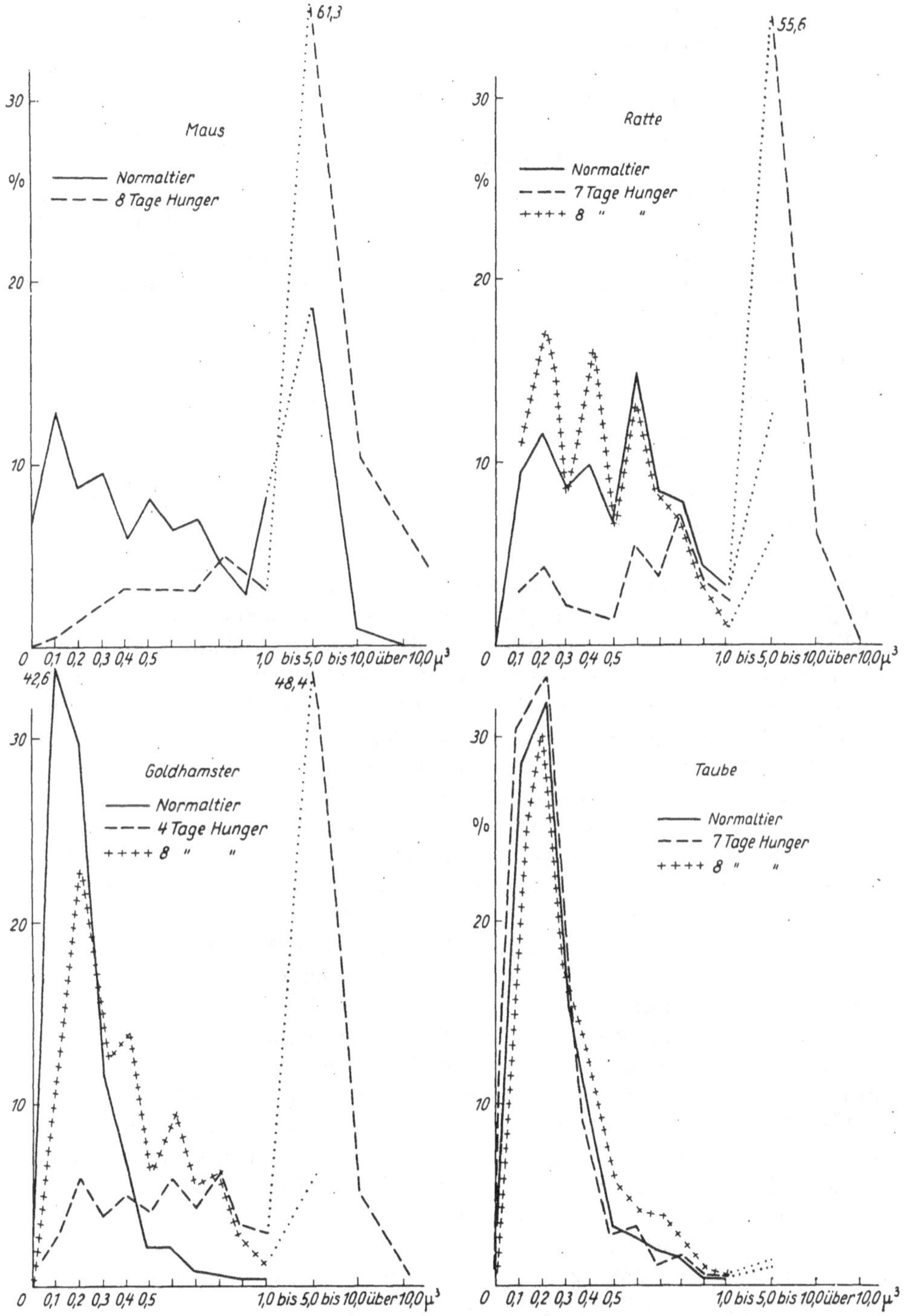

61,3
30
%
20
10
Maus
Normaltier
8 Tage Hunger
0 0,1 0,2 0,3 0,4 0,5 1,0 bis 5,0 bis 10,0 über 10,0 μ³
55,6
Ratte
Normaltier
7 Tage Hunger
8 " "
0 0,1 0,2 0,3 0,4 0,5 1,0 bis 5,0 bis 10,0 über 10,0 μ³
42,6
48,4
Goldhamster
Normaltier
4 Tage Hunger
8 " "
0 0,1 0,2 0,3 0,4 0,5 1,0 bis 5,0 bis 10,0 über 10,0 μ³
Taube
Normaltier
7 Tage Hunger
8 " "
0 0,1 0,2 0,3 0,4 0,5 1,0 bis 5,0 bis 10,0 über 10,0 μ³

Unsere diesbezüglichen Untersuchungen bei der Maus ergeben zwar bis zum 3. Hungertag einen leichten Anstieg von 0,70 auf 0,76, in den nächsten Tagen aber wieder Relationen von 0,70 mit einer nochmaligen Erhöhung am 7. Hungertag. In der Rattenleber fällt in den ersten 4 Hungertagen das Verhältnis von Breite zu Länge von 0,77 auf 0,67, steigt dann wieder auf 0,75 (7. Tag) und liegt auch am 8. Hungertag unter dem Anfangswert (0,72). Das normale Mitochondrion der Meerschweinchenleber weist eine Relation von 0,68 auf. In den ersten Hungertagen schwankt dieser Wert nur geringgradig, er erreicht am 7. Tag mit 0,74 die Höchstgrenze und fällt am 8. Hungertag wieder auf 0,63. In der Goldhamsterleber ist im Normalzustand ein Mitochondrienachsenverhältnis von 0,74 zu verzeichnen, das damit am nächsten der Abrundung liegt. Bis zum 2. Tag fällt die Relation auf 0,63 und steigt dann wieder auf 0,7 an. Vom 6. bis 8. Hungertag sind Werte von 0,65—0,69 zu erkennen. Das Mitochondrion der Kaninchenleber weist ein durchschnittliches Verhältnis von Breite zu Länge von 0,59 auf, das sich innerhalb von 48 Stunden auf 0,75 erhöht. In den folgenden Tagen schwankt die Relation zwischen 0,69—0,70. In der Taubenleber ist an fast allen Tagen ein Verhältnis der beiden Durchmesser von 0,69—0,70 zu ermitteln. Am 4. Tag liegt der Wert mit 0,65 am niedrigsten, am 8. Hungertag mit 0,73 am höchsten.

Die von vielen Bearbeitern des Themas hervorgehobenen Abrundungen sind auf Grund unserer Untersuchungen also ebenso wie eine ständige Größenzunahme nicht als allgemeingültige Befunde anzusehen. Während in den ersten Hungertagen Volumenschwankungen wohl im wesentlichen durch Veränderungen der osmotischen Verhältnisse bedingt sein werden, sind die Verschiebungen in den späteren Phasen außerdem durch echte Wucherungen der Mitochondrien hervorgerufen, wie wir es ja oft nachweisen konnten. Das Nebeneinander dieser verschiedenen Ereignisse, durch die Stoffwechseländerung und Herbeiführung unphysiologischer Substanzen aus dem Blut bedingt, ist als ursächlich für die wechselnden Formverschiebungen zu betrachten. Hieraus ergibt sich aber auch, daß es zu einem vollkommen uncharakteristischen Verhalten der Mitochondrien in bezug auf statistische Aussagen über Variationen der Form kommt. Nur selten sind signifikante Änderungen in Richtung einer Abrundung der Mitochondrien zu beobachten, ja es kann zu einer durchschnittlichen Verlängerung der Mitochondrien kommen.

Bei der Beurteilung unserer Ergebnisse muß als mögliche Fehlerquelle erwähnt werden, daß die Berechnung der Mitochondriengröße auf Grund der unbekannten dritten Dimension natürlich mit gewissen Ungenauigkeiten behaftet ist. Diese Fehler glauben wir jedoch durch die große Zahl der Messungen in einem erheblichen Maße beseitigt zu haben. Bei der geringen Schnittdicke ist es durchaus möglich, daß ein Teil der als sphärisch angesehenen Mitochondrien, besonders bei den sehr kleinen Formen, in Wahrheit filamentöse Mitochondrien sein können. Da sie jedoch in fast allen Hungerstadien zu einem gewissen Prozentsatz vorhanden sind und eine endgültige Feststellung nur in Serienschnitten zu treffen wäre, muß diese Tatsache unberücksichtigt bleiben.

4. Veränderungen der Mitochondrienzahl

a) Je Gramm Leber (Abb. 35)

Bestimmungen der Mitochondrienzahl der Leber werden erst seit 1952 exakt durchgeführt. In 1 g Leber ermittelten KLEIN [1187] 8,37 $\pm$ 0,17 $\times$ 10^{10} Mitochondrien, SHELTON u. a. [1947] sowie STRIEBICH u. a. [2078] bei der C_3H Maus 8,7 $\times$ 10^{10}. Während HOGEBOOM u. a. [1044] 110 $\times$ 10^{10} Mitochondrien je Gramm fanden, wurden von EULER [677] nur 5,1 $\times$ 10^{10} errechnet. ALLARD u. a. [39] sahen in der Rattenleber 31,84—34,18 $\times$ 10^{10} Mitochondrien je Gramm. In Abhängigkeit von der Körpergröße sinkt der Mitochondriengehalt. Er beträgt im Gramm Leber bei der Ratte 51,49 $\times$ 10^{10}, beim Kaninchen 29,60, beim Schaf 24,48 und 22,34 $\times$ 10^{10} beim Rind (SMITH [2001]). Zwischen der Zahl der Mitochondrien und dem N-Gehalt der isolierten Fraktion bestehen keine eindeutigen Beziehungen, so daß Rückschlüsse zwischen Stickstoffgehalt der Mitochondrienfraktion und ihrer Anzahl nur mit großer Vorsicht zu bewerten sind (KLEIN [1187]).

Wie auch nach verschiedenen anderen Einwirkungen (ALLARD u. a. [39, 42], CACHERA und DARNIS [378], LOWE u. a. [1364, 1366], MICHELAZZI [1479]) soll sich die Mitochondrienzahl im Hunger vermindern (BOURNE [289], IWASAKI [1101], KOSTERLITZ [1218], TUJIMURA [2172a]). FAWCETT [693] sah sie dagegen weiter in gleicher Höhe nach 5 Tagen Hunger und konnte außerdem Transversalteilungen in zwei gleichgroße Teile beobachten. Nach Untersuchungen von ALLARD u. a. [39] erhöht sich die Mitochondrienzahl auf 34,4 $\times$ 10^{10} je g nach 6-tägigem Hungern. Auch ist ein mäßiger Anstieg ihrer Anzahl nach 7 Tagen Hunger in der Rattenleber von 31,1 $\pm$ 1,6 auf 32,2 $\pm$ 2,5 $\times$ 10^{10}/g gefunden worden, während nach 24 Stunden eine Erhöhung von 21,2 auf 23,9 $\times$ 10^{10} eintritt (ALLARD u. a. [43, 44]).

Die Mitochondrienzahl in einem Gramm Leber beträgt bei der *Maus* nach unseren Untersuchungen 30,83 $\pm$ 1,10 $\times$ 10^{10} (DAVID [516]). Sie erhöht sich nach 24 Stunden Hunger auf 32,86 $\pm$ 0,75 und steigt nach 48 Stunden auf 34,96 $\pm$ 1,06 $\times$ 10^{10} an. In den folgenden Tagen sinkt diese Menge ständig. Sie erreicht am 3. Tag 29,51 $\pm$ 1,35, am 5. Tag 20,04 $\pm$ 1,59 und fällt dann weiter ab, so daß am 8. Hungertag ein Wert von 9,85 $\pm$ 1,00 $\times$ 10^{10} zu verzeichnen ist. Bezüglich des Ausgangswertes sind jetzt nur noch 32% der Mitochondrien vorhanden.

In der normalen *Rattenleber* finden sich 29,40 $\pm$ 0,85 $\times$ 10^{10} Mitochondrien je Gramm. Diese Menge erhöht sich am 1. Hungertag auf 31,33 $\pm$ 0,32 und bleibt bis zum 4. Tag etwa gleich hoch. Am 5. Tag fällt der Wert auf 27,09 $\pm$ 0,36 und sinkt dann weiter ständig ab. Er beträgt am 8. Hungertag 22,89 $\pm$ 1,23 $\times$ 10^{10} und ist somit immer noch doppelt so hoch wie die Mitochondrienzahl in der Mäuseleber im gleichen Hungerstadium. Im Hinblick auf den Normalwert sind in einem Gramm nur noch 78% der Mitochondrien zu finden.

In der *Meerschweinchenleber* sind normalerweise 26,60 $\pm$ 0,86 $\times$ 10^{10} Mitochondrien in einem Gramm vorhanden. Während der ersten 4 Hungertage erhöht sich die Zahl auf 32,30 ± 0,98. Von diesem Tag ab fällt die Mitochondrienmenge deutlich bis zum 7. Tag (22,17 ± 0,87) und bleibt auch am 8. Tag auf dieser Höhe. Damit sind jetzt noch 84% der Mitochondrien des Anfangswertes anzutreffen.

Der *Goldhamster* zeigt eine Mitochondrienmenge von 25,17 ± 0,93 × 10^{10}/g. Bis zum 4. Hungertag steigt diese Zahl auf 28,82 ± 1,28, bleibt am 5. Hungertag auf gleicher Höhe und vermindert sich dann weiter bis zum 8. Tag auf 18,04 ± 1,50 × 10^{10}, so daß jetzt im Gramm nur noch 72% der Ausgangszahl zu finden sind.

Die Mitochondrienzahl in einem Gramm der *Kaninchenleber* liegt bei 22,18 ± 1,01 × 10^{10}. Sie steigt während des Gesamtablaufes des Versuches fortwährend an. Am 8. Hungertag ist ein Wert von 30,07 ± 0,65 × 10^{10} erreicht, was einen Anstieg auf 135% bedeutet.

Bei *Tauben* ist in der Leber eine Mitochondrienmenge von 21,50 ± 0,81 × 10^{10}/g zu finden. Während der ersten Hungertage steigt diese Zahl je Gramm deutlich an. Sie erreicht am 6. Hungertag eine Höhe von 30,51 ± 0,76 und sinkt in den beiden letzten Tagen des Versuches leicht ab auf 29,28 ± 0,39 × 10^{10}. Bezogen auf den Anfangswert ist die Menge um 36% erhöht.

b) Je Gesamtleber

Die Gesamtmitochondrienzahl der Leber ist im wesentlichen von ihrem Gewicht abhängig. In der Rattenleber beträgt sie nach Noyes und Smith [1592] 150 × 10^{10}. Smith [2001] erhielt in der Leber der gleichen Tierart 94,1 × 10^{10} Mitochondrien, in der Kaninchenleber 302,3 × 10^{10}, beim Schaf 3128,0 × 10^{10} und beim Rind (Ochse) 23760 × 10^{10} Mitochondrien.

Wir haben in der *Mäuseleber* eine Totalzahl von 43,2 × 10^{10} Mitochondrien gefunden. Diese sinkt in den ersten 24 Stunden absoluten Hungers auf 32,9, nach 48 Stunden auf 28,0 und dann am 3. Tag auf 21,0. Sie fällt weiter ab am 6. Tag auf 8,1 und zeigt am 8. Hungertag nur einen Gesamtwert von 5,9 × 10^{10} Mitochondrien. Bezogen auf die Ausgangsmenge fällt die Zahl auf 14%.

Die Gesamtzahl der *Rattenlebermitochondrien* beträgt 279,3 × 10^{10}. In den ersten Hungertagen sinkt diese Menge auf Werte zwischen 241 und 246 × 10^{10} ab. Am 4. Hungertag ist noch eine Totalzahl von 238,3 × 10^{10} vorhanden. Diese vermindert sich am 5. Hungertag auf 176,1 × 10^{10} und am 6. Tag auf 126 × 10^{10}. Die niedrigste Mitochondrienzahl der Gesamtleber ist am 8. Tag mit 107,6 × 10^{10} zu verzeichnen. In Hinblick auf die Anfangsmenge sind nur 38% der Mitochondrien vorhanden.

Die *Meerschweinchenleber* besitzt eine Gesamtzahl von 537,3 × 10^{10} Mitochondrien. Diese Zahl vermindert sich nach 24 Stunden Hunger auf 402,0 × 10^{10} und

Abb. 35. Veränderungen der Mitochondrienzahl je g/Leber × 10^{10} (———) und des prozentualen Anteils der Mitochondrienmasse am Gesamtvolumen in % (- - - -) bei Hungertieren

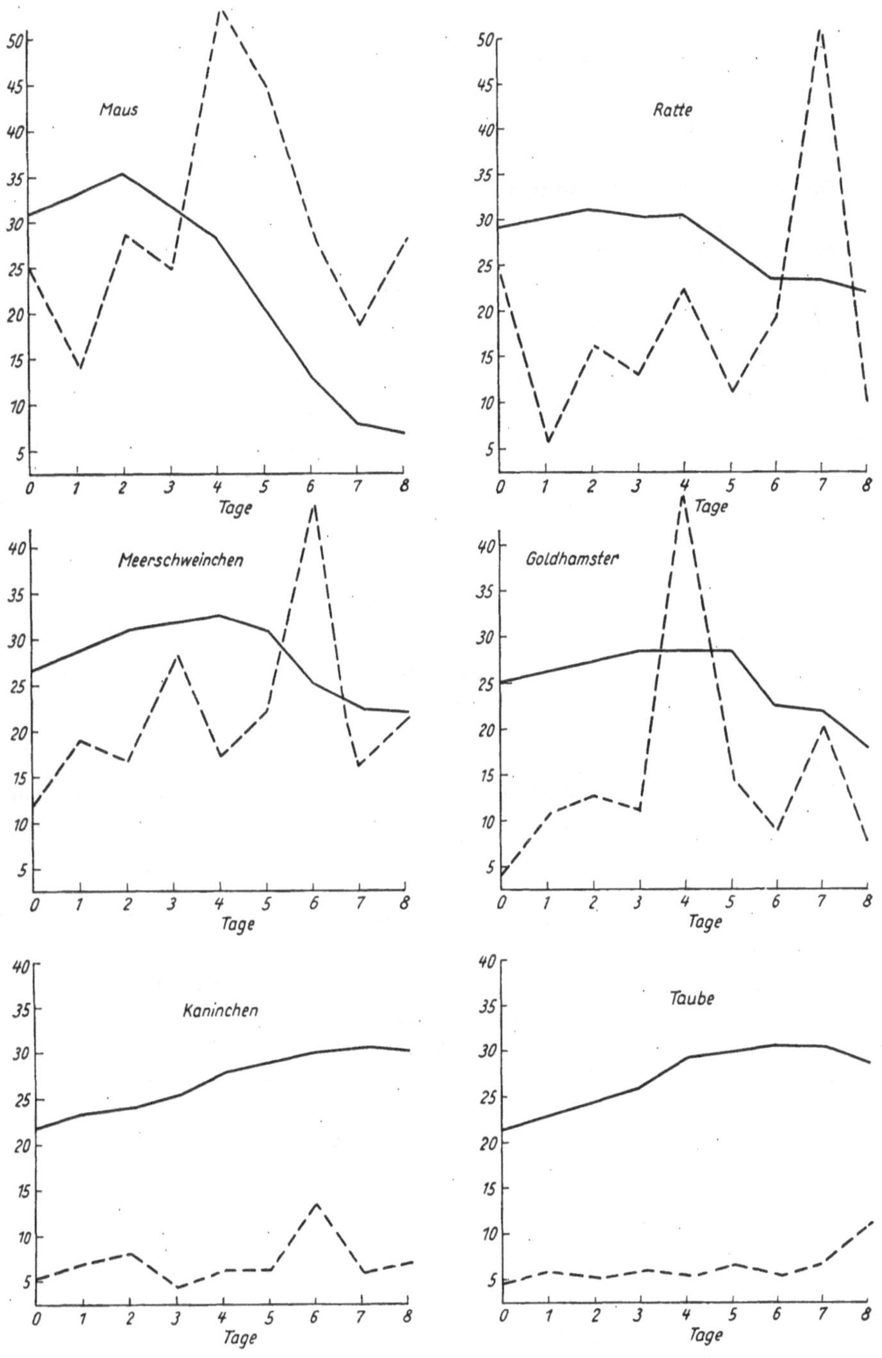
Maus
Tage
Ratte
Tage
Meerschweinchen
Tage
Goldhamster
Tage
Kaninchen
Tage
Taube
Tage

steigt nach 48 Stunden wieder leicht auf 476,3. Am 3. Hungertag sind 691,8 $\times$ 10^{10} Mitochondrien zu finden, deren Zahl sich am 4. Tag fast auf die Hälfte herabmindert (381,1 $\times$ 10^{10}). Am 5. Hungertag enthält die Leber eine Totalzahl von 429,6 $\times$ 10^{10}, am 6. Tag eine solche von 264,2. In den letzten beiden Hungertagen ist wieder ein Anstieg zu erkennen, so daß am 8. Tag 291,7 $\times$ 10^{10} Mitochondrien zu sehen sind. Der Gesamtabfall der Mitochondrienmenge beträgt 46%.

Goldhamster weisen bei einem durchschnittlichen Lebergewicht von 4,1 g eine Gesamtmitochondrienzahl von 103,2 $\times$ 10^{10} auf. Bis zum 3. Hungertag sinkt die Totalzahl der Mitochondrien auf 79,3. In den nächsten Tagen steigt sie wieder auf 88,6 $\times$ 10^{10} an. Am 6. Tag erfolgt ein rapider Abfall auf 56,7, und am letzten Versuchstag wird ein Endwert von 39,7 $\times$ 10^{10} erreicht, d. h. es sind noch 39% der Ausgangsmenge vorhanden.

In der *Kaninchenleber* sind 1242,1 $\times$ 10^{10} Mitochondrien zu finden. Sie vermehren sich am 1. Hungertag auf 1313,6 und liegen nach einem Absinken auf 1068,0 (2. Hungertag) bei 1309,0 am 3. Tag. Nach einer weiteren Verminderung auf 1135,2 $\times$ 10^{10} sind am 5. und 6. Tag wieder Mitochondrienzahlen von 1288,0 und 1253,0 zu sehen, und am letzten Hungertag liegt die Gesamtmenge bei 1215 $\times$ 10^{10}. Damit ist in Bezug auf den Anfangswert nur eine geringe Senkung um 2% eingetreten.

Die *Taubenleber* enthält durchschnittlich 161,3 $\times$ 10^{10} Mitochondrien. In den ersten 3 Hungertagen sinkt die Menge auf 119,5 und steigt dann auf 139,5 an (4. Tag), während am 5. Tag wieder die Anzahl wie am 3. Tag angetroffen wird. Am 6. Hungertag ist eine rapide Erhöhung auf 152,6 $\times$ 10^{10} zu erkennen, der dann wieder eine Abnahme auf 131,8 $\times$ 10^{10} am 8. Tag folgt. Die Gesamtabnahme beträgt 18%.

Während wir bei den Veränderungen der Mitochondrienzahl im Gramm einen relativ wechselnden Ablauf mit einem Anstieg bei einigen Tieren im Verlaufe des Hungerns sahen und einen Abfall bei anderen feststellen konnten, ist die Senkung der Gesamtmenge trotz der Schwankungen des Körpergewichtsabfalles in jedem Falle vorhanden. Es wird also zu einem Zugrundegehen von Mitochondrien kommen; die Verschiebungen innerhalb des Gramms Frischleber sind außerdem durch Konzentrationsveränderungen bedingt. Wesentlich erscheinen uns daneben aber auch Verklumpungserscheinungen der geschädigten Mitochondrien. Diese müssen sich gar nicht immer im mikroskopischen Bild äußern, sondern können erst im Homogenisat auftreten und dadurch zu Veränderungen der bestimmbaren Zahl führen. Trotz der Verminderung der Mitochondrienmenge ist es jedoch als sicher anzusehen, daß auch Neubildungen von Mitochondrien in den einzelnen Phasen des Hungers eintreten, deren Entstehung auf verschiedene Weise vor sich gehen kann.

c) Je Leberzellkern (Abb. 36)

Neben der Bestimmung der Mitochondrienzahl je Gramm ist bisher auch der Anteil je Kern berechnet worden, d. h. es sollte damit ihre Anzahl in der Zelle festgestellt werden. Auf einen Kern bezogen konnten ALLARD u. a. [39, 40] in der

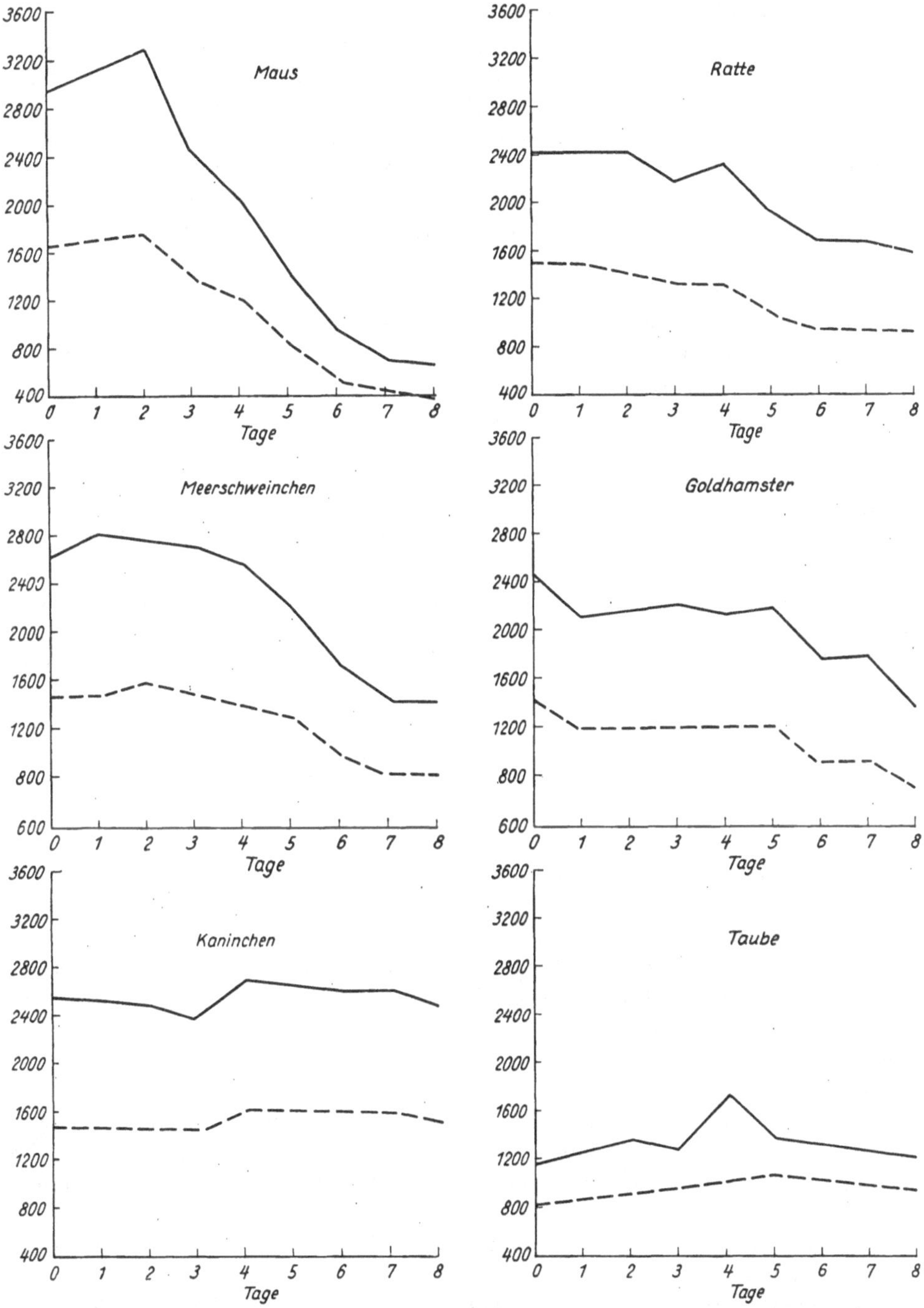

Abb. 36. Veränderungen der Mitochondrienzahl je Kern (---) und je Parenchymzelle (———)

normalen Rattenleber 2550 Mitochondrien finden. ERNSTER und LINDBERG [673] sowie LOWE u. a. [1364] berechneten 830 Mitochondrien je Rattenleberzelle. Nach SIEKEVITZ [1968] sind 1000 Mitochondrien und nach FISCHER [718] 400 zu beobachten. SHELTON u. a. [1947, 1948] sahen 558 Mitochondrien je Zelle. Im Tumorgewebe der Leber fanden ALLARD u. a. [39] 1400 und in präcancerösem Gewebe 1700 Mitochondrien je Zelle. Nach SHELTON u. a. [1947, 1948] vermindert sich die Mitochondrienzahl in der Leber nach Gabe von 3-Methyl-DAB von 558 auf 115. ALLARD u. a. beschreiben jedoch unter den gleichen Bedingungen eine Zellabnahme, so daß sich die Mitochondrienzahl auf 4500 je Kern (d. h. Zelle) erhöhen soll.

Auf Grund unserer statistischen Bestimmungen haben wir bei der normalen *Maus* eine Mitochondrienzahl von 1630 ± 70 je Kern festgestellt. Diese Anzahl erhöht sich während der ersten 48 Stunden auf 1780 ± 60. Am 3. Hungertag sinkt sie rapide auf 1400 ± 60 ab und fällt dann ständig weiter. Sie beträgt am 4. Tag 1210 ± 40, am 5. Tag 810 ± 50, am 6. Tag 530 ± 30 und erreicht am 8. Hungertag 380 ± 30. Es ist also am letzten Hungertag nur noch eine Menge von 23% des Anfangswertes zu finden.

In der *Rattenleber* sind 1530 ± 90 Mitochondrien vorhanden. Die gleiche Zahl bleibt auch am 1. Hungertag bestehen und vermindert sich am 2. Tag auf 1400 ± 50. Am 3. und 4. Hungertag sind 1360 ± 30 Mitochondrien je Kern zu errechnen; danach ist eine ständig abfallende Tendenz zu beobachten. Am 6. Tag sind noch 970 ± 40 Mitochondrien anzutreffen und am 8. Tag 910 ± 60. Die Gesamtverminderung beträgt 40%.

Je Zellkern der *Meerschweinchenleber* wurden 1510 ± 50 Mitochondrien errechnet. Bis zum 2. Hungertag erhöht sich die Anzahl auf 1600 ± 90. Danach sinkt die Menge wieder ab. Am 5. Tag sind nur noch 1310 ± 30 Mitochondrien zu sehen, am 6. Tag 990 ± 50 und am 8. Tag 850 ± 30; das bedeutet berechnet auf den Anfangswert eine Verminderung um 44%.

Der *Goldhamster* weist in seiner Leber 1470 ± 70 Mitochondrien je Kern auf. Schon nach 24 Stunden ist diese Zahl auf 1380 ± 170 abgesunken. Am 2. Hungertag fällt sie weiter auf 1220 ± 30. Am 3. Tag ist eine leichte Erhöhung auf 1260 ± 50 zu finden, die am 4. und 5. Hungertag unverändert bestehen bleibt. Erst am 6. Hungertag ist die Mitochondrienzahl je Kern auf 990 ± 50 herabgemindert. Am 8. Hungertag werden noch 770 ± 60 Mitochondrien berechnet. Die Abnahme beträgt insgesamt 47%.

Die *Kaninchenleber* enthält 1530 ± 40 Mitochondrien je Kern. Während der ersten Hungertage sind Werte zwischen 1520 und 1540 zu finden. Am 4. Hungertag erhöht sich die Mitochondrienzahl auf 1620 ± 80 und sinkt dann langsam wieder ab, so daß am 8. Tag mit 1550 ± 80 eine Anzahl zu finden ist, die über dem Normalwert (101%) liegt.

Je Kern der *Taubenleber* lassen sich 850 ± 60 Mitochondrien berechnen. Bis zum 5. Hungertag erhöht sich diese Menge ständig bis auf 1050 ± 60. Erst am 6. Tag beginnt ein geringer Abfall einzutreten und am 8. Tag sind noch 960 ± 50 Mitochondrien (112%) vorhanden.

d) Je Leberparenchymzelle (Abb. 36)

Die von den bisherigen Untersuchern erhobenen Ergebnisse zur Mitochondrienzahl je Zelle beruhen auf dem Fehler, daß nur einkernige Zellen in der Leber vorausgesetzt und der Prozentsatz der mesenchymalen Zellen nicht berücksichtigt wurde. Unsere Berechnungen der wahren Mitochondrienzahl je Leberparenchymzelle wurden unter Berücksichtigung dieser beiden Faktoren angestellt. Hierbei ist nur insofern eine gewisse kritische Einschränkung zu machen, als wir den Anteil der Mitochondrien der mesenchymalen und Kupfferschen Zellen nicht von der Gesamtzahl abziehen konnten, da er nicht zu bestimmen war. Auf Grund elektronenmikroskopischer Befunde meinen wir jedoch, diese Zahl bei der nur geringen Mitochondrienbesiedlung der letzteren Zellen vernachlässigen zu können. Außerdem ist zu betonen, daß sicher ein Unterschied zwischen der Mitochondrienzahl ein- und zweikerniger Zellen bestehen wird, der sich ebenfalls nicht bestimmen läßt. Die angeführten Werte geben Durchschnittszahlen an.

Die normale *Mäuseleberzelle* enthält danach eine Mitochondrienzahl von 2970. Sie steigt am 1. Hungertag auf 3130 an und beträgt am 2. Hungertag 3360. Nach 72 Stunden Hunger vermindert sich der Wert auf 2450, nach 120 Stunden auf 1490. Am 6. Hungertag sind 970 Mitochondrien in einer Leberparenchymzelle und am 8. Tag nur noch 710, d. h. 24% der Anfangszahl zu beobachten.

Für die Leberzelle der *Ratte* ergeben sich 2450 Mitochondrien. In den ersten 2 Tagen sind leichte Erhöhungen der Zahl zu beobachten. Danach fällt die Menge auf 2240 am 3. Tag und ist am 4. Tag wieder auf 2380 angestiegen. Vom 5. Hungertag an ist ein laufender Abfall der Mitochondrienzahl der Zelle zu finden. Sie beträgt am 6. Tag 1730 und am letzten Untersuchungstag noch 1630. Die Anzahl hat damit um 34% abgenommen.

Das *Meerschweinchen* weist in seinen Leberzellen 2400 Mitochondrien auf. In den ersten 3 Hungertagen liegt die Zahl über diesem Normalwert (1. Tag: 2860). Während die Anzahl am 4. Tag noch 2600 beträgt, ist sie am 5. Tag schon auf 2260 vermindert. Am 6. Hungertag sind nur noch 1750 Mitochondrien vorhanden. Die Leberzellen enthalten am letzten Hungertag nur 1450 Mitochondrien; das bedeutet 60% des Normalwertes.

In der *Goldhamsterleber* beträgt die Mitochondrienzahl je Zelle 2490. Einem Abfall auf 2150 nach 24 Stunden Hunger folgt ein Anstieg auf 2240. Erst am 6. Hungertag tritt eine erhebliche Verminderung auf 1750 Mitochondrien ein. Nach einer kleineren Erhöhung sind am 8. Tag nur noch 1370 Mitochondrien vorhanden. Die Gesamtabnahme beträgt 45%.

Die *Kaninchenleber* enthält je Parenchymzelle 2580 Mitochondrien. Diese Anzahl fällt langsam ab bis zum 3. Tag auf 2400, ist aber schon am 4. Tag wieder auf 2720 angestiegen. Sie sinkt dann bis zum 7. Tag wieder auf 2630 und ist am 8. Tag mit 2500 Mitochondrien je Zelle fast in der Höhe des Normalwertes (97%).

In den Leberzellen der *Taube* sind 1170 Mitochondrien zu finden. Diese Menge erhöht sich in den ersten beiden Hungertagen auf 1320 und ist nach einem leichten Abfall am 4. Tag 1730 hoch. Danach sinkt sie wieder ab und erreicht am 8. Tag einen Wert von 1250. Die Mitochondrienzahl liegt 7% über dem Normalwert.

5. *Veränderungen des Mitochondrien-Gesamtvolumens*

a) Je Leberzelle

Das Mitochondrienvolumen aller in einer Leberzelle vorhandenen Mitochondrien ist erheblichen Schwankungen unterworfen, da es in Abhängigkeit sowohl von der wechselnden Zahl als auch von der Größenverschiebung des Einzelmitochondrion steht.

In der normalen *Mäuseleberzelle* ist eine Mitochondriengesamtmasse von 2376,0 μ^3 zu finden. Diese Menge sinkt in den ersten 24 Stunden auf 1345,90 μ^3 und erhöht sich am 2. Tag auf 2721,60 μ^3. Nach einem Absinken liegt sie am 4. Tag bei 4535,30 μ^3. Bis zum 7. Hungertag ist ein Abfall auf 1383,20 μ^3 eingetreten. Am letzten Untersuchungstag liegt das Gesamtvolumen mit 2037,70 μ^3 um 10% unter dem Normalwert.

Das Gesamtvolumen der Mitochondrien der *Rattenleber* beträgt 1390,50 μ^3. Es sinkt nach einem Tage Hungern auf 595,20 μ^3 und steigt dann wieder auf 1285,40 μ^3 (2. Tag). Nach einem Abfall am 3. Tag ist am 4. Tag ein Volumen von 1737,40 μ^3 festzustellen. Am 5. und 6. Tag sind wieder geringere Werte vorhanden, bis am 7. Tag das Maximum mit 3649,40 μ^3 zu finden ist. Am 8. Tag ist dann das Minimum zu verzeichnen mit einer Menge von 749,80 μ^3, so daß das Gesamtvolumen jetzt nur noch 53% des Anfangsmaßes ausmacht.

In der *Meerschweinchenleber* ist eine Mitochondrienmasse von 1188,0 μ^3 je Zelle zu beobachten. Sie erhöht sich nach 24 Stunden auf 1916,20 μ^3 und liegt nach 48 Stunden bei 1339, 20 μ^3. Am 3. Tag steigt das Mitochondrienvolumen der Leberzellen auf 2438,60 μ^3 und vermindert sich in den nächsten Tagen wieder. Der Höchstwert ist mit 3690,0 μ^3 am 6. Tag erreicht. Danach erfolgt eine rapide Senkung, und am 8. Tag ist ein Gesamtvolumen von 1421,0 μ^3 zu beobachten, d. h. 120% des Ausgangswertes.

Die *Goldhamsterleberzelle* enthält nur eine Mitochondrienmasse von 423,0 μ^3. Sie erhöht sich bis zum 2. Hungertag auf 1029,3 μ^3, fällt dann leicht ab und erreicht am 4. Tag 3862,60 μ^3. Hierauf ist ein erheblicher Abfall auf 717,0 μ^3 am 6. Tag zu finden, ein Wert, der nach einer Verdopplung der Masse am 7. Tag weiter auf 561,70 μ^3 (8. Tag) zurückgeht. Es sind damit 133% des Anfangswertes erreicht.

Die Leberzellen des *Kaninchens* besitzen ein Mitochondrienvolumen von 599,0 μ^3. Es erhöht sich nach 48 Stunden Hunger auf 825,0 μ^3 und liegt nach einem Absinken auf 480,0 μ^3 am 5. Tag bei 930,40 μ^3. Nach einer weiteren Senkung wird am 6. Tag das Maximum mit 1183,50 μ^3 erreicht. Am 8. Hungertag liegt das Mitochondrienvolumen einer Leberzelle bei 795,0 μ^3, also 33% über dem Normalwert.

In der *Taubenleberzelle* beträgt das Gesamtvolumen der Mitochondrien 245,70 μ^3. Es erhöht sich auf 317,50 μ^3 am ersten Hungertag und sinkt dann wieder leicht auf 290,4 μ^3 ab. Nach leichten Erhöhungen wird am 6. Tag das Minimum gefunden, d. h. das Volumen entspricht dem Normalbefund. Am 8. Hungertag ist der Maximalwert mit 500,0 μ^3 zu finden; das sind 204% des Normalwertes.

b) Je Gesamtleber (Abb. 35)

Der prozentuale Anteil der Mitochondrien an dem Gesamtlebergewicht ist bisher nur durch Partialzentrifugation von Homogenisaten errechnet worden. Nach Hirsch [1013] und Lang [1260] macht der Anteil der Mitochondrien an der Gesamtleber 15—20% aus. Hogeboom u. a. [1041] haben beim Meerschweinchen 15% Mitochondrienmasse und beim Kaninchen 11% gefunden.

Nach unserer Methode beträgt der Anteil der Mitochondrien an der Gesamtlebermasse bei der *Maus* 24,64%. Er vermindert sich nach 24 Stunden Hunger auf 14,1% und erhöht sich nach 48 Stunden wieder auf 28,35%, liegt am 3. Tag etwa wieder beim Normalwert. Der höchste prozentuale Anteil der Mitochondrien ist mit 60,76 am 4. Hungertag zu beobachten. Darauf folgt ein Abfall bis auf 19,2% am 7. Tag und ein Anstieg auf 28,26% am 8. Tag.

Die Mitochondriengesamtmenge der *Rattenleber* haben wir mit 26,76% errechnet. Dieser Anteil fällt nach eintägigem Hungern auf 6,71% und erhöht sich dann wieder, so daß am 4. Tag eine prozentuale Menge von 22,89 zu finden ist. Nach einer Verminderung am 5. und 6. Hungertag wird am 7. Tag der Höchstwert von 48,98% erreicht, der am 8. Tag wieder rapide auf 10,53 abfällt.

Die *Meerschweinchenleber* enthält unter normalen Bedingungen einen Mitochondrienanteil von 11,97%. Nach Erhöhungen auf 18,90%, beziehungsweise 17,21% wird am 3. Tag ein Anteil von 28,12% aufgefunden. Diese Menge erniedrigt sich in den nächsten beiden Tagen wieder. Am 6. Hungertag ist der höchste Anteil mit 36,90% zu finden, und am 8. Tag sind noch 21,85% zu beobachten.

In der *Goldhamsterleber* ist ein prozentualer Anteil der Mitochondrien von 4,35% vorhanden. Er erhöht sich während der ersten Hungertage stetig, erreicht am 3. Tag 11,74% und am 4. Tag den Höchstwert von 51,20%. Danach sinkt der Anteil wieder auf 9,30% (6. Tag) und liegt am 7. Tag bei 20,65%. Der letzte Untersuchungstag weist eine prozentuale Menge der Mitochondrien von 7,38% auf.

Die *Kaninchenleber* enthält eine Mitochondrienmasse von 5,35%. Der Anteil erhöht sich in den ersten 48 Stunden auf 8,04% und liegt in den folgenden 3 Tagen zwischen 5,24 und 6,64%. Der Höchstwert ist am 6. Tag mit 13,63% zu verzeichnen. Darauf sinkt die Mitochondrienmasse wieder bis zum 8. Tag auf 9,32%.

Der prozentuale Anteil der *Taubenlebermitochondrien* an der Gesamtlebermasse liegt bei 4,52. Während der ersten 4 Hungertage werden prozentuale Mengen von 5,35—5,72 beobachtet. Am 5. Hungertag steigt der Anteil auf 6,58% und ist am 6. Tag wieder 5,49% hoch. Danach erhöht er sich wieder und weist am letzten Untersuchungstag den Maximalwert von 11,72% auf.

Die erhobenen Befunde über das Mitochondrienvolumen in der Zelle sowie den Anteil der Mitochondrien am Gesamtlebergewicht entsprechen nur bei den schon öfter untersuchten Tieren den bisherigen Ergebnissen. Bei den übrigen Tieren haben wir schon als Normalwerte andere Befunde erheben können. Grundsätzlich ist festzustellen, daß die Mitochondrienmasse sowohl je Zelle als auch insgesamt mehr von dem Volumen des einzelnen Mitochondrion als von der Zahl abhängt.

Da das Volumen aber auf Grund von osmotischen Veränderungen viel größeren Schwankungen unterliegt, ist der Ablauf der Veränderungen der Mitochondrienmasse auch sehr variabel. Fast in jedem Fall aber erhöht sich im Verlaufe des Versuches der Mitochondrienanteil in der Leber erheblich.

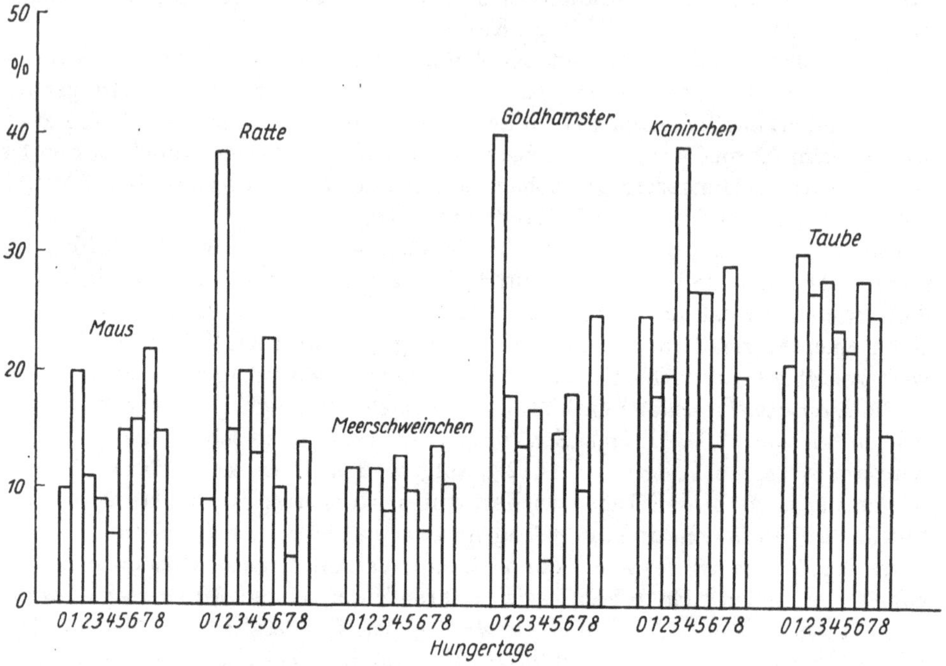

Abb. 37. Veränderungen der Leberparenchymkernmasse (in %) bezogen auf das Mitochondrienvolumen im Verlaufe des Hungerns

6. *Änderungen der Beziehungen zwischen Kernmasse und Mitochondrienmasse*

Es muß in diesem Zusammenhang interessieren, wie hoch der Anteil der Kernmasse in bezug auf die Mitochondrienmasse ist und in welcher Weise sich dieses Verhältnis im Verlaufe des absoluten Hungers verändert, da zwischen Kern und Mitochondrien enge stoffwechselmäßige Beziehungen bestehen.

Die Kernmasse (Abb. 37) beträgt bei der *Maus* bezogen auf die Mitochondrienmasse 10%. Sie verdoppelt sich innerhalb von 24 Stunden und sinkt am 2. und 3. Hungertag wieder auf Werte um 10%. Am 4. Tag fällt die Menge auf 6%, erhöht sich am 5. Tag auf 15% und weiter bis zum 7. Tag auf 22% und fällt dann wieder auf 15%. Die Vermehrung der Kernmasse ist also während des Hungerns größer als die des gesamten Mitochondrienvolumens.

Bei der *Ratte* ist ein Verhältnis der Kerne zu Mitochondrien von 9% zu finden, also etwa in gleicher Höhe wie bei der Maus. Das prozentuale Verhältnis steigt auf 38% am ersten Hungertag und sinkt dann wieder auf 15%. Nach einer Erhöhung auf 20% beträgt der Wert am 4. Hungertag 13%, am 5. Tag 23%. Er fällt dann bis zum 7. Tag auf 4% ab und beträgt am 8. Tag 14%. Die Verminderung der Kernmasse ist geringer als die der Mitochondrien.

In der *Meerschweinchenleber* zeigt die Kernmasse in bezug auf die Mitochondrien einen Wert von 12%. Der Anteil sinkt auf 10% am 1. Hungertag, erhöht sich wieder auf 12% und liegt nach einem Absinken am 4. Tag bei 13%. Er vermindert sich in den nächsten Tagen auf 7% und steigt dann wieder auf 11% am 8. Hungertag, so daß nur ein geringer Unterschied zum Normalwert zu verzeichnen ist.

Die *Goldhamsterleber* weist ein Kernvolumen auf, das 40% des Mitochondrienvolumens ausmacht. Dieser Anteil sinkt am 1. Tag auf 18%, am 2. Tag auf 14%. Am 5. Tag wird der geringste Wert mit 4% erreicht. Danach steigt das Verhältnis wieder an. Am 8. Hungertag ist ein Anteil von 25% zu beobachten. Die Verminderung des Kernanteils (bei einer absoluten Erhöhung der Gesamtmenge in der Leber) ist durch die stärkere Vermehrung der Mitochondrienmasse bedingt, die überhaupt wesentlich größeren Schwankungen unterliegt als die Kernmasse.

Diese beträgt in der *Kaninchenleber* 25% des Mitochondrienvolumens. Der Wert sinkt am 1. Hungertag auf 18% und erhöht sich bis zum 3. Tag auf 39%. Am 4. und 5. Tag sind Anteile von 27% zu finden, und am 6. Hungertag tritt eine Verminderung auf 14% ein. Nach einer erheblichen Erhöhung am 7. Tag auf 32% liegt der Prozentsatz der Kernmasse in bezug auf die Mitochondrienmenge am 8. Tag bei 20%. Auch bei diesem Versuchstier ist trotz einer Gesamtzunahme der Kernmasse der Abfall auf die Vergrößerung des Mitochondrienvolumens zurückzuführen.

Bei der *Taube* ist die Kernmasse in einem Anteil von 35% der Mitochondrienmasse zu finden. Sie sinkt in den ersten Hungertagen mit geringen Schwankungen auf 22%. Am 6. Tag steigt sie wieder auf 28% an und vermindert sich bis zum 8. Hungertag auf 15%. Dieser Abfall ist ebenfalls auf die Erhöhung der Mitochondrienmasse zurückzuführen.

7. *Lebermitochondrien und Körpergröße*

Schon frühere Untersuchungen haben ergeben, daß bei Mammaliern zwischen dem Mitochondrienstoffwechsel sowie dem prozentualen Anteil der Mitochondrienmasse und dem Körpergewicht Beziehungen bestehen (Smith [2001]).

Die Übersicht (Tab. 10) von Smith [2001], die Vergleiche zwischen der Ratte und wesentlich größeren Tieren aufstellt, läßt eine Abnahme der Mitochondrienzahl je g beim Ansteigen der Körpergröße erkennen und gleichzeitig eine Erhöhung der Feucht- und Trockenmasse der Mitochondrien und damit eine Gesamtvergrößerung. Die Atmungsintensität der Leber, die eng mit den Mitochondrien verbunden ist, steht in umgekehrter Beziehung zum Körpergewicht (FRIED und TIPTON [755], HOGEBOOM u. a. [1044], KLEIBER [1184], KUNKEL [1242], NYBERG u. a. [1595], SCHMIDT u. a. [1865]).

Tabelle 10

Die Beziehungen zwischen Körpergröße und Mitochondrienmorphologie (nach [2001])

	Ratte	Kaninchen	Schaf	Ochse
Mitochondrien je g Feuchtgewicht $\times 10^{11}$	5,149 $\pm 0,2417$	2,960 $\pm 0,1469$	2,448 $\pm 0,1322$	2,234 $\pm 0,0885$
Gesamtzahl in Leber $\times 10^{11}$	9,41 $\pm 0,702$	30,23 $\pm 4,55$	312,8 $\pm 114,2$	2376 ± 159
Trockenmasse Mitochondrien mg $\times 10^{-10}$	7,21 $\pm 0,39$	7,83 $\pm 0,84$	9,48 $\pm 0,6$	10,79 $\pm 0,74$
Feuchtmasse Mitochondrien mg $\times 10^{-10}$ (bei 80% Wasser)	36,05	39,65	47,40	53,95
Oberfläche μ^2 Trockengewicht	3,78	4,05	4,40	4,95
dto. Feuchtgewicht	10,84	11,78	13,25	14,46
Radius (μ) Trockengewicht	0,547	0,568	0,595	0,628
dto. Feuchtgewicht	0,930	0,968	1,025	1,072

Unsere Befunde ergeben im wesentlichen ein gleichartiges Bild (Abb. 38). Die Mitochondrienzahl ist beim Kaninchen von den untersuchten Säugetieren am niedrigsten, und auch die Mitochondriengröße ist viel geringer als bei den Ratten und Mäusen, wenn auch etwas höher als beim Goldhamster. Gleichzeitig mit diesen Ergebnissen sind Verschiebungen der Beziehungen der Kernmasse zur Mitochondrienmasse aufzufinden, die eine Erhöhung des Kernanteils der größeren Tiere aufweisen. Die bei der Taube gefundenen Werte lassen sich in dieses Schema nicht einordnen.

Abb. 38. Vergleichende Übersicht über verschiedene Befunde bei den Versuchstieren in %, bezogen auf die Werte bei der Maus = 100%. Lebergewicht (A), Gesamtzellzahl (B), Gesamtmitochondrienzahl (C), Parenchymzellkernvolumen (D), Mitochondrienzahl/g (E) und Mitochondriengröße (F)

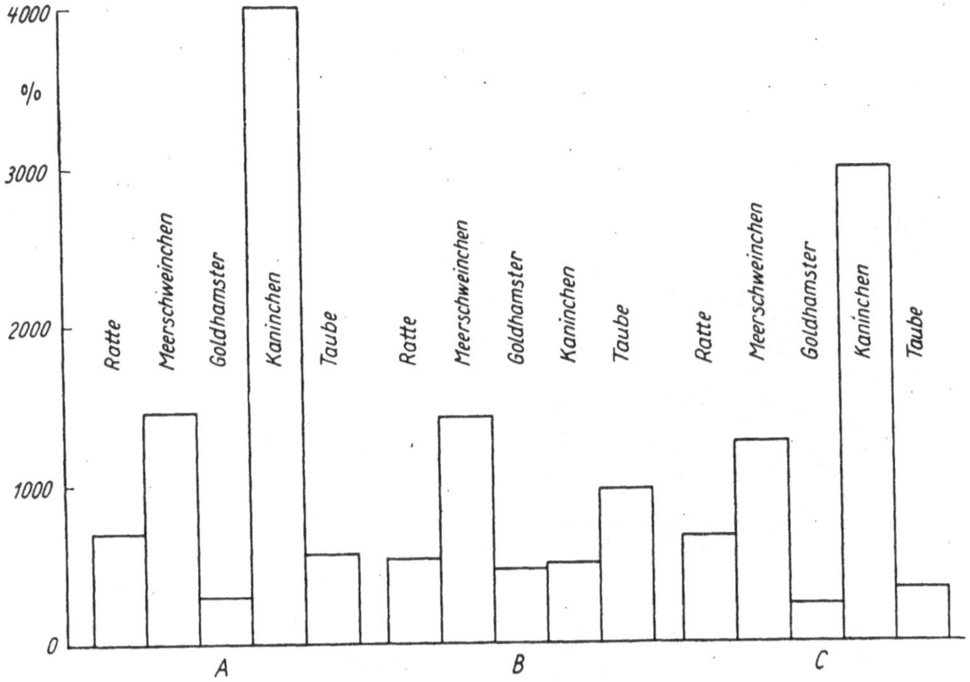
4000
%
3000
2000
1000
0
Ratte
Meerschweinchen
Goldhamster
Kaninchen
Taube
A
B
C

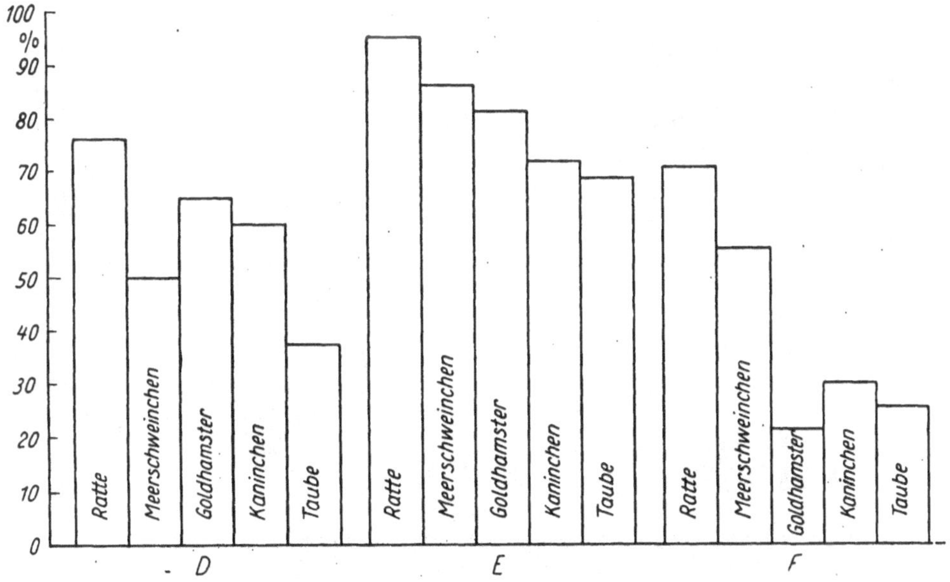
100
%
90
80
70
60
50
40
30
20
10
0
Ratte
Meerschweinchen
Goldhamster
Kaninchen
Taube
D
E
F

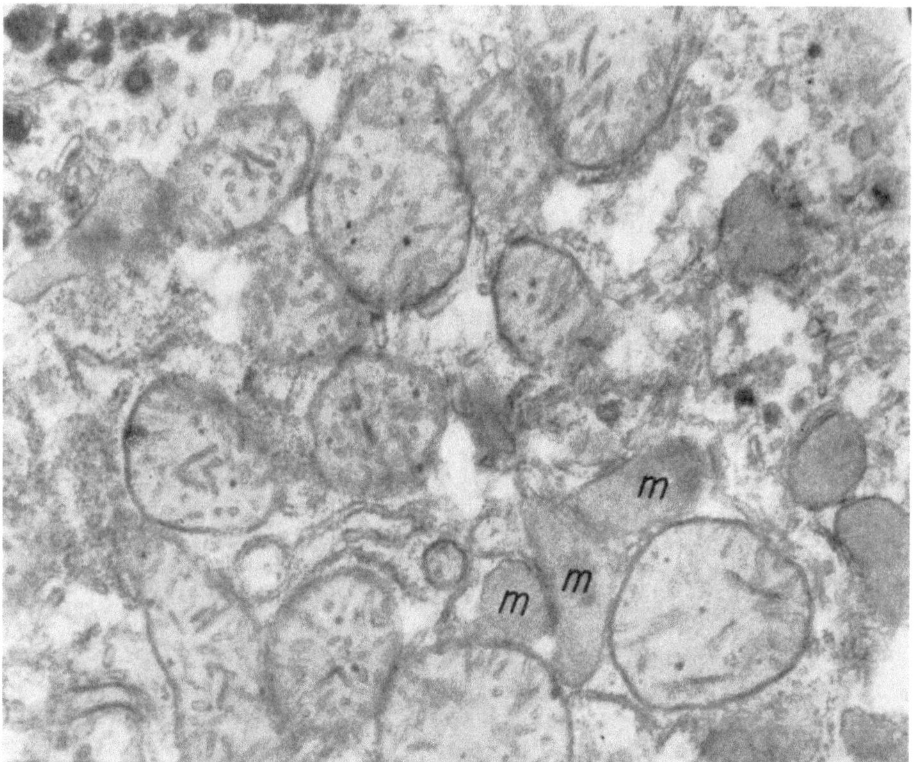

Abb. 39. Ausschnitt aus einer Leberzelle einer normalen Ratte mit reichlich Mikrobodies (m), häufig osmiophile Zentren enthaltend, zwischen den Mitochondrien. Vergr.: 25600fach

8. Zur Entstehung der Mitochondrien

Zur Diskussion stehen bei der Frage der Genese der Mitochondrien im allgemeinen zwei verschiedene Wege: die „de novo"-Theorie und die Bildung aus früheren Mitochondrien.

Die Anhänger der „de novo"-Theorie nehmen eine Entstehung der Mitochondrien aus den „Microbodies" an, aus denen sich durch Wachstum die Mitochondrien bilden sollen. Nach der Zerstörung der Mitochondrien des Mäusepankreas sah HIRSCH [1013] ihre Neubildung unabhängig von den noch vorhandenen Resten. EICHENBERGER [638a] glaubt aus seinen elektronenmikroskopischen Bildern die direkte Entstehung der Mitochondrien aus den „Microbodies" der Niere beweisen zu können. Nach LINDBERG und ERNSTER [1333] entstehen die Mitochondrien dadurch, daß die Mikrosomen das synthetisierte Protein nicht mehr abgeben und sich gradweise in Mitochondrien umwandeln. Dabei soll es zu einer Veränderung der Proteinstruktur und zum Aufbau anderer Fermentsysteme kommen. Von HOFFMAN und GRIGG [1036] wird eine Bildung im Kern angenommen, und nach CERUTI [412] differenzieren sie sich aus dem Cytoplasma. ROBERTSON [1778a] nimmt eine Abstammung von der Zellmembran an. Zwischen den regelrecht gebildeten Mitochondrien der Rattenleber haben wir in großer Zahl „Microbodies" („Cytosomen"-SCHULZ [1892a], Abb. 39) beobachtet, die zum Teil schon von Doppelmembranen umgeben sind und vereinzelt eine beginnende Ausbildung von Cristae mitochondriales aufweisen.

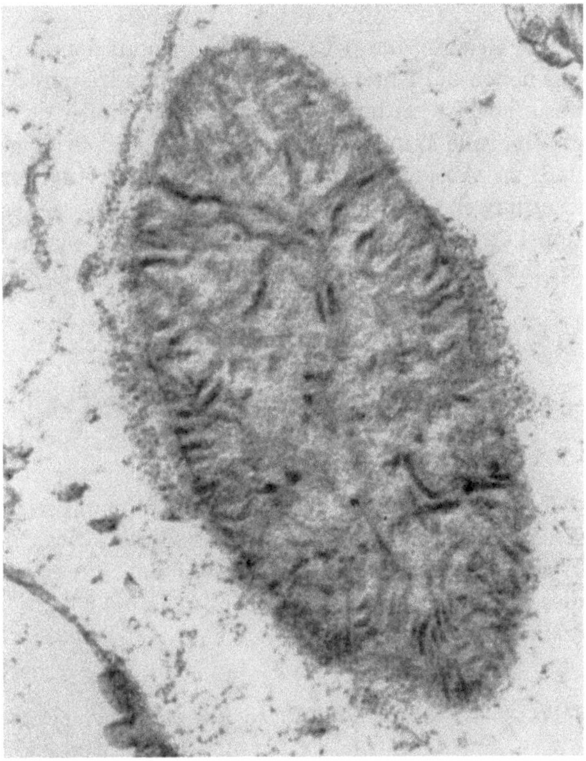

Abb. 40. Vergrößertes Mitochondrion aus der Leber einer 5 Tage hungernden Maus mit beginnender Abtrennung des oberen Mitochondrienpoles. Ges.-Verg.: 32400fach

Von einer anderen Forschungsgruppe wird die Selbstverdopplung der Mitochondrien als gegeben angesehen. So führt LÜHRS [1377] einen Zerfall der stäbchenförmigen Mitochondrien in Granula und Körnchen an. In den Mesenchymzellen von Hühnerembryonen zerfallen die Mitochondrien in der Interphase in mehrere kleine Körnchen (Hirsch [1013]). Sie sammeln sich bei der Zellteilung (Bourne [289]) um die Spindel und verteilen sich ungefähr zur Hälfte auf die zwei neuen Zellen. Viele Beobachter glauben, daß sich die Mitochondrien quer zur Längsrichtung teilen können (Claude [459], Frederic und Chevremont [750]). Diese Tatsache hat Fawcett [693] durch elektronenmikroskopische Untersuchungen belegt. Er sah bei Hungertieren eine Transversalteilung der Mitochondrien in zwei Teile.

Auf Grund unserer Untersuchungen an den Lebern verschiedener Tiere scheint uns neben der Entstehung der Mitochondrien aus „Microbodies" auch eine solche aus schon vorher bestehenden möglich. Außer durch Transversalteilungen in zwei gleich große Teile glauben wir jedoch, daß es auch zu ungleichmäßigen Teilungen und zu Absprengungen von Mitochondrienteilen, etwa im Sinne von Kernknospungen (Abb. 40), kommen kann. Dabei ist es wahrscheinlich, daß die funktionellen Fähigkeiten der neugebildeten Mitochondrien, besonders bei einer stark erhöhten Neubildungsrate, als minderwertig zu betrachten sind.

D. Nucleolus, cytoplasmatische Basophilie, Ribonucleinsäure- und Eiweißstoffwechsel der Leber im absoluten Hunger

Es besteht keine Frage, daß enge Beziehungen zwischen dem Nucleolus und der Basophilie des Cytoplasmas sowie dem Stoffwechsel von Ribonucleinsäuren und Eiweiß der Zelle bestehen. Die Zahl der Untersuchungen über die Veränderungen dieser Substanzen und ihres Stoffwechsels ist groß, die Ergebnisse sind zum Teil widersprechend.

1. Chemische Zusammensetzung des Nucleolus

Die von vielen Autoren angenommene führende Rolle des Nucleolus im Ribonucleinsäurestoffwechsel läßt einen hohen Gehalt dieser Substanz in ihm erwarten. Nach Pollister und Leuchtenberger [1687] enthält er nur Ribonucleoproteide; jedoch haben eingehendere chemische Untersuchungen zu anderen Ergebnissen geführt. Nur 5% des Trockengewichtes des Nucleolus sind Ribonucleinsäuren (Baltus [107]); nach Dounce [602] sind 2—5% der Nucleolusmasse Pentosenucleinsäuren, nach Nurnberger u.a. [1593] 3% und 14% nach Stenram [2048]. Der prozentuale Anteil der RNS an dem Nucleolusvolumen ist also gering (Davidson und Waymouth [527], Litt u. a. [1344], Monty u. a. [1515], Rossiter [1797]). Dagegen ist die Konzentration der DNS deutlich höher als im Gesamtkern (Davidson und Waymouth [527]). Bei nur 4,5% der Gesamtmasse enthält er 9% der DNS des Kerns (Monty u. a. [1515]). Der Proteingehalt beträgt 20—40% (Stenram

[2048]), die Histonmenge 22%. Das Trockengewicht liegt bei 37—38% (STENRAM [2048]). Für einen positiven DNS-Gehalt spricht auch die Feulgen-Reaktion (LITT u. a. [1344]). Nach DAVIDSON [523] ist aber nur die äußere periphere Region, d. h. das „Nucleolus assoziierte Chromatin" positiv. Auch wir haben bei unseren Untersuchungen eine teils periphere, teils vollständige Anfärbung des Nucleolus bei der Feulgenreaktion beobachtet.

Im Gegensatz zu dem geringen RNS-Gehalt des Nucleolus ist aber die erhöhte Stoffwechselrate dieser Substanz in ihm zu betonen (HÄMMERLING und STICH [909]). LOGAN und DAVIDSON [1355], SMELLIE [1996] sowie SMELLIE u. a. [1997, 1998] fanden das radioaktive P^{32} im Kern viel früher als in der cytoplasmatischen RNS. Die nucleäre RNS weist eine wesentlich höhere Stoffwechselaktivität auf als die des Cytoplasmas (HURLBERT und POTTER [1088], PAYNE u. a. [1651], VINCENT [2217]). Der größte Teil des in die Zellkerne inkorporierten P^{32} ist in der Nucleolarsubstanz lokalisiert (STICH und HÄMMERLING [2065]). MCMASTER-KAYE und TAYLOR [1419] sahen bei Drosophila repleta eine P^{32}-Inkorporation am frühesten in den Nucleolen der Speicheldrüsenzellen, erst später in den Chromosomen und im Bereich der cytoplasmatischen Basophilie. In der normalen Leber wird P^{32} 20—25 mal stärker in die nucleare RNS als in die cytoplasmatische eingelagert (ANDERSON und ÅQVIST [60]). Von den zwei RNS-Fraktionen des Kerns ist die nucleolare die wesentlich aktivere (ALLFREY und MIRSKY [48]). Auch innerhalb des Nucleolus gibt es bei Seesternoocyten unterschiedliche RNS-Substanzen, die eine verschieden hohe Einbaurate aufweisen (VINCENT [2218]). Der Nucleolus wird außerdem als Ort der Eiweißsynthese im Kern betrachtet (DAVIDSON [523], HÄMMERLING und STICH [909]). Bei seinem geringen Anteil am Gesamtvolumen kann er auf keinen Fall die gesamte RNS des Kerns enthalten, selbst wenn er vollständig aus ihr bestände (DOUNCE [602]). Sie ist außerdem im Heterochromatin, in den Chromocentren und im Karyoplasma zu finden. Über die Veränderungen der chemischen Zusammensetzung des Nucleolus im Hunger liegen unseres Wissens bisher keine Untersuchungen vor.

2. Veränderungen der Nucleolenzahl

Die Normalzahl der Nucleolen je Kern beträgt bei der Maus 7—9, beim Meerschweinchen 2—4, beim Menschen 3—5, beim Hund 1—2 (STOCKINGER [2070]) und beim Kaninchen 1 (FIESSINGER [711]). Die Menge soll durch die Ploidie der Zelle bedingt sein. Sicher ist, daß die Zahl und Größe der Nucleoli von der Zellphase, d. h. ihrer Aktivität abhängt (ANDREASSI [63], BERNHARD u. a. [206]). Veränderungen können als Zeichen der Malignität, der Entdifferenzierung oder einer geänderten Zellfunktion gedeutet werden (KOPAC und MATEYKO [1213], SAVINOVSKAJA [1842]). So enthalten Rattenleberzellkerne nach Fütterung von Dimethylaminoazobenzol 6—8 Nucleoli (GROPP [870]). Die Erhöhung der Nucleolenzahl kann durch Teilung hervorgerufen sein (ANDREASSI [63]), die Verminderung durch Zusammenfließen mehrerer kleiner oder durch ein Verschwinden der kleinen zugunsten der großen (JONAS [1119]).

Im allgemeinen soll eine Nucleolenvermehrung durch einen erhöhten Stoffwechsel bedingt sein (JACOBJ [1104]), während bei Stoffwechselsenkung eine Größenverminderung eintritt (VINCENT [2217]). Wenn auch gewisse Beziehungen zwischen Nucleolus- und Kerngröße vorhanden sind, so besitzt der erstere doch ein eigengesetzliches Wachstum, das nicht mit dem des Kerns gekoppelt ist. Die Werte schwanken wesentlich mehr als die des Kerns (JERUSALEM [1115]). Nucleoli

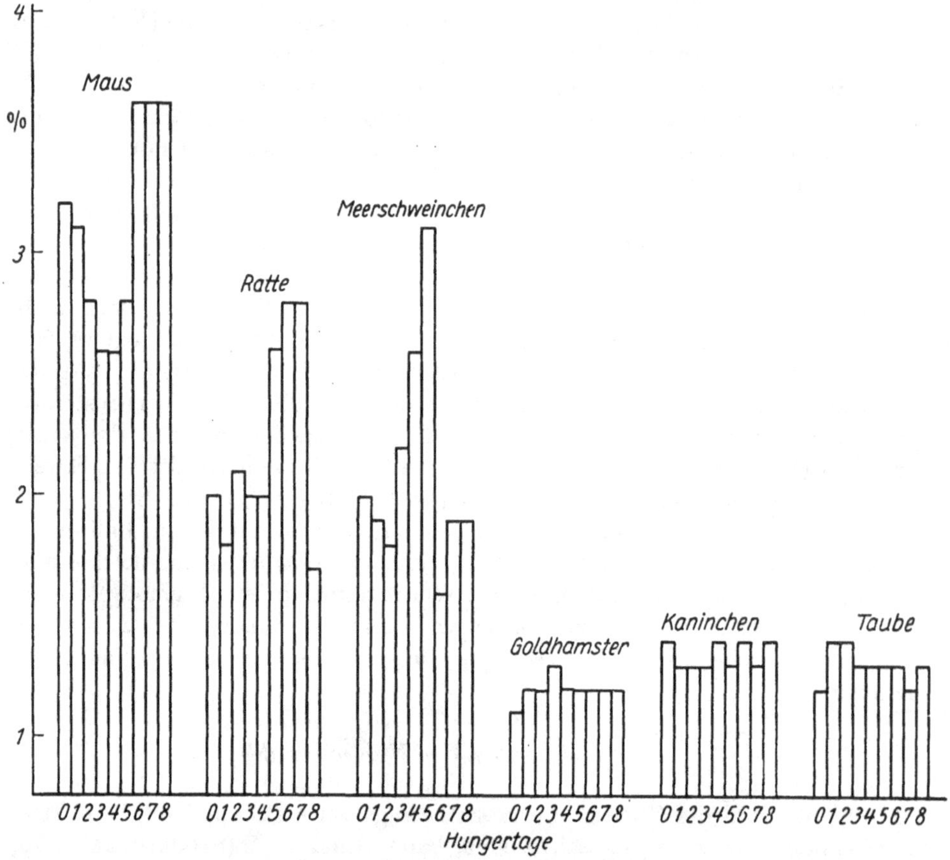

Abb. 41. Veränderungen der Zahl der Nucleoli je Kern im Verlaufe des Hungers

reagieren viel empfindlicher als der Kern auf äußere Einflüsse (BUCHER [352]). Besonders stark ist die Vergrößerung bei einer erhöhten Eiweißsynthese der Zelle (CASPERSSON [402]) und in wachsendem Gewebe (BUCHER und GATTIKER [354], FUMAGALLI und PETRELLI [769], PETERS [1658]).

Trotz zahlreicher Untersuchungen ist das Verhalten des Nucleolus im Hunger noch ungeklärt. Nach BHARADWAY und LOVE [246] nimmt sowohl die Größe als auch die Zahl der Nucleoli im Hunger ab; das Parachromatin vermindert sich ebenfalls. Die perichromosomale und nucleolare RNS sind nur wenig verändert, desgleichen die DNS. Nach LAGERSTEDT [1248] ist die Nucleolusoberfläche nach 24 Stunden Hunger bis zu 50% verkleinert, das Chromatin ist diffus im Kern verteilt. In späteren Hungerstadien sind keine auffälligen Veränderungen mehr zu beobachten. Die Zahl der Nucleoli nimmt nach STÜBEL [2080] zu. Nach 5 Hungertagen enthalten Rattenleberkerne 2,3 Nucleoli, die durchschnittlich 0,7 μ^3 groß sind. Das Gesamtnucleolenvolumen je Kern beträgt 1,6 μ^3 (STENRAM [2044]). Das Nucleolusvolumen nimmt bis zu 40% ab (FISCHER [718], MONAGHAN [1512], STENRAM [2039], VINCENT [2217]). Von anderen Autoren ist eine Nucleolenvergrößerung im Hunger beobachtet worden (HELLER und KOPAC [982], MEESSEN [1458], STOWELL [2072]).

Unsere eigenen Untersuchungen (Abb. 41) lassen gleichsinnige Veränderungen der Nucleolenzahl weder zwischen den einzelnen Tierarten noch während der verschiedenen Hungerstadien erkennen. Bei der *Maus* beträgt die Zahl normalerweise 3,2 $\pm$ 0,7 je Kern. Im Verlaufe der ersten Hungertage sinkt sie bis zum 4. Tag langsam ab und erreicht den Tiefstwert mit 2,6 $\pm$ 0,8. Hierauf erfolgt eine Zunahme bis zum 6. Tag auf 3,6 $\pm$ 1,1. Dieser Wert verändert sich bis zum 8. Tag nicht mehr wesentlich. Bei der prozentualen Aufteilung zeigt sich, daß die Anzahl der Kerne mit 2 und 3 Nucleoli ungefähr gleich bleibt, daß aber der prozentuale Anteil der Kerne mit 6 und mehr Nucleoli ansteigt.

Bei der *Ratte* fällt die Nucleolenzahl am 1. Hungertag von 2,0 $\pm$ 0,4 auf 1,8 $\pm$ 0,8, steigt am 2. Tag etwas über den Normalwert an (2,1 $\pm$ 0,8) und bleibt bis zum 4. Untersuchungstag etwa gleich. Danach erfolgt ein Anstieg bis zum 6. und 7. Tag (2,8 $\pm$ 0,8). Am letzten Untersuchungstag ist die Zahl rapide bis unter den Normalwert gesunken (1,7 $\pm$ 0,6). Nur in wenigen Fällen sind Kerne zu beobachten, die 5 oder mehr Nucleolen enthalten.

Der Verlauf der Nucleolenzahlveränderungen beim *Meerschweinchen* gleicht in gewissem Sinne dem der Ratte. Die Normalmenge beträgt 2,0 $\pm$ 0,9 je Kern. Sie sinkt auf einen etwas geringeren Wert am 2. Hungertag (1,8 $\pm$ 0,7), steigt dann auf das Maximum am 5. Tag (3,1 $\pm$ 1,0), erreicht am 6. Tag das Minimum mit 1,6 $\pm$ 0,8 und erhöht sich darauf wieder leicht. Die Höchstzahl der Nucleolen beträgt 4. Nur am 5. Tag sind vereinzelt Kerne mit 5 Nucleoli zu beobachten. *Goldhamster*, *Kaninchen* und *Tauben* enthalten normalerweise 1,1 $\pm$ 0,1, 1,4 $\pm$ 0,5 und 1,2 $\pm$ 0,5 Nucleoli. Während der einzelnen Hungerstadien ist ein etwa gleichsinniger Verlauf zu sehen. Überhaupt sind die Schwankungen bei diesen Tieren sehr gering und statistisch nicht signifikant. Am letzten Tag ist kein wesentlich unterschiedlicher Wert zum Normaltier zu finden. Auch sonst sind keine auffälligen Veränderungen der Nucleolenzahl zu beobachten. Niemals treten Kerne mit mehr als 3 Nucleoli auf.

3. *Volumenveränderungen des Einzelnucleolus*

Die durchschnittliche Größe des Einzelnucleolus ist je nach dem Funktionszustand erheblichen Schwankungen unterworfen (Abb. 42). Bei der *Kontrollmaus* beträgt das Volumen 1,5 $\pm$ 1,1 μ^3. Am 1. und 2. Hungertag ist das Verhalten etwa gleich, am 3. Tag erfolgt ein steiler Anstieg der Größe auf 2,5 $\pm$ 1,4 μ^3, der am 4. Tag noch auf 2,8 $\pm$ 2,0 erweitert wird. Darauf sinkt das Volumen bis zum 6. Tag wieder auf das normale Maß herab (1,6 $\pm$ 0,8) und bleibt so bis zum Ende des Versuches.

Das durchschnittliche Volumen des Einzelnucleolus der *Ratte* liegt bei 3,0 $\pm$ 2,7 μ^3. Es vermindert sich am 1. Hungertage nicht. Bis zum 3. Tag erfolgt eine Reduzierung unter die Hälfte (1,4 $\pm$ 0,5 μ^3); dieser Wert bleibt bis zum 6. Tag bestehen, fällt dann am 7. Tag auf 0,9 $\pm$ 0,4 und steigt am 8. Tag wieder etwas an (1,5 $\pm$ 0,5).

Das Volumen des Einzelnucleolus bei normalen *Meerschweinchen* beträgt 2,5 $\pm$ 1,8 μ^3. Schon am 1. Tag sinkt es auf 1,5 $\pm$ 0,8 μ^3 und bis zum 5. Tag dann weiter auf 0,6 $\pm$ 0,5 μ^3, d. h. auf 24% des Normalwertes. In den folgenden Tagen zeigt sich ein leichter Anstieg auf 1,2 $\pm$ 0,5 und danach wieder ein Abfall auf 0,8 $\pm$ 0,3 μ^3. Die Schwankungen innerhalb der einzelnen Durchschnittswerte sind sehr groß.

Bei *Goldhamstern* findet sich eine Nucleolusgröße von 2,3 $\pm$ 1,0 μ^3. Schon nach einem Hungertag ist sie auf 1,3 $\pm$ 0,5 abgefallen und bleibt mit einigen Schwankungen (5. Tag 1,6 $\pm$ 1,0 μ^3) auf dieser Höhe bestehen.

Das *Kaninchen* enthält normalerweise Nucleoli von einer Größe von 1,0 $\pm$ 0,4 μ^3. In den folgenden Tagen erfolgt nur ein ringgradiger Anstieg (1., 2. und 3. Tag) und ein Abfall der Größe (4. Tag). Am 5. Tag ist die Erhöhung etwas ausgeprägter, am 6. und 7. Tag wird dann wieder ein Wert unter dem Normalbefund erreicht, und am 8. Tag ist die Normalgröße aufzufinden.

Die geringsten Unterschiede der Volumina sind bei der *Taube* zu beobachten. Der Nucleolus ist beim Normaltier durchschnittlich 0,7 $\pm$ 0,2 μ^3 groß. Mit Abweichungen zwischen 0,8 $\pm$ 0,1 μ^3 (5. Tag) und 0,4 $\pm$ 0,2 μ^3 am 7. und 8. Tag sind die größten Schwankungen festzustellen.

4. Änderungen des Gesamtvolumens der Nucleoli je Kern

Für die Auswertung von Stoffwechselfragen sind die Veränderungen des Gesamtnucleolenvolumens je Kern von der größten Wichtigkeit, sollen sie doch Ausdruck einer bestimmten Funktionsphase der Zelle sein. Ihnen ist deshalb besondere Aufmerksamkeit gewidmet worden (Abb. 42), um aus den Ergebnissen vielleicht eine Gesetzmäßigkeit zu ermitteln. Normalerweise beträgt das Gesamtnucleolenvolumen je Kern bei der *Maus* 1,8 $\pm$ 0,9%. Dieser prozentuale Anteil steigt bis zum 5. Hungertag auf 2,9 $\pm$ 1,1% an und fällt dann langsam wieder auf 2,6 $\pm$ 0,9%. Wir sehen also fast eine Verdopplung des Volumens bis zum 5. Tag.

Bei der *Ratte* ist ein normaler Anteil des Nucleolus von 3,2 $\pm$ 1,0% zu beobachten. Am 1. Hungertag tritt ein geringer Anstieg auf 3,4 $\pm$ 1,0% ein. Danach findet sich jedoch ein steiler Abfall auf 1,9 $\pm$ 0,6% am 3. Tag. An den nächsten Tagen ist eine leichte Erhöhung auf 2,0% zu erkennen, der am 8. Tag ein Absinken auf 1,8 $\pm$ 0,6% folgt.

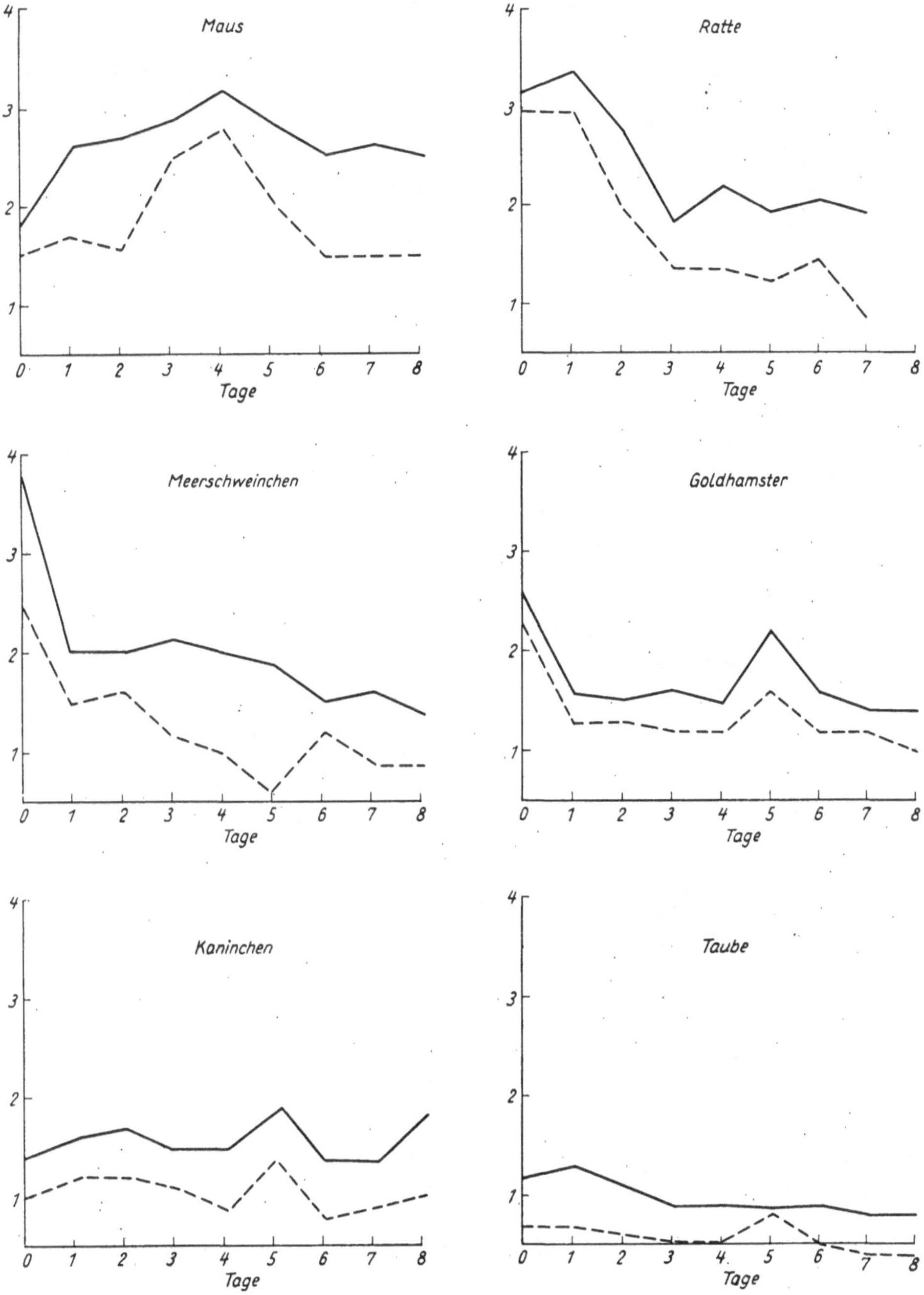

Abb. 42. Veränderungen der Volumina der Einzelnucleoli (μ^3) (– – – –) und des prozentualen Anteils der Nucleoli je Kern am Kernvolumen (———) während des Hungerns

Den höchsten prozentualen Anteil am Kernvolumen zeigt die Nucleolarsubstanz des *Meerschweinchens*. Er beträgt 3,8 ± 1,5%. Schon in den ersten Hungertagen fällt der Wert auf fast 50% des Ausganges (2,0 ± 0,6%). Bis zum 4. Tag erhält sich ungefähr das gleiche Niveau. Erst am 5. Tag erfolgt ein weiteres Absinken auf 1,8 ± 0,8% und am 6. Tag auf 1,5 ± 0,4%. Der Wert am letzten Untersuchungstag beträgt 1,4 ± 0,4%.

Goldhamster zeigen einen prozentualen Anteil des Nucleolusvolumens am Kernvolumen von 2,6 ± 1,1%. Er fällt am nächsten Tag auf 1,6 ± 0,5% und bleibt in den folgenden Tagen etwa gleich hoch. Am 5. Tag ist wieder ein Anstieg auf 2,2 ± 1,1% zu verzeichnen, darauf erfolgt ein Absinken auf 1,4 ± 0,2% am 8. Tag.

Das *Kaninchen* zeigt einen Nucleolusanteil von 1,4 ± 0,3% beim Kontrolltier. In den ersten Hungertagen ist ein leichter Anstieg auf 1,7 ± 0,4% (2. Tag) zu beobachten, darauf findet sich ein Abfall und bis zum 5. Tage wiederum ein Anstieg auf 1,9 ± 0,5%. Nach einem weiteren Absinken ist dann am 8. Tag nochmals eine Erhöhung auf 1,8 ± 0,4% zu sehen.

Bei *Tauben* beträgt der Anteil des Nucleolus am Kernvolumen 1,2 ± 0,3%. Am 1. Hungertag steigt er auf 1,3 ± 0,4%, fällt dann bis zum 3. Tag auf 0,9 ± 0,3%, um auf dieser Höhe bis zum 6. Tag zu bleiben. Am 7. und 8. Tag erfolgt nochmals ein leichter Abfall auf 0,8 ± 0,3%.

Im Gegensatz zu den Befunden früherer Autoren und zum Teil auch erster eigener (David [517, 518]), läßt sich aus den erhobenen Ergebnissen kein Zusammenhang zwischen Nucleolusgröße und Hungerstadium konstruieren. Die Schwankungen sind sogar bei einer Tierart innerhalb des Versuches so weitgehend, daß sich zwar im Einzelfall auch einmal die Erhebung eines früheren Untersuchers bestätigen läßt, daß aber andererseits die daraus abgeleiteten Schlußfolgerungen auf Grund der wechselnden Befunde als nicht stichhaltig zu betrachten sind. Wir haben es vielmehr zum größten Teil mit rein zufälligen Ergebnissen aus einem bestimmten Hungerstadium zu tun. Auch die übrigen Untersuchungen histochemischer und cytochemischer Art müßten einer Kritik unterzogen werden.

5. Verhalten der Nucleinsäuren der Leber

85—90% der Ribonucleinsäuren der Zelle sind im Cytoplasma lokalisiert (Leslie [1296]). Je nach dem Anteil des Cytoplasmas am Gesamtvolumen ist die Desoxyribonucleinsäurekonzentration unterschiedlich hoch. Einen Überblick über den Nucleinsäuregehalt der Lebern verschiedener Tiere im Normalzustand gibt Leslie ([1296] Tab. 11). Ausgedehnte Untersuchungen über den DNS-Gehalt der Zelle wurden von Davidson [523] und Vendrely [2199] durchgeführt. Nach Blomqvist [261] enthält die Rattenleber normalerweise 3,9% RNS (Trockensubstanz) und 1,3% DNS. In der einzelnen Rattenleberzelle befinden sich $0{,}26 \times 10^{-4}\,\gamma$ RNS beim männlichen Tier und 0,24 beim weiblichen (Harrison

[950]). Wie die anderen Bestandteile der Zelle sollen auch die DNS und RNS einem 24-Stunden-Rhythmus unterliegen (Barnum u. a. [131]). Die Hauptmenge der RNS ist in der Mikrosomenfraktion lokalisiert (Barnum und Huseby [128, 129], Chantrenne [426], Lindberg und Ernster [1333], Petermann u. a.

Tabelle 11

Verteilung der Menge von RNS-P und DNS-P in den Lebern verschiedener Tiere (nach [1296])

Tierart	Organgewicht g	Gesamtmenge je Organ		Mikrogramm je 100 g Frischgewebe		Mikrogramm je mg Protein-N		Mikrogramm je Durchschnittszelle		RNS-P / DNS-P
		RNS-P	DNS-P	RNS-P	DNS-P	RNS-P	DNS-P	RNS-P	DNS-P	
Ratte	7,67	7,19	1,66	93,4	21,6	36,9	8,6	4,0	0,913	4,38
	12,0	9,21	2,02	77,5	16,8	33,5	7,25	5,25	1,24	4,62
	5,46	5,56	1,07	102	19,7	36,3	7,0		0,712	5,14
						34,8	10,6			3,28
Maus				93,0	25,5	32,4	8,9			3,62
				92,9	27,9	28,1	8,4			3,34
				90,0	28,5					3,16
				92,7	23,2					4,00
Kaninchen				79	17					4,6
				30,9	7,3					4,26
				31,9	16,1					1,98
Katze				78	34					2,30
Meerschweinchen				97	42					2,30
Hühnchen	45,0	37,8	14,0	84	31,1					2,70
Hahn	37,8	29,3	15,6	77,5	41,3					1,86
Affe				29	8,4					3,45
Mensch				52	21	21,4	8,8	2,48	1,0	2,48

[1656], Schneider und Hogeboom [1875]). Sie enthält mehr als 50% der Gesamtmenge. Es wird als gesichert angesehen, daß sich der DNS-Gehalt der Leber durch Veränderungen der Nahrungsmittelzusammensetzung oder durch Hunger nicht verschiebt (Blomqvist [261], Davidson [521]).

Nur von wenigen Autoren werden dagegen uncharakteristische Veränderungen (Rüttner u. a. [1811]) oder eine Zunahme der DNS im Hunger angegeben. Nach Kosterlitz [1218] steigt der Nucleinsäuregehalt im Hunger an (24—48 Stunden). In der Hungerleber des Meerschweinchens nimmt der prozentuale Anteil der RNS in der Trockensubstanz trotz der Abnahme der absoluten Menge zu (Toivonen [2147]). In den Anfangsstadien soll die Konzentration der Gesamtnucleinsäuren — bedingt durch den Glykogenverlust — im Zusammenhang mit einer vorübergehenden Proteinspeicherung zunehmen. Erst später sinkt der Gehalt an RNS, Phosphatiden und Protein, was mit einer Schrumpfung des Zellumfanges einhergeht (Schmidt [1864]).

Die *Abnahme der RNS des Cytoplasmas ist eindeutig* (Allard u. a. [44], Bahr [103], Barton und Laird [134], Blomqvist [261], Davidson [521, 522, 523],

DAVIDSON und WAYMOUTH [526, 527], FUKUDA und SIBATANI [768], GLOCK und McLEAN [831], LAIRD und BARTON [1252], MEESSEN [1458], PETERMANN und HAMILTON [1657], THOMSON u. a. [2137, 2138], TSUKUDA [2171], VENDRELY und VENDRELY [2200], WILLIAMS [2322], ZEIGER und WIEDE [2388], ZELDIS u. a. [2390]). Das Absinken geht z. T. parallel dem Abfall des Eiweißgehaltes. Die Verminderung der RNS in der Rattenleber beträgt nach 24 Stunden Hunger 25%, die des Leberprotein-N 20% (ZELDIS u. a. [2390]). Das Verhältnis von N: RNS-P/g bleibt relativ konstant. Nur die Total-RNS sinkt ab (GLOCK und McLEAN [831]). Jedoch ist der RNS-Abfall im allgemeinen stärker als der des Proteins (FUKUDA und SIBATANI [768]). Nach 6 Tagen Hunger sind rund 50% der RNS-Menge und des Proteins verlorengegangen (LAIRD und BARTON [1252]). Nach TOIVONEN [2148] ist die RNS bei Hungertieren in niedermolekularer Form zu finden. Der Gehalt der normalen Rattenleber an RNS von 7,3 mg/g sinkt auf 6,8 mg nach 7 Tagen Hunger, gleichzeitig ist die Menge je Kern von $35,8 \times 10^{-9}$ mg auf 17,3 abgefallen (ALLARD u. a. [44]). Während der Totalphosphorgehalt der Hundeleber nur wenige Veränderungen im Verlauf von 21 Hungertagen aufweist (FLOCK u. a. [727]) (Tab. 12), der anorganische Phosphor von 17,8 auf 26,3 mg % ansteigt (NELSON u. a. [1562], O'DELL und BRUEMMER [1602], RAPOPORT u. a. [1731]), sinkt der Gehalt an Nucleoprotein-P in der Rattenleber nach 48 Stunden Hunger erheblich (KOSTERLITZ und CRAMB [1220]) (Tab. 13).

Tabelle 12

Veränderungen des Gesamtphosphors der Hundeleber im Hunger (nach [727]) je 100 g Feuchtgewicht

Normaltier	241—318 mg
15 Tage Hunger	322 mg
21 Tage Hunger	290—361 mg

Tabelle 13

Abnahme des Leberprotein-N nach 24 und 48 Stunden Hunger bei der Ratte (nach [1220])

	mg/100 g Kgw.	Verlust %
Gefütterte Ratten	$3,79 \pm 0,12$	—
24 Stunden Hunger	$3,31 \pm 0,10$	—12,7
48 Stunden Hunger	$3,12 \pm 0,10$	—17,9

Nach DAVIDSON [521] sinkt der RNS-P-Gehalt je g Leber bei gleichbleibendem DNS-P (2,5 bzw. 2,4 mg) von 10,7 auf 7,9 mg nach 24 Stunden Hunger. Bezogen auf das Frischgewicht und den N-Gehalt soll der DNS-P in der Rattenleber nach 72 Stunden sogar etwas ansteigen, während er sich je Einzelzelle vermindert. Dagegen ist der RNS-P in jeder Hinsicht, wenn auch in verschiedener Stärke, reduziert (THOMSON u. a. [2138]) (Tab. 14).

Tabelle 14

Veränderungen des Ribonucleinsäurephosphors und der Gewebsmasse in der hungernden Rattenleber (nach [2138])

	RNS-P pg/Kern	Gewebsmasse pg/pg DNS-P
Grundnahrung	0,180 ± 0,00639	4660 ± 93,0
48 Stunden Hunger	0,155 ± 0,0104	3030 ± 84,4
72 Stunden Hunger	0,144 ± 0,0134	3030 ± 148

Der Gehalt der Leber an Nucleinsäuren ist stärker von dem Kaloriengehalt und der Proteinmenge der Nahrung als von den Vitaminen abhängig. Die RNS sinkt gleichlaufend mit der Gewichtsabnahme, während die DNS zunimmt (Halevey und Guggenheim [916]). Die RNS steht im dynamischen Gleichgewicht mit der Diät (Barnes und Schoenheimer [125], Bendich [166]).

6. Morphologische Befunde am Nucleolus und den basophilen Substanzen (Ergastoplasma)

a) Lichtmikroskopische Befunde

Lichtmikroskopische Untersuchungen des normalen Nucleolus sind vielfach durchgeführt worden (Hertl [991], Stockinger [2070], Vincent [2217]). Auffälligerweise läßt er sich entgegen den üblichen Ansichten häufig mit der Feulgen-Reaktion darstellen, die zu einer teils vollständigen, teils partiellen Anfärbung besonders im Randgebiet führt, eine Tatsache, die an eine Membran denken läßt. Auch bei Färbungen zur Darstellung der Ribonucleinsäuren, wie Toluidinblau oder Methylgrün-Pyronin scheint die fädige bis homogene basophile Substanz von einer Membran umgeben. Wesentliche Veränderungen der Basophilie oder andere morphologische Befunde, wie etwa eine Vakuolisierung, sind im Hunger nicht aufzufinden. Eine bestimmte Lokalisation innerhalb des Kerns während der einzelnen Hungerstadien läßt sich nicht ermitteln, die Menge der der Kernmembran anliegenden Chromocentren wechselt. Nur bei einzelnen Tieren ist in späteren Hungerstadien eine der Pyknose des Gesamtkernes vergleichbare Farbvertiefung zu erkennen, wie sie sonst häufig an den Nucleoli gestorbener Tiere zu beobachten ist.

Die Änderung der Basophilie des Cytoplasmas weist bei allen Tieren einen in etwa gleichsinnigen Verlauf auf. Im Normalfall liegen die Substanzen schollenförmig im Cytoplasma, wobei eine bevorzugte Lokalisation nahe dem Kern vorhanden zu sein scheint. In den ersten Hungertagen werden sie wesentlich feinkörniger und sind bei Mäusen schon nach 3 Tagen verschwunden. Nur noch Einzelzellen erweisen sich als positiv. Bei Ratten sowie Goldhamstern und Kaninchen ist eine geringe Basophilie noch am 4. Hungertag zu beobachten, bei Meerschweinchen ist sie schon am 1. Tag verschwunden, bei der Taube am zweiten.

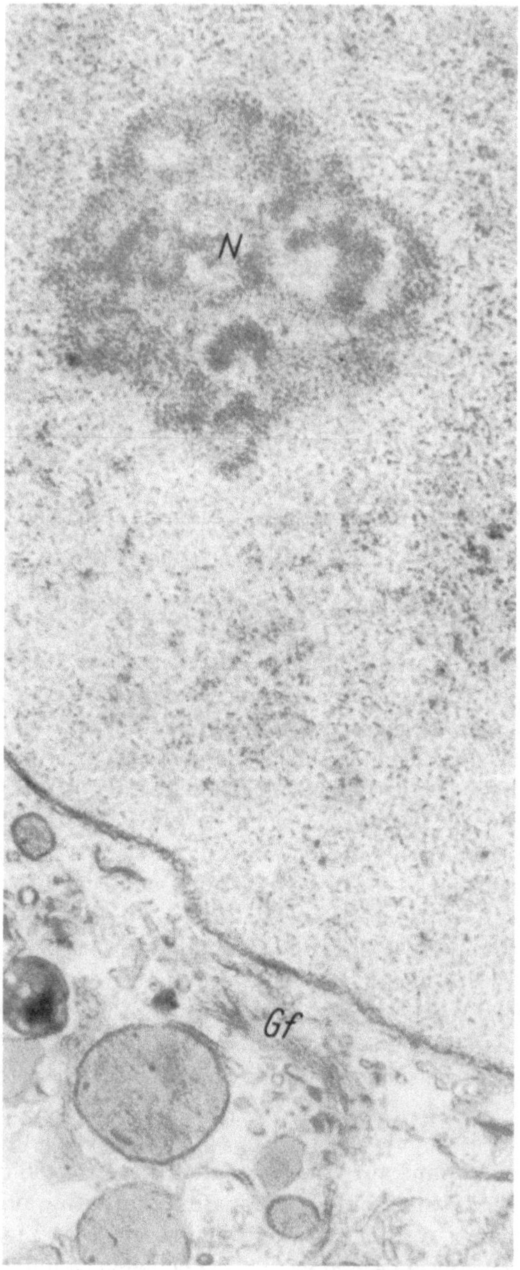

Abb. 43. Ausschnitt aus einem Leberzellkern der Ratte mit Nucleolus (N) — zusammengesetzt aus Nucleolonemata und Pars amorpha. In der Nähe der Kernmembran das GOLGI-Feld (Gf). Ges.-Verg.: 33000fach

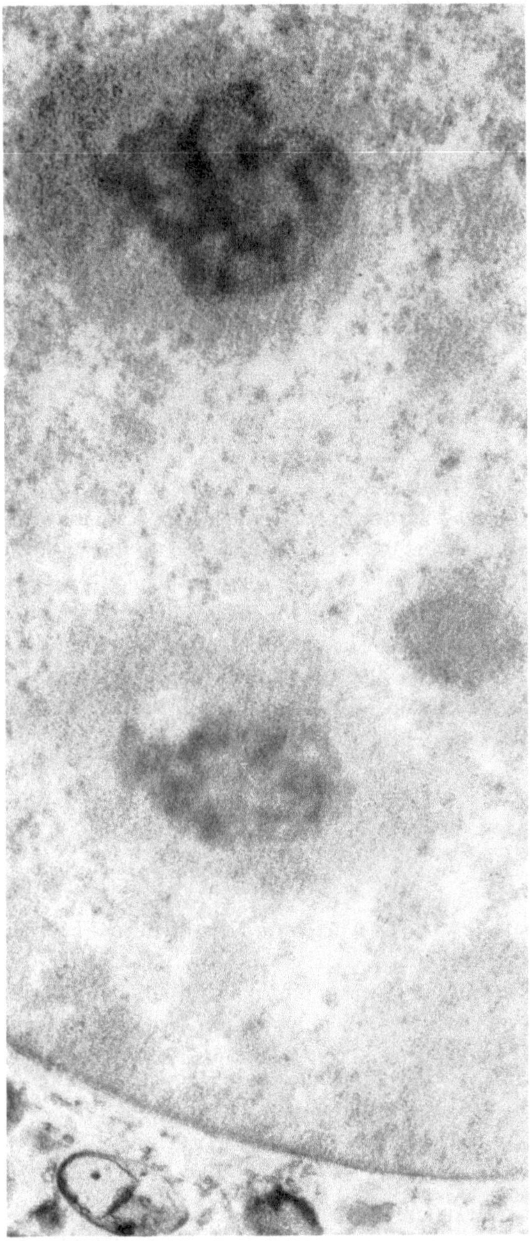

Abb. 44. Zwei Nucleoli in einem vergrößerten Leberzellkern einer 5 Tage hungernden Maus. Ansammlung von Granula um die Nucleoli sowie umschriebene Aufhellung im unteren Nucleolus. Auflockerungs- und Verdichtungszonen im Karyoplasma im Gegensatz zur gleichmäßigen Verteilung im normalen Kern. Ges.-Verg.: 21 600fach

Die Abnahme der basophilen Strukturen, die sich im wesentlichen aus Protein und RNS zusammensetzen (STENRAM [2047]), in der Hungerleber ist ein bekannter Befund (ALTMANN [53], BERNHARD u. a. [207], LEDUC [1286], MIRSKY u. a. [1501], SMITH [2000]). Jedoch ist die Ansicht über ihren vollständigen Verlust, wahrscheinlich hervorgerufen durch die verschieden langen Hungerzeiten, nicht einheitlich. Nach TARDINI [2110] sind die basophilen Substanzen des Cytoplasmas die empfindlichsten Indikatoren der Funktionstüchtigkeit einer Leberzelle, da ihr Verschwinden immer anderen Veränderungen vorausgehen soll. So sind sie auch vor dem Auftreten von Nekrosen nicht mehr vorhanden. Ihre Menge scheint innerhalb des Leberläppchens verschieden zu sein. In der Peripherie ist nach DEANE [541] nur wenig basophile Substanz zu sehen, während in den intermediären und zentralen Läppchenteilen große Schollen liegen. Nach 24 Stunden Hunger ist in den zentralen Teilen noch eine deutliche Basophilie zu erkennen, während sie in der Peripherie schon fehlt (VENDRELY und VENDRELY [2200]). Diese unterschiedliche Lokalisierung haben wir bei unseren Untersuchungen nicht festgestellt.

Innerhalb der Leberzelle wird immer wieder die perinucleäre Lage der Basophilie betont, und es werden daraus weitreichende Schlüsse gezogen. Die kernabhängige Basophilie soll ein Ausdruck der eiweißbildenden Funktion der Leberzellkerne sein (ALTMANN [53]). Jedoch wird eine rein mechanische Erklärung für die Lage in der letzten Zeit häufiger erwähnt (MAYERSBACH [1450], STENRAM [2041]). Glykogen soll die basophilen Einschlüsse an die Kern- und Zellwand drücken (STENRAM [2047]). Wenn auch die Stärke der Basophilie mit der Menge der Ribonucleinsäurehaltigen Substanzen im allgemeinen gleichzusetzen ist, gibt es doch auch Vorgänge in der Leber, bei denen die Verschiebungen beider Stoffe nicht gleichsinnig verlaufen (FARBER u. a. [688], SZANTO und POPPER [2100], VENDRELY und VENDRELY [2200]).

b) Elektronenmikroskopische Befunde

Elektronenmikroskopische Untersuchungen über den normalen Aufbau der Leberzelle und ihrer Bestandteile liegen schon in großer Zahl vor (BERNHARD u. a. [207, 210], BRAUNSTEINER u. a. [321], DALTON u. a. [503], FAWCETT [693], GIESEKING [805], GLAUSER [828], HAMPTON [921], HOWATSON und HAM [1075], MÖLBERT [1508, 1509, 1510], PALADE [1633], PALADE und SIEKEVITZ [1636], ROUILLER [1804]).

Der Nucleolus zeigt den gleichen Aufbau in dem Leberzellkern wie in den anderen Zellkernen. Er besteht aus der pars amorpha und den Nucleolonemata (YASUZUMI u. a. [2369]) (Abb. 43). Jedoch konnten wir gewisse Unterschiede bei den einzelnen Tierarten aufdecken. Übereinstimmung besteht bei allen Untersuchern in Hinsicht auf das Fehlen einer Nucleolusmembran. Sie ließ sich bisher in keinem Falle darstellen (HORSTMANN [1063]). In der Umgebung der Nucleoli ist oft eine Vermehrung der osmiophilen Granula zu beobachten, die besonders in Richtung zur Kernmembran stark ausgebildet sein können (Horstmann und Knoop [1064]). Bei der allgemein üblichen Gleichsetzung der 100—150 Å großen Granula mit Ribonucleoproteidkomplexen kann diese Tatsache mit einer erhöhten Synthese und Abgabe dieser Substanz in Verbindung gebracht werden. In späteren Hungerstadien sind — vorwiegend durch Verteilungsverschiebungen bedingt — Aufhellungen und Verdichtungen des Karyoplasmas zu beobachten. Besonders um den Nucleolus ist oft eine erhebliche Ansammlung osmiophiler Granula zu erkennen. Außerdem treten auch Aufhellungen innerhalb der Nucleoli auf (Abb. 44).

Mit den lichtmikroskopischen basophilen Strukturen sind in gewisser Weise die Ergastoplasmalamellen (α-Cytomembranen) gleichzusetzen. Sie und besonders die ihnen anhaftenden Palade-Granula werden als die Repräsentanten des Ribonucleoproteidgehaltes des Cytoplasmas angesehen (Bernhard u. a. [208], Palade und Siekevitz [1636], Porter [1700], Sjöstrand [1991]). Wie weit diese 100—150 Å großen Granula wirklich vorgebildete Strukturen sind, bleibt weiteren Untersuchungen vorbehalten. Bei ersten Befunden an unfixierten, gefriergetrockneten Zellen konnten Sjöstrand und Baker [1992] sie nicht beobachten. Sie halten sie für Präzipitate der Grundsubstanz. Die Bruchstücke des Ergastoplasmas stellen die cytochemische Fraktion der Mikrosomen dar.

Die Abnahme des Ergastoplasmas im Hunger scheint eine feststehende Tatsache zu sein (Cohen [466], Fawcett [693], Gieseking [805], Lagerstedt [1247], Laird u. a. [1253], Tujimura [2172a]). Der Verlust dieser Substanz ist aber auch bei anderen Schädigungen zu finden, wie z. B. nach Gabe cancerogener Substanzen (Heine u. a. [979]) oder bei Phosphorvergiftung (Jézéquel [1116]) sowie Sauerstoffmangel (Mölbert [1508, 1509, 1510]). Die normale Lage der Ergastoplasmalamellen in der Zelle läßt zwar oft eine Häufung in der Nähe der Kernmembran erkennen, jedoch ist die konzentrische Lage um jedes Mitochondrion und auch in der Nähe der Zellmembran als ein ebenso typischer Befund hinzustellen. Im Hunger verschwinden im allgemeinen besonders die kernnahen Partien (siehe aber Abb. 45) des Ergastoplasmas, während die peripheren Anteile und vorwiegend die in der Nähe der Mitochondrien auch in späten Hungerstadien noch häufig zu beobachten sind. Ähnliche Befunde erhoben auch Bernhard u. a. [207]. Nach Howatson und Ham [1076] zerbrechen die Ergastoplasmalamellen im Hunger in kleine Bläschen. Glauser [828] fand ein Verdämmern der Mitochondrien in der Grundsubstanz bei Hungertieren und hält den Schwund des Ergastoplasmas für sekundär. Eine Beziehung der Ergastoplasmatransformation im Verlaufe des Hungers und bei der Wiederfütterung zur Kernmembran konnte nicht festgestellt werden (Stenram [2047]).

7. Beziehungen zwischen Kern und Nucleolus und der RNS-Synthese der Zelle

Es besteht keine Frage, daß der Kern und Nucleolus eine entscheidende Rolle im RNS-Stoffwechsel der Zelle spielen. Nach Altmann [56] ist der Nucleolus als die unmittelbare Quelle der cytoplasmatischen Ribonucleotide anzusehen. Veränderungen der Nucleoli sollen der Neubildung ergastoplasmatischer Substanzen gesetzmäßig vorgeschaltet sein. Für diese Ansicht sprechen auch die Befunde von Caspersson [402], Lagerstedt [1247], Lindberg und Ernster [1333], Prescott [1709, 1710, 1711], Richter u. a. [1763], Stowell [2072], Taylor u. a. [2116]. Auf Grund der in ihm lokalisierten Enzyme wird der Kern als unbedingt notwendig für die RNS-Synthese betrachtet (Hogeboom u. a. [1044], Prescott [1710, 1711],

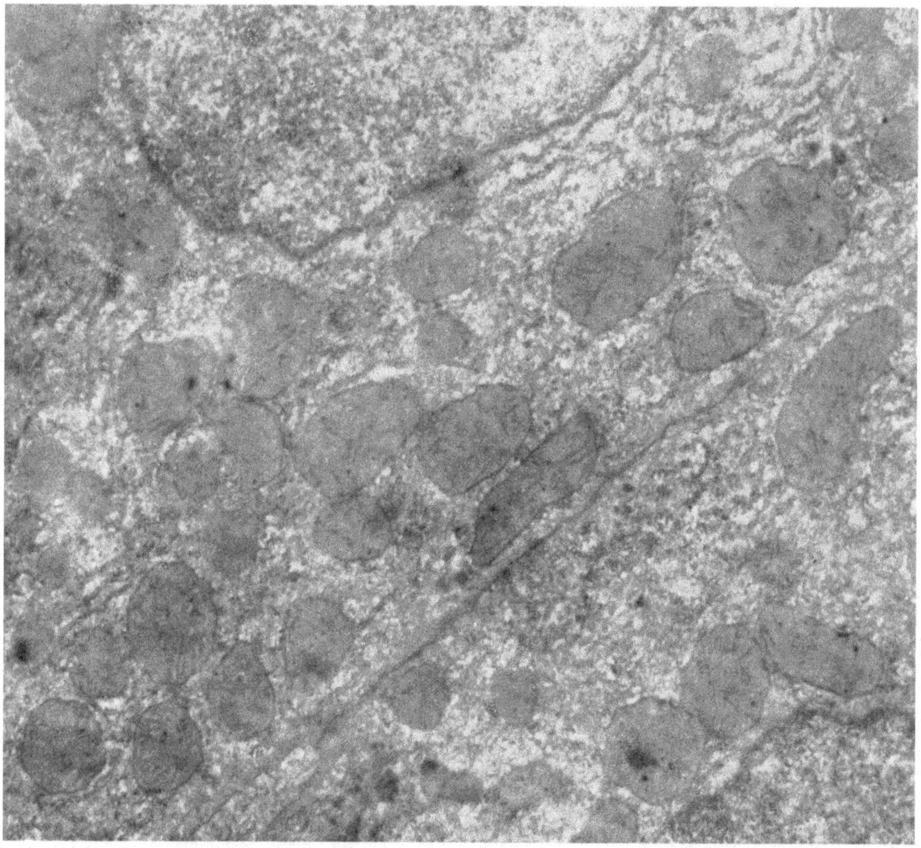

Abb. 45. Ausschnitt aus zwei Zellen der Leber eines 4 Tage hungernden Meerschweinchens. Homogene Mitochondrien mit z. T. aufgetriebenen Cristae mitochondriales. In Kernnähe (oben) sowie auch zwischen den Mitochondrien noch reichlich Ergastoplasma. Ges.-Verg.: 18000fach

Zalokar [2381]). Ausführliche Untersuchungen zu diesem Problem sind von Caspersson [402] durchgeführt worden. Bei einer erhöhten Proteinsynthese des Cytoplasmas kommt es zu einem Anwachsen des Nucleolus, während in den Zellen ohne Eiweißbildung ein kleiner Nucleolus vorliegt. Seine Vergrößerung ist das erste Kennzeichen einer beginnenden Eiweißsynthese der Zelle. Die im

Nucleolus gebildete RNS diffundiert durch die Kernmembran, die Konzentration der RNS fällt vom Kern zur Zellgrenze kontinuierlich ab. De Robertis [1775] und Hirsch [1013] treten ebenfalls für einen Übertritt der basophilen Substanzen vom Kern in das Cytoplasma ein.

Ein besonderer Fall des Überganges von Kernsubstanzen in das Cytoplasma sind die lichtmikroskopisch zu beobachtenden Ausschleusungen von Nucleolarsubstanz oder ganzen Nucleolen in das Cytoplasma (Altmann [56], Berg [188], Dodson [595], Duryee [616], Frederic [749], Love [1362], Srivastava [2026]). Daneben kann es zu einer bläschenförmigen Kernsekretion mit oder ohne Beteiligung des Nucleolus kommen (Groodt u. a. [869], Gropp und Hupe [871]).

Andererseits wird weniger das Übergehen der vollständig synthetisierten Substanz als das bestimmter Vorstufen für charakteristisch angesehen; aus diesen wird dann in der Nähe des Kerns die endgültige RNS des Cytoplasmas aufgebaut. Nach Stowell [2074] und Lagerstedt [1248] werden die nucleinsäurehaltigen Proteine an der Kernmembran unter Mitwirkung des Nucleolarapparates, der hexonbasenreiche Proteine abgibt, gebildet. Daß die RNS des Kerns ein Vorläufer der cytoplasmatischen RNS ist, wird von MacMaster-Kaye und Taylor [1419], Dounce [602], Taylor u. a. [2116] als gesichert angenommen. Der größte Teil der cytoplasmatischen Ribonucleoproteide wird unter der Kontrolle des Kerns und des Nucleolus hergestellt (Lindberg und Ernster [1333]). Nach Brenner [325] diffundieren diaminosäurereiche Proteine durch die Kernmembran und induzieren die Synthese von RNS im Cytoplasma. Jedoch soll nach Brachet [300, 304, 305] und Brachet und Chantrenne [310] ein wesentlich komplexerer Vorgang als eine einfache Diffusion vorliegen. Die RNS des Nucleolus wirkt auf die Kernmembran, die dann in Zusammenarbeit mit den Mitochondrien die cytoplasmatische RNS aufbaut (Gay [789]). Das Heterochromatin der Kernmembran soll die Syntheseprozesse der cytoplasmatischen RNS kontrollieren. Parallel dazu verläuft die Produktion der nucleären RNS durch das Nucleoluschromatin. Eine Mitwirkung des Kerns bei der RNS-Synthese der Zelle ist auf jeden Fall vorhanden (Chantrenne [427, 428]).

Die funktionelle Bedeutung des Nucleolus liegt nach Lettré [1299] in der Abgabe von Substanzen in das Cytoplasma. Von Zeit zu Zeit tritt er in Kontakt mit der Kernmembran, wobei es zu einem Übergang von Stoffen in das Zellplasma kommt (Monty u. a. [1515]). In Gewebekulturen bestehen zwischen Nucleolus und Kernmembran mehrere Verbindungen. In der Nähe dieser Kontaktstellen ist eine erhöhte Ansammlung von Mitochondrien zu beobachten, die unter starker Formveränderung in Berührung mit der Kernmembran treten, woraus Frederic [749] auf einen Stoffaustausch (RNS) zwischen Kern und Mitochondrien schließen zu können glaubt (Cotte [490]). Die Nucleoproteide werden an das Zellplasma durch den sogenannten Schleusenmechanismus abgegeben, wobei das Verhältnis von Kernoberfläche zu Kernvolumen und die relative Verkleinerung der Austauschfläche zwischen Kerninnerem und Cytoplasma wichtig ist (Altmann [53]).

Untersuchungen an Einzellern ergeben ein Fehlen der RNS-Synthese nach Ribonucleasebehandlung in den kernlosen Hälften von Acetabularia mediterranea im Gegensatz zu den kernhaltigen (PLAUT und RUSTAD [1679], RICHTER [1763], STICH und PLAUT [2067]). GOLDSTEIN [845] nimmt folgende Beziehungen zwischen nuclearer und cytoplasmatischer RNS und Protein bei Amöba proteus an: Gewisse nucleare Proteine sollen in das Cytoplasma wandern und von dort wieder zum Kern zurückkehren. Diese Proteine werden als Trägersubstanz der nuclearen RNS aufgefaßt, die zum Transport miteinander verbunden werden. Im Cytoplasma wird die RNS wieder abgegeben und tritt wahrscheinlich in enge Verbindung mit dem endoplasmatischen Retikulum. In der kernlosen Hälfte ist der Verlust an RNS viel größer (JAMES [1110]), die Aufnahme von P^{32} ist gestört (MAZIA und HIRSHFIELD [1451]). Bei Acetabularia mediterranea stehen Kerngröße und Nucleolarvolumen in klarer Abhängigkeit von der cytoplasmatischen Energieproduktion. Sie ist der übergeordnete Faktor und kontrolliert Kern und Nucleolarwachstum, wovon dann rückwirkend wahrscheinlich durch im Nucleolus produzierte RNS eine Abschwächung oder Verstärkung des Zellwachstums erfolgt (HÄMMERLING [908]). In enucleierten Hälften ist weniger markiertes Adenin zu finden, was nach PLAUT und RUSTAD [1679] auf zwei Möglichkeiten zurückzuführen ist; zum einen, daß die Inkorporation direkt durch den Kern beeinflußt wird, oder zum anderen, daß sie unabhängig vom Kern erfolgen kann. Die Differenz ist dann als das Ergebnis der Überführung nuclearer RNS in das Cytoplasma zu deuten. Eine kernunabhängige RNS-Synthese halten NAORA u. a. [1556] trotz der Abnahme der RNS im enucleierten Cytoplasma für nicht ausgeschlossen (PLAUT [1678a], SIRLIN [1988]).

In der Hungerleber ist eine Verminderung der RNS-Synthese zu erwarten. Die diffusverteilten granulären cytoplasmatischen RNS-Partikel nehmen ebenso wie das Parachromatin ab (BHARADWAY und LOVE [246]). In der Rattenleber konnte JUCKER [1121] keine Veränderungen der Nucleoli beobachten. Das basophile Chromatin ist zu feineren oder gröberen Körnchen verdichtet. Im allgemeinen erscheint die Verkleinerung des Nucleolus jedoch als gesichert (CASPERSSON [402], CASPERSSON und HOLMGREN [403], LAGERSTEDT [1248], STENRAM [2039, 2049]).

Während der Einfluß des Kerns auf den RNS-Stoffwechsel der Zelle also vielfach bewiesen ist, tauchen immer mehr Zweifel auf, ob die Kerneinwirkung eine conditio sine qua non der RNS-Synthese des Cytoplasmas ist. So hat die Zunahme von Kern- und Nucleolarsubstanz nicht zwangsläufig eine Vermehrung der extranucleären RNS- und Proteinsynthese zur Folge. Die Neubildung energiereicher Phosphate erfolgt sowieso im Cytoplasma und nicht im Kern (STICH [2064]). Besonders von BRACHET und Mitarbeitern [299 bis 310] wird bei eingehender Berücksichtigung der Rolle des Kerns die selbständige Fähigkeit der Cytoplasmapartikel zur Synthese der RNS hervorgehoben. Die jeweils neu entstehende RNS soll von der vorhandenen Menge abhängig sein (JEENER [1112], JEENER und SZAFARZ [1113]). Damit sind die engen Beziehungen der Bestandteile zur Autoreduplikation der Viren, deren Hauptbestandteile Ribonucleoproteide sind [FRAENKEL-CONRAT [742], GIERER und SCHRAMM [802]), zu diskutieren. Diese

Selbstverdopplung der RNS der Zelle wird von einer großen Zahl von Autoren angenommen (Fujisawa und Sibatani [765], Hevesy [995a], Malkin [1424], Potter [1701], Weiss [2272], Wilson [2331]).

Als besonders wichtig wird die unterschiedliche chemische Zusammensetzung der RNS von Kern und Cytoplasma hervorgehoben, die nicht allein auf einen Umbau der Substanz im Cytoplasma zurückgeführt werden kann. Olmsted und Villee [1611] fanden in der Rattenleber einen Typ RNS, in der menschlichen Leber drei Typen, einen im Kern, einen in den Mitochondrien und Mikrosomen und den dritten in der flüssigen Zellphase. Die nucleäre RNS scheint auf Grund der Verschiedenartigkeit der Zusammensetzung nicht der Vorläufer der cytoplasmatischen zu sein (Barnum u. a. [128, 130], Crosbie u. a. [495], Davidson [524, 525], Dounce [602], Elson u. a. [649], Fresco und Marshak [753], De Lamirande u. a. [1254, 1255], Magasanik [1421], Siebert und Smellie [1966]). Von den zwei unterschiedlichen RNS-Fraktionen des Kerns (Hotta und Osawa [1067], Logan und Davidson [1355]) hat nur die eine die gleiche Zusammensetzung wie die cytoplasmatische RNS, so daß nur sie als einer ihrer Vorläufer betrachtet werden kann (Osawa u. a. [1624]). An Hand mathematischer Analysen scheint ein Übertritt nucleärer RNS in das Cytoplasma nicht möglich. Die von De Lamirande [1255] durchgeführte chemische Analyse der Nucleotide der einzelnen Zellfraktionen erweist den wechselnden Gehalt an Cytidyl-, Uridyl-, Adenyl- und Guanylsäure (Tab. 15).

Tabelle 15

Nucleotidzusammensetzung der RNS der einzelnen Zellfraktionen der normalen Rattenleber (Mol pro 100 Mol Nucleotide) (nach [1255])

	Cytidylsäure	Uridylsäure	Adenylsäure	Guanylsäure
Kern	21,3	25,0	23,8	30,0
Mitochondrien	20,0	27,9	24,4	25,8
Mikrosomen	23,3	22,0	20,2	34,6
Flüssige Phase	20,4	28,4	28,6	22,7

Die Purine und Pyrimidine der nuclearen und cytoplasmatischen RNS unterscheiden sich (Fresco und Marshak [753]). In Seeigeleiern ist eine RNS-Synthese in Abwesenheit von Kern und Nucleolus möglich (Malkin [1424]). Wenn auch die Kernmembran große Teile der Ergastoplasmalamellen bilden soll (Gay [789]), so erfolgt die RNS-Synthese doch nicht hier allein. Das basophile Material ist durch die Glykogenablagerung verschoben, so auch an die Kernmembran. Seine Bildung findet auch in der Peripherie der Zelle statt, wobei die Mitochondrien eine wichtige Rolle spielen (Haguenau [911]). Zuerst werden die Membranteile gebildet, an die dann die Granula angelagert werden (Bernhard und Rouiller [210], Oberling u. a. [1597]). Die Kernmembran wird aus vesikulären Elementen aufgebaut, die aus dem Ergastoplasma in Zusammenarbeit mit dem Mitochondrion entstehen (Barer u. a. [118]). Die Membranen des Ergastoplasmas mit den

Ribonucleoproteidpartikeln werden in der Nähe von den Membransystemen der Zellgrenze, der Mitochondrien und des Kerns gebildet (Camain u. a. [382]). Es kann also auch fern des Kerns an der Zellaußenmembran synthetisiert werden (Weiss [2272]). Andererseits soll das Ergastoplasma an der Neubildung der Mitochondrien beteiligt sein (Tokin [2146]).

Von Organ zu Organ sind die hauptsächlichen Synthesewege der Nucleinsäuren verschieden (Abrams [12]). Die nucleäre und die cytoplasmatische RNS ändern sich nicht parallel zueinander, außerdem sind auch keinerlei Anhaltspunkte für eine gleichsinnige Änderung nucleolärer RNS und des Nucleolusvolumens zu finden (Edström und Eichner [627]). Die Zeitkurven der spezifischen Aktivität der nucleären und cytoplasmatischen RNS unterscheiden sich von denen, die man bei einer direkten Passage vom Kern ins Cytoplasma erwarten müßte (Rossiter [1797], Smellie u. a. [1997]). Die Vermutung, daß der Kern die einzige Quelle der RNS des Cytoplasmas ist, kann also nicht bestätigt werden (Monty u. a. [1515], Sacks u. a. [1827], Schneider und Hogeboom [1875], Smellie [1196]). Es gibt innerhalb der Zelle zwei voneinander unabhängige Systeme der RNS-Bildung (Woodard [2353]). Eine Untersuchung der Enzymverteilung innerhalb der Rattenleber zeigt, daß sowohl in der Kern- als auch in der Cytoplasmafraktion RNS-synthetisierende Systeme vorhanden sind. Markierte RNS wird im Verhältnis zur Menge der zugesetzten Mikrosomen gebildet. Diese spielen also bei der Katalyse des Vorgangs eine entscheidende Rolle (Herbert [986]). Man wird deshalb innerhalb des Cytoplasmas mit zwei verschiedenen RNS-Typen rechnen müssen, einer kernabhängigen und einer kernunabhängigen RNS (Boulanger und Montreuil [287], Campbell u. a. [393], Crosbie u. a. [495], Dounce [602], Mazia und Prescott [1453], Pittoni und Rossi [1676], Potter [1701], Reid und Stevens [1745], De Robertis [1775], Spiegelman u. a. [2018, 2019]). Nach Crick [494] werden diese RNS-Typen folgendermaßen charakterisiert: 1. „template RNA" in den Mikrosomen. Sie ist wahrscheinlich im Kern unter der Leitung von DNS gebildet und metabolisch inert während der Proteinsynthese, obgleich ein Stoffwechsel möglich ist, z. B. bei der Synthese von Mikrosomenpartikeln wie in wachsenden Zellen oder beim Zerfall in bestimmten Hungerzuständen; und 2. „metabolic RNA" wahrscheinlich in den mikrosomalen Partikeln synthetisiert und stoffwechselaktiv.

Wir sind deshalb in früheren Untersuchungen (David [517, 518]) zu dem Schluß gekommen, daß die moderne Auffassung über die RNS-Entstehung sich nicht mehr mit der ausschließlichen Bildung der Substanz im Nucleolus und der darauf erfolgenden Diffusion in das Cytoplasma begnügen kann. Je nach Tierart, Organ und Zelltyp wird es abhängig von der Stoffwechsellage sicher auch einmal allein diese Art der Entstehung geben, als deren Steigerung die sichtbare Ausschleusung nucleolären Materials beziehungsweise des gesamten Nucleolus zu betrachten ist. Wesentlich häufiger wird aber vom Nucleolus als dem Hauptstoffwechselorgan bei der RNS-Bildung in der Zelle eine mehr indirekte Wirkung ausgehen, die sich in einem Übertritt von Ribonucleinsäure-Vorstufen und -Bausteinen und/oder Enzymsystemen äußern wird. Diese bewirken dann den endgültigen Aufbau der

Ribonucleinsäure im Cytoplasma in Zusammenarbeit mit schon vorhandenen strukturierten Bestandteilen und Membransystemen. Bei diesem Vorgang ist das nucleoläre Material einmal als eine direkte Vorstufe, zum anderen als Initiator für danach unabhängig ablaufende Prozesse anzusehen. Es ist aber unumgänglich, als dritten Weg die vollkommen selbständige Synthese der RNS im Cytoplasma, etwa im Sinne der Virusgenese als Autoreduplikation schon vorhandener RNS, für bestimmte Zellen und unter gewissen Umständen zu fordern. Nach Brachet und Mitarbeitern enthält jeder Teil der Zelle das gesamte zur Synthese notwendige System von Enzymen. Wir stimmen deshalb mit Potter [1701] darin überein, daß nach Genese und Lokalisation drei verschiedene Arten von RNS in der Zelle zu unterscheiden seien:

1. Nucleäre RNS im Kern und Nucleolus.
2. Nucleär gebildete RNS im Cytoplasma.
3. Cytoplasmatische RNS im Cytoplasma.

Auf Grund der erhobenen Befunde wird die Beantwortung nach der Frage eines Einflusses des Nucleolus auf den RNS-Stoffwechsel des Cytoplasmas im Hunger noch komplizierter. Schon die Ergebnisse in der Literatur lassen Zweifel aufkommen, daß ein gesetzmäßiger Zusammenhang zwischen der Nucleolusgröße und der Basophilie des Cytoplasmas bestehen muß. Unsere eingehenden statistischen Untersuchungen haben ein wesentlich schwieriger zu deutendes Geschehen aufgedeckt. Wenn auch wegen des oft wellenförmigen Ablaufes der Nucleolusgrößenänderungen eine unterschiedliche Zuführung körpereigener Abbaustoffe zur erneuten Eiweißsynthese in der Leber während des Hungers angenommen werden kann, so läßt sich dieser Vorgang vorläufig nicht beweisen. Fest steht, daß ein kontinuierlicher Abfall des Nucleolusvolumens nicht vorhanden ist und daß zum Teil eine nennenswerte Reaktion überhaupt nicht vorliegt. Wir müssen deshalb unsere Ansicht weiter (David [517, 518]) bekräftigen, daß der *Nucleolus als Indikator für die Stoffwechsellage eines Organs ungeeignet ist*, da auch noch eine große Anzahl anderer z. T. endogener Einflüsse vorliegen können, deren Charakter als unbestimmbar zu betrachten ist. Jede Tierart zeigt einen anderen Reaktionsablauf während des Hungerns, der sich noch innerhalb verschiedener Altersklassen andersartig verhalten kann, da auch in diesem Fall der Basalstoffwechsel in verschiedener Höhe liegt. Eine Tatsache darf bei dieser Erörterung natürlich nicht außer acht gelassen werden: Es ist möglich, daß die Veränderungen des Nucleolusvolumens und des RNS-Gehaltes nicht parallel verlaufen. Theoretisch ist es vorstellbar, daß ein kleiner Nucleolus mehr RNS-Substanzen als ein großer enthält (Jerusalem [1115]).

Eindeutig erscheint uns dagegen die Verminderung der cytoplasmatischen Basophilie und des RNS-Gehaltes im Hunger zu sein, wenn auch der Abfall in den einzelnen Fällen etwas verzögert sein kann. Diese Ansicht ist auch von vielen Autoren bestätigt worden (Altmann [53], Berg [188], Davidson und Waymouth [527], Deane [541], Fukuda und Sibatani [767, 768], Lagerstedt [1248], Meessen [1458], Mirsky u. a. [1501], Vendrely [2198], Williams [2322]).

Gleichlaufend mit dieser Abnahme zeigt sich auch eine Reduktion des Ergastoplasmas im Hunger. Jedoch ist nur selten ein vollständiges Verschwinden zu beobachten gewesen. Besonders in Mitochondriennähe und nahe der Zellmembran sind auch in späteren Hungerstadien noch Anteile des Ergastoplasmas zu sehen. Dieser Befund würde mit den chemischen Ergebnissen übereinstimmen, die ja auch nicht einen totalen Schwund der RNS aufzeigen. Es bleibt also als allgemein und gesetzmäßig bei den Zellveränderungen im Hunger hinsichtlich des RNS-Stoffwechsels nur die Verminderung der cytoplasmatischen Basophilie, die aber nur dann als kennzeichnend anzusehen ist, wenn andere Ursachen für ihre Abnahme ausgeschlossen werden können.

8. Veränderungen des Eiweißstoffwechsels

Die enge Verknüpfung zwischen Ribonucleinsäure- und Eiweißstoffwechsel läßt einen parallelen Verlauf der Veränderungen als wahrscheinlich annehmen. Besondere Aufmerksamkeit ist in dieser Hinsicht den Mikrosomen zu widmen, wenn sie sich auch elektronenmikroskopisch nicht als solche darstellen lassen und als Teile des Ergastoplasmas zu betrachten sind (Bernhard u. a. [207, 208], Zillig [2391]). Andererseits haben wir es mit biochemisch klar definierten Zellbestandteilen zu tun (Brachet [300], Brenner [325], Emmelot [656a], Hogeboom u. a. [1044], Lehmann [1289], Palade und Siekevitz [1636]). Die in ihnen vorhandene RNS-Konzentration ist wichtiger für die Proteinsynthese als die in den Mitochondrien lokalisierten energieproduzierenden Enzymsysteme (Brachet [300]). Die Mikrosomenfraktion enthält mehr als 50% der RNS der Zelle und außerdem reichlich Phospholipide (Bahr [103], Brenner [325], Palade und Siekevitz [1636]). Nach Bernhard u. a. [208] und Hogeboom u. a. [1044] sind die Mikrosomen 10—300 mμ große Granula, die 2,3mal mehr RNS enthalten als die übrigen Zellkomponenten. Die Mikrosomen von 1 g Feuchtgewicht der Leber weisen einen Gehalt von 3,09 mg Protein-N und 3,46 mg RNS auf (Palade und Siekevitz [1636]). Außerdem ist die Fraktion durch eine hohe Enzymaktivität charakterisiert (Bahr [103], Palade und Siekevitz [1637]). Die Mikrosomen bilden 15—20% der Zellmasse der Leber (Claude [458]). Mit ihrer hohen RNS-Komponente synthetisieren sie in Zusammenarbeit mit den Mitochondrien das Eiweiß (Simkin und Work [1975], Wilson [2331] u. a.). In ihnen ist die größte Intensität der Aminosäureinkorporation zu beobachten (Allfrey u. a. [45], Askonas u. a. [89], Balis u. a. [106], Borsook u. a. [283], Hultin u. a. [1081, 1083], Keller u. a. [1149, 1150], Reid und Stevens [1744], Zamecnik [2385]). Der erste Schritt bei der Proteinsynthese geht in enger Verbindung mit der RNS vor sich; jedoch ist die Aminosäureinkorporation in Rattenleberhomogenaten abhängig von der ATP und energetischen Komponenten der löslichen Proteinfraktion (Hoagland [1015], Kamin und Handler [1132]). 70% des an einem Tag synthetisierten Proteins werden in den Mikrosomen erzeugt (Keller [1149], Lang [1262]). Das Eiweiß wird dann z. T. von den Mitochondrien aufgenommen.

Die enge Verbindung zwischen Ribonucleinsäure und Eiweißsynthese ist gesichert (Allfrey u. a. [46], Altmann [56], Brachet [297], Caspersson [402], Davidson [525], Haurowitz u. a. [973], Hirsch [1014], Lagerstedt [1248], Lang [1262], Niklas u. a. [1576], Pardee [1643], Rabinovitz und Olson [1723], Webster [2262, 2263], Weiss [2272], Yčas und Brawerman [2371], Yokoyama u. a. [2372, 2373]). Nach Jeener [1112] findet sich bei einer starken Beschleunigung der Eiweißsynthese zuerst ein Absinken der RNS-Menge. Danach erfolgt jedoch bald eine rapide Zunahme, deren Geschwindigkeit und Stärke die Eiweißsynthese bei weitem übertrifft. Der enge Zusammenhang zwischen dem RNS-Gehalt der Zelle und der Proteinbildung zeigt sich auch darin, daß in der Leber mit einem Drittel des RNS-Gehaltes des Pankreas nur ein Drittel des Eiweißumsatzes stattfindet (Niklas und Oehlert [1577]). Die Einwirkung von Ribonuclease verhindert die Inkorporation von markierten Aminosäuren (Allfrey u. a. [46], Hultin u. a. [1082], Plaut und Rustad [1679], Stich und Plaut [2067]).

Im Gegensatz zu der noch nicht endgültig anerkannten Ansicht über eine selbständige Entstehung der RNS im Cytoplasma herrscht über die autochthone Bildung der Eiweißsubstanzen durch die cytoplasmatische RNS ohne Einwirkung des Kerns Einigkeit (Allfrey u. a. [47], Brachet [300, 304], Brachet und Szafarz [308], Brachet und Chantrenne [310], Hämmerling [907], Hämmerling und Stich [909], Malkin [1424], Stich und Kitiyakara [2066], Vanderhaeghe [2189]). Experimente am enukleierten Cytoplasma zeigen klar, daß die Proteinsynthese in Abwesenheit von genetischem Kernmaterial vor sich geht. Nur die Integrität der RNS ist eine unabdingbare Voraussetzung der Proteinsynthese (Chantrenne [427]). Das Cytoplasma von Acetabularia ist weitgehend unabhängig vom Kern in bezug auf die RNS- und Eiweißsynthese (Chantrenne [428], Stich und Kitiyakara [2066], Vanderhaeghe [2188, 2189], Wilkins [2306]). Auch in kernlosen Retikulozyten läuft noch eine Proteinsynthese ab (Borsook u. a. [283], Koritz und Chantrenne [1214], Nizet und Lambert [1581]). Die RNS soll aber hier nicht so sehr am Einbau der Aminosäuren in das Eiweiß beteiligt sein, sondern die Differenzierung eines primären Proteins in seine endgültige stereospezifische, biologisch aktive Form vermitteln (Koritz und Chantrenne [1214]).

Zwischen der Menge der synthetisierten RNS und dem gebildeten Protein besteht ein konstantes Verhältnis. Eine Hemmung der Nucleinsäuresynthese bewirkt eine proportionale Verminderung der Proteinbildung, während umgekehrt Synthesestörungen der Proteine keine RNS-Bildungsveränderungen hervorrufen (Ben-Ishai und Volcani [175]). Die RNS-Menge der Leber ist allein vom Proteingehalt der Nahrung abhängig, jedoch scheint die Annahme, daß gleichzeitig mit der Proteinsynthese auch der RNS-Gehalt der Zelle ansteigt, nur für den Zustand der Eiweißspeicherung zuzutreffen (Stenram [2042]). Bei einem gleichen Proteingehalt befindet sich in der Mäuse- und Rattenleber mehr RNS als in der des Meerschweinchens und der Katze (Campbell und Kosterlitz [392]). Bei einem Durchschnittsgewicht der Rattenleberzelle von $7{,}1 \times 10^{-9}$ g sind bestimmte Verhältnisse zwischen dem RNS-Gehalt der einzelnen Fraktionen und dem Proteingehalt ermittelt worden (LAIRD [1250]) (Tab. 16). Die Proteinsynthese kann auch in den Mitochondrien vor sich gehen.

Bezüglich der formalen Genese der Eiweißbildung wird angenommen (LAIRD u. a. [1253]), daß die Ribonucleoproteide eine Art Prägestock für die Proteinsynthese darstellen und daß dadurch die Entstehung der Unzahl spezifischer Proteine ermöglicht wird, ohne daß dazu gleichzeitig eine unübersehbare Menge spezifischer Enzyme nötig ist. Nach HAUROWITZ und CRAMPTON [973] sollen

Tabelle 16

Protein-N und Nucleinsäuregehalt der Rattenleberzelle in den einzelnen Zellfraktionen in g $\times 10^{-12}$ (nach [1250])

	RNS	Protein-N
Kern	5,5	23,4
Mitochondrien	13,7	49,8
Mikrosomen	22,0	27,4
Flüssige Phase	8,8	52,6

Proteine zwei Arten von Spezifität besitzen, die sich einmal in der Art und Folge der Aminosäurenzusammensetzung und zum andern in einer bestimmten Faltung der Peptidketten äußert. Die Proteinsynthese ist also ein zweiphasischer Vorgang, bei dem die Aminosäuren auf der Oberfläche von Ribonucleoproteiden in monomolekularer Schicht durch Adsorption festgehalten werden, wonach durch relativ unspezifische Proteasen die Peptidketten miteinander verbunden werden. So wird eine identische Reduplication ohne spezifische Enzyme erreicht. Durch die Einwirkung von Ribonuclease werden die Peptidketten darauf von den Ribonucleoproteiden abgelöst und in spezifischer Weise gefaltet und verknüpft. Möglicherweise kann aber auch eine gleichzeitige Synthese von RNS und Protein in Frage kommen. In einem beschränkten Umfang ist eine Umwandlung von Protein auch ohne vorherigen Abbau zu Aminosäuren möglich (KUZOVLEVA [1246]).

Die RNS- und Proteinbildung sind immer miteinander verbunden. Die Orte eines intensiven Proteinstoffwechsels in der Zelle sind das Cytoplasma, der Nucleolus und das „nucleolus-assoziierte Chromatin". Im Cytoplasma soll die Synthese besonders in der Nähe der Kernmembran sehr hoch sein, was mit der Ansammlung von Nucleoproteidkomplexen in diesem Gebiet zu erklären ist (SIRLIN und WADDINGTON [1989]). Nach RAPOPORT u. a. [1732] ist der Abbau der RNS ein spezifischer für die Eiweißbildung notwendiger Prozeß. Ein Teil der RNS der flüssigen Phase hat sich jedoch von der Eiweißbildung unabhängig gemacht (REID und STEVENS [1744]). So sind gewisse genetische Faktoren nicht nur im Chromosomenapparat des Kerns lokalisiert, sondern auch von cytoplasmatischen Komponenten abhängig (OBERLING [1596]). Inkorporationsversuche mit C^{14}-Glycin und S^{35}-Methionin in Ribonucleoprotein sprechen dafür, daß die Synthesen von Protein und Nucleinsäuren gekoppelt sind (BALIS u. a. [106]). Der Einbau von P^{32} in Rattenleberhomogenate ist von der Eiweißsynthese unabhängig. Der Stoffwechsel von RNS und Protein soll nach TOLUSKIS [2149] nicht direkt miteinander verknüpft sein.

Wesentlich weniger geklärt als die Proteinsynthese des Cytoplasmas ist die des Kerns. Da MAZIA und PRESCOTT [1452] bei Amöba proteus nach der Entfernung des Kerns eine Senkung der Proteinbildung feststellen konnten, sind sie der Ansicht, daß der größte Teil der proteinsynthetisierenden Reaktionen im Kern lokalisiert ist. ALLFREY u. a. [46, 47], MIRSKY u. a. [1501] glauben, daß sowohl das Cytoplasma als auch der Kern (bei Anwesenheit von DNS) Proteine bilden können. Das Vorhandensein von DNS soll aber für die Proteinsynthese notwendig sein (ALLFREY u. a. [47]). FICQ und ERRERA [709] nehmen an, daß die nucleare Proteinsynthese intensiver ist als die des Cytoplasmas, obwohl die Mäuseleber das einzige Gewebe ist, an dem das bisher bewiesen werden konnte. Der Nucleolus soll der Ort der Proteinsynthese innerhalb des Kerns sein (STICH [2063]). Nach CARNEIRO und LEBLOND [398] wird aber nur wenig Protein im Nucleolus gebildet. Eine aktive Proteinsynthese findet jedoch fortwährend und unabhängig im Cytoplasma und im Kernchromatin statt. Beim Einbau von N^{15}, S^{35}, C^{14} besteht kein Unterschied zwischen Zellkern und Cytoplasma (SMELLIE u. a. [1998]). Von einer großen Zahl von Autoren wird eine indirekte, aber leitende Einflußnahme des Kerns und des Nucleolus auf die cytoplasmatische Eiweißbildung angenommen (ALTMANN [55], BRACHET [299], CASPERSSON [402], NAORA und TAKEDA [1554], STENRAM [2039 bis 2049]). Jedoch wird auch die selbständige Rolle des Kerns bei der Proteinsynthese gefordert (DOUNCE [600], FELIX [695], MIRSKY u. a. [1502], MAZIA und PRESCOTT [1452], NAORA und TAKEDA [1554], POLLISTER [1686], ZALOKAR [2381]).

Die Verminderung des Ribonucleinsäuregehaltes der Zelle im Hunger bedeutet gleichzeitig eine Reduktion der Proteinsynthese. Die Inkorporation von N^{15}-Glycin sinkt nach einer Hungerdauer von 96 Stunden in allen Proteinfraktionen des Cytoplasmas der Leberzellen sowie auch in der RNS auf die Hälfte herab (ALLFREY u. a. [45]). Desgleichen ist die Inkorporation von Methionin gesenkt (RYERSON u. a. [1821]). Andererseits ist eine Proteinsynthese auch im Hunger zu beobachten (HAUROWITZ [972]). Der Einbau von N^{15}-Glycin nimmt in Mäuselebern nach 4 Tagen Hunger nur wenig ab (MIRSKY u. a. [1501]). Hunger ist gleichfalls ohne Einfluß auf die Fähigkeit von Leberschnitten, Formiat in Purine der RNS einzubauen (MANNELL und ROSSITER [1431]). Die Inkorporation von Aminosäuren in Mikrosomen aus zellfreien Systemen nach 18 Tagen Hunger ist gleich hoch wie bei gefütterten Tieren. Die im Hunger verschwindende RNS soll nicht die gleiche sein wie die die Inkorporation von Aminosäuren in Protein bewirkende (KORNER [1215]).

9. Veränderungen des Eiweißgehaltes

Die Veränderungen des Eiweißgehaltes der Leber im Hunger gehen nicht immer mit der Hungerdauer parallel. Außerdem sind sie auch von dem Alter des Tieres abhängig. Bei neugeborenen Ratten werden im Hungerzustand als Energiequelle

Körpereiweiß und Glykogen benutzt. Lebereiweiß geht überhaupt nicht verloren. Der Leberproteingehalt steigt erst am 12. Tag nach der Geburt an, von dem an auch erst ein geringgradiger Verlust im Hungerzustand stattfindet. Reserveeiweiß ist bei der neugeborenen Ratte nicht zu finden (HRUZA [1078]). Durch die Bildung dieses Depoteiweißes aber schwankt der Proteingehalt schon normalerweise in der Rattenleber im 24-Stunden-Zyklus um etwa 16%. Der Rest-N wird durch einen hohen oder niedrigen Eiweißgehalt der Nahrung nicht beeinflußt (HRUZA [1079]). Das während des Hungerns mobilisierte labile Eiweiß ist nicht nur im Grundplasma, sondern auch in der Granulafraktion lokalisiert (CAMPBELL und KOSTERLITZ [389], STENRAM [2047]). Dabei kommt es auch zum Verlust der Enzyme (SCHULTZ [1884]), die 15% des Feuchtgewichtes der Leberzelle ausmachen, was zwei Drittel des Gesamteiweißes bedeutet (HAAS [903]). Es gibt also kein echtes Speicherprotein, sondern auch das verlorengehende Protein repräsentiert wirkliches Lebercytoplasma (HARRISON und LONG [948]).

Die Halbwertzeit des Eiweißes der Leber beträgt bei der Ratte 6 Tage, beim Menschen 10—20 Tage (HIRSCH [1014], SPRINSON und RITTENBERG [2023], STEPP [2050]), nach BRUNISH und LUCK [347] 6,5 Tage. Bei Mangelzuständen schöpft die Leber aus dem Blut Eiweißstoffe und baut daraus eigene Proteine und Plasmaproteine auf (WACHSTEIN [2227]). Radioaktives Albumin dringt in die Leber ein und erreicht nach 20 Minuten das Maximum, darauf erfolgt ein schneller Abfall (OEFF und KÖNIG [1603]). Es bestehen also wichtige Wechselbeziehungen zwischen Nahrungszufuhr, Gesamtorganismus und der Leber, in deren Zentrum sich der Aminosäure-„pool" der Leber befindet (WARTER [2245]).

Im Hunger kommt es zum Eiweißverlust (BARTON und LAIRD [134], DAVIDSON und WAYMOUTH [527], GLYNN [833], HARRISON [951], IWASAKI [1101], SALANDER und PATTON [1833], SCHÖNHOLZER [1878], SIBATANI und FUKUDA [1961], TERBRÜGGEN [2123], THOMSON u. a. [2138]). Nach 7 Tagen Hunger sinkt bei Ratten der Proteingehalt der Leber von 1,77 g auf 1,04 g. Der Anteil am Gesamtverlust beträgt 16%, der relative Verlust 40% (ADDIS u. a. [19]). Schon nach 2 Tagen Hunger gehen 20% des Leberproteins verloren, in den anderen Organen nur 4% (ADDIS u. a. [20]). Der Proteingehalt der Rattenleber sinkt von normal 4,5% auf 3,7% nach 2 Tagen Hunger und auf 3,5% nach 7 Tagen (ADDIS u. a. [21]) (Tab. 17).

Tabelle 17

Veränderungen des Nucleinsäure-P und des Proteingehaltes der Rattenleber im Hunger (nach [21])

	normal	2 Tage Hunger	7 Tage Hunger
Nucleinsäure-P mg	9,4	8,5	7,1
Protein g	1,5	1,2	0,9
P : Protein	6,2	7,0	7,3

Der höchste Eiweißverlust ist in den ersten 3—4 Hungertagen zu finden (KOSTERLITZ [1219]); bis zum 9. Tag beträgt er 40% (WETZEL u. a. [2286]), nach WU

[2362] in der gleichen Zeitspanne 5,9%. Das zelluläre Protein der Rattenleber sinkt von 6,06% auf 1,8% (MICHEL und MOUTTE [1478]). Nach HARRISON und LONG [948] kommt es nicht nur zu einem Proteinverlust, sondern auch zu einem Wasserverlust in der Hungerleber (Tab. 18).

Tabelle 18

Veränderungen des Wasser- und N-Gehaltes der Leber nach 48 Stunden Hunger (nach [948])

	Wasser g/100 g Kgw	Leber-N mg/100 g Kgw	Protein (N × 6,25) g/100 g Kgw
Kontrolle	2,69 ± 0,05	120 ± 2,4	0,745 ± 0,015
48 Stunden Hunger	1,66 ± 0,030	82 ± 1,6	0,514 ± 0,016

Tabelle 19

Verschiebungen des extra- und intrazellulären Wassergehaltes der Rattenleber nach 6tägigem Hungern (nach [2298])

	Extrazelluläre Flüssigkeit	Intrazelluläre Flüssigkeit
	% des Lebergewichtes	
Ausgewachsene Tiere		
Kontrolle	22,2	47,0
Hungertiere	23,2	44,3
Junge Tiere		
Kontrolle	26,8	44,2
Hungertiere	28,3	41,6

Tabelle 20

Veränderungen des Lebergewichtes sowie des Protein-N bezogen auf das Lebergewicht und das Körpergewicht bei männlichen und weiblichen Ratten (nach [952] mod.)

	Lebergewicht				Protein-N	
	je 100 g Anfangsgewicht (g)		je g Leber (mg)		je 100 g Anfangsgewicht (mg)	
	ml.	wbl.	ml.	wbl.	ml.	wbl.
Normaltier	3,30	2,98	31,4	32,4	104	95
1 Hungertag	2,59	2,46	38,4	36,0	100	89
2 Hungertage	2,47	2,25	37,6	37,0	93	83
4 Hungertage	2,14	2,11	37,6	36,7	80	78
6 Hungertage	2,00	2,13	37,3	33,4	75	71

Der Leberproteinstickstoffgehalt sinkt bei der Ratte von 94,9 (± 2,2) mg/100 g Kgw auf 77,3 (± 3,3) nach 24 Stunden Hunger und 72,2 (± 2,2) nach 48 Stunden (KOSTERLITZ und CRAMB [1220]). Die engen Beziehungen zwischen dem Eiweiß- und Wassergehalt führen auch zu Verschiebungen der Flüssigkeitsmenge der Leber. Diese Veränderungen zeigen gewisse Unterschiede bei jungen und ausgewachsenen Tieren. Grundsätzlich nimmt aber die intrazelluläre Flüssigkeitsmenge ab, während die extrazelluläre zunimmt (WIDDOWSON und MCCANCE [2298]) (Tab. 19).

Ein unterschiedlicher Verlauf der Leberproteinveränderungen, bezogen auf das Anfangskörpergewicht mit einer Abnahme und auf das Lebergewicht mit einer Zunahme, wird von HARRISON und BROWN [952] beschrieben (Tab. 20).

Die Verminderung des Gesamtstickstoffs in der Leber verhält sich bei männlichen und weiblichen Tieren, bei jungen und ausgewachsenen anders. Sie ist aber in jedem Falle stärker als im übrigen Körper (WIDDOWSON und MCCANCE [2298]) (Tab. 21).

Tabelle 21

Reduktion der Gesamtstickstoffmenge (%) in der Leber und im übrigen Körper bei Hungerratten (Kontrolle = 100) (nach [2298])

	Leber	Übriger Körper
Erwachsene Tiere		
Hunger, männlich	69	84
weiblich	77	92
Junge Tiere		
Hunger, männlich	61	88
weiblich	84	90

Bezüglich der Zusammensetzung der Eiweißfraktionen zeigen die Lebern normaler und hungernder Ratten keine Unterschiede. Bei 5 Tage hungernden Kaninchen ist keine Veränderung des Proteins der Leber zu beobachten (LOUIS und LEWIS [1361]). Ist der normale N-Gehalt der Leber (von 11 bis 13% des Trockengewichtes) erhöht (ROTH und ALLISON [1798]), so liegt eine gute Funktionstüchtigkeit vor, eine Senkung dagegen bedeutet eine Hemmung beziehungsweise Schädigung der Läppchenfunktion (EGER [632]).

Von einem Teil der Untersucher ist nun entweder keine Änderung des Eiweißgehaltes oder sogar eine geringe Erhöhung besonders der Konzentration gefunden worden. Während 3 Wochen Hunger steigt das Leberprotein der Ratte von 18% auf 22,4% (AXELROD u. a. [102]). Auf Grund eines fast ausschließlichen Verbrauches von körpereigenem Eiweiß im Hunger soll der Gesamt-N und der Rest-N der Leber zunehmen (WITSCH [2341]). Bei einer ständigen Abnahme des Eiweißgehaltes der Zelle erhöht sich der N-Gehalt je Gewichtseinheit am 1. Hungertag auf 110%, am 3. Tag auf 120% und am 6. Tag auf 114% (WEBER und CANTERO [2261]). Der N-Gehalt der Rattenleber (mg N/g) steigt nach 24 Stunden Hunger von 32,1 ± 3,0 auf 36,8 ± 0,6 (WEBER und CANTERO [2259]). Die Zunahme ist bei dem ausgeprägten Glykogenverlust in den ersten 48 Stunden vorwiegend auf eine Erhöhung der Konzentration zurückzuführen (KOSTERLITZ [1218], LEE und LEWIS [1288]) und bedeutet keine echte Syntheseleistung.

10. Veränderungen des Aminosäuregehaltes

Bei der Maus fällt der Gehalt des cytoplasmatischen Arginins und Tyrosins nach 5 Hungertagen erheblich ab (WILLIAMS [2322]). Bei der 9 Tage hungernden Ratte ist der α-Aminosäurenstickstoff um 45,4% herabgesetzt. Sämtliche Aminosäuren nehmen ab (WU [2362]), Pepton-N, Harnstoff und Aminosäuren-N sind im Hunger vermehrt (LAUBENDER [1273]). Ebenso, wie eine Vermehrung der Sulfhydrylgruppen (BAHR [103]) eintritt, steigen die freien Aminosäuren, wenn auch in wechselnder Stärke, im Verlaufe des Hungers an (SIBATANI [1958], THOMPSON u. a. [2134], [Tab. 22], VAN SLYKE und MEYER [2194]). Sie stammen aus dem endogenen Protein und nicht aus dem Blutplasma (LOFTFIELD und HARRIS [1354]). Außer Veränderungen des Serins sahen LEVY u. a. [1310] nach 24stündigem Hunger nur geringgradige Konzentrationsänderungen der Aminosäuren.

Tabelle 22

Veränderungen des Gehaltes freier Aminosäuren der Rattenleber im Hunger
I. Chromatographisch bestimmter Aminosäurengehalt (5 = Maximum) (nach [1958])
a) normale Ratte
b) sterbende Ratte (durch Verhungern bedingt)
II. Nach 7 Tagen Hunger (nach [2134])

	Ia	Ib	II
Leucin	0	4	geringer Abfall, Anstieg am 7. Tag
Phenylalanin	—	—	unverändert
Tryptophan	—	—	leichter Anstieg am Schluß
Valin	1	4	starker Anstieg
Histidin	—	—	leichter Abfall (24 Std.), dann Anstieg zum Normalwert
Lysin	0	3	Abfall auf 0 (24 Std.), am 7. Tag mehr als doppelter Normalwert
Isoleucin	—	—	leichter Anstieg am Schluß
Prolin	0	3	zuerst Abfall, dann Anstieg auf normal
Tyrosin	—	—	Anstieg
Threonin	0	1	—

11. Durch Änderung des Eiweißstoffwechsels bedingte morphologische Befunde

Im Hungerzustand verschwinden die in der normalen Leber beobachteten Eiweißtropfen (BERG [185, 187, 188], LOEFFLER und NORDMANN [1353]) ebenso wie die Methylgrün-Pyroninschollen (GROSZ [875], STÜBEL [2080]). Die Leber zeigt eine trübe Schwellung (LAUBENDER [1273]). Trotz des Absinkens des Proteingehaltes auf 50% bei Hungerratten ist keine Intensitätsänderung der Feulgenreaktion zu beobachten (SIBATANI und NAORA [1960]). Die Leberzellen werden oft vakuolig umgewandelt. Es kommt dabei zur Zunahme eines albuminähnlichen Proteins, das entweder in den Leberzellen synthetisiert und verzögert in die Blutbahn abgegeben wird oder durch eine verlangsamte Depolymerisation resorbierten

Eiweißes bewirkt wird (Sabato [1823]). Die als tropfige Entmischung angesehenen Eiweißtropfen in der Hungerleber (Cesa-Bianchi [413], Fischer [719], Zollinger [2392]), die bis zur halben Kerngröße (Abb. 46, 47) und mehr anwachsen können, vorwiegend läppchenperipher lokalisiert sind und eine positive Mitochondrien-, PAS- sowie Azanfärbung ergeben, werden von Kettler [1173, 1175] als Folge einer Hetero- oder Poikiloproteinämie angesehen. Im Hunger wird der Leber mehr Fremdeiweiß auf Grund des Abbaus körpereigenen Gewebes angeboten, das nicht alles verarbeitet werden kann. Das Auftreten dieser Eiweißtropfen ist wohl auch das Produkt der hohen Konzentration des angebotenen Fremdeiweißes, da wir sie nur bei Mäusen mit einem beschleunigteren Abbau von körpereigenen Stoffen gegenüber dem anderer Tiere sehen konnten. Wenn es auch gleichzeitig zu einer excessiven Vergrößerung der Mitochondrien kommt, so ist infolge der relativen Seltenheit der Befunde eine wirkliche Beziehung zwischen den Mitochondrien und den Eiweißtropfen nicht aufzudecken gewesen.

12. Anhang: Veränderungen des Bluteiweißes im absoluten Hunger

Die Wechselwirkungen zwischen Leber- und Plasmaeiweiß sind seit langem bekannt. Die Plasmaproteinproduktion je g Leber (Trockengewicht) und Stunde beträgt in der Rattenleber 0,002 mg Protein (Allfrey u. a. [45]). Nach Tarver [2111] werden 4,2 mg Plasmaprotein je g Leberprotein gebildet. Die biologische Halbwertszeit des mit S^{35} markierten Serumeiweißes liegt beim Menschen bei 30 Tagen, beim Kaninchen bei 10 Tagen und bei der Ratte bei 3,5 Tagen. Die Neubildungsrate beträgt beim Menschen 9%, beim Kaninchen 15% und bei der Ratte 30%, woraus sich eine Menge von täglich 7 g (Mensch) beziehungsweise 1 g (Kaninchen) oder 200 mg (Ratte) ergibt (Niklas und Maurer [1575]). Zwischen dem Serumeiweiß und dem extrazellulären, extravasalen Eiweiß besteht ein Diffusionsgleichgewicht (Schneider [1868]). Albumine (Miller u. a. [1490, 1491], Popper [1694], Sabato [1823]) und α- und β-Globuline sowie auch das Prothrombin werden sicher in der Leber gebildet. Die Plasmaproteine können die Membran durchdringen, was besonders bei Veränderungen dieser (Bennhold und Seybold [179]), aber auch bei Substanzverschiebungen im Zellinneren eintreten kann (Bethe [236]).

Die Veränderungen des Serumproteins im Hunger sind wechselnd. Nach Sunderman [2088] ist die Proteinkonzentration auch bei bis zu 45tägigem Fasten beim Menschen normal (Taylor u. a. [2115]). Innerhalb der Nichteiweißaminosäuren treten Veränderungen auf: Leucin und Valin steigen an, Lysin,

Abb. 46. Ablagerung PAS-positiver Körper (↗) in Leberzellen einer 5 Tage hungernden Maus. Färbung: PAS. Verg.: 2570fach

Abb. 47. Etwa kerngroßer PAS-positiver Körper (K) in einer Leberzelle bei einer 5 Tage hungernden Maus (Kern = N). Färbung: PAS. Verg.: 2570fach

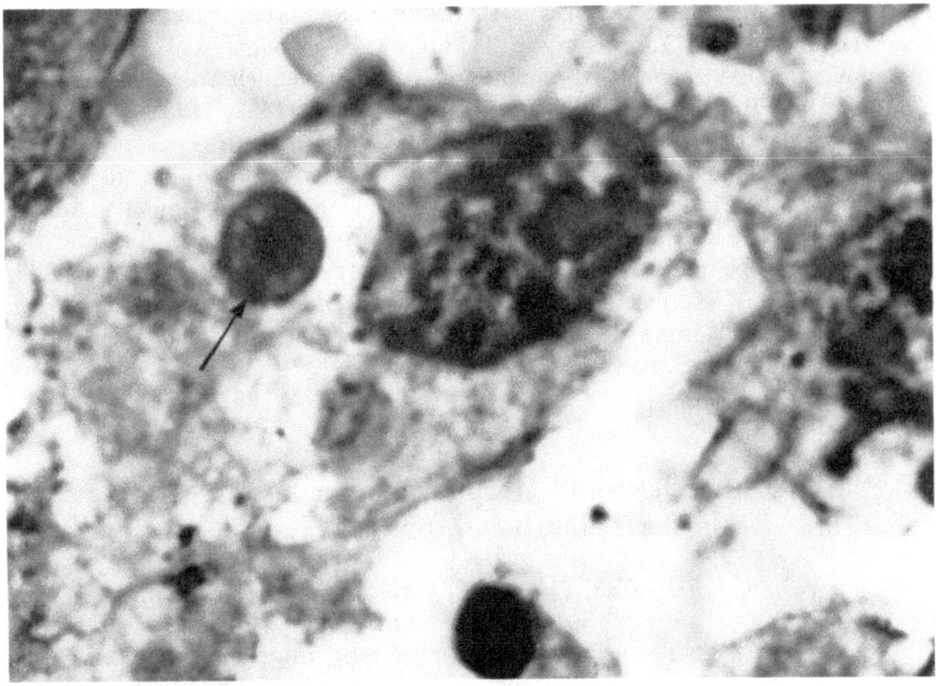

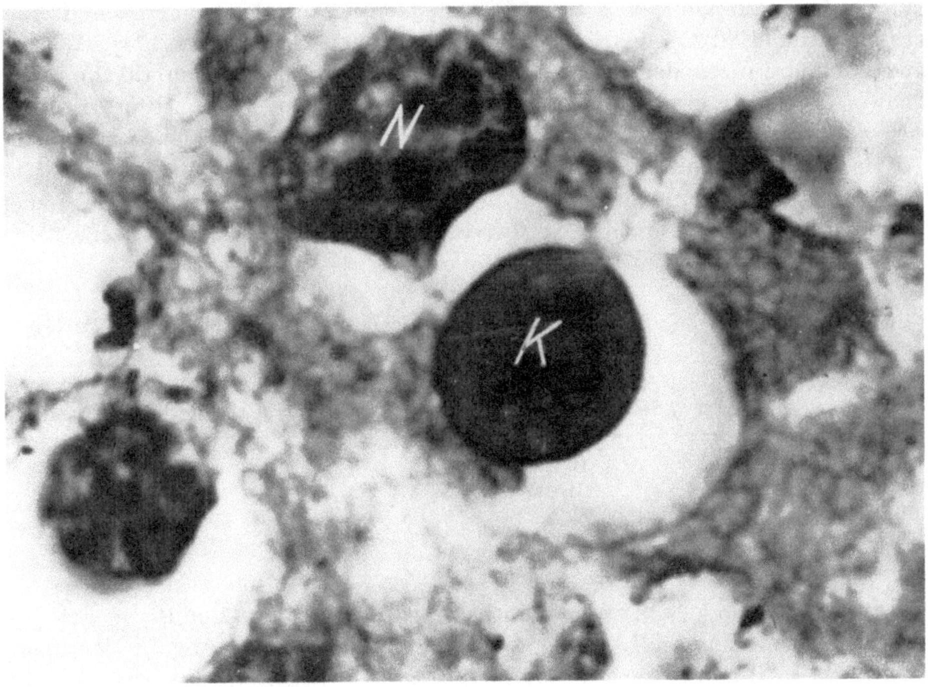
N
K

Threonin und Methionin fallen ab (CHARKEY u. a. [431]). Elektrophoretische Untersuchungen von KRETZSCHMAR [1230] haben gezeigt, daß die Plasmaalbumine sowie die α_1- und β-Globuline im Hunger erheblich absinken. Aus den Befunden von BALE, BLY, MILLER und WATSON [267, 1489, 1490, 1491] ist zu entnehmen, daß die Leberzellmembran bei der Synthese der Plasmaeiweiße eine wichtige Rolle spielt. Auf Grund ihrer Versuchsergebnisse kommen sie zu dem Schluß, daß die Plasmaalbumine und die α_1- und β-Globuline an der Außenmembran der Leberzelle gebildet werden. Obligate intrazelluläre Vorläufer der zirkulierenden Plasmaeiweiße gibt es nicht (ROTHSTEIN [1801]). In Hinblick auf die Befunde von KRETZSCHMAR [1230], der während des Hungers gerade ein Absinken dieser Fraktionen sah, ist eine Leistungsminderung der Zellmembran als wahrscheinlich anzusehen.

E. Fettstoffwechsel und Morphologie der Fettablagerungen in der Leber bei absolutem Hunger

1. Normaler Fettgehalt. Lokalisation des Fettes im Leberläppchen

Schon der normale Fettgehalt der Leber ist sehr unterschiedlich. Er beträgt nach FELIX [697] beim Säugetier 5%, nach TSUBOI u. a. [2170] bei der Maus 17,7%. Die Befunde liegen bei den einzelnen Untersuchern je nach Tierart zwischen 0 und 20% (Übersicht siehe KETTLER [1172], BENEKE [174]). Wie die anderen Substanzen der Leber sind auch die Fettablagerungen rhythmischen Schwankungen unterworfen (HOLMGREN [1051]). In den Morgenstunden erhöht sich der Fettgehalt, um am Nachmittag bis Mitternacht wieder abzunehmen. Er verhält sich somit dem Glykogen entgegengesetzt. Nach WOLFF [2348] ist eine ausgedehnte Verfettung ebenso wie eine Fettfreiheit als normal anzusehen und innerhalb der regelrechten Stoffwechseltätigkeit der Leber zu deuten.

Tabelle 23

Lipidzusammensetzung der Rattenleberzellfraktionen bei Normaltieren (nach [2020])

	Gesamtlipide % des Trockengewichts	% der Gesamtlipide Phospholipide	Cholesterin	Neutralfett
Kerne	16	93	4,5	2,5
Mitochondrien	21	93	5,5	1,4
Mikrosomen	32	94	5,8	0
Überstehende Phase	7	28	3,9	68

Die Rattenleberzelle eines männlichen Tieres enthält $0{,}41 \times 10^{-4}\,\gamma$ Fett, die des weiblichen Tieres $0{,}13 \times 10^{-4}\,\gamma$ (HARRISON [950]). Die Abgabe der in der Leberzelle synthetisierten Fettsäuren erfolgt im Gegensatz zu allen übrigen

Körperzellen in Form der Phosphatide. Die auf verschiedenste Schädigungen erfolgende Störung der Phosphatidsynthese bewirkt eine Anhäufung der Neutralfette innerhalb der Leberzellen (LANG [1261]). Von den einzelnen Zellfraktionen weisen die Mikrosomen den höchsten Lipidgehalt auf, die überwiegende Menge der Neutralfette befindet sich in der überstehenden Phase (SPIRO und MCKIBBIN [2020]) (Tab. 23).

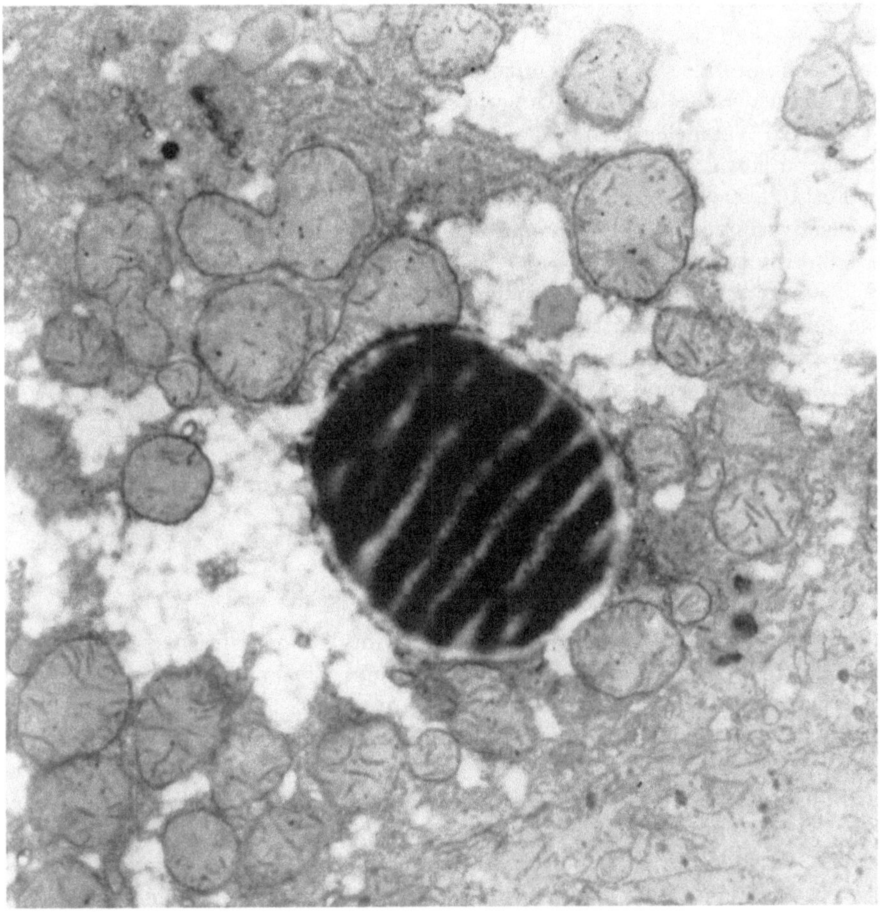

Abb. 48. Isolierter Fetttropfen im Grundplasma, umgeben von einer Doppelmembran. Am oberen Rand des Fetttropfens wohl beginnende Zerstörung eines Mitochondrion. Leber der normalen Ratte. Verg.: 18000fach

Die Halbwertzeit der Lipide der Rattenleber beträgt bei den Fettsäuren 1—3 Tage, bei Phospholipiden 1—2 Tage und beim Cholesterin 5—7 Tage.

Das morphologische Bild der Leber in Hinsicht auf ihren Fettgehalt, die Verteilung und Form der Ablagerungen zeigt ebenfalls wenig übereinstimmende Befunde. SCHLICHT [1860] fand bei Mäusen z. T. Fettspuren, nicht selten aber auch leichte und mittlere Verfettungen. Die Ablagerung innerhalb des Leberläppchens ist erheblichen Schwankungen unterworfen. Nach SACHS [1825] ist der Befund einzelner über das Läppchen verstreuter Fetttropfen als physiologisch anzusehen. Bei gesunden Menschen wurden von PFUHL [1668] und SCHILLER [1856, 1857] zentrale Leberverfettungen beobachtet. Bei Herbi- und Omnivoren kann eine feintropfige Verfettung geringen Ausmaßes in der Acinusperipherie als normal betrachtet werden. Carnivoren weisen dagegen vorwiegend eine zentrale Verfettung auf. Nach EGER [633] ist bei der Ratte die periphere, perilobuläre Verfettung normal. Das Läppchenzentrum ist der Ort des schnellen und ständigen Fettumbaues, während die Peripherie mehr Speicherungstätigkeit entfalten soll. Bei unseren Versuchstieren (Maus, Ratte, Meerschweinchen, Goldhamster und Kaninchen sowie Taube) konnten wir keine übereinstimmenden Lokalisationen der Fettablagerung auffinden. Häufig sind eine feintropfige Verfettung sowie Einzelzellverfettungen in geringem Ausmaß. In einem Großteil der Tiere waren die Lebern fettfrei.

Die submikroskopische Untersuchung normaler Leberzellen läßt keine typische Lage oder Größe der Fetttropfen innerhalb der Zelle erkennen. Sie sind meist verstreut im Hyaloplasma aufzufinden und von einer Membran umgeben (Abb. 48), die nach SCHMAUS und BÖHM [1862] aus Eiweiß besteht und oft doppelt konturiert erscheint. Zwischen dem Phosphatidgehalt der Leberzellen und der Fettdispersion sollen insofern Beziehungen bestehen, daß die Größe und Zahl der Fetttropfen mit der Verminderung des Phosphatidgehaltes eine Zunahme zeigt (FREI und RYSER [751]).

2. *Fettstoffwechsel im Hunger*

Die Veränderungen des Fettstoffwechsels im Hunger sind verschiedener Art und nicht in jedem Falle voll deutbar. Es scheint sicher, daß die Lipogenese von der Glykolyse abhängt (HARTMANN und SCHULTE [959], SHOW und GURIN [1946]). Der Ausfall des gleichmäßigen Zuckerabbaues im Hunger hemmt die energiefordernde Fettsynthese (FISCHER [718]). Die in vitro herabgesetzte Lipogenese von Leberschnitten hungernder Ratten wird andererseits durch die Zugabe von Glukose nicht vermehrt (LYON und GEYER [1382]). BRADY u. a. [311] fanden eine normale Fettbildung in Leberschnitten von Katzen, die 48 Stunden gehungert hatten, so daß eine Abhängigkeit von der Glykolyse in diesem Falle ausgeschlossen werden mußte. Die Untersuchungen von CHAIKOFF und BROWN [418] haben erwiesen, daß innerhalb der ersten Hungerstunden noch ein Einbau des C^{14} von Glukose in Fettsäuren möglich ist, daß diese Fähigkeit der Leberschnitte in späteren Hungerstadien aber rasch aufhört (Tab. 24).

Normale Rattenlebern verwandeln C^{14}-markierte Acetessigsäure in Fettsäuren (CHEN u. a. [435]) schon nach 15 Minuten (HEVESY u. a. [996]), während Lebern hungernder Ratten dazu nur gering imstande oder unfähig sind (CATRAVAS [409]). Bei normaler Diät werden 25% der C^{14}-markierten Essigsäure in Fettsäuren umgewandelt, bei Hunger sind es nur 3% (LYON u. a. [1381]). Die Synthese von

Fettsäuren in Lebern hungernder Ratten ist deshalb eingeschränkt, weil sowohl die zur Bildung notwendigen Substrate als auch das Eiweiß zur Herstellung der notwendigen Fermente fehlt. Die Änderungen der Fettsäuresynthese aus Acetat im Hunger gleichen denen bei Diabetes (MEDES u. a. [1456]). Bei einer gleichzeitigen aktiven Glykolyse ist die Mikrosomenfraktion der Leberhomogenate mit Hilfe von Coenzym A imstande, aus Essigsäure Fettsäuren zu synthetisieren (BRADY und GURIN [312]).

Tabelle 24

Fähigkeit der Rattenleberschnitte, im Hunger C^{14} von Glukose in Fettsäuren einzubauen (nach [418])

Diät	% des zugeführten Glukose-C^{14}, das als Fettsäure gefunden wurde	Relative Lipogenese
73% Kohlenhydrate 27% Protein ad lib.	0,72	100
24 Stunden Hunger	0,04	6
48 Stunden Hunger	0,02	3
72 Stunden Hunger	0,00	0

Bei Ratten ist die Bildung langer Fettsäureketten in der Hungerleber vermindert (CHAIKOFF und BROWN [418]). Die Oxydation von Palmitinsäure ist nach 24 Stunden Hunger beschleunigt (GEYER u. a. [800]). Zur Synthese der Fettsäuren werden große Mengen von Wasserstoff benötigt. Die im Hunger gesenkte Fettsäuresynthese läßt vermuten, daß die Kohlenhydrate die Hauptlieferanten des Wasserstoffes sind (FELIX [697]). Bei einer Verschiebung des Verhältnisses oxydierten zu reduzierten DPN zuungunsten des DPN-H ist die Fähigkeit der Leber zur Fettsäuresynthese eingeschränkt. Diese Beziehung ändert sich aber während des Hungerns von 2,6 : 1 beim Normaltier auf 4,5 : 1 nach 72 Stunden Hunger und 9,8 : 1 nach 120 Stunden (HOLZER [1057]). Die Gesamtmenge des DPN-DPNH ist in Fettlebern herabgesetzt (FRUNDER [761], FRUNDER und RICHTER [762]). Die hepatische Biosynthese von Cholesterin bei Hungerratten vermindert sich in vitro nach 24stündigem Hunger auf 10% und sinkt nach 72 Stunden noch weiter ab (COOK [476]). Bei lebenden Tieren ist diese Abnahme geringer. Nach 48 Stunden sind noch 50% und nach 72 Stunden noch etwa 30% des Kontrollwertes erhalten. Im Gegensatz zu den üblichen Ansichten der Verminderung der Phosphatidsynthese im Hunger wird von BRAND [313] bei normalen Tauben eine Synthese von Phosphatiden in einer Menge von 5% der Gesamtfettsäuren beschrieben, die sich im Hunger auf 21% erhöht. Im Hunger soll die Einschleusung des C_2-Restes des Fettsäureabbaues in den Zitronensäurezyklus infolge der verminderten Glykolyse herabgesetzt und der Umsatz im Fettsäurezyklus eingeschränkt sein. Der Anstieg von ADP und AMP ist der Ausdruck einer mangelhaften Phosphorylierung und Energiebildung (HARTMANN u. a. [956]).

Während einer pathologischen Leberverfettung soll der Lipasegehalt herabgesetzt sein (GOMORI [846]). Bei starker zentraler Lipaseaktivität liegt das Fett intermediär und peripher, bei peripherem Lipasegehalt zentral (WIDMER u. a. [2300]). Die Schädigung des Enzyms wird als das primäre Geschehen bei der Entstehung der Fettleber angesehen, was aber von EGER u. a. [638] abgelehnt wird.

Da die Leber das Hauptorgan bei dem Abbau der Fette ist, muß vermutet werden, daß diese im Hunger vermehrt zu finden sind, da die Hauptenergiemenge jetzt aus der Fettverbrennung geliefert wird (DEUEL [557], HARTMANN [953]). Der Fettgehalt der Leber steigt so lange an, wie Fett aus den Depots zugeführt wird (BARRET [132], STETTEN und SALCEDO [2056]). Danach erfolgt eine Abnahme. Während des Hungerns soll das Leberfett den Charakter des Depotfettes annehmen, während es bei Normaltieren dem Nahrungsfett ähnelt. Sichtbare Fettlebern entstehen dann, wenn das Neutralfett vermehrt ist, das sich auf Grund einer mangelhaften Umbildung in Phosphatide anhäuft (HARTMANN [953]). Andererseits wird der Phospholipidmangel als Ursache der Fettleber angesehen (DEUEL [557]). BERNHARD und STEINHAUSER [202] konnten auch im Hunger eine Fettsynthese beobachten. Sobald die Fettbestände des Körpers stark reduziert sind und weniger als 1% betragen, wird die Fettbildung verstärkt. Die Fettspeicherung der Leber beim Hungertod erfolgt nach UEHLINGER [2177] durch eine fehlende Korrelation zwischen den energetischen Grundstoffen und ihrer oxydativen Spaltung und durch einen Mangel an aktivem Protoplasma, das die Leber zur Verarbeitung des Fettes befähigen kann (STANGL [2028]). Möglicherweise spielen bei der Leberverfettung im Hunger hormonelle Vorgänge eine Rolle, etwa daß das verminderte Vorhandensein von Glukose Veränderungen der Hypophysenvorderlappen-Tätigkeit bewirkt (HEIMBERG u. a. [978]).

3. Quantitativer Fettgehalt

Die wechselnden Veränderungen des Fettstoffwechsels der Leber finden ihre Äquivalente in den Verschiebungen des Fettgehaltes des Organs. Die Fettmenge der Leber soll im Hunger auf 20—39% ansteigen (FELIX [697]), bei Kaninchen nimmt der Fettgehalt nach 13 Tagen Hunger von 2,31% auf 4,40% zu (KEYS u. a. [1177]). Eindeutige Erhöhungen wurden von DIBLE und LIBMAN [571], JUNKERSDORF [1125], KALK [1130], MACKAY u. a. [1403] beobachtet. Gerade die Befunde über den quantitativen Fettgehalt sind entscheidend von der Phase des Hungers abhängig, die ein wichtiger Faktor für die unterschiedlichen Ergebnisse ist. So finden BARRET u. a. [132], DEUEL u. a. [558], HODGE u. a. [1026], MACLACHLAN u. a. [1410] einen wechselnden Verlauf. Im allgemeinen erhöht sich der Fettgehalt in den ersten 2—3 Hungertagen und sinkt dann wieder auf Werte um oder unter den Normalwert. Der spätere Ablauf weist einen weiteren Abfall und erneute Steigerungen auf (Tab. 25).

Dieser phasenartige Verlauf ist auch von vielen anderen Untersuchern bestätigt worden (SCHLICHT [1860]). YARBRO und ANDERSON [2368] sahen in den Lebern hungernder Ratten nach einem leichten Anstieg der Gesamtlipide einen graduellen

Abfall auf das Minimum am 6. Tag. Der Fettgehalt und seine Änderungen im Hunger sind nicht nur von der Umgebungstemperatur, sondern auch von dem vorherigen Ernährungszustand des Tieres abhängig (DEUEL [557], Tab. 26). Der Anstieg der Fettmenge steht auch mit der vorherigen Höhe in Verbindung.

Tabelle 25

Übersicht über die Veränderungen des prozentualen Fettgehaltes der Leber im Hunger nach verschiedenen Autoren (% des Feuchtgewichtes)

Autor	132	558		2286	956	557	915	1607		1228
Tierart	Maus	Ratte		Ratte		Maus	Ratte	Maus		Maus
Hungerzeit		ml.	wbl.				% Trockengewicht	Kälte	Wärme	
normal	4,5	3,06	3,34	3,94	—	5,2	—	3,95	4,04	4,34 — 4,65
24 Std.	5,5	3,90	4,53	5,18	16	10,0	14,2	12,11	3,27	14—17
32 Std.	4,6									
48 Std.	9,9	4,22	4,92	4,78	11	11,5		8,17	2,80	
52 Std.	12,7									
3 Tage	—	4,44	4,55	4,02	5,5	5,2	23,9	2,64	1,17	
4 Tage		3,98	5,02	6,96		3,1				
5 Tage		3,89	5,10	3,95			21,5			
6 Tage	17,7			4,60			16,5			
9 Tage				2,84						
10 Tage							7,9			

Tabelle 26

Veränderungen des Fettgehaltes der Rattenleber nach 5tägigem Hunger bei vorheriger verschieden langer Dauer einer Diätfütterung (proteinarm, cholinarm, fettreich) (nach [557])

Diättage	Leberlipide % Beginn	Leberlipide % 5 Tage Hungern
0	2,79 ± 0,18	4,28 ± 0,10
9	16,73 ± 0,82	19,56 ± 1,06
16	26,25 ± 0,93	28,85 ± 0,95

Weiterhin ergeben sich aber auch Unterschiede, ob man junge oder alte Tiere hungern läßt. So fällt bei jungen männlichen, 6 Tage hungernden Ratten der Leberfettgehalt ab, während er sich bei weiblichen Tieren sowie erwachsenen erhöht (WIDDOWSON und McCANCE [2298]). Während das Verhältnis Palmitinsäure zu Stearinsäure im Hunger unverändert bleibt, entstehen diese normal wahrscheinlich durch eine Totalsynthese aus C_2-Resten, im Hunger dagegen durch Kettenverlängerung (CONIGLIO und CATE [473]).

Bei den Veränderungen des Fettgehaltes sind die einzelnen Fraktionen in unterschiedlichem Maße beteiligt. Die Cholesterinmenge der Leber steigt im absoluten Hunger bei Katzen auf das 2- bis 10fache (KEYS u. a. [1177]). Bei Ratten bleibt sie unverändert (Davison und Eckstein [534]). In der Kaninchenleber erhöht sich der Cholesteringehalt von 0,64 bis 0,75% der Trockensubstanz auf 1,12 bis 1,69% im Hunger (Popper [1694]). Nach einem Anstieg des Cholesteringehaltes in den ersten beiden Hungertagen folgt ein starkes Absinken (Schettler [1853]).

Der Gesamtfettsäurenverlust beträgt bei Ratten nach 5 Tagen Hunger im Körper 80%. Jedoch ist die spezifische Aktivität gegenüber 24 Stunden Hunger nicht verändert. Das Totalcholesterin zeigt im gleichen Zeitraum keine Veränderungen, die spezifische Aktivität ist aber vermindert (Hutchens u. a. [1091]). Bei einer fortschreitenden Senkung der Neutralfette bei Hungernden nehmen die Lipoide langsam zu (Salvioli und Sacchetto [1836]). Die Lipoide des Kernes machen in der Mäuseleber einen Anteil von 0,1–0,4% der Gesamtsubstanz aus. Dieser Anteil steigt nach 12 Stunden Hunger auf 3,2% und sinkt nach 24 Stunden auf 1%; nach 48 Stunden erhöht er sich auf 1,8% und erreicht nach 72 Stunden einen Anteil von 0,4% (Brock u. a. [329]). Diese Zunahme der Kernlipoide soll mit einer gleichen des Cytoplasma parallel gehen. Die Lipoide liegen teilweise innerhalb der Nucleolarsubstanz und stehen häufig mit dem die Nucleolen umgebenden Kernchromatin in Verbindung.

Tabelle 27

Veränderungen des Gesamtfettgehaltes und der einzelnen Fettfraktionen in der Leber der hungernden Maus (nach [1023])

Tage Hunger	Gesamtlipide		Phospholipide		Neutralfett		Totalcholesterin		Phospholipid zu Neutralfett
	Gew. mg	% des Normalwertes	Gew. mg	% des Normalwertes	Gew. mg	% des Normalwertes	Gew. mg	% des Normalwertes	% der Totallipide
normal	77	–	51	–	21	–	4,6	–	67 : 26
1	130	+69	38	–25	86	+309	5,2	+13	29 : 66
2	61	–21	25	–51	30	+ 43	5,5	+20	41 : 49
3	35	–55	22	–57	8	– 62	4,0	–13	68 : 16
4	40	–48	24	–53	12	– 43	3,3	–28	69 : 20

Im allgemeinen ist eine Verminderung der Phospholipoide zu verzeichnen (Kennedy und Weiss [1156], MacLachlan u. a. [1410], Monaghan [1512], Schettler [1854], Thomson u. a. [2138], Weber und Cantero [2257]). α-Lecithin und β-Cephalin verschwinden aus der Leber der Maus nach 5 Tagen Hunger, während β-Lecithin und α-Cephalin konstant bleiben. Der Turnover von P^{32} in α- und β-Lecithin und β-Cephalin steigt stark an bis zum 2. Hungertag und nimmt dann wieder ab, α-Cephalin zeigt nur geringe Veränderungen (Hodge u. a. [1024]). In der Rattenleber sind die Lipoide vermehrt (Wool und Goldstein [2354]). Die Phosphorwerte der Kaninchenleber im Hunger sind erhöht. Während der säurelösliche Phosphor bis zum Tode ständig ansteigt, fällt der Lipoid-Phosphor nach einer Erhöhung ab (Murčakova [1541]). Über die gegenseitigen Verschiebungen der einzelnen Fettfraktionen berichten HODGE u. a. [1023] (Tab. 27). Bei einem Gesamtanstieg des Fettgehaltes am 1. Hungertag kommt es zu einem Abfall der Phospholipoide und zum Anstieg sowohl der Neutralfette als auch des Cholesterins. Danach sinken die Fraktionen insgesamt (KEYS u. a. [1177], MACLACHLAN [1410]).

4. Veränderungen der Blutlipide

Es scheint gesichert, daß der Fettgehalt des Blutes im Hunger ansteigt (HODGE u. a. [1025], MACLACHLAN [1408, 1409]), was auf einen Transportmechanismus des Plasmas für die aus den Depots mobilisierten Fette zurückgeführt wird. Die Blutfette sollen bis um 83% ansteigen (SCHULZ [1890]). Es kommt zu einer Hypercholesterinämie (NEDŽEVECKIJ [1559], OKUNEFF [1609], WENDT [2278]) und zur Erhöhung der unveresterten Fettsäuren (SPITZER und MILLER [2021]), die als Transportform der Fette zu betrachten sind. In späteren Hungerphasen sinkt sowohl das Cholesterin als auch das Lecithin. Sie werden als Abbaustufen der Fette aufgefaßt (WENDT [2278]). SURE u. a. [2089] fanden im Verlaufe des Hungerns bei der Ratte eine Abnahme der Blutfettsäuren und des Lecithins, aber keine Verminderung der Konzentration des Blutcholesterins. ENTENMAN [667] konnte beim akuten Hunger keine Lipämie feststellen. Nach KEYS u. a. [1177] (Tab. 28) fallen bei Hunden und Hühnern während des Fastens die Serumlipidwerte ab. Ein Gesamtüberblick über die Befunde der Serumfettveränderungen im Hunger ergibt einen Anstieg des Lipidgehaltes in den ersten Tagen und einen Abfall in der letzten Hungerphase, was mit den übrigen Ergebnissen einer Fettmobilisation in den Depots des Körpers übereinstimmt.

5. Morphologie der Fettablagerungen

Der Befund einer vorhandenen oder fehlenden Leberverfettung wird im wesentlichen von der Hungerphase abhängen, in der sich die Versuchstiere befanden. So wird von TERROINE [2127] keine Änderung des Fettgehaltes der Leber von Kaninchen und Tauben bei längerem Hunger beobachtet. Einen mäßigen oder vollständigen Verlust des Fettes bemerkten ADAMS [15], AFANASSIEW [24], BERG [188], BEST und HUNTSMAN [227], BRANTE [315], CESA-BIANCHI [413], LOEFFLER und NORDMANN [1353], OVERZIER [1627], SALVIOLI und SACCHETTO [1836], TRAINA [2156], TSUKUDA [2171].

Viel häufiger ist aber eine Erhöhung des Fettgehaltes, eine sogenannte „fettige Degeneration", zu verzeichnen (ALTMANN [55], ARIMA [74], BEAUVALLET [149], BEST und RIDOUT [229], BHARADWAY und LOVE [246], CHEVILLARD u. a. [442], DIBLE [569, 570], DIBLE und LIBMAN [571], ELIAS und TAUBENHAUS [642], FAWCETT [693], FERGUSON [703], GLYNN [833], HARRISON [950], JACKSON [1103],

Tabelle 28

Veränderungen der Plasma- oder Serumlipide während des vollständigen Fehlens von Nahrung (nach [1177])

Autor	Datum	Tierart	Hungertage	Total-fett-säuren	Neutral-fett	Total-lipide	PO_4-Lipid	Total-Chol.	Chol.-Ester	Freies Chol.	I_2-Zahl
Gardner and Lauder	1913	Katze	7					+	+		
Shope	1927	Katze	2					+	+		
Ayleward and Blackwood	1936	Kuh	7—10	0			—		0 u. +		
Smith, J. A. B.	1938	Kuh	12		—		—		—	—	
Pfeiffer	1887	Hund	19			—					
Hürthle	1895	Hund	3					+			
Bloor	1914	Hund	5—7			0 u. +, —					
Terroine	1914	Hund	25—29			+ u. —		—, +			
Greene und Summers	1916	Hund (jg.)	9			+					
Greene und Summers	1916	Hund (erw.)	22			0					
Underhill und Baumann	1916	Hunde	6			—, +					
Wendt	1928	Hunde	16				+, —	+, —	+, —	+, —	
Ling	1931	Hunde	7			—	—	—	—	—	—
Rony, Mortimer, Ivy	1932	Hunde	2—14	0							
Entenman und Chaikoff	1942	Hunde	23—30	0		0	0	—	—	—	
Shope	1927	Meerschw.	2					+	+		
Pfeiffer	1887	Henne				—					
MacLachlan	1944	Maus	4			+	+				—
Schulz	1896	Taube	4,5			+					
Pfeiffer	1887	Kaninchen	13			+					
Schulz	1896	Kaninchen	5			+					
Rothschild	1915	Kaninchen	2—9					—, +			
Shope	1927	Kaninchen	3					+	+		
Sure, Kirk, Church	1933	Ratten	9—26	—			0	0			
Shope	1927	Schwein	4					+	+		
Lennox, O'Connor, Bellinger	1926	Erwachsene	10					+, —			
Shope	1927	Erwachsener	5					+	+		
Gregg	1943		57	—			—	—, +			

Zeichenerklärung: + = höher als normal; — = niedriger als normal; 0 = keine Konzentrationsänderung; +, — = Zuerst Anstieg, danach Abfall; —, + = Zuerst Abfall, dann Anstieg. 0 und + = bei den meisten Tieren keine Veränderungen, vereinzelt Erhöhungen.

JONES [1120], JUNKERSDORF und KOHL [1126], KONEFF u. a. [1211], LAUBENDER [1273], LAUR [1275], LÈPINE [1295], LUCIANI und BUFALINI [1370], MAIBAUER u. a. [1422], MONAGHAN [1512], OCHOTIN [1599], POPPER und SCHAFFNER [1697], SCHULTZE u. a. [1887], SINCLAIR [1979], STATKEWITSCH [2030], ULLRICH [2180], WITSCH [2341], WRIGHT [2358]).

Zur Frage der Lokalisation des Fettes innerhalb der Leber sind die Angaben ebenfalls recht verschieden. Das Fett soll in kleinen Tropfen (WACHSTEIN [2227]) zuerst durch die Einwanderung von Depotfett in den peripheren Läppchenteilen zu finden sein, worauf sich eine Ausbreitung über das ganze Läppchen anschließt (WETZEL u. a. [2286]). Eine Ablagerung in der Läppchenperipherie wird auch von ORSINI und RECINE [1623], ULLRICH [2180] und BEST u. a. [220] beschrieben. Nach SÜNDER [2082] ist die intermediäre Ablagerung im Hunger die längstdauernde. Bei Katzen, Hunden und Kaninchen, Meerschweinchen, Tauben und Mäusen (WILLIAMS [2322], DEANE [539]) beginnt die Verfettung im Hunger zuerst feintropfig in den zentralen Läppchenteilen und breitet sich dann zur Peripherie aus (STATKEWITSCH [2030]). WILSON und STOWELL [2338] sehen eine gleichmäßige Verteilung des Fettes über das ganze Läppchen, und erst bei einer zusätzlichen Schädigung durch Bestrahlung wird die Konzentration im centrolobulären Teil erhöht. Nicht selten ist eine Einzelzell- (SCHMAUS und ALBRECHT [1863]) und Sternzellverfettung (OKUNEFF [1609], ULLRICH [2180]) oder Fettablagerung in den Epithelien der kleinen Gallengänge zu beobachten.

Der phasenartige Wechsel der Fettablagerung findet auch im morphologischen Bild seinen Ausdruck. Nach SCHÖNHOLZER [1878] nimmt die Verfettung in den ersten Hungertagen ab und in der späteren Zeit zu. Bei Ratten ist der Fettgehalt am 1. Hungertag normal, am 2.—3. Tag vermindert und am 4. Tag etwas, besonders peripher erhöht. Die Verteilung am 5. Tag ist unregelmäßig, am 7. Tag ist die Menge wieder herabgesetzt und fällt dann nach einer leichten Vermehrung am 9. Tag bis zum 16. Tag ständig ab (LAZAROVICH-HREBELJANOVICH [1278]). In der Leber der hungernden Maus sind nach 24 Stunden perikapilläre Fetttropfen zu beobachten, deren Zahl bis zum 3. bzw. 6. Tag wieder etwas vermindert wird (PRINZ [1718]). Am 8.—10. Tag treten dann aber größere Fetttropfen auf, die die Leberzellen ganz ausfüllen. Die ausgedehnten Untersuchungen von SCHLICHT [1860] an Hungermäusen zeigen schon in den ersten 10—30 Stunden erhebliche Verfettungen der Leberzellen. Die Lokalisation ist vorwiegend diffus, beziehungsweise peripher, und innerhalb der Zelle besonders perivaskulär. Jedoch sind nicht selten auch zentrale Ablagerungen zu finden. Oft ist die Verteilung in den einzelnen Läppchen verschieden. Vereinzelt ist auch ein intermediärer Typ erkennbar. In den nächsten 24 Stunden sinkt der sichtbare Fettgehalt bis auf Null. Während des Abfalls sind die verschiedensten Verfettungstypen, vorwiegend aber zentrale und intermediäre sowie Einzelzellverfettungen zu beobachten. Nach 60—80 Stunden steigt der Fettgehalt wieder bei wechselnden Lokalisationen an. Häufig sind Sternzellverfettungen zu finden. In späteren Hungerstadien werden nur noch ganz selten Fettablagerungen in der Leber festgestellt. Der Endzustand der Verhungerung ist die Fettfreiheit der Leber.

Unsere eigenen Befunde können bei der *Maus* im wesentlichen die Ergebnisse von SCHLICHT [1860] bestätigen, wenn der Abfall des Fettgehaltes nach 48 Stunden auch nicht in dieser ausgeprägten Form zu verzeichnen ist. Gerade nach diesem Zeitraum läßt sich oft submikroskopisch eine feintropfige (500—800 Å) Fettinfiltration im Grundplasma beobachten (Abb. 49). Bei meist freien Zentralzonen ist besonders eine intermediäre oder auch periphere Lokalisation aufzufinden (Abb. 50). Daneben sind auch noch nach 72 Stunden häufig diffuse Fettablage-

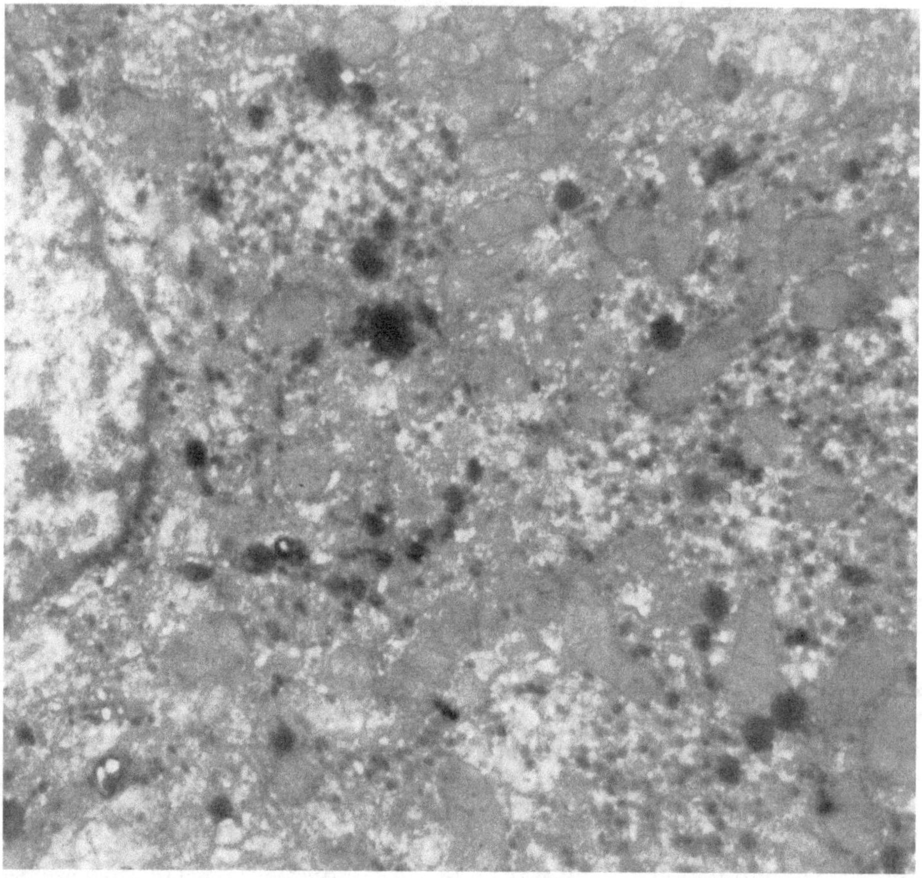

Abb. 49. Kleintropfige Fettinfiltration (durchschnittliche Tropfengröße 500 bis 800 Å) in der Leber einer 2 Tage hungernden Maus. Lokalisation der Fetttröpfchen ausschließlich im Grundplasma. Berührung mit den Mitochondrien nur zufällig. Ges.-Verg.: 18000fach

Abb. 50. Periphere Leberverfettung bei einer 3 Tage hungernden Maus. Färbung: Haemalaun, Sudan III. Verg.: 245fach

Abb. 51. Zwei hochgradig verfettete Einzelzellen in der Leber einer 3 Tage hungernden Maus. Färbung: Haemalaun, Sudan III. Verg.: 975fach

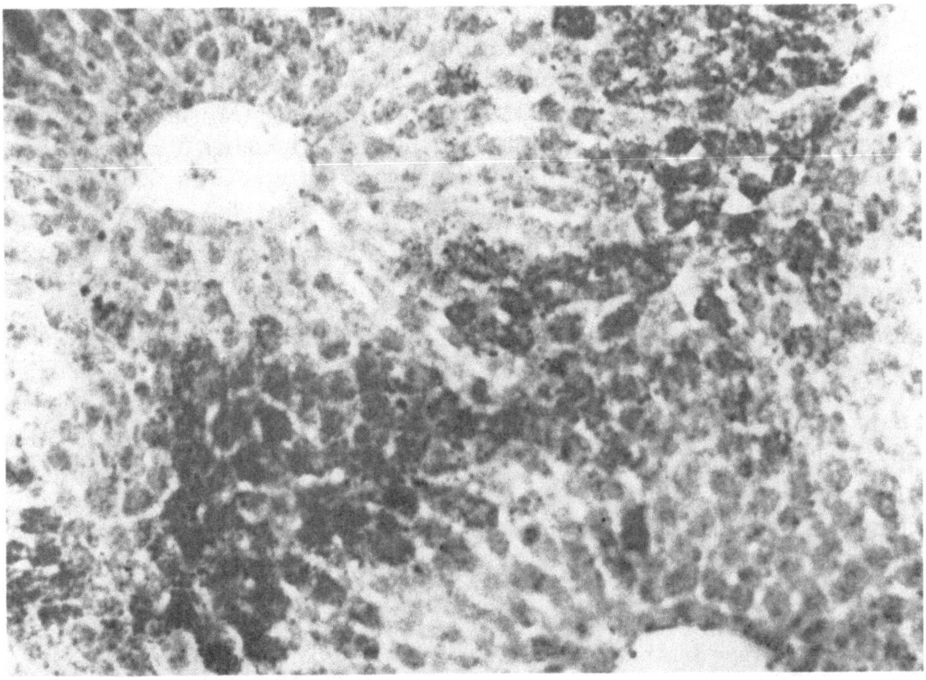

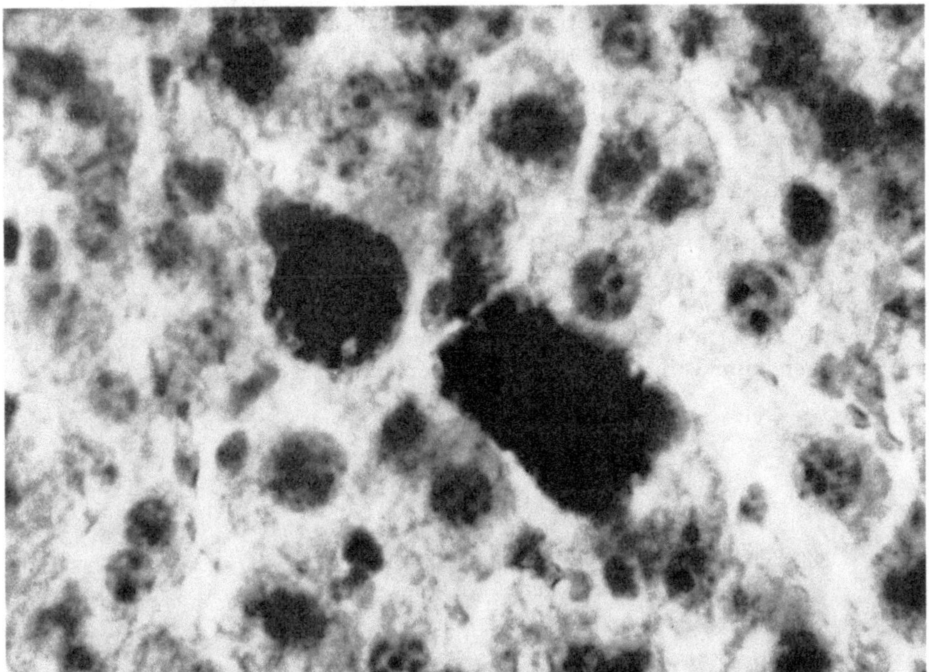

rungen sowie Einzelzellverfettungen (Abb. 51) anzutreffen. Vom 4. Tag an ist die Leber im allgemeinen fettfrei; jedoch sahen wir auch neben Einzelzellverfettungen zentrale Fettansammlungen. Am 6. Tag erhöht sich der Fettgehalt erheblich und fällt am 7. Tag wieder ab. Am letzten Untersuchungstag sind verschiedene Verfettungstypen erkennbar; teilweise ist eine so hochgradige Verfettung festzustellen, daß es zur beginnenden Ausbildung von Fettzysten mit Zerreißen der Zellgrenzen kommt.

In der *Rattenleber* sind nach 24stündigem Hunger nur Einzelzellverfettungen zu beobachten. Am 3. Hungertag ist eine feintropfige, vorwiegend diffuse Leberverfettung ausgebildet, die in den folgenden Tagen fast auf den Nullwert absinkt. Am 7. Hungertag sind Einzelzellverfettungen zu finden, die am 8. Tag wieder verschwinden.

Die *Meerschweinchenleber* zeigt am 1. Hungertag eine diffuse feintropfige Verfettung, die sich nach 48 Stunden verstärkt und eine mehr periphere Lokalisation aufweist. Bei ausgeprägter diffuser Leberverfettung (Abb. 52) lassen sich am 3. Hungertag einmal stärkere Beteiligungen der zentralen Läppchenteile, zum anderen ein peripherer Verfettungstyp ermitteln. Auch am 4.—6. Hungertag bleibt diese ausgedehnte Verfettung bestehen (Abb. 53). Daneben sind aber auch Tiere zu finden, die nur Einzelzellverfettungen oder gar keine Fettablagerungen zeigen. Bei einem großen Teil der Tiere ist auch am 8. Tag noch eine fein- bis grobtropfige, häufig zentral stärkere Leberverfettung anzutreffen.

Beim *Goldhamster* sind in den ersten drei Hungertagen bis auf Einzelzellverfettungen keine Fettablagerungen zu beobachten. Erst am 4. Tag tritt eine diffuse feintropfige Verfettung auf, die am 5. Hungertag vorwiegend die läppchenperipheren Teile betrifft. Am 6. Hungertag ist die periphere Verfettung stärker ausgeprägt. Diese Verfettungsart bleibt auch bis zum Versuchsende bestehen. Daneben sind oft Einzelzellverfettungen zu sehen.

In der Leber des *Kaninchens* sind während des ganzen Versuches Einzelzell- und Sternzellverfettungen geringen Ausmaßes zu verzeichnen, ohne daß charakteristische Veränderungen auftreten.

Die *Taubenleber* zeigt in den ersten vier Hungertagen nur geringe Verfettungsgrade einzelner Zellen. Vom 5. Tag an treten feintropfige Fettablagerungen auf, die aber ab 7. Tag wieder verschwinden. Am 8. Tag sind nur ganz geringgradige Verfettungen, zum Teil in den Sternzellen, anzutreffen.

Abb. 52. Diffuse Leberverfettung bei einem 3 Tage hungernden Meerschweinchen. Färbung: Haemalaun-Eosin. Verg.: 728fach

Abb. 53. Centrolobuläre Verfettung in der Leber eines 6 Tage hungernden Meerschweinchens. Färbung: Haemalaun-Sudan III. Verg.: 79fach

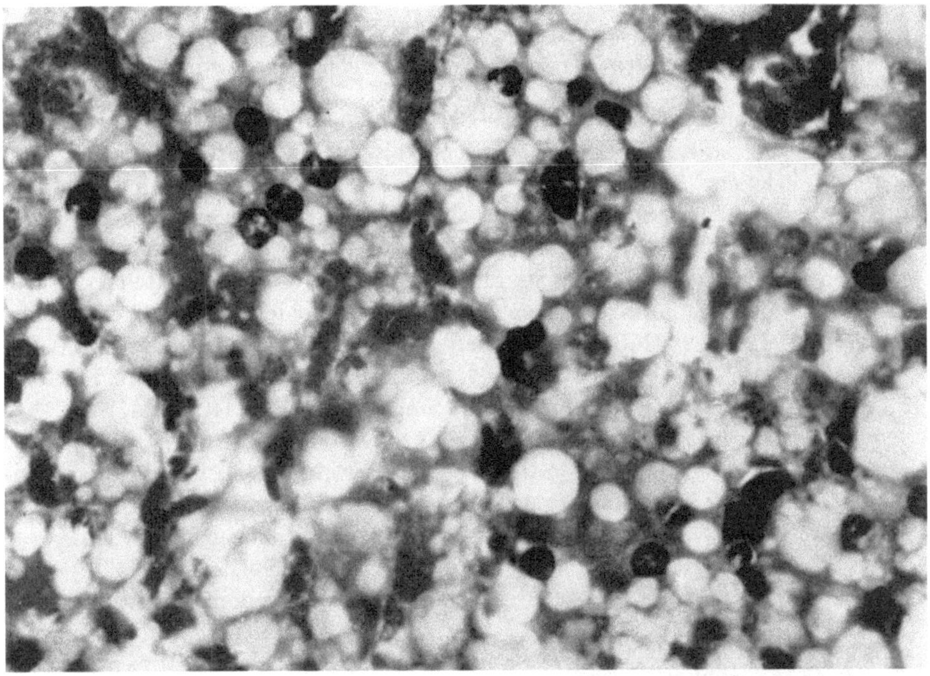

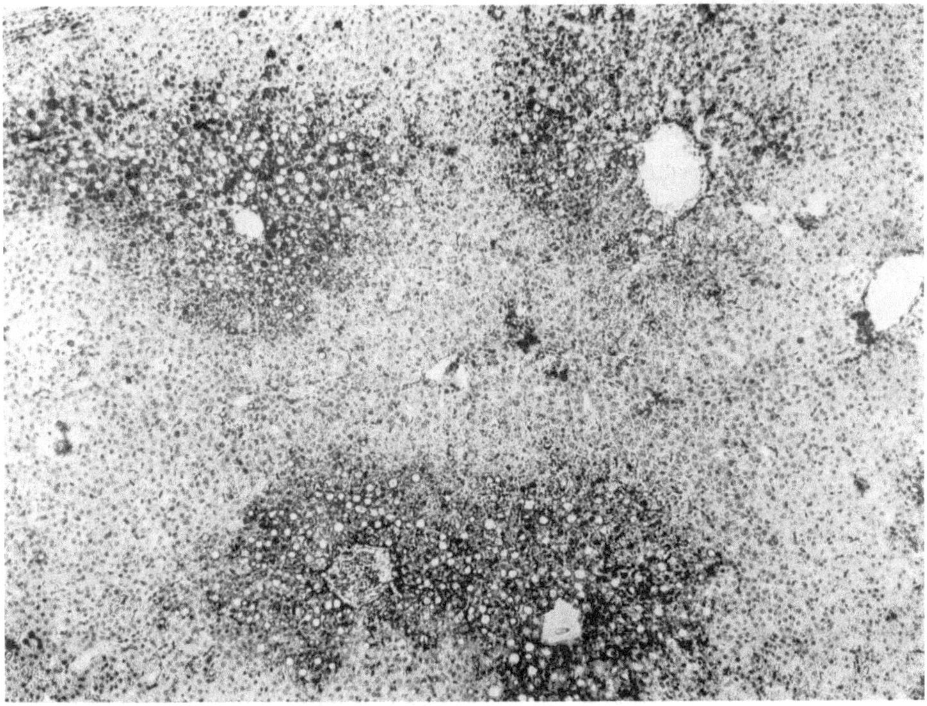

6. Beziehungen zwischen den übrigen Zellbestandteilen, insbesondere den Mitochondrien, und der Leberverfettung

Die Lokalisation des Fettes innerhalb der Zelle und die Beziehungen zu anderen Substanzen sind sowohl in morphologischer als auch chemischer Hinsicht von großer Wichtigkeit. So wird nicht selten der Gegensatz zwischen Glykogenablagerung und Verfettung der Leber als selbstverständlich angesehen (FELIX [697], FLEISCHHAUER [725]). Nach dem Verschwinden des Glykogens soll zwangsläufig Fett abgelagert werden (EMMRICH und PETZOLD [657], FELIX [696]). Jedoch scheint andererseits kein Widerspruch zwischen den beiden Stoffen auch in morphologischer Hinsicht — ihre chemischen Beziehungen sind in vielfacher Weise gesichert – zu bestehen (CHERNISHOVA und BURGMAN [440], DEANE [540], KAPLAN und CHAIKOFF [1133]). Oft verläuft die Ablagerung beider Substanzen sogar parallel (SÜNDER [2082]). Das Leberglykogen ist wichtig zur Bildung von Fett (COOK [476]), und mit zunehmendem Glykogengehalt wird die Biosynthese von Fett immer größer (HAUGAARD und STADIE [971]). Die engen Beziehungen zwischen den beiden Substanzen konnten wir wiederholt beobachten (Abb. 54).

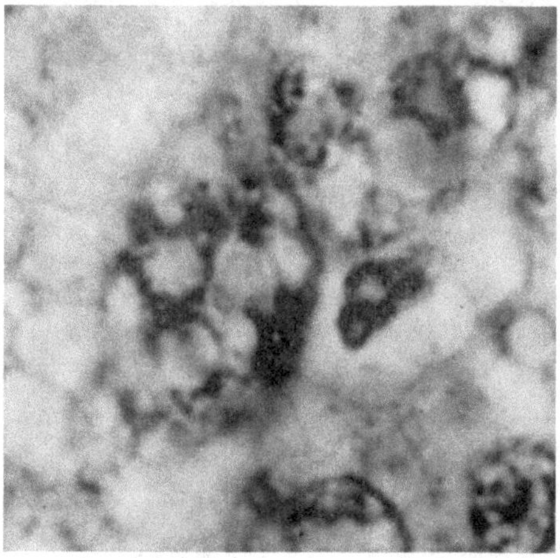

Abb. 54. Zusammengedrängte Glykogenablagerungen (in Abb. schwarz) in einer großtropfig verfetteten Leberzelle bei einem 6 Tage hungernden Kaninchen. Färbung: Best-Karmin. Vergr.: 1940fach

Die Fettmoleküle sind infolge der Inkorporation in laminäre Phospholipo(protein)-Moleküle besonders der Mitochondrien normalerweise nicht sichtbar. Bei einer Unfähigkeit der Zellen, das Fett zu transformieren, wird es in Form sphärischer Aggregate sichtbar, die von einem unimolekularen Film von Phospholipiden bedeckt sind. In dieser Form kann es nicht mehr verarbeitet werden. Der Hauptfaktor für das Sichtbarwerden von Fettablagerungen in der Zelle ist das relative oder absolute Fehlen von Phospholipiden (DIXON [592]). In der Umgebung der Fetttropfen sind Aldehydablagerungszonen zu erkennen, die als ein Ausdruck der Umwandlung des Fettes in Kohlenhydrate gedeutet werden (DANIELLI [510, 511]). Dieses Auftreten von freien Aldehyden konnte aber von HOLCZINGER [1046] nicht beobachtet werden.

Der durch die Fettmobilisierung bedingte erhöhte Zustrom der Lipide bewirkt eine Fettinfiltration. Die Permeation des Stoffes geht möglicherweise über eine physikalische Fettlösung und Verbindung mit den Lipoiden der Zellmembran vonstatten, was eine lokalisierte Konzentration von die Oberflächenspannung herabsetzenden Substanzen ergibt, so daß die Permeabilität erhöht wird (WOTTON und LEVIN [2356, 2357]). Das Fett liegt dann zuerst in submikroskopisch erkennbaren 500—800 Å großen Tropfen in der Zelle verteilt (Abb. 49) (POLICARD und BAUD [1683]). Es ist dabei fast ausschließlich im Hyaloplasma anzutreffen (ALTMANN [56], JÉZÉQUEL [1116], NEUBERT und HOFFMEISTER [1565], SZANTROCH [2101]).

Die Beziehungen zwischen Mitochondrien und Fettstoffwechsel sind gesichert. Die gesamte Fettsäureoxydaseaktivität der Zelle liegt innerhalb der Mitochondrien (BOURNE [289], SPECTOR und ADAMSTONE [2015]). Beim Auftreten einer Fettleber ist als Grundschädigung oft eine Schwellung der Mitochondrien zu beobachten, die eine Freisetzung von Coenzym A und Blockierung der oxydativen Phosphorylierung bewirken soll. Dadurch kommt es zur Abnahme von ATP und Oxydation der Fettsäuren, was den Anstieg und die Anhäufung von Fett innerhalb der Zelle hervorruft (DEUEL [556]). Jedoch scheint es nach DIANZANI [563] nicht eindeutig geklärt, ob die morphologischen Änderungen der Mitochondrien in der Fettleber, z. B. nach CCl_4-Vergiftung, Ursache oder Folge der Hemmung der oxydativen Phosphorylierung sind. Parallel mit diesen Veränderungen geht ein Anstieg der Aktivität der Adenosintriphosphatase, der sauren und alkalischen Phosphatase sowie eine Verteilungsverschiebung der anorganischen Phosphatase, der sauren und alkalischen Phosphatase zwischen Mitochondrien und Zellplasma. Die morphologischen Veränderungen der Mitochondrien, die sonst nur beim Aufenthalt in hypotonen Lösungen zu beobachten sind, bewirken ein Ansteigen der Permeabilität verschiedener Substrate und Enzyme, die dadurch Ursache für die Stoffwechselveränderungen der Fettleber sein können (DIANZINI [564], DIANZANI und VITI [567]). Die beschriebenen Befunde sind für das Bild der toxischen Leberverfettung charakteristisch, bei der die Verfettung nur der Ausdruck der gesamten Zellschädigung, besonders der Fermentsysteme ist. Die Grundlage scheint in der Störung des Mitochondrienstoffwechsels zu liegen (SEVERI und FONNESU [1942]). In diesem Falle ist es möglich, daß sich die Mitochondrien direkt in Fetttropfen umwandeln (OBERLING u. a. [1597]). Ein Übergang von Mitochondrien in Fetttropfen wird auch von COSTA u. a. [489] angenommen, nach denen diese Transformation Ausdruck einer Änderung der chemischen Zusammensetzung, der Gestalt und Struktur sein soll (ALTMANN [57]).

Biochemisch und morphologisch sind die auf verschiedene Weise entstandenen Leberverfettungen als nicht identisch anzusehen (NEUBERT und HOFFMEISTER [1565]). Wenn auch infolge der Einwirkung toxischer Substanzen Umwandlungen von Mitochondrien in Fetttropfen möglich erscheinen, so ist bei der Fettinfiltration und -speicherung, die als wesentliche Ursachen der Fettansammlung in der Hungerleber zu betrachten sind, der Übergang zwischen den Gebilden morphologisch nicht erwiesen.

Auch im braunen Fettgewebe der Ratte sind keine Zwischenformen zwischen Mitochondrien und Fetttropfen zu finden, obwohl sich beide oft berühren (NAPOLITANI und FAWCETT [1557]). Die Fetttropfen liegen frei im Cytoplasma, die Außenmembranen der den Tropfen anliegenden Mitochondrien sind oft nicht sichtbar (LEVER [1306]). Ähnliche Befunde erhob auch POCHE [1680] am Herzmuskel. DE ROBERTIS und SABATINI [1776] lehnen die Mitochondrien als Sitz der Fettbildung in der Nebennierenrinde ab. In Saccharomyces cerevisiae vermindert die Entfernung der Mitochondrien die Fettbildung nicht (KLEIN und GREENFIELD [1189]). Die Mitochondrien spielen besonders eine Rolle bei der lipidsynthetisierenden Aktivität der kleinen Partikel. POCHE [1680] fand Ablagerungen fein emulgierten Fettes im endoplasmatischen Retikulum. Direkte

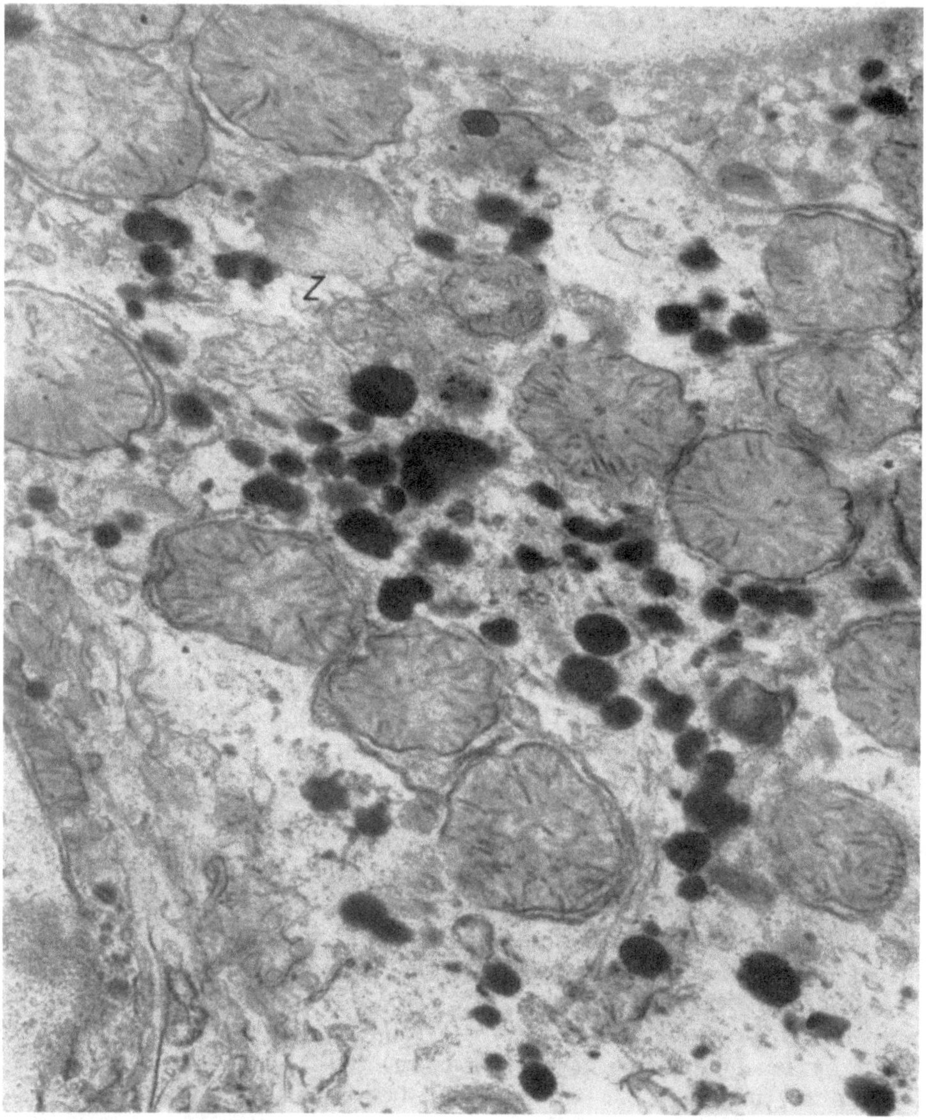

Abb. 55. Kleintropfige Fettablagerung im Grundplasma einer Leberzelle einer 2 Tage hungernden Maus ohne engere Beziehungen zu den Mitochondrien. Bei „Z“ eine Gruppe zugrundegehender Mitochondrien. Ges.-Verg.: 21600fach

Beziehungen zwischen Veränderungen der Fermentaktivität der Mikrosomen und dem Ausmaß der Verfettung lassen sich nicht auffinden (NEUBERT und MAIBAUER [1564]).

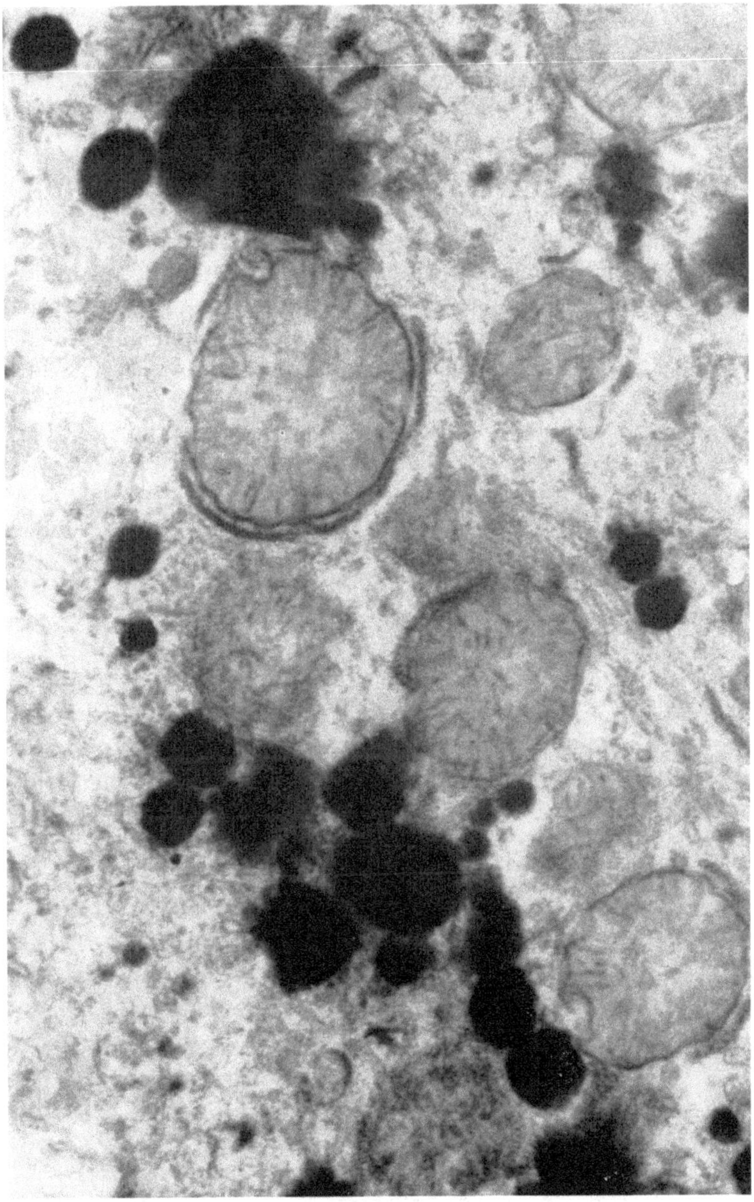

Abb. 56. In der Nähe von Fetttropfen Fehlen der Ergastoplasmalamellen um die Mitochondrien und Einziehungen der Mitochondrienaußenmembran. Leber einer 2 Tage hungernden Maus. Verg.: 21600fach

Die morphologischen Beziehungen der Mitochondrien zu den Fettablagerungen scheinen eher rein zufälliger Natur zu sein (ALTMANN [56], POLICARD u. a. [1685], SZANTROCH [2101]). Bei starker Verfettung werden die Mitochondrien mechanisch zur Seite gedrängt und umgeben die Fetttropfen oft vollständig (BOURNE [289]). Von einigen Autoren wird diese Lagerung als ein Beweis für die Synthese des Fettes durch die Mitochondrien betrachtet (ARNOLD [76], KATER [1141], KATER und SMITH [1142], MACCARDLE [1385]). Veränderungen der Mitochondrienform und -zahl können ebenfalls rein mechanisch bedingt sein (BOURNE [289], DEANE [539], HIRSCH [1013], SPECTOR und ADAMSTONE [2015], ZOLLINGER [2395]).

Die Untersuchungen von PALADE und SCHIDLOWSKY [1638] an Leber- und Pankreaszellen hungernder Meerschweinchen weisen auf charakteristische Verbindungen zwischen den Mitochondrien und den Lipideinschlüssen hin. Die Fetttropfen werden danach von einem oder mehreren Mitochondrien umlagert, indem diese einen mehr oder weniger geschlossenen Ring bilden. Häufig ist kein Spalt zwischen der Begrenzung der Einschlüsse und der Oberfläche der Mitochondrien zu finden und gelegentlich fehlt die Mitochondrienaußenmembran; die Lipidmassen scheinen in enger Verbindung mit den Mitochondrieninnenmembranen zu stehen. An der Kontaktzone weisen die Fetttropfen eine unregelmäßige Oberfläche und eine inhomogene Textur auf. Nach Ansicht von PALADE und SCHIDLOWSKY [1638] ist diese Verbindung zwischen den Fetttropfen und den Mitochondrien ein Ausdruck der Umwandlung der Kohlenhydrate in Fett über die Oxydation von Fettsäuren.

Bei unseren Befunden an den Hungerlebern verschiedener Tiere ließen sich in keinem Falle Umwandlungen der Mitochondrien in Fetttropfen beobachten. Engere morphologische Beziehungen zwischen Mitochondrien und Fetttropfen waren dagegen, vorwiegend rein zufälliger Art, durch mechanische Verdrängung nicht selten (Abb. 55). Die sonst die Mitochondrien fast zirkulär umgebenden Ergastoplasmalamellen fehlten im Grenzbereich, die Mitochondrien selbst zeigten unregelmäßige Einziehungen (Abb. 56). Vereinzelt waren auch partielle Auflösungen von Mitochondrien zu sehen.

F. Veränderungen des Kohlenhydratstoffwechsels der Leber bei absolutem Hunger

1. Morphologie und Physiologie der Glykogenablagerungen in der Leber beim Normaltier

Der normale Glykogengehalt der Leber ist rhythmischen Schwankungen unterworfen (EKMAN und HOLMGREN [640], HOLMGREN und EKMAN [1054], STAHLE [2027]). Während der assimilatorischen Phase in der Nacht sind die höchsten Werte zu beobachten, am Tage die geringsten. Nach CASPERSSON und HOLMGREN

[403] schwankt die Glykogenmenge zwischen 0,08% (10 h) und 0,61% (22—24 h). Bei der Ratte sind morgens die höchsten Glykogenwerte zu sehen (RÜTTNER u. a. [1811]). Die Abnahme während des Tages beginnt in den peripheren Gebieten. Zentrale Glykogenanhäufungen sollen beim Menschen auf einen geregelten Ablauf der Leberfunktionen hinweisen, während periphere Ablagerungen Störungen anzeigen (EGER [631]). Bei jungen Tieren ist wesentlich weniger Glykogen zu finden als bei erwachsenen (GÁSPÁR [782], HEYMANN und MODIC [997]). Nach HÖPKER [1029] verläuft der Glykogenauf- und -abbau ohne zentralen Einfluß, nur abhängig von der Höhe des Blutzuckerspiegels. Die Glykogenmenge ist in den Lebern männlicher Tiere höher als bei weiblichen (CAMPBELL und KOSTERLITZ [389]). Die Leberzelle der männlichen Ratte enthält $1{,}17 \times 10^{-4}\,\gamma$ Glykogen, die des weiblichen Tieres $0{,}87 \times 10^{-4}\,\gamma$ (HARRISON [950]).

Chemische Untersuchungen haben ergeben, daß Glykogen ein Molekulargewicht von 5—6 Millionen hat. Jedoch sind die Werte sehr uneinheitlich und können sich bis auf 20 Millionen erhöhen (STAUDINGER [2032]). Das Leberglykogen ist vorwiegend als Reservestoff zu betrachten, der nicht ständig am Stoffwechsel teilhat. Das Molekulargewicht ist um so größer, je glykogenhaltiger die Leber ist. Um die normalen osmotischen Verhältnisse zu wahren, müssen bei Kohlenhydratzufuhr immer größere Moleküle zusammengeführt werden, so daß das Molekulargewicht ständig wechselt. Gegen eine Stoffwechselträgheit spricht die Halbwertzeit des Leberglykogens, die STEPP [2050] mit 24 Stunden errechnete. Das meiste Glykogen soll im Komplex mit Protein vorhanden sein (SOSKIN und LEVINE [2010]). Morphologisch wird das Glykogen in Form von runden bis ovalen oder irregulären Granula von 3000 bis 9000 Å Größe (= Granula III. Ordnung) abgelagert (BONDAREFF [276]). Diese bestehen aus vorwiegend elliptischen Aggregaten von 600 bis 1500 Å Größe (= Granula II. Ordnung). Die Granula II. Ordnung enthalten kleinste Granula von 130 Å (106—152 Å) Durchschnittsgröße, die wahrscheinlich die Glykogenmoleküle darstellen und von einem weniger dichten Hof umgeben sind.

2. Glykogenstoffwechsel bei Normal- und Hungertieren

Die Glykogenbildung soll in allen Zellen der Leber in gleicher Weise erfolgen (AFANASSIEW [24]). Bei normaler gemischter Kost werden nur 3% der Glukose in Glykogen umgewandelt, 30% in Fettsäuren umgebaut und die restlichen etwa 70% werden entweder zu CO_2 und Wasser abgebaut oder zur Eiweißsynthese verwandt (STETTEN und BOXER [2055]). Innerhalb von 24 Stunden werden 69% des Glykogens ab- und neu aufgebaut. Glykogenreiche Leberschnitte bilden nach Zusatz von Glucose grundsätzlich mehr Glykogen als glykogenarme (KERLY und OTTAWAY [1165]).

Nach RENOLD u. a. [1755] wird im Hunger der Kohlenhydratstoffwechsel der Leber in ähnlicher Weise verändert wie bei Diabetes mellitus. Die Glucoseaufnahme sowie die Oxydation von Glucose zu CO_2 ist vermindert. Die Glucose-6-phosphatase ist erhöht (LANGDON und WEAKLEY [1267], RENOLD u. a. [1755], WEBER und CANTERO [2256]). Die Glukoneogenese aus Pyruvat, Fett und Protein steigt an (LANDAU u. a. [1257], RENOLD u. a. [1755], WEBER und CANTERO [2261]). Die Glykogenfixierung ist herabgesetzt (EGER und OTTENSMEIER [635], HOFMEISTER [1039]), was jedoch von FONES u. a. [731], HAUSBERGER und GLABASNIA [974], NADAL und MULAY [1545], NADAL u. a. [1546] abgelehnt wird. Auch bei langem Hungern sinkt der Blutzuckerspiegel nicht unter den kritischen hypoglykämischen Grenzwert (FISCHER [718]). Der Blutzuckertoleranztest ist verändert (CHAMBERS [421]). Der Glykogenstoffwechsel ist im Hungerzustand verlangsamt (FÁBRY [682], GERLICH und REMY [798]). Nach dem Hungern verläuft jedoch die Aufnahme von D_2O in Glykogen viel rascher als bei normal ernährten Ratten (BOXER und STETTEN [292]). Der glykolytische Abbau wird in der hungernden Rattenleber auf Kosten des oxydativen erhöht (BLOOM u. a. [263]). C^{14}-markierte

Tabelle 29

Die Wirkung von Hunger auf die Verwertung von C^{14}-markierter Glucose und Fruktose durch die Rattenleber in vitro (nach [2365])

	Zusammensetzung der Leber		Glucose C^{14} als		Fruktose C^{14} als	
	Fettsäure %	Gesamtkohlenhydrat %	CO_2	Fettsäure	CO_2	Fettsäure
Kontrolle	1,4—2,3	3,5—6,9	4,0—7,8	0,3—1,3	8,8—13,1	0,6—2,7
48 Std. Hunger	2,5—5,8	1,0—2,4	2,7—3,6	0	7,5—12,1	0,2—0,4
72 Std. Hunger	2,7—4,5	1,4—3,8	2,3—3,1	0	7,7— 9,0	0

Glucose und Fruktose können in der Leber hungernder Tiere in vitro nicht mehr in gleicher Weise verwertet werden wie beim Normaltier (WYSHAK und CHAIKOFF [2365]) (Tab. 29).

3. *Schicksal morphologisch sichtbarer Glykogenablagerungen im Hunger*

Im Hungerzustand findet die Regeneration des Leberglykogens nicht in gleichem Maße statt wie unter normalen Bedingungen. Die peripheren Läppchenteile sind frei von Glykogen (RÜTTNER u. a. [1811]). Nach FORSGREN [740a] bleibt auch während des Fastens eine gewisse Periodizität des Glykogenstoffwechsels erhalten. Schon nach 5—6 Stunden Hunger sinkt der Leberglykogengehalt (EKMAN und HOLMGREN [640]). Er ist nach 24 Stunden Hunger während der Nacht geringer als am Tage. Die Glykogenolyse beginnt im allgemeinen in der Peripherie des Läppchens (EGER [633], FALES [685]). In den Zellen um die Zentralvene bleibt das Glykogen oft erhalten.

Unsere histologischen Untersuchungen haben einen reichlichen Glykogengehalt in der normalen *Mäuseleber* ergeben. Nach 24 Stunden Hunger sind nur noch in Einzelzellen Glykogenablagerungen zu finden. Am 3. Hungertag steigt die Glykogenmenge in einzelnen Lebern deutlich an, sie sinkt dann nach 4 Tagen auf den Nullwert. Submikroskopisch sind osmiophobe, optisch leer erscheinende Cytoplasmabezirke zu beobachten (Abb. 57), die keine näheren Beziehungen zu den anderen Bestandteilen aufweisen. Am 5. Tag sind in einem großen Teil der Lebern feine bis grobe Glykogenschollen zu sehen. Dieser Befund widerspricht

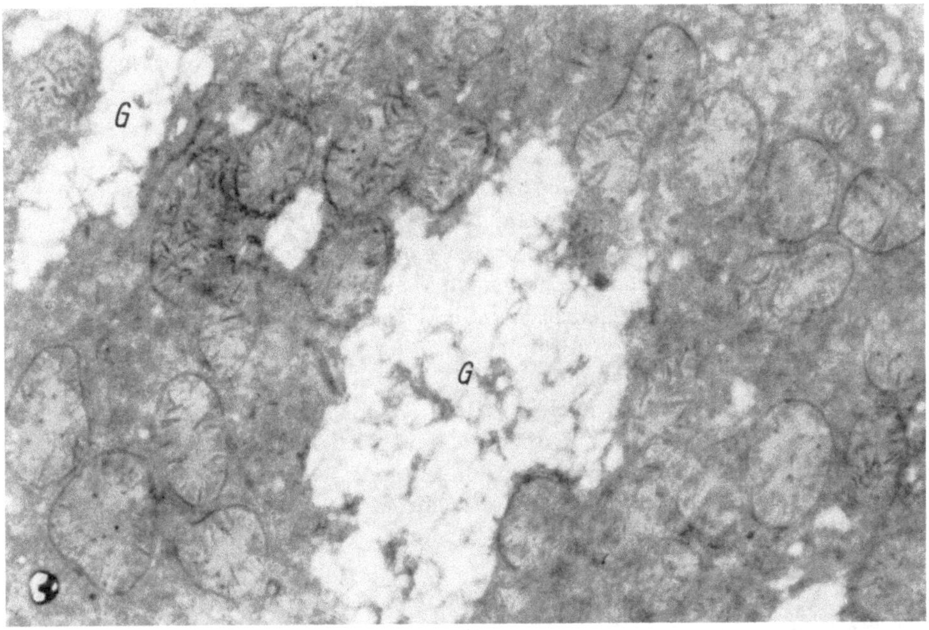

Abb. 57. Glykogenhaltige osmiphobe Grundplasmagebiete (G) mit Verdrängung strukturierter Cytoplasmabestandteile. Leber einer 3 Tage hungernden Maus. Ges.-Verg.: 18000fach

der Ansicht von Fischler und Hjärre [722], daß der Glykogenschwund und das Auftreten von Nekrosen in einem ursächlichen Verhältnis zueinander stehen. Gerade an diesem Tage fanden wir auch die meisten Leberzellnekrosen. Am 6. Tag sind zwar noch deutliche Glykogenmengen, jedoch in wesentlich geringerem Ausmaß zu beobachten. Am 7. Hungertag ist kein Glykogen mehr morphologisch nachzuweisen, wozu festzustellen ist, daß nach Eger und Ottensmeier [636] 0,15% der niedrigste noch histologisch feststellbare Glykogenwert sein soll. Am 8. Hungertag sind in wechselnder Menge in verschiedenen Läppchenteilen geringgradige Glykogenablagerungen zu sehen.

In der normalen *Rattenleber* ist teilweise ein erheblicher, zum Teil ein geringgradiger Glykogengehalt vorhanden. Während der gesamten Hungerzeit ist morphologisch kein Glykogen mehr nachweisbar; nur am 5. und 6. Tag sind vereinzelt geringe Ablagerungen zu erkennen. LAZAROVICH-HREBELJANOVICH [1278] hat bei Ratten nach einem Glykogenmangel am 1. Hungertag am 4. Tag wieder einen etwas erhöhten Wert gefunden. Nach 5 Tagen Hunger sind erhebliche Glykogenanhäufungen in den peripheren Läppchenteilen zu beobachten gewesen. Auch am 7. Hungertag ist noch eine deutliche Glykogenmenge zu sehen. Danach sinkt der Gehalt wieder ab, und am 16. Tag ist kein Glykogen mehr histologisch darstellbar.

Die *Meerschweinchenleber* enthält normalerweise reichlich Glykogen. Nach 6 Stunden Hunger konnte GEORGI [794] es noch reichlich in allen Läppchenzonen finden, während es nach $7^1/_2$—9 Stunden nur noch in den Zentren zu beobachten war. Vom 1. bis zum 5. Hungertag sind keine Glykogenablagerungen in der Leber des Meerschweinchens zu sehen. Am 6. Tag sind in mehreren Zellen Glykogenanhäufungen vorhanden, desgleichen am 7. und 8. Tag. Die Lokalisation ist dabei vorwiegend zentral.

Der Glykogengehalt der *Goldhamsterleber* ist bei den Kontrollen wechselnd hoch. Er sinkt nach 24 Stunden Hunger auf Null. Bis zur 72. Hungerstunde steigt er leicht an. In Einzelzellen sind feinkörnige Ablagerungen zu beobachten. Am 4. und 5. Hungertag ist kein Glykogen mehr histologisch feststellbar. Am 6. Tag findet eine deutliche, vorwiegend zentral lokalisierte Glykogenvermehrung statt. Nach einem fast vollständigen Absinken am 7. Tag sind am 8. Tag mehrfach feinkörnige Ablagerungen zu erkennen.

Die *Kaninchenleber* enthält reichlich Glykogen. Es ist nach 24 Stunden Hunger nicht mehr nachweisbar. Am 2. Hungertag sind wieder feinkörnige Anhäufungen vorwiegend im Läppchenzentrum zu beobachten. Gleichartige Befunde konnten am 3. und gering am 4. Hungertag erhoben werden. Auch an den folgenden Tagen sind besonders zentrolobulär Glykogenablagerungen zu sehen, die sich am 8. Tag besonders vermehren.

In der *Taubenleber* ist nur wenig Glykogen vorhanden. Während des Hungerns läßt es sich in der Leber histologisch überhaupt nicht mehr nachweisen.

Beim Fisch Oryzias latipes ist das Glykogen normalerweise diffus in den Leberzellen verteilt (TSUKUDA [2172]). Nach 10 Tagen Hunger geht es verloren und tritt dann nach 20 Tagen wieder auf. Die Leber bestrahlter Ratten enthält auch im Hunger mehr Glykogen als die unbestrahlter Tiere (TOROPOWA [2152]). Nach der Entfernung der Nebennieren wird die Glykogenabnahme im Hunger noch verstärkt (SMITH [2000]). Diese Tiere sollen körpereigenes Protein nicht mehr in Kohlenhydrate umbauen können. Der postmortale Glykogenschwund ist bei Hungertieren größer als bei Normaltieren (EGER und OTTENSMEIER [636]).

4. Quantitativer Glykogengehalt

Ein Abfall des Glykogengehaltes der Leber im Hunger ist bei allen untersuchten Tieren zu beobachten (AFANASSIEW [24], BERG [188], BLOOM und STETTEN [262], ELIAS und TAUBENHAUS [642], ELMAN u. a. [648], FÁBRY und HRUZA [684],

Frank [743], Gáspár [781], Gilbert und Jomier [806], Glynn [833], Heymann und Modic [997], Laur [1275], Loeffler und Nordmann [1353], Lorke [1360], Remy und Gerlich [1753], Roberts [1777], Silverstone und Tannenbaum [1974], Sourkes [2013], Statkewitsch [2030]). Einen Überblick über die quantitativen Veränderungen des Glykogengehaltes bei verschiedenen Versuchstieren im Hunger gibt die Tabelle 30. Auch die Polysaccharide und Glykoproteide sind vermindert (Williams [2322]).

Wenn im allgemeinen kein Zweifel über den in kurzer Frist erfolgenden Abfall des Glykogengehaltes der Leber im Hunger — noch vor dem Angreifen des Depotfettes (Kettler [1175]) — besteht, so ist das Verhalten in den nächsten Tagen nicht so eindeutig. Nach Neufeld und Collip [1566] soll sich nach 48 Stunden Hunger ein konstantes Niveau einstellen. Leuthardt [1302] erwähnt eine Erhöhung der Leberglykogenmenge von 6 mg/100 g Körpergewicht auf 10 mg nach 48stündigem Hunger. Ein vollständiger Glykogenverlust tritt beim Pferd auch nach 40 Stunden Hunger nicht ein (Baum [142]). Auch bei extremem Hunger bleibt ein Restglykogen in der Leber zurück, das sogenannte trophische Glykogen (Gerlich und Remy [797]). Je höher der Anfangsgehalt des Glykogens in der Leber ist, desto rapider geht der Abbau vor sich, dessen Maximum schon nach einigen Stunden erreicht ist. Im Hunger gehen Stoffe nach Eger und Ottensmeier [635] verloren, die von außen zugeführt werden müssen, um wieder eine normale Glykogenbildung in Gang zu bringen.

Nach dem schon in kurzer Zeit erreichten Minimalwert des Leberglykogens ist wieder ein Anstieg zu beobachten (Barbour u. a. [117], Bharadway und Love [246], Chambers [421], Deuel u. a. [558], Emslie und Henry [658], Keys u. a. [1177], MacKay u. a. [1403], Mirski u. a. [1498], Pflüger [1666], Rolly [1783], Valdes [2185]). Zwischen den Glykogenmengenveränderungen im Hunger bestehen bei männlichen und weiblichen Tieren, bei jungen und alten Tieren gewisse Unterschiede (Stöhr [2071]). Ein Anstieg ist nur bei männlichen, nicht aber bei weiblichen Tieren zu ermitteln (Harrison [951]).

Die Glykogenvermehrung soll durch eine Stimulierung der Nebenniere (Long u. a. [1356], McKee [1404]), durch eine hypophysär bedingte Ausschüttung von Nebennierenrindenhormonen bedingt sein. Die Neubildung erfolgt aus Fett und Eiweiß (Falkenhausen und Gaida [686], Valdes [2185]). Außerdem kommt es zur Einwanderung von Glykogen aus der Muskulatur (Junkersdorf [1125]). 72—92 Stunden hungernde Ratten weisen nach Fábry und Hruza [683] zwei Glykogengipfel auf, um 8^h und um 20^h. Dabei soll der erste Anstieg mit einem gleichzeitigen Abfall von Lebereiweiß und einem Rest-N-Anstieg verbunden sein; die zweite Erhöhung ist mit einem unverminderten Lebereiweißgehalt und einem gleichzeitigen Rest-N-Minimum verknüpft. Beim ersten Anstieg kommt es zur Gluconeogenie aus Lebereiweiß. Häufige Hungerzustände oder langdauernde Unterernährung bewirken eine Adaptation des Kohlenhydratstoffwechsels an den Hungerzustand, so daß die Glykogenmenge bei absolutem Hunger über den Normalwert ansteigt oder auf gleicher Höhe bleibt (Wertheimer und Ben-Tor [2280]).

Tabelle 30

Veränderungen des Glykogengehaltes der Leber bei verschiedenen Tieren während des absoluten Hungers

Tierart	Normalwert %	Hungerdauer	Gehalt bei abs. Hunger	Autor
Maus	14,4–30,3% Tr.-Gew. (ausgedrückt als Glucose)	48 Std.	3,32–3,65	[732]
	2,84 ± 0,40	6 Std.	0,171 ± 0,085	[1356]
		12 Std.	0,252 ± 0,092	
		24 Std.	0,346 ± 0,021	
Ratte	3,9	24 Std.	0,32	[2145]
	5,39 ± 0,488	?	0,095 ± 0,015	[1089]
	5,1	24 Std.	0,1	[1146]
		48 Std.	0,2	
	5,4	3 Wo.	0,67	[102]
	—	48 Std.	0,09 ± 0,015	[375]
	5,33 ± 0,65	24 Std.	0,10 ± 0,05	[553]
	ml. 3,54 wbl. 3,53	24 Std.	ml. 1,43 wbl. 0,70	[556]
		48 Std.	0,45 0,25	
		72 Std.	0,31 0,13	
	—	48 Std.	0,09 bis 1,11	[635]
		48 Std.	0,14	
		72 Std.	1,13	
		7 Tage	0,46	
	2,67	24 Std.	1,25	[636]
	1,05–4,25	24 Std.	0,05–0,56	[881]
	2,3 ± 0,7	24 Std.	0,40 ± 0,15	[1277]
		48 Std.	0,30 ± 0,082	
	4,02	48 Std.	0,22	[2256]
	1,78 ± 0,37	24 Std.	0,025 ± 0,001	[1356]
		48 Std.	0,233 ± 0,013	
	—	24 Std.	0,06	[1384]
		36 Std.	0,14	
		48 Std.	0,31	
	2,778	24 Std.	0,338	[1594]
	4,25	1 Tag	0,78	[2286]
		2 Tage	0,77	
		3 Tage	0,88	
		4 Tage	0,93	
		5 Tage	1,03	
		7 Tage	1,35	
		9 Tage	1,12	
Kaninchen	6,8	?	8,3	[1094]
Meerschweinchen	6	24–36 Std.	0,04	[1404]
	5,99	24 Std.	0,041	
		48 Std.	0,131	
		72 Std.	0,061	

Fortsetzung der Tabelle 30

Tierart	Normalwert %	Hungerdauer	Gehalt bei abs. Hunger	Autor
Hund	0,8—7,1	?	0,3—2,1	[274]
	—	5 Tage	0,26	[723]
	—	28 Tage	4,8	[1125]
	7,015	?	0,541	[1127]
	1,81	1 Wo.	0,65	[1757]
		2 Wo.	0,48	
	4,87 = 15,3% Tr.-Substanz	?	0,02 = 0,07% Tr.-Substanz	[2341]

G. Veränderungen des Enzymgehaltes der Leber bei absolutem Hunger

Die Umbildung der morphologischen Bestandteile der Zelle steht im Zusammenhang mit funktionellen Änderungen und Verschiebungen des Stoffwechsels der Leber. Wesentliche Voraussetzung für einen unversehrten oder geschädigten Stoffwechsel ist die Zusammensetzung der Enzymsysteme, deren hervorragende Bestandteile die Proteine sind. Ein Teil der Enzyme zeigt eine gleichsinnige Verminderung wie die Eiweißmenge (Richterich [1766], Rosenthal u. a. [1791]), bei einem anderen sind Aktivitätserhöhungen oder ein wesentlich stärkerer Abfall als echte Reaktion auf das Stoffwechselgeschehen zu verzeichnen. Weiterhin ist die verschiedene Lokalisation in der Zelle (Übersicht: Lang und Siebert [1266]) oder in den einzelnen Zellbestandteilen, wie z. B. im Bereich der Membranfraktion (Cameron [385], Watson und Siekevitz [2254]) oder der löslichen Phase der Mitochondrien von Wichtigkeit. Infolge von Veränderungen der submikroskopischen Morphologie kann es zu einer Verschiebung des Enzymgehaltes innerhalb der einzelnen Zellfraktionen kommen. Jedoch ist nicht sicher zu sagen, welcher der Vorgänge Ursache und welcher Folge ist.

Die Enzyme des Kohlenhydratstoffwechsels verändern sich im Hunger in verschiedener Weise. Die Glukose-6-Phosphoglukomutodehydrogenase zeigt eine Abnahme (Glock und McLean [831], Weber und Cantero [2258, 2261]). Während sich je Feuchtgewichtseinheit keine Verschiebungen erkennen lassen, fällt der Gehalt je Zelle nach 6 Tagen Hunger auf 51 beziehungsweise 49% und vermindert sich, bezogen auf 100 g Körpergewicht, in der gleichen Zeit auf 31—33%. Die Glucose-6-Phosphatase zeigt dagegen eine deutliche Erhöhung (Weber und Cantero [2256, 2258, 2259, 2261]). Bei einer Vermehrung auf 155% am 1. Hungertag, am 3. auf 172% und auf 157% am 6. Tag je Feuchtgewichtseinheit ist je Zelle der gleiche Gehalt und je 100 g Körpergewicht ein Absinken auf 57% zu finden (Weber und Cantero [2261]). Dieses Enzym ist nach Chiquoine [445] nur in den Leberparenchymzellen und vorwiegend in der Läppchenperipherie lokalisiert. Die Insulinase der Rattenleber ist im Hungerzustand vermindert (Broh-Kahn u. a. [335]).

Die Untersuchungen von Stern u. a. [2052] an der Leber des hungernden Pferdes ergaben für das Cytoplasma und den Zellkern unterschiedliche Ergebnisse. Während bei fast allen untersuchten Enzymen die Aktivität im Cytoplasma zunimmt, vermindert sie sich ebenso häufig im Kern (Tab. 31).

Tabelle 31

Der Einfluß des Hungers auf die intrazelluläre Verteilung von Enzymen in der Leber des Pferdes (relative Werte bezogen auf die Enzymaktivität des Cytoplasmas der normalen Leber = 100%) (nach [2052])

	Cytoplasma		Kern	
	normal	Hunger	normal	Hunger
Nucleosidphosphorylase	100	150	274	203
Esterase	100	124	82	21
Arginase	100	132	60	21
Uricase	100	139	6	3
β-Glukuronidase	100	122	17	16
Katalase	100	12	73	0
Alkalische Phosphatase	100	113	28	13

Die Aktivität der alkalischen Phosphatase zeigt in der Mäuseleber nach 8 bis 48 Stunden Hunger eine langsame Zunahme, die in den Gallenkapillaren, Sinusendothelien und dem Plasma der Leberzellen größer ist als in den Parenchymzellkernen (Meier [1460]). Die saure Phosphatase vermindert sich rascher, besonders im Cytoplasma der Leberzellen, weniger stark in den Parenchymzellkernen. Im Cytoplasma und Kern der Kupfferschen Zellen ist die Abnahme ebenfalls erheblich. Bei der Ratte ist im Hunger eine mäßige Zunahme der Aktivität der alkalischen Phosphatase und eine besonders das Cytoplasma betreffende Ver-

Tabelle 32

Veränderungen der Phosphataseaktivitäten in der Leber von Hungertieren (nach verschiedenen Autoren)

Phosphatase	Aktivität	Autor
Phosphatase ges.	vermindert	[1202]
alkalische	vermindert	[43, 1486, 1791, 1792, 2195]
	vermehrt	[1100, 1460, 1766, 2227]
	nicht vermehrt (Ratte)	[2227]
	leicht erhöht (Maus)	[2227]
saure	vermindert	[1460]
	vermehrt	[43]

minderung der sauren Phosphatase zu verzeichnen. Bei Normaltieren senkt sich der Gehalt an alkalischer Phosphatase im Hunger parallel zur Abnahme des Lebereiweißes. Bei hungernden Proteinmangeltieren kommt es zu einer echten Senkung der vorher erheblich erhöhten Phosphataseaktivität (ROSENTHAL u. a. [1791]). Nach DEANE [542] sind die Phosphatasen an den Orten der Ribonucleotid-ansammlungen im Kern und Cytoplasma lokalisiert und sollen den gleichen Schwankungen wie diese unterliegen. In der Leber der Maus breitet sich nach 1—7 Tagen Hunger die alkalische Phosphatase diffus aus (WAHI [2238]). Eine Übersicht über die verschiedenartigen Veränderungen der Phosphatasen während des Hungers gibt Tabelle 32.

Auch die übrigen Enzyme weisen wechselnde Änderungen auf. Bei 6 Tage hungernden Kaninchen gehen $^2/_3$ der Enzymaktivität des Kathepsin II der Leber verloren (SCHULTZ [1884]), und zwar im stärkeren Maße als das Lebergewicht. Kathepsin II soll in direkter Verbindung zur Proteinsynthese stehen, wobei die Enzymaktivität dem relativen Anteil der Synthese und des Stoffwechsels des Leberproteins parallel geht. Ein Überblick über die Änderungen der verschiedenen Enzyme in der Leber hungernder Tiere ist aus Tabelle 33 zu entnehmen.

Tabelle 33

Veränderungen verschiedener Enzyme der Leber im Hunger

Enzym	Aktivität	Autor
Kathepsin	vermindert	[1486, 1884]
	konstant	
Arginase	unverändert, später vermehrt	[1321]
	vermehrt	[1791]
Tryptophanperoxydase	vermindert	[630]
Tyrosinoxydase	vermehrt	[1231]
RN-ase	vermehrt	[43]
Phosphorylase	vermindert	[2006]
Pseudocholinesterase	ml. unverändert, wbl. vermindert	[952]
Glutaminsäure-dehydrogenase	vermehrt	[2133]
Succinoxydase	vermehrt	[102]
	unverändert	[1601]
DPN-Diaphorase	vermindert	[246]
Xanthindehydrogenase	vermindert	[1186]
Xanthinoxydase	vermindert	[2063, 2284]
	noch vorhanden	[759]
Cholinoxydase	unverändert	[1601]
Cytochromoxydase	vermindert	[1601]
	vermehrt	[1864]
Katalase	vermindert	[102, 463, 1186]

H. Veränderungen des Vitamingehaltes der Leber im absoluten Hunger

Die Veränderungen des Vitamingehaltes stehen zum Teil in enger Beziehung zu denen der Enzymaktivitäten, da sie in verschiedenen Fällen als prosthetische Gruppen fungieren. Jedoch sind die Untersuchungen zu dieser Frage bisher noch sehr gering. So wird nach FLINN u. a. [726] durch absoluten Hunger ein Anstieg des Gehaltes an Riboflavin, Biotin, Pyridoxin, Pantothensäure und Nicotinsäure je g Leber bewirkt. ROSENTHAL und CRAVITZ [1787] fanden eine Verdopplung des Vitamin-B_{12}-Gehaltes der Leber bei 13 Tage hungernden Kaninchen. Nach 48 Stunden Hunger ist der Ascorbinsäuregehalt der Rattenleber nicht verändert (HOPKINS und SLATER [1058]).

I. Eisengehalt und Hämosiderinablagerungen in der Leber während des Hungers

Die Morphologie der Eisenablagerungen in der Leber ist durch lichtmikroskopische und in der letzten Zeit elektronenmikroskopische Untersuchungen eingehend erforscht worden (BESSIS u. a. [217], KUFF und DALTON [1240], POLICARD und BAUD [1683], RICHTER [1764, 1765], SCHULZ [1892], WESSEL und GEDIGK [2280a]. Auch bei Normaltieren ist nach SCHETTLER [1853] eine mäßige Hämosiderinmenge zu beobachten.

Während der Unterernährung kommt es zur Siderose der Leber (BETTINGER [238], BRÜGEL [341], KÜHN und STEIN [1238], LUBARSCH [1368], OVERZIER [1627]). Bei Kachexie und Inanitionsatrophie beträgt der Eisengehalt der Leber 257,85 mg %, während bei einem plötzlichen Tod nur 3,97 mg % ermittelt wurden (GIESE [804]). An Ernährungsstörungen gestorbene Kinder weisen einen erhöhten Eisengehalt in den Leberparenchym- und Sternzellen auf (GÜTHERT und FUCHS [882], MASSHOFF und WALDSCHÜTZ [1444]). FALKENHAUSEN und GAIDA [686] sahen bei hungernden Menschen keine Hämosiderinablagerungen in der Leber.

Untersuchungen an hungernden Tieren führten im allgemeinen zu Befunden eines erhöhten Eisengehaltes der Leber (KETTLER [1175], SCHETTLER [1853], SELLERS und YOU [1937], VIGLIANI [2211], VOLLAND und PRIBILLA [2224]). Diese Eisenspeicherung ist als Zeichen einer zellulären Funktionsstörung zu betrachten (BÖHLKE [268]). Sie soll sich mit der Dauer des Nahrungsentzuges steigern (FALKENHAUSEN und GAIDA [686]) und zu Ablagerungen im RES und den Parenchymzellen führen (VIGLIANI [2211]). Nach 18 Tagen Hunger steigt der Eisengehalt der Hundeleber von 0,034% der Trockensubstanz auf 0,169%. Nach ORSINI und RECINE [1623] kommt es zum Verlust des gespeicherten Eisens in der Peripherie des Leberläppchens. HARRISON [951] fand einen verminderten Eisen-, Kupfer- und Zinkgehalt in der Leber hungernder Ratten.

Wenn wir bei unseren Untersuchungen auch häufig reichlich Eisenablagerungen in der Leber hungernder Mäuse beobachten konnten, so sind diese Ergebnisse doch keinesfalls als regelmäßige Befunde zu betrachten (SCHLICHT [1861]). Bei der Ratte sind Eisenablagerungen besonders in den mesenchymalen Zellen nach dem

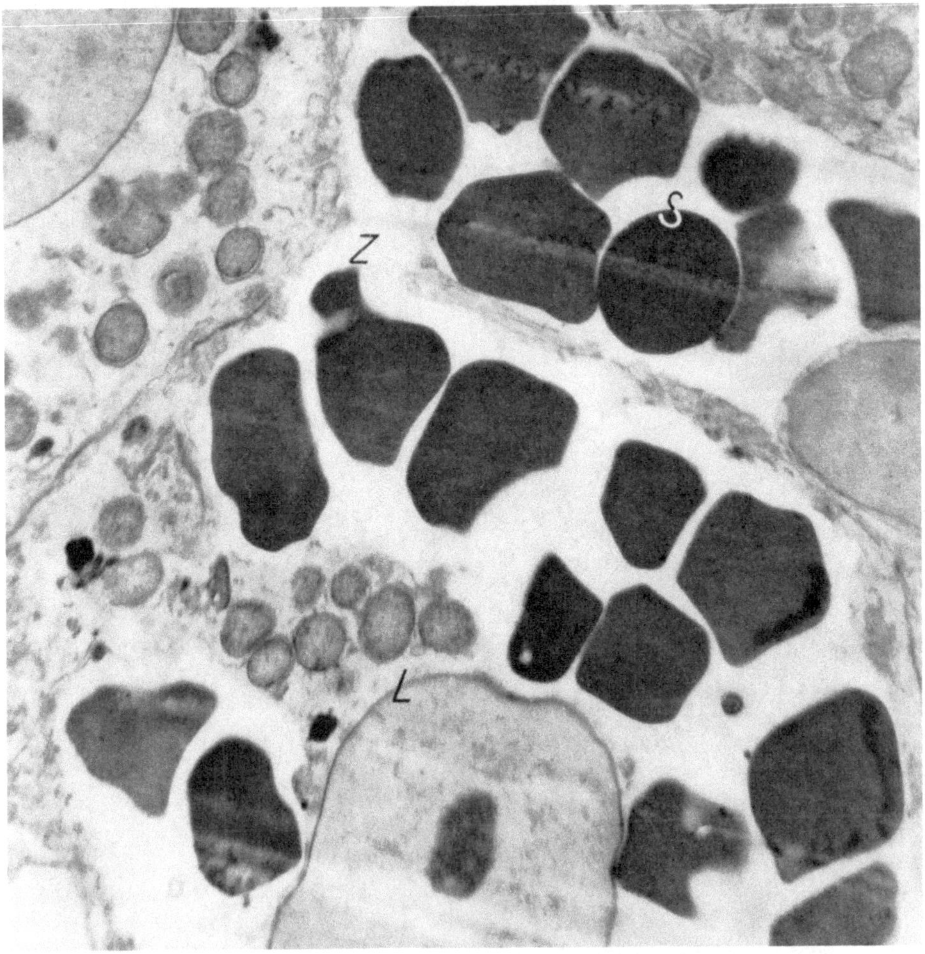

Abb. 58. Eintritt von Erythrozyten in eine Leberparenchymzelle (L) (= Erythrophagozytose). Bei „Z" Einriß der Zellmembran. Zellkern und Cytoplasmareste mit Mitochondrien noch intakt. S = Sinusoid. Leber einer 5 Tage hungernden Maus. Ges.-Verg.: 6700fach

3. Hungertag anzutreffen. Schon am 2. Tag ist beim Meerschweinchen in den Sternzellen Hämosiderin zu finden. In den späteren Hungertagen sind auch oft in den Parenchymzellen Ablagerungen zu erkennen. Während auch beim Goldhamster in den letzten Tagen feinkörniges Hämosiderin nachzuweisen ist, erscheint die Kaninchenleber in dem von uns untersuchten Zeitraum morphologisch eisen-

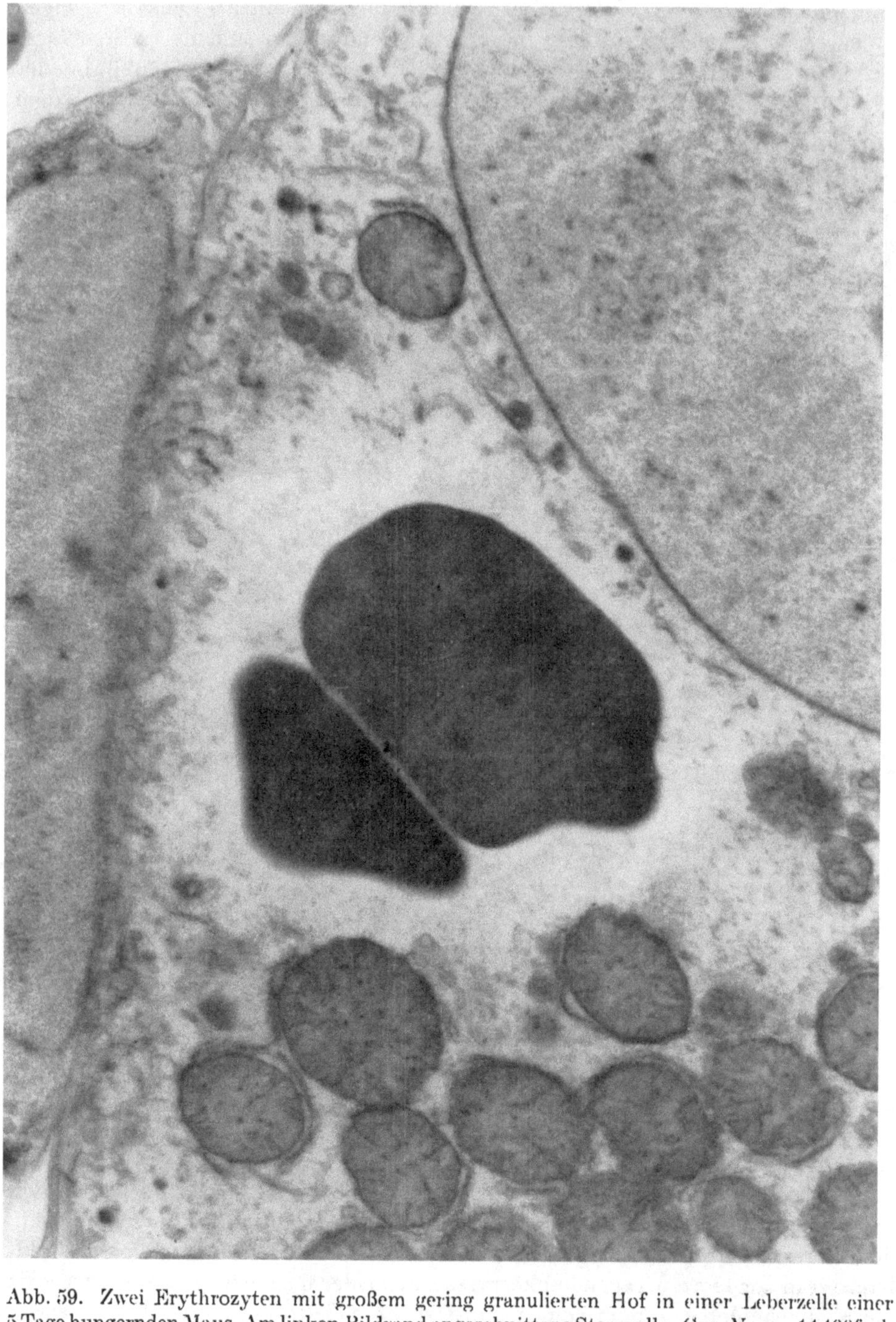

Abb. 59. Zwei Erythrozyten mit großem gering granulierten Hof in einer Leberzelle einer 5 Tage hungernden Maus. Am linken Bildrand angeschnittene Sternzelle. Ges.-Vergr.: 14400fach

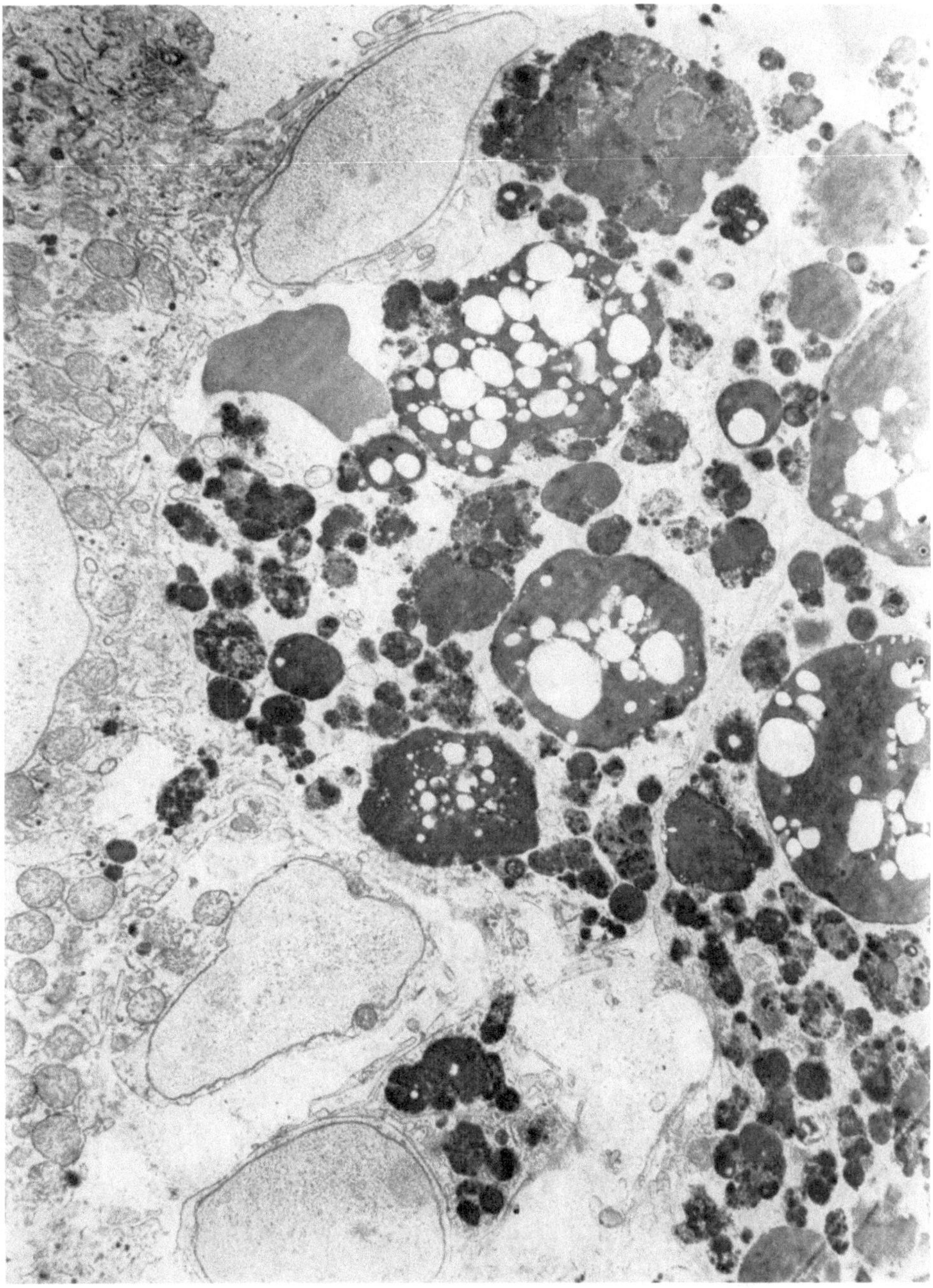

Abb. 60. Übersicht über mehrere Leberparenchymzellen, die phagozytierte Erythrozyten in verschiedenen Abbaustadien (z. T. erheblich vakuolisiert) bis zu Hämosiderinablagerungen enthalten. Leber einer 2 Tage hungernden Maus. Ges.-Verg.: 6700fach

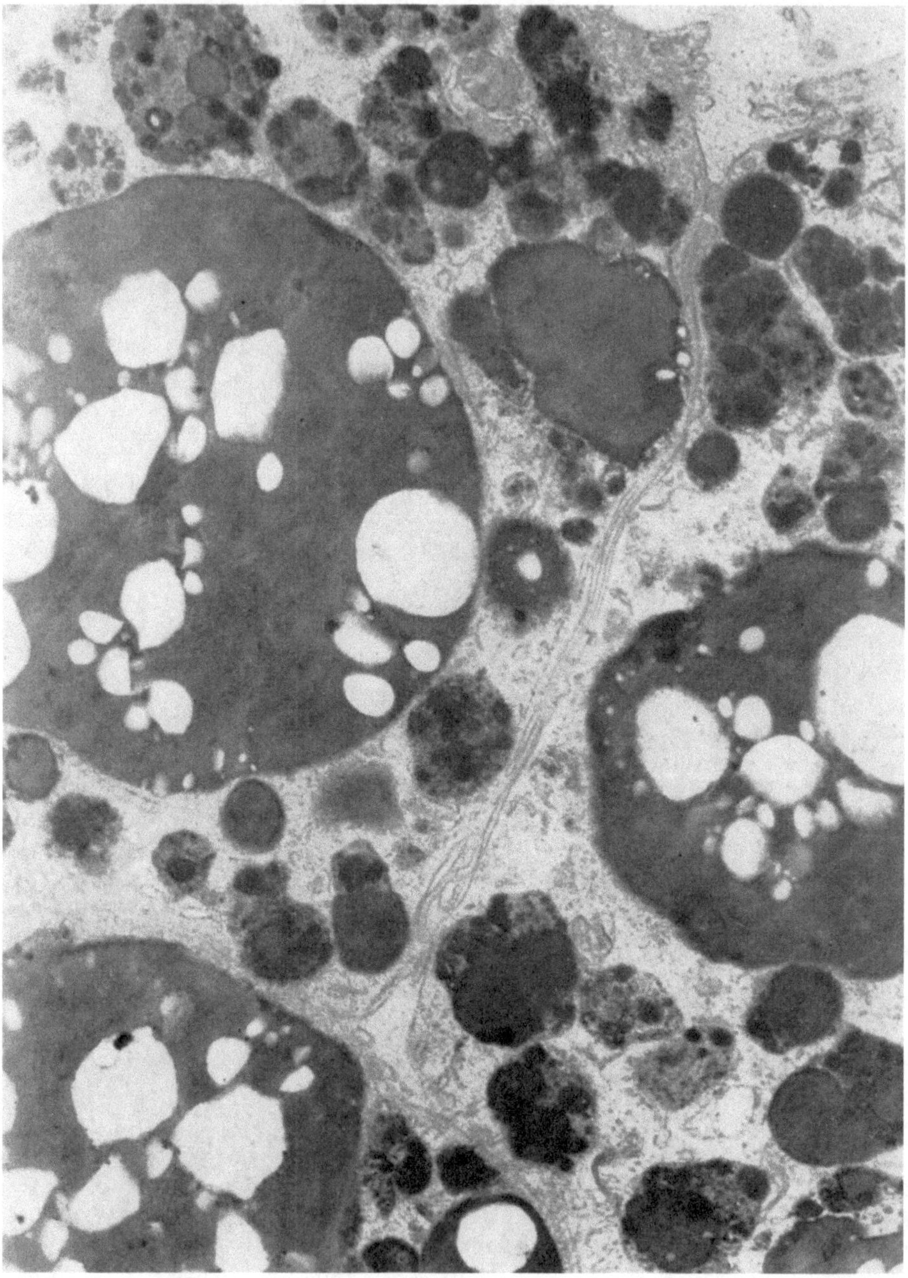

Abb. 61. Ausschnitt aus zwei aneinandergrenzenden Parenchymzellen mit intrazellulären vakuolisierten Erythrozyten, Hämosiderinablagerungen und Ferritinaggregaten. Leber einer 2 Tage hungernden Maus. Ges.-Verg.: 14400fach

frei. Der Hämosideringehalt der Taubenleber ist schon normalerweise außerordentlich hoch, so daß Veränderungen während des Hungers nicht gesichert werden konnten.

Die Frage der Herkunft der erhöhten Eisenmenge der Leber im Hunger ist noch nicht vollständig geklärt. Sie wird sich wohl aus verschiedenen Quellen zusammensetzen. Von mehreren Autoren wird ein erhöhter Blutzerfall (Berning [213], Masshoff und Waldschütz [1444], Schettler [1853]) angenommen, der zur sekundären Anämie führen soll (Falkenhausen und Gaida [686]).

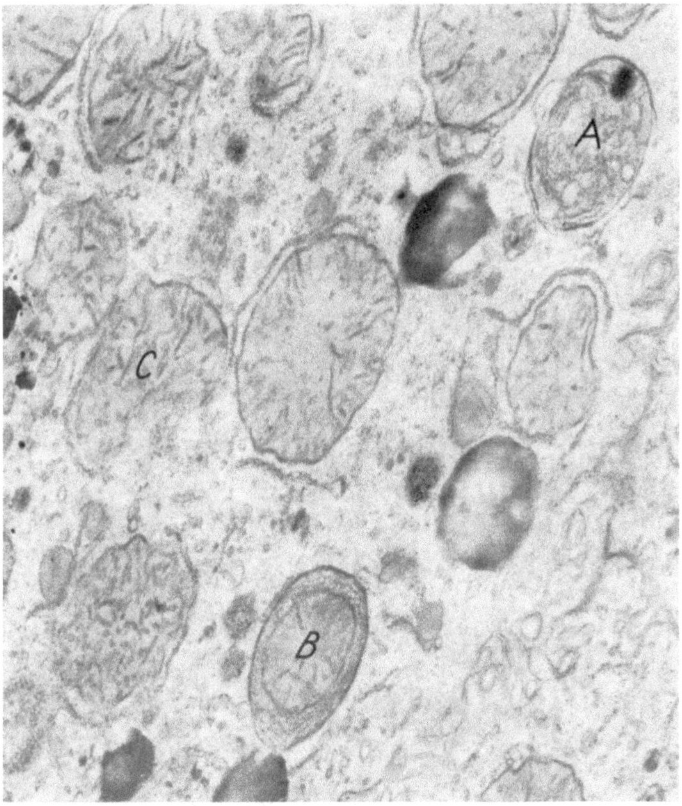

Abb. 62. Reichlich einzelne Ferritingranula im Cytoplasma. Bei A Siderosom mit konzentrischen Innenlamellen und kleinen Fetttropfen. Bei B Vermehrung der Ferritin-Granula im Raum zwischen Mitochondrion und umhüllender Ergastoplasmamembran. Bei C partielle Auflösung des Mitochondrion. Leber einer 2 Tage hungernden Maus. Ges.-Verg.: 21600fach

Bei Mäusen konnten wir nach Einreißen der Zellmembran den Eintritt einer großen Zahl von Erythrozyten in noch unveränderte Parenchymzellen beobachten (Abb. 58), ein Vorgang, der wahrscheinlich der lichtmikroskopisch beschriebenen Erythrophagocytose entspricht (Kettler [1168, 1172] u. a.). Die Erythrozyten liegen vorerst noch unberührt im Cytoplasma (Abb. 59). In späteren Stadien sind die verschiedensten Abbaustufen, beginnend mit einer Vakuolisierung der Blutkörperchen bis zu Ferritinmolekülaggregaten, in den Zellen zu finden (Abb. 60, 61). Schließlich scheinen die eisenspeichernden Cytosomen (Siderosomen) sich im Gegensatz zu bisherigen Befunden nach Abgabe der Eisenpartikel zu Mito-

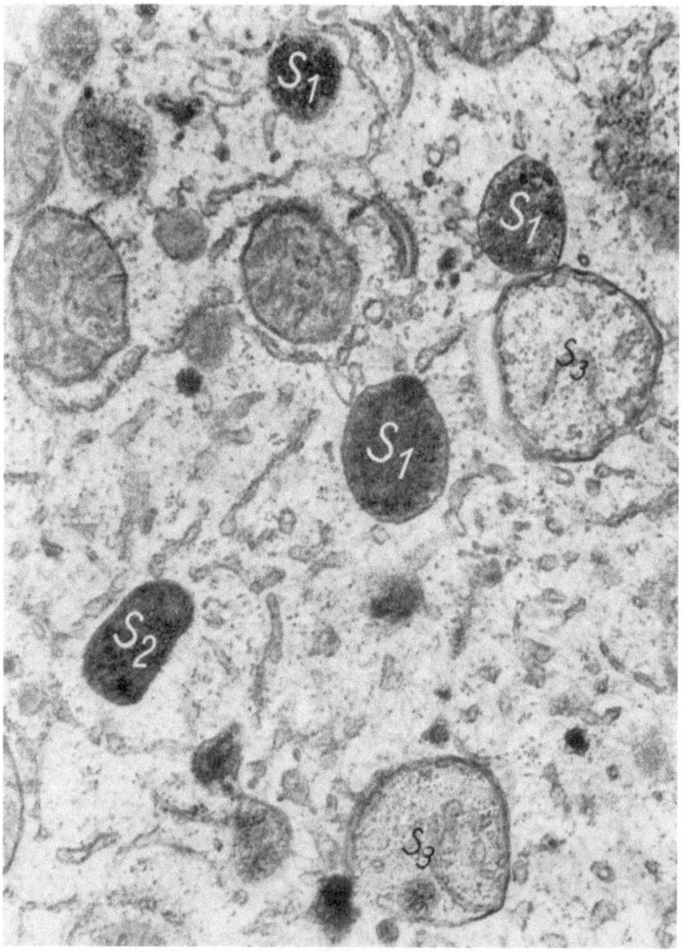

Abb. 63. Siderosom (S_1) mit dichtgepackten Ferritinmolekülen. Bei S_2 beginnende konzentrische Lagerung von Ergastoplasmamembranteilen. In S_3 Ausbildung von doppeltkonturierten Außenmembranen und beginnender Cristaebildung. Leber einer 2 Tage hungernden Maus. Ges.-Verg.: 25600fach

chondrien umzubilden. Jedenfalls haben wir eine beginnende Ausbildung von Innenmembranen in regelrechter Form sowie ein Auftreten konzentrisch geschichteter Lamellen feststellen können. Daneben sind auch Lipidstoffe in den Siderosomen zu finden. Manchmal hebt sich die Außenmembran ab, Eisenpartikel und Ferritin treten ins Cytoplasma über (Abb. 62, 63).

Von Wichtigkeit ist aber sicher auch der erhöhte Abbau der Muskulatur (Berning [213], Schettler [1853], Volland und Pribilla [2224], Wenderoth [2277]). So fanden wir bei der Maus nach 72—96 Stunden absoluten Hungers eine prozentuale Zunahme der Muskelmasse, jedoch absolut gesehen eine mäßige Abnahme (David und Tonak [519a]) und konnten bei einem unveränderten Faserdurchmesser eine geringe Reduktion der Sarcosomenzahl beobachten.

Neben diesen Vorgängen ist die veränderte Eisenbindungsfähigkeit des Blutes und der Zellen infolge des verminderten Eiweißgehaltes (Berning [213]) und der in späteren Hungerstadien erhöhte Zellzerfall mit dem Freiwerden von Gewebseisen von Bedeutung. Eine Veränderung der Resorptionsfähigkeit der Magen-Darmschleimhaut gegenüber Eisen kommt im absoluten Hunger nicht in Frage.

Neben der Eisenablagerung kann es zu anderen Pigmentanhäufungen in der Leber hungernder Tiere und Menschen kommen (Čerkes und Filtčagin [411], Kettler [1175], Overzier [1627], Selberg [1932]). Bei Eidechsen nimmt die Pigmentierung der Sternzellen zu (Ells [645]). Das vermehrte Pigment der Leber bei hungernden Salamandra maculosa wird von Krückenmeier [1234] als Melanin gedeutet. Wir konnten bei unseren Untersuchungen in keinem Falle eine gesicherte Zunahme eisenfreier Pigmente in der Leber beobachten. Wahrscheinlich ist hierzu eine längere Hungerdauer, die sich vorwiegend bei poikilothermen Tieren erzeugen läßt oder die oft ungenau als „Hunger“ bezeichnete chronische Unterernährung nötig.

K. „Dunkle Zellen“ in der Leber bei absolutem Hunger

In einer ausgedehnten Untersuchung am Meerschweinchen zur Genese der dunklen Leberzellen kommt Appel [70] zu dem Ergebnis, daß sie als Zeichen einer degenerativen Strukturveränderung der Leberparenchymzellen zu betrachten sind. Eine sekretorische Funktion sollen diese Zellen nicht haben. Von Clara [456] wurde bei langdauerndem Hunger eine größere Zahl dunkler Zellen vorwiegend in der Läppchenperipherie beobachtet. Er hält sie für erschöpfte geschädigte Zellen, deren Ursache ein Flüssigkeitsverlust sein soll. Deane [539] konnte schon nach 48 Stunden Hunger dunkle Zellen sehen, sie sollen zu 80% zweikernig sein (Böhm 271]). In Untersuchungen am Menschen und Kaninchen wurde im Hunger von Tauchi und Nakamura [2113] eine Zunahme der dunklen Zellen der Leber festgestellt. Die Zellen sind unregelmäßig bis polygonal, das Plasma ist vermindert. Die Granula sowie die feine Kernstruktur sind verschwunden; die Kerne werden klein und pyknotisch. Die dunklen Zellen sind in allen Läppchenteilen, besonders aber in der Peripherie zu finden und sollen Formen eines senilen Abbaues der Leberzellen sein. In den Anfangs- und Intermediärstadien ist eine Reversibilität möglich.

Im Rahmen unserer Untersuchungen an den verschiedenen Versuchstieren konnten wir wie auch Schlicht [1861] keine eindeutigen Veränderungen der

Anzahl dunkler Zellen in der Leber feststellen. Elektronenmikroskopisch weisen diese Zellen eine wesentlich stärkere Granulierung und Osmiophilie des Cytoplasmas auf. Die Konturen der reichlich Membraneinziehungen aufweisenden Mitochondrien sind teilweise unscharf. Sie sind wesentlich kleiner als die Mitochondrien der umgebenden Zellen. Das Ergastoplasma, besonders das mitochondriennahe, fehlt fast vollständig. Die Verzahnungen mit den umgebenden Zellen lösen sich. Es tritt ein Spalt auf (Abb. 64). Auf Grund der erhobenen Befunde sehen wir in diesen Bildern ebenfalls (APPEL [70]) eine beginnende Degeneration.

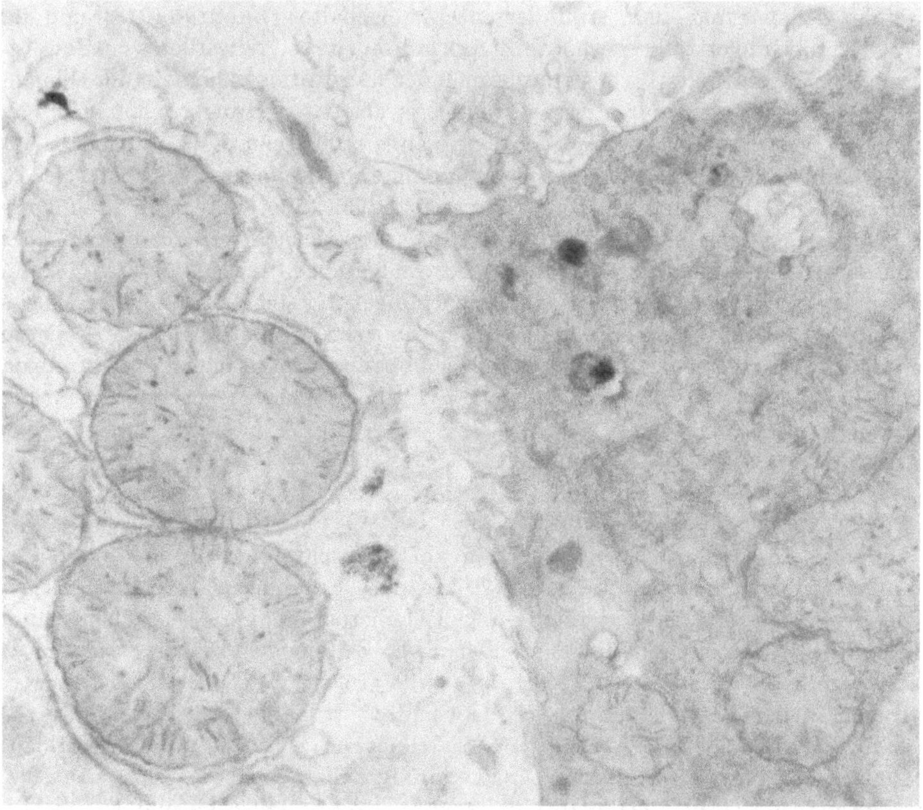

Abb. 64. „Dunkle Leberzelle“ (rechts) mit beginnender Ablösung von der unveränderten Zelle (links). In der normalen Zelle vergrößerte Mitochondrien, in der dunklen Zelle beginnende Auflösung dieser. Keine Ergastoplasmamembranen mehr sichtbar. Leber einer 5 Tage hungernden Maus. Ges.-Verg.: 18000fach

Abb. 65. Aus dem Zellverband gelöste nekrotische Leberparenchymzellen bei einer 5 Tage hungernden Maus. Färbung: Haemalaun-Eosin. Verg.: 1260fach

Abb. 66. Einzelzellnekrosen in der Leber einer 5 Tage hungernden Maus mit Pyknose der Kerne. Herauslösung aus der Gewebsarchitektur. Färbung: Haemalaun-Eosin. Verg.: 1510fach

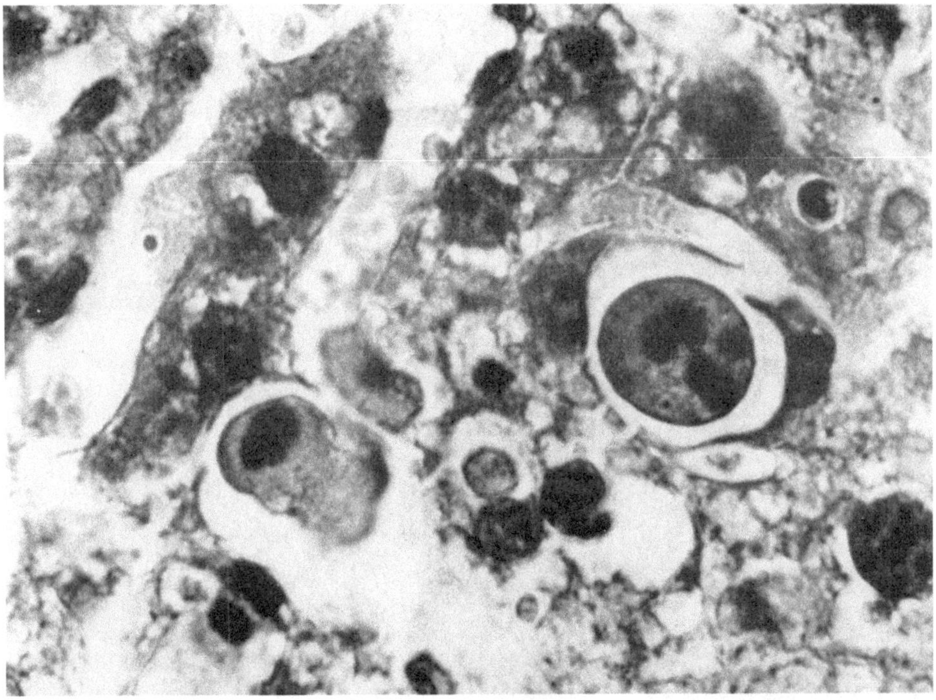

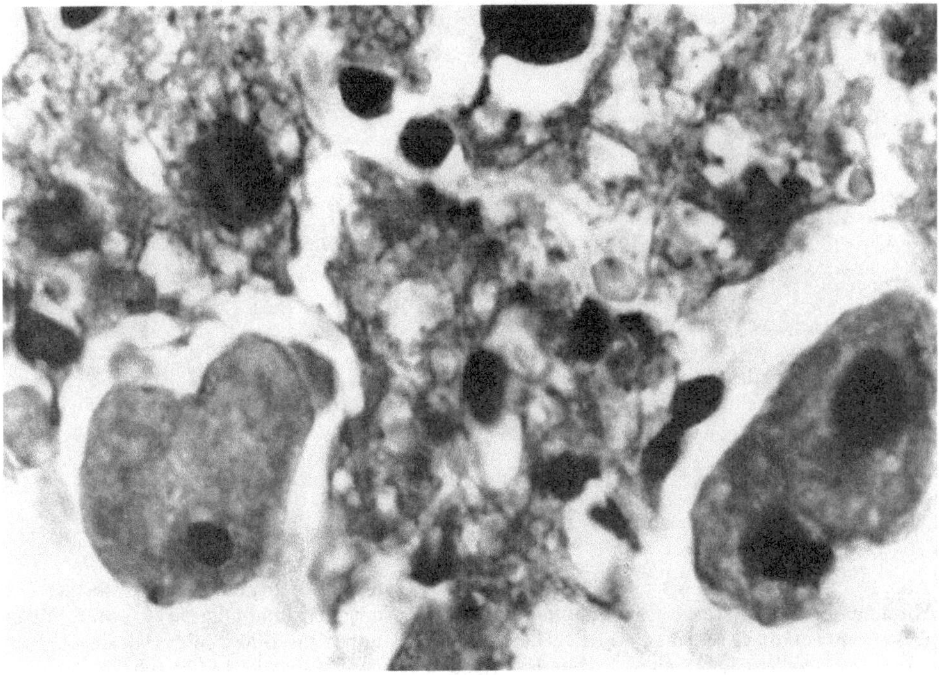

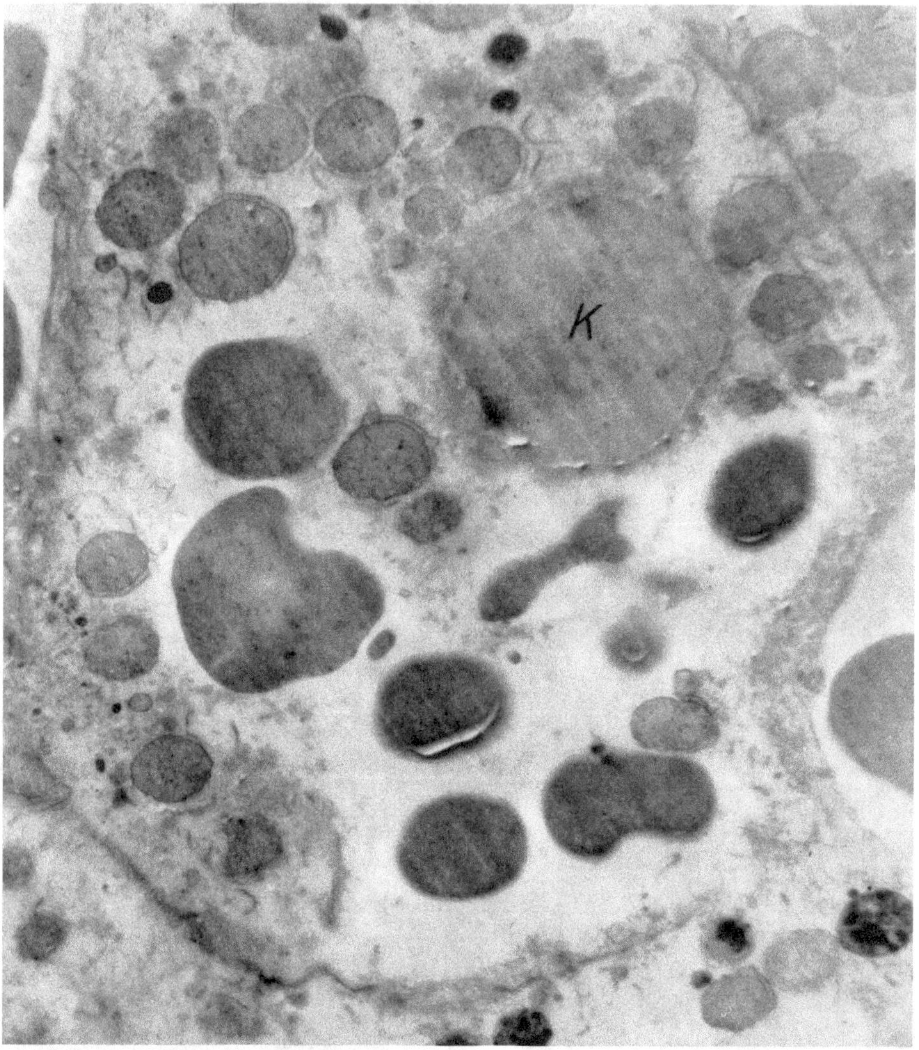

Abb. 67. Zugrundegehende Leberzelle mit pyknotischem Kern (K) und Erythrozyten im Cytoplasma. Mitochondrien noch nicht wesentlich verändert. Leber einer 5 Tage hungernden Maus. Ges.-Verg.: 6700fach

Abb. 68. In Bildmitte aus dem Zellverband gelöste zugrundegehende Zelle. Auflösung der Kernmembran und starke Osmiophilie der Kernreste mit Verklumpung der Granula. Mitochondrien nur noch schemenhaft sichtbar. Oben und unten im Bild noch erhaltene Leberzellen. Leber einer 5 Tage hungernden Maus. Ges.-Verg.: 14400fach

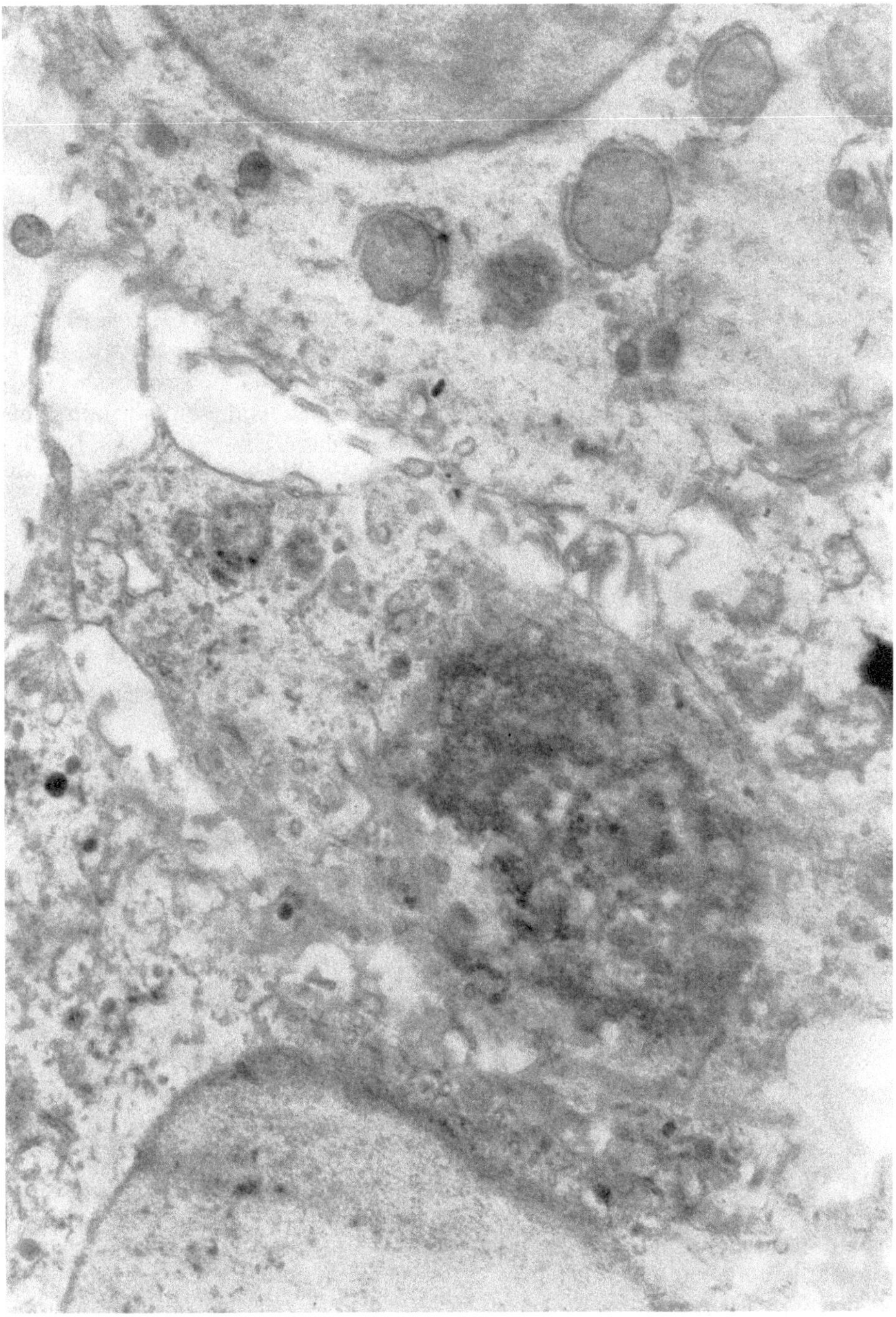

L. Lebernekrosen bei absolutem Hunger

Das Auftreten des Zelltodes als schwerste Folge einer Schädigung beim absoluten Nahrungsmangel ist bis zur jüngsten Zeit fast niemals beschrieben worden (SCHLICHT [1861]). Von verschiedenen Autoren wird sogar ausdrücklich das Fehlen nekrotischer Veränderungen hervorgehoben (LAZAROVICH-HREBELJANOVICH [1278], OKUNEFF [1610], WILLIAMS [2322]). Nur CESA-BIANCHI [413] betont, daß im Verlaufe des Hungers keine einfache Atrophie vorliege, sondern daß es zu wesentlichen Veränderungen des Kerns und Cytoplasmas kommt, die bis zur vollständigen Zerstörung führen könne.

In einer umfassenden Untersuchung hat sich SCHLICHT [1861] in neuester Zeit des Problems angenommen. Nach 65 Stunden Hunger konnte sie bei Mäusen die ersten Einzelzellnekrosen beobachten, nach 67 Stunden läppchenzentrale Herdnekrosen. Sie werden in späteren Hungerstadien nicht häufiger, und nach 7 bis 8 Tagen Hunger lassen sich Tiere finden, deren Lebern keinerlei Anhalt für Nekrosen irgendwelcher Art geben. Während Einzelzellnekrosen sehr häufig sind, wurden in einer Hungerzeit von 84—192 Stunden bei 36,8% der Tiere größere, herdförmige, zentrale oder intermediäre Nekrosen festgestellt. Auch bei $3^1/_2$ bis 13 Tagen hungernden Ratten waren Einzelzellnekrosen zu beobachten.

In einem Zeitraum bis zu 96 Stunden Hunger konnten wir bei Mäusen keine Lebernekrosen feststellen. Sie treten schlagartig erst am 5. Hungertag auf und sind bis zum 8. Tag in wechselnder Zahl anzutreffen. Die betroffenen Zellen erscheinen wesentlich größer, z. T. aber auch kleiner als die normalen der Umgebung; sie sind aus dem Zellverband herausgelöst, weisen ein homogenes Cytoplasma und pyknotische Kerne auf (Abb. 65, 66). Elektronenmikroskopisch sind erythrozytenhaltige Zellen in Nekrobiose mit pyknotischem Kern aber z. T. noch erhaltenen Mitochondrien zu beobachten (Abb. 67). Außerdem finden sich aus der Gewebsarchitektur herausgetretene nekrotische Zellen mit fehlenden Mitochondrien und Ergastoplasma sowie Auflösung der Kernmembran, Verklumpung des Karyoplasmas und erheblicher Vermehrung der Osmiophilie (Abb. 68). Vereinzelt sind zweikernige Zellen zu sehen, in denen der eine Kern deutliche Zerfallserscheinungen mit Aufhebung der Kernmembran und Granulierung sowie Vakuolisierung des Karyoplasmas zeigt (Abb. 69), während der zweite Kern noch einen regelrechten Aufbau aufweist. Nur in den seltensten Fällen treten Gruppennekrosen auf. In allen Hungerstadien sind aber immer Lebern zu finden, in denen keine Nekrosen zu erkennen sind. Bei den übrigen Versuchstieren treten wesentliche Zelluntergänge nicht auf. Nur bei wenigen Tieren (Ratte und Goldhamster) lassen sich am 7. und 8. Tag Einzelzellnekrosen beobachten.

Als Ursache für das Auftreten von Lebernekrosen könnte eine trophische, toxisch-infektiöse oder hypoxämische Genese in Frage kommen. Alle diese Punkte werden aber von SCHLICHT [1861] abgelehnt. Sie hält den Zerfall körpereigenen Gewebes und die dadurch entstehende Heteroproteinämie (KETTLER [1173, 1174]) für den Hauptfaktor in pathogenetischer Hinsicht. Eine zusätzliche Bedeutung

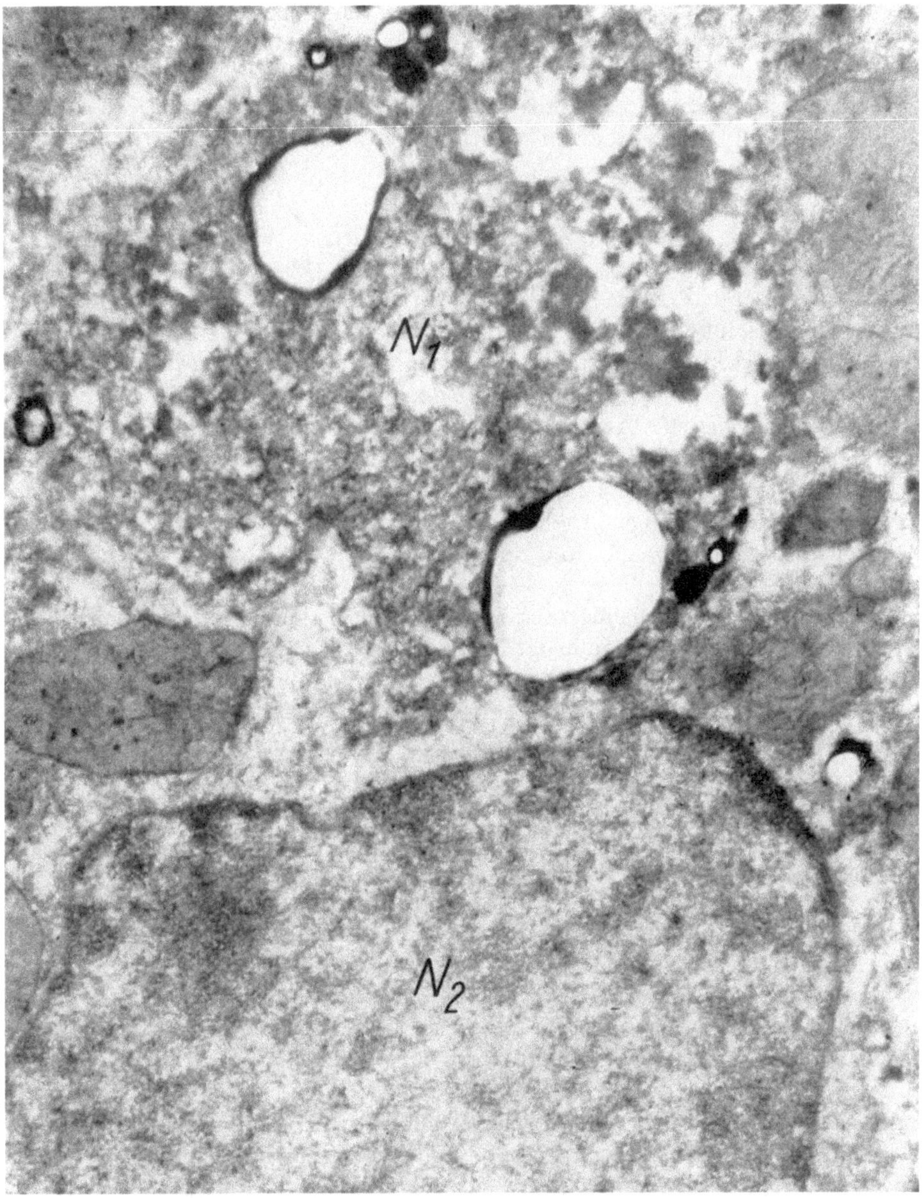

Abb. 69. Degenerierter Kern (N_1) einer zweikernigen Zelle aus der Leber einer 8 Tage hungernden Maus. Zerfall der Kernmembran. Umschriebene Verklumpungen des granulären osmiophilen Materials sowie Vakuolisierungen. Im unteren Bildbereich noch regelrechter Kern (N_2). Ges.-Verg.: 18000fach

wird Permeabilitäts- und Kreislaufstörungen zugemessen. Bei grundsätzlicher Übereinstimmung mit den vorgetragenen Ansichten möchten wir aber doch den im Verlauf unserer Übersicht dargestellten intrazellulären Vorgängen in der Leber, die sich in Veränderungen der Mitochondrien und des Ergastoplasmas sowie der Enzymverteilungen und damit den geschädigten Stoffwechsel- und Oxydo-Reduktionsabläufen äußern, einen wichtigen Platz einräumen.

M. Zusammenfassung

Entgegen unseren Erwartungen haben sich trotz der einfachen und unkomplizierten Versuchsanordnung des absoluten Hungers die Folgen als so diffizil und tiefgreifend erwiesen, daß sich durch die zum großen Teil unkontrollierbaren, zum Teil zentralnervösbedingten Eingriffe in den Gesamtstoffwechsel, durch enzymatische und hormonelle Änderungen in der Leber ein vielseitiges und teilweise widersprüchliches Bild ergibt. Von entscheidender Bedeutung für den Ablauf der Erscheinungen in der Leber sind nicht nur Art, Alter und Geschlecht der Tiere, sondern auch der vorherige Ernährungszustand und besonders die Hungerdauer. Die Stoffwechselmorphologie und -physiologie der Hungerleber offenbart ein dynamisches Geschehen.

Bei aller kritischen Zurückhaltung haben wir uns bemüht, eine allgemeingültige Vorstellung über die Vorgänge in der Leber beim absoluten Hunger zu entwickeln, wobei sich in fast jedem Falle auch widersprechende Befunde notieren lassen.

Die ersten Stunden eines vollständigen Hungerzustandes liegen noch im Rahmen des natürlichen Wechsels zwischen Nahrungsaufnahme und Verdauung, ergeben also ein physiologisches Bild. Sie reihen sich in die wechselnden rhythmischen Lebensäußerungen zwischen Tag und Nacht ein. Dieser zentral ausgelöste Rhythmus läuft auch in den ersten Hungerstadien noch in gewisser Weise weiter ab. Das am frühesten eintretende Ereignis bei einem akuten Nahrungsmangel ist der Glykogenschwund in der Leber, der im allgemeinen bis unter das morphologisch nachweisbare Maß erfolgt; chemisch sind noch geringe Mengen vorhanden. Zur gleichen Zeit beginnt auch der Verlust der Basophilie des Cytoplasmas, der aber bei den einzelnen Tieren schon größere Schwankungen aufweist. Die Fettsubstanzen aus den Depots werden mobilisiert und zur Leber transportiert, der Fettgehalt erhöht sich, vorwiegend durch eine vermehrte Fettinfiltration. Der Stoffwechsel stellt sich auf einen Umbau der Fette in Kohlenhydrate und Eiweiß um. Die morphologischen Befunde am Kern und Kernkörperchen sind ebenso wie die der Mitochondrien uncharakteristisch und zu einem nicht unbedeutenden Teil von Änderungen der osmotischen Verhältnisse abhängig.

In den späteren Hungerstadien ist übereinstimmend eine Erhöhung der Kern- und Zellzahl je Gewichtseinheit zu beobachten, während die Gesamtzellzahl im allgemeinen abnimmt. Fast in jedem Falle erhöht sich die Anzahl der zweikernigen Zellen, wenn auch in wechselnder Stärke. Von dieser Vermehrung ist ebenso wie auch von den Vergrößerungen der Zellkerne im hervorstechenden Maße die intermediäre Läppchenzone betroffen, die sich als die stoffwechselaktivste erweist. Die Veränderungen der Kerngröße zeigen einen phasenartigen Ablauf, bei dem sowohl Steigerungen als auch Verminderungen des Volumens zu beobachten sind. In gleicher Weise ist es nicht möglich, ein sicheres Ergebnis über die Änderungen der Zahl und Größe der Nucleoli sowie ihren Anteil am Kernvolumen zu erhalten. Wir sind deshalb zu dem Schluß gekommen, daß der Nucleolus als sicherer Indikator für die Stoffwechsellage des Organs nicht in Frage kommt; gleichzeitig tauchen Zweifel auf, ob die Erhöhung des Volumens des Nucleolus wirklich in jedem Falle und gesetzmäßig dem Auftreten basophiler Substanzen im Cytoplasma vorgeschaltet ist, und er der alleinige Produzent der RNS enthaltenden Partikel der Zelle ist.

Die RNS vermindert sich im Hunger ebenso wie die Eiweißmenge der Zelle in erheblichem Ausmaß; aber auch in den späteren Hungerstadien sind die elektronenmikroskopisch sichtbaren Äquivalente der Ribonucleoproteide, die vorwiegend durch die den Ergastoplasmalamellen angelagerten PALADE-Granula dargestellt werden, noch zu beobachten. Die ausschließlich im Kern lokalisierte DNS bleibt unverändert, was bei den erheblichen Größenschwankungen des Kerns dafür spricht, daß sein Volumen im entscheidenden Maße von dem Proteingehalt und der Flüssigkeitseinlagerung beeinflußt wird.

Mit der Verminderung des Eiweißgehaltes der Zelle erhöht sich der Anteil der freien Aminosäuren. Eine große Zahl von Untersuchungen hat ergeben, daß das vielfach angenommene „Depoteiweiß“ im Gegensatz zu dem leicht abbaubaren labilen Eiweiß des Cytoplasmas nicht in eindeutiger Weise von diesem unterschieden werden kann, da ein wesentlich größerer Teil des in der Zelle vorhandenen Eiweiß verlorengehen kann als dieser Anteil. Neben den gleichlaufenden Veränderungen von Eiweiß und Enzymaktivität kommt es aber auch zu schweren, echten Verlusten oder auch zu Aktivitätserhöhungen der Enzyme, die tiefgreifende Stoffwechselschäden anzeigen. Sie beruhen einmal auf dem veränderten Gesamtstoffwechsel mit dem erhöhten Umbau von Fettsubstanzen, zum anderen auf der vermehrten Zufuhr abgebauter Substanzen aus dem Körper, besonders der Muskulatur. Der erhöhte Eisengehalt und die vermehrten Hämosiderinablagerungen in der Hungerleber sind neben dem Zustrom von Myosiderin in bedeutendem Maße durch den Abbau in die Zelle eingetretener Erythrocyten („Erythrophagocytose“) bedingt.

Der Fettgehalt der Leber wechselt im weiteren Ablauf erheblich. Auch innerhalb der einzelnen Fettfraktionen gehen Verschiebungen vor sich, die im allgemeinen eine Erhöhung der Neutralfette und Verminderung der Phospholipoide bedeuten. Die Fettablagerungen sind zum Teil peripher, zum Teil zentral lokalisiert oder nur in Einzelzellen vorhanden; in seltenen Fällen kann es zum Auftreten von Fettcysten kommen. Daneben ist aber auch wieder eine große Zahl von Leberzellen histologisch fettfrei. In späten Stadien des Hungerns ist vielfach eine Vermehrung des Glykogengehaltes vorwiegend im Läppchenzentrum zu finden.

Die Mitochondrien weisen nicht etwa, wie an verschiedener Stelle angenommen, eine ständig zunehmende Anschwellung und Abrundung der Form mit leerer

Matrix und Einschränkung der Innenmembranen auf; vielmehr läßt sich dieser Zustand nur äußerst selten antreffen. Eine statistisch signifikante Abrundung ist überhaupt nicht zu beobachten. Bei einem Teil der Tiere sind dagegen eindeutige Größenmaxima zu erkennen. Aber auch in diesen Fällen treten nur selten Auflösungen der Innenmembranen oder Herauslösungen der Matrixsubstanz ein. Die Cristae mitochondriales sind sogar oft deutlich hypertrophiert. Der Größenzuwachs scheint in den späteren Hungerstadien außer auf rein osmotisch bedingten Schwellungsvorgängen, die ein Vielfaches des Normalvolumens betragen können, auf einem echten Wachstum zu beruhen. Die Zahl der Mitochondrien nimmt im Verlaufe des Hungers je Gewichtseinheit erheblich ab. In bezug auf das Gesamtgewicht sind wechselnde Befunde zu erheben.

Die Veränderungen der Sternzellzahl, des Bindegewebsgehaltes, der Disséschen Räume und Sinusoide sind so uncharakteristisch, daß sie nicht ausgewertet werden können.

Die letzten Hungerstadien führen zu zwei wichtigen Befunden, die aber nur bei der Maus eindeutig nachzuweisen sind. Sie äußern sich einmal in einer erheblichen Kernwucherung (sogenannte Wucheratrophie) und z. T. adenomartigen Bildungen, zum anderen im Auftreten von Einzelzellnekrosen, wodurch eine tiefgreifende Zellschädigung offenbart wird. Die unterschiedlichen Erscheinungsformen und -zeiten bei den einzelnen Tieren sind in einem großen Maße auf den ungleich hohen Basalstoffwechsel zurückzuführen.

Wir sehen uns veranlaßt, bei der oft sehr weitgehenden Deutung andersartiger stoffwechselmorphologischer Untersuchungen vor den großen Schwierigkeiten zu warnen, die dadurch eintreten können, daß es gleichzeitig zu mehr oder weniger langen Zuständen des Nahrungsmangels kommt, so daß die Ursache des Endbildes nicht mehr vollkommen zu klären ist. Es erscheint uns außerdem nicht zulässig, aus einer einzigen Erscheinungsphase eines Versuches weitreichende Schlüsse zu ziehen.

N. Übersichtstabellen

Tabelle 34: Gesamtübersicht über die quantitativen Ergebnisse in der Leber der *Maus* bei absolutem Hunger

Hungertage	Kern-volumen μ^3	Nucleolus-volumen μ^3	Kernzahl $\times 10^6$/g	Zellzahl $\times 10^6$/g	Prozent zweikernige Zellen	Mitochondrienzahl $\times 10^{10}$/g	Mitochondrien-volumen μ^3	Mitochondrienzahl je Kern	Mitochondrienzahl je Zelle	Mitochondrien-volumen je Zelle μ^3	Mitochondrien-masse in % der Gesamtleber	Kernmasse in % der Gesamtleber
0	201,0 ±48	1,5 ±1,1	189,0 ±9,9	103,8	22,2	30,83 ±1,1	0,80	1630 ±70	2970	2376,00	24,64	2,6
1	193,5 ±54	1,7 ±0,9	197,0 ±8,4	105,0	35,6	32,86 ±0,75	0,43	1670 ±70	3130	1345,90	14,10	2,9
2	224,7 ±53	1,6 ±1,0	196,0 ±5,3	104,0	37,7	34,96 ±1,06	0,81	1780 ±60	3360	2721,60	28,35	3,2
3	156,2 ±32	2,5 ±1,4	210,0 ±8,8	120,6	28,8	29,51 ±1,35	0,86	1400 ±60	2450	2107,00	25,37	2,4
4	213,9 ±50	2,8 ±2,0	226,0 ±6,0	134,1	31,5	28,01 ±0,92	2,17	1210 ±40	2090	4535,30	60,76	3,8
5	237,6 ±71	2,1 ±1,4	247,0 ±8,8	134,6	46,8	20,04 ±1,59	2,24	810 ±50	1490	3337,60	44,80	4,7
6	242,6 ±57	1,6 ±0,8	252,7 ±4,8	140,0	43,2	13,52 ±0,42	2,18	530 ±30	970	2114,60	29,43	4,9
7	212,2 ±39	1,5 ±0,9	262,0 ±8,4	139,9	43,0	10,60 ±0,36	1,82	410 ±30	760	1383,20	19,20	4,2
8	214,0 ±50	1,5 ±0,8	261,0 ±5,6	139,3	44,2	9,85 ±1,00	2,87	380 ±30	710	2037,70	28,26	4,3

Tabelle 35: Gesamtübersicht über die quantitativen Ergebnisse in der Leber der *Ratte* bei absolutem Hunger

Hungertage	Kern-volumen μ^3	Nucleolus-volumen μ^3	Kernzahl $\times 10^6$/g	Zellzahl $\times 10^6$/g	Prozent zwei-kernige Zellen	Mitochon-drienzahl $\times 10^{10}$/g	Mitochon-drien-volumen μ^3	Mitochon-drienzahl je Kern	Mitochon-drienzahl je Zelle	Mitochon-drien-volumen je Zelle μ^3	Mitochon-drien-masse in % der Gesamt-leber	Kern-masse in % der Gesamt-leber
0	152,4 ±32	3,0 ±2,7	192,3 ±8,5	120,0	26,6	29,40 ±0,85	0,57	1530 ±90	2450	1390,50	26,76	2,3
1	160,9 ±31	3,0 ±0,4	204,3 ±5,0	126,0	27,8	31,33 ±0,32	0,24	1530 ±30	2480	595,20	6,71	2,6
2	158,8 ±30	2,0 ±1,0	215,0 ±8,3	128,4	30,6	31,55 ±0,47	0,52	1460 ±50	2460	1285,20	16,40	2,7
3	151,5 ±87	1,4 ±0,5	228,9 ±6,1	138,7	30,4	31,08 ±0,67	0,44	1360 ±30	2240	985,60	13,68	2,8
4	171,9 ±34	1,4 ±0,6	230,4 ±5,9	132,5	35,4	31,35 ±0,28	0,73	1360 ±30	2380	1737,40	22,89	3,1
5	157,6 ±86	1,3 ±1,0	242,9 ±2,9	140,7	34,7	27,09 ±0,36	0,43	1110 ±30	1930	829,90	11,65	2,9
6	107,8 ±50	1,5 ±0,5	251,1 ±3,0	140,5	34,0	24,28 ±0,30	0,80	970 ±40	1730	1384,00	19,44	2,0
7	97,2 ±52	0,9 ±0,5	255,0 ±5,6	139,0	32,1	23,76 ±0,34	2,14	930 ±20	1710	3649,40	49,98	1,8
8	78,8 ±49	1,5 ±0,5	251,8 ±7,1	140,7	30,8	22,89 ±1,23	0,46	910 ±60	1630	749,80	10,53	1,5

Tabelle 36: Gesamtübersicht über die quantitativen Ergebnisse in der Leber des *Meerschweinchens* bei absolutem Hunger

Hungertage	Kern-volumen μ^3	Nucleolus-volumen μ^3	Kernzahl $\times 10^6$/g	Zellzahl $\times 10^6$/g	Prozent zweikernige Zellen	Mitochon-drienzahl $\times 10^{10}$/g	Mitochon-drien-volumen μ^3	Mitochon-drienzahl je Kern	Mitochon-drienzahl je Zelle	Mitochon-drien-volumen je Zelle μ^3	Mitochon-drien-masse in % der Gesamt-leber	Kern-masse in % der Gesamt-leber
0	110,0 ± 51	2,5 ± 1,8	172,2 ± 3,8	100,7	28,2	26,60 ± 0,86	0,45	1510 ± 50	2640	1188,00	11,97	1,4
1	138,5 ± 52	1,5 ± 0,8	183,9 ± 6,1	99,5	35,1	28,51 ± 0,35	0,67	1550 ± 70	2860	1916,20	18,90	1,9
2	138,2 ± 51	1,6 ± 0,8	192,1 ± 4,2	109,1	35,4	30,73 ± 0,96	0,56	1600 ± 90	2820	1339,20	17,21	2,0
3	144,7 ± 55	1,2 ± 0,5	208,0 ± 4,0	115,7	35,7	31,59 ± 0,97	0,89	1520 ± 80	2740	2438,60	28,12	2,3
4	133,4 ± 47	1,0 ± 0,2	220,5 ± 3,4	124,0	35,5	32,30 ± 0,98	0,54	1470 ± 60	2600	1404,00	17,44	2,2
5	123,5 ± 46	0,6 ± 0,3	236,2 ± 6,5	136,5	34,9	30,90 ± 0,26	0,74	1310 ± 30	2260	1672,40	22,87	2,2
6	125,5 ± 46	1,2 ± 0,5	252,9 ± 2,7	142,0	37,2	24,93 ± 0,87	2,10	990 ± 50	1760	3690,00	52,35	2,5
7	117,8 ± 49	0,9 ± 0,4	257,3 ± 6,9	150,4	35,6	22,17 ± 0,87	0,75	860 ± 50	1470	1102,50	16,65	2,4
8	116,6 ± 39	0,8 ± 0,3	259,2 ± 3,1	153,9	35,3	22,27 ± 0,78	0,98	850 ± 30	1450	1421,00	21,85	2,4

Tabelle 37: Gesamtübersicht über die quantitativen Ergebnisse in der Leber des *Goldhamsters* bei absolutem Hunger

Hungertage	Kern-volumen μ^3	Nucleolus-volumen μ^3	Kernzahl $\times 10^6$/g	Zellzahl $\times 10^6$/g	Prozent zwei-kernige Zellen	Mitochon-drienzahl $\times 10^{10}$/g	Mitochon-drien-volumen μ^3	Mitochon-drienzahl je Kern	Mitochon-drienzahl je Zelle	Mitochon-drien-volumen je Zelle μ^3	Mitochon-drien-masse in % der Gesamt-leber	Kern-masse in % der Gesamt-leber
0	130,5 ±43	2,3 ±1,0	170,1 ±3,1	100,9	28,0	25,17 ±0,93	0,17	1470 ±70	2490	423,30	4,35	1,7
1	122,5 ±76	1,3 ±0,5	207,8 ±7,1	123,9	28,5	26,44 ±0,84	0,40	1380 ±170	2150	860,00	10,56	1,9
2	113,4 ±58	1,3 ±0,5	219,9 ±6,8	122,9	34,3	26,91 ±0,61	0,47	1220 ±30	2190	1029,30	12,65	1,8
3	117,7 ±51	1,2 ±0,7	217,4 ±5,3	122,1	33,3	27,35 ±0,92	0,43	1260 ±50	2240	963,20	11,74	1,9
4	112,2 ±33	1,2 ±0,5	230,9 ±3,7	132,4	32,6	28,82 ±1,28	1,78	1250 ±50	2170	3862,60	51,26	2,0
5	120,6 ±54	1,6 ±1,0	228,4 ±3,6	130,0	36,7	28,59 ±1,10	0,51	1260 ±100	2200	1122,00	14,58	2,2
6	95,4 ±38	1,2 ±0,4	228,6 ±7,9	130,1	33,7	22,69 ±0,63	0,41	990 ±50	1750	717,50	9,30	1,7
7	124,2 ±74	1,2 ±0,4	228,8 ±5,5	123,0	35,9	22,21 ±0,65	0,93	970 ±60	1800	1674,00	20,65	2,1
8	107,3 ±68	1,0 ±0,4	233,0 ±7,1	131,8	34,3	18,04 ±1,50	0,41	770 ±60	1370	561,70	7,38	1,9

Tabelle 38: Gesamtübersicht über die quantitativen Ergebnisse in der Leber des *Kaninchens* bei absolutem Hunger

Hungertage	Kern-volumen μ^3	Nucleolus-volumen μ^3	Kernzahl $\times 10^6$/g	Zellzahl $\times 10^6$/g	Prozent zweikernige Zellen	Mitochondrienzahl $\times 10^{10}$/g	Mitochondrien-volumen μ^3	Mitochondrienzahl je Kern	Mitochondrienzahl je Zelle	Mitochondrien-volumen je Zelle μ^3	Mitochondrien-masse in % der Gesamtleber	Kernmasse in % der Gesamtleber
0	120,0 ± 21	1,0 ± 0,4	144,5 ± 7,1	85,7	26,8	22,18 ± 1,01	0,24	1530 ± 40	2580	599,00	5,33	1,3
1	115,7 ± 28	1,2 ± 0,5	152,9 ± 3,5	91,6	27,0	23,48 ± 0,39	0,31	1540 ± 120	2560	793,60	7,28	1,3
2	135,3 ± 36	1,2 ± 0,4	161,3 ± 2,2	98,0	24,8	24,35 ± 1,01	0,33	1510 ± 60	2500	825,00	8,04	1,6
3	142,0 ± 71	1,1 ± 0,4	170,4 ± 3,7	107,3	28,9	25,72 ± 0,91	0,20	1520 ± 40	2400	480,00	5,14	2,0
4	127,9 ± 40	0,9 ± 0,4	173,1 ± 6,5	102,7	29,7	27,96 ± 1,21	0,32	1620 ± 80	2720	930,40	6,25	1,7
5	126,6 ± 45	1,4 ± 0,8	176,6 ± 6,5	106,5	33,0	28,87 ± 0,78	0,23	1630 ± 50	2700	621,0	6,64	1,8
6	122,2 ± 39	0,8 ± 0,3	184,9 ± 3,5	115,0	31,9	30,28 ± 0,84	0,45	1610 ± 30	2630	1183,50	13,63	1,9
7	121,5 ± 27	0,9 ± 0,4	192,6 ± 3,0	115,8	37,7	30,55 ± 0,97	0,19	1590 ± 70	2630	499,70	5,80	1,9
8	121,1 ± 39	1,0 ± 0,4	193,6 ± 3,6	120,0	32,4	30,07 ± 0,65	0,31	1550 ± 80	2500	795,00	9,32	1,9

Tabelle 39: Gesamtübersicht über die quantitativen Ergebnisse in der Leber der *Taube* bei absolutem Hunger

Hungertage	Kern-volumen μ^3	Nucleolus-volumen μ^3	Kernzahl $\times 10^6$/g	Zellzahl $\times 10^6$/g	Prozent zweikernige Zellen	Mitochon-drienzahl $\times 10^{10}$/g	Mitochon-drien-volumen μ^3	Mitochon-drienzahl je Kern	Mitochon-drienzahl je Zelle	Mitochon-drien-volumen je Zelle μ^3	Mitochon-drien-masse in % der Gesamt-leber	Kern-masse in % der Gesamt-leber
0	74,4 ± 35	0,7 ± 0,2	251,7 ± 10,5	182,8	17,2	21,50 ± 0,81	0,21	850 ± 50	1170	245,70	4,52	1,6
1	80,0 ± 40	0,7 ± 0,2	255,6 ± 6,7	179,2	16,9	22,74 ± 0,62	0,25	890 ± 50	1270	317,50	5,68	1,7
2	70,1 ± 34	0,6 ± 0,2	262,2 ± 15,0	184,7	14,9	24,33 ± 0,37	0,22	930 ± 100	1320	290,40	5,35	1,5
3	66,5 ± 39	0,5 ± 0,1	271,2 ± 9,1	203,0	14,9	25,98 ± 0,34	0,22	960 ± 30	1280	283,80	5,72	1,6
4	55,8 ± 24	0,5 ± 0,1	275,5 ± 6,5	209,0	15,7	29,09 ± 0,93	0,19	1060 ± 20	1730	328,70	5,53	1,4
5	57,2 ± 22	0,8 ± 0,1	285,3 ± 8,1	220,0	14,2	29,88 ± 0,78	0,22	1050 ± 60	1360	299,20	6,58	1,4
6	59,3 ± 27	0,5 ± 0,1	295,6 ± 6,3	223,4	14,3	30,51 ± 0,76	0,18	1030 ± 20	1370	246,60	5,49	1,5
7	62,7 ± 27	0,4 ± 0,1	300,9 ± 6,7	230,0	13,9	30,41 ± 0,50	0,22	1000 ± 40	1320	290,40	6,69	1,7
8	64,3 ± 31	0,4 ± 0,2	307,9 ± 6,9	234,5	13,0	29,28 ± 0,39	0,40	960 ± 50	1250	500,00	11,72	1,7

II. PARTIELLER NAHRUNGSMANGEL = MANGELERNÄHRUNG

Während beim absoluten Nahrungsmangel die Ätiologie der zu beobachtenden Erscheinungen vollkommen klar schien, ist das Problem beim partiellen Nahrungsmangel — der Mangelernährung — von vornherein wesentlich komplizierter. Glaubt man auch im Einzelfall sicher nur einen Faktor aus der sonst vollständig zusammengesetzten Nahrung entfernt zu haben und so alle auftretenden Veränderungen auf den Mangel an dieser Substanz zurückführen zu können, so ist die Problematik damit doch nicht vollkommen erfaßt; denn eine fehlende Substanz kann ein notwendiger Bestandteil zur Wirkung anderer Stoffe sein und so durch ihr Nichtvorhandensein einen Mangelkomplex hervorrufen, ohne daß man endgültig feststellen kann, welcher der Faktoren letztlich als ursächlich für die Veränderungen der Struktur oder Funktion der Leber anzusehen ist.

A. Leberveränderungen bei Proteinmangelernährung

1. *Morphologische Befunde*

Exakte Untersuchungen über die Folgen des ausschließlichen Eiweißmangels liegen ebenso wie über die bei Mangel an anderen Substanzen nur aus dem Tierexperiment vor. Bei der großen Skala der auftretenden Veränderungen und den sich zum Teil widersprechenden Ergebnissen ist immer wieder zu betonen, daß diese teilweise auf den in großen Bereichen schwankenden Eiweißgehalt der Nahrung von normal 18—20% bis zu 0% — also einer proteinfreien Kost — zurückzuführen sind, daß aber auch die Versuchsdauer, das Alter der Tiere und ihr Geschlecht sowie die Tierart und die geographische Lage des Versuchsortes als wichtige Kriterien zu berücksichtigen sind. Es ist weiterhin immer zu bedenken, daß die Abnahme des prozentualen Anteils der Proteine notwendigermaßen bei kalorischer Gleichwertigkeit eine Erhöhung der Fett- oder Kohlenhydratmenge der Nahrung bewirken muß.

Aus den verschiedenen Versuchen zur Klärung der morphologisch sichtbaren Folgen des Eiweißmangels ist es schwer, ein einheitliches Bild zu erlangen. Die Befunde an den einzelnen Zellbestandteilen zeigen ebenfalls wechselnde Ergebnisse.

Der *Zellkern* der Leberparenchymzelle im Eiweißmangel soll zentral gelagert sein (Elman u. a. [648], Wachstein [2227]). Er ist um 13—35% kleiner als beim Kontrolltier (Ely und Ross [653]). Lecomte und de Smul [1283] finden dagegen eine nur geringgradige Variation des Kernvolumens bei verschieden hohen Caseinmengen in der Nahrung (15% Casein: 220–230 μ^3, 10% Casein: 236–255 μ^3, 3% Casein: 197–230 μ^3). Nach MEIKLEHAM u. a. [1462] erweist sich der Kern als relativ resistent gegen starken Proteinmangel. MÜLLER [1533] und STATKEWITSCH [2030] beschreiben eine Zunahme der Kerngröße um 50%. PARR u. a. [1646] beobachteten eine Vermehrung der hellen Kerne. GIORDANO und POMPONIO [826] sahen gleichfalls eine Vergrößerung der Zellkerne. Nach JUCKER [1121] kommen bei langdauerndem Proteinmangel mehrkernige Zellen (bis zu 11 Kerne) vor. STOWELL [2073] fand die Kerne 1,2mal so groß wie beim Kontrolltier. LÜHRS [1377] beschreibt bei kurzdauerndem Proteinmangel große geblähte Kerne in regelrechter Anordnung mit perinucleären Lichtungen, bei protrahiertem Mangel z. T. pyknotische Leberzellkerne bei ebenfalls regelrechter Anordnung.

Übereinstimmung besteht bei fast allen Untersuchern über die *Nucleolus*-vergrößerung bei Eiweißmangel (MCKAY und FARRAR [1400], RUMJANTZEW [1812], STENRAM [2039, 2048, 2049], STOWELL [2074], VERNE [2208]). Nach STOWELL [2073] ist er 2,8mal so groß wie normal. Die nucleäre Trockenmasse beträgt bei Mangeltieren 38 ± 1% und bei Normaltieren 37 ± 1% (STENRAM [2046]). LAGERSTEDT [1248] sah schon nach 24stündigem Proteinmangel eine Verkleinerung der Nucleolusoberfläche bis zu 50%, das Kernchromatin war der Kernmembran angelagert. Die Nucleolenzahl ist nicht verändert (STENRAM [2039]).

Die Menge des *Cytoplasmas* der Leber ist im Eiweißmangel herabgesetzt (KOSTERLITZ [1217]). Zuerst geht nur das „labile" Cytoplasma verloren, erst in späteren Stadien wird auch das Strukturprotein verbraucht. Die Leberläppchen und -zellen sind verkleinert (JAFFÉ u. a. [1105], KOSTERLITZ [1219], STOWELL [2073], THOMSON u. a. [2137]). Im Proteinmangel wird das Cytoplasmavolumen um 22% (STOWELL [2073]), nach 7 Tagen um 30% gesenkt. Umfassende Untersuchungen über den prozentualen Verlust an Cytoplasma bei weiblichen Ratten unter Proteinmangelkost wurden von KOSTERLITZ [1218] angestellt (Tab. 40).

Tabelle 40

Prozentualer Verlust der Leberzellen an Cytoplasma bei weiblichen Ratten nach Gabe von Proteinmangelkost (nach [1218])

1. Tag	2. Tag	4. Tag	1. Woche	2. Woche	3. Woche
16,2%	23,8%	26,7%	28,1%	33,1%	39,6%

Die Gewebsmasse in pg je pg-DNS-P sinkt von 4660 ± 93,0 bei Grundnahrung auf 3950 ± 102 nach 7 Tagen proteinfreier Nahrung und nach 15 Tagen auf 3430 ± 90,2 (THOMSON u. a. [2138]). Die Zellzahl ist unverändert. WACHSTEIN [2227] beobachtete eine Kompression der Sinusoide durch vergrößerte Leberzellen. In gleicher Weise veränderte Leberzellen beschreiben auch WANG u. a. [2242]. Im Cytoplasma der Zellen sind homogene eosinophile Umwandlungsgebiete zu finden. Sehr häufig sind Vakuolisierungen des Cytoplasmas sichtbar (ELMAN und

HEIFETZ [646], GIORDANO und POMPONIO [826]), die auf einen vermehrten Wassergehalt der Zellen zurückgeführt werden (ELMAN und HEIFETZ [646]), der nach MUNTWYLER u. a. [1538] leicht ansteigt. Jedoch ist diese Verschiebung des Wassergehaltes der Leberzellen als problematisch anzusehen. Nach KOSTERLITZ [1217] ist das Absinken des Gewichtes der Leberzellen durch einen Verlust an Wasser und Glykogen bedingt. Die Verminderung des Wassergehaltes ist jedoch nicht als wesentlich zu betrachten (GILBERT und JOMIER [806]). Sie beträgt nach 4 Wochen proteinfreier Nahrung etwa 3% (KOSTERLITZ [1218]) (Tab. 41). Nach HARKNESS u. a. [936] kommt es zu einem Absinken des Wassergehaltes von normal 69,6% auf 68,6% nach 3wöchigem Eiweißmangel.

Tabelle 41

Veränderungen des Wassergehaltes der Leber bei proteinfreier Nahrung g/100 g (nach [1218])

	Proteinfreie Diät						
Grunddiät	22 Std.	46 Std.	4 Tage	7 Tage	14 Tage	21 Tage	28 Tage
70,3 ±0,20	70,4 ±0,32	71,0 ±0,41	71,35 ±0,53	70,7 ±0,16	70,65 ±0,71	69,05 ±1,94	67,25 ±1,28

Als gesichert ist dagegen die Abnahme der *Basophilie* des Cytoplasmas anzusehen (CLAVERT u. a. [461], DAVIDSON [523], GIORDANO und POMPONIO [826], KONEFF u. a. [1211], KOSTERLITZ [1218], RUMJANTZEW [1812]). Die Reste werden der Zellmembran angelagert (WANG u. a. [2242]). Im Gegensatz zu den schollenförmigen Ablagerungen der basophilen Substanzen bei Normaltieren zeigen proteinfrei ernährte eine homogene Verteilung der Granula (STENRAM [2040]). Besonders stark ist der Verlust in den centrolobulären Läppchenanteilen (CLAVERT u. a. [461]). STENRAM [2039] konnte keine unterschiedliche Basophilie der Leberzellen, jedoch eine Verringerung der cytoplasmatischen Einschlüsse feststellen.

Nicht eindeutig zu klären ist, auf welche Weise die auffällige *Glykogenzunahme* (ELMAN u. a. [648], GRIFFITH und NYC [868], KONEFF u. a. [1211], KOSTERLITZ [1218], KRYMSKI [1236], SEIFTER u. a. [1930]) bei einer Proteinmangelkost vor sich geht. Auf jeden Fall scheint sie wohl nicht auf die Tatsache zurückzuführen sein, daß ein Teil der Untersucher die durch die Proteinverminderung notwendige Auffüllung der Nahrung durch Gabe von Kohlenhydraten vornimmt, da sie auch bei gleichbleibendem Kohlenhydratgehalt der Nahrung und Erhöhung des Fettgehaltes zu finden ist. Möglich ist eine Glukoneogenese auf Grund eines Zerfalls von Eiweiß. Eine quantitative Erfassung des Glykogengehaltes der Leber erfolgte wiederum durch KOSTERLITZ [1218] (Tab. 42). Nach MAY u. a. [1448] beträgt der Glykogengehalt bei proteinarm ernährten Tieren 1,72%, bei proteinreich ernährten 0,78%.

Morphologisch fast gleichlautende Befunde liegen ferner über die Vermehrung des *Fettgehaltes* vor (BLUMBERG und GRADY [265], GYÖRGY und GOLDBLATT [898], HALL und DRILL [917], JAFFÉ u. a. [1106], KRYMSKI [1236], WANG u. a. [2242]). Nach ASHBURN u. a. [85] finden die ersten Fettablagerungen um die Lebervenen

Tabelle 42

Veränderungen des Glykogengehaltes der Leber proteinfrei ernährter Ratten g/100 g (nach [1218])

	Proteinfreie Diät						
Grunddiät	22 Std.	46 Std.	4 Tage	7 Tage	14 Tage	21 Tage	28 Tage
2,27 ±0,23	1,87 ±0,39	3,91 ±0,47	5,41 ±0,41	6,70 ±0,79	5,34 ±0,49	5,67 ±0,32	5,42 ±0,66

statt. Lucas und Ridout [1369] sahen die Läppchenperipherie bevorzugt (Best u. a. [235], Grossman [874]). Diese Lokalisation ist aber nach Shils, Stewart u. a. [1954, 1955] nur bei gleichzeitiger Fütterung von pflanzlichem Material zu sehen, sonst ist eine centrolobuläre Ablagerung als entscheidend zu betrachten. Bei jungen männlichen Ratten ist zuerst eine Verkleinerung der Leberzellen mit gleichzeitigem Auftreten von Fett zu finden (Jaffé u. a. [1105]). Ein darauf einsetzender Anstieg des Lebergewichtes geht mit einer unregelmäßigen Zunahme der Fettsubstanzen parallel, die ohne eine bestimmte histologische Lokalisation vorliegen. Bei Weiterfütterung der Mangelernährung werden sowohl Wasser, Eiweiß, Fett und Glykogen vermindert. Mikroskopisch kommt es bald wieder zur Vermehrung des Fettes und der Zellgröße, später aber bei ansteigendem Fettgehalt zur Atrophie der Zellen. Petronelli [1662, 1663] sah neben der Verfettung in einem Teil der Leberzellen eine Zunahme der Ribonucleinsäuren. Bei der später erfolgenden starken Vermehrung des Fettgehaltes nehmen die RNS bzw. die Mikrosomen ab. Sie stellen einerseits ein Eiweißdepot dar, sind aber andererseits infolge ihres Ribonucleinsäuregehaltes für die Transmethylierung sowie für die Oxydation der Fettsäuren wichtig. Aus diesen Gründen findet sich z. T. eine Vermehrung der RNS und erst in den späteren Stadien ein Rückgang bei Erschöpfung der Zellfunktionen.

Im weiteren Verlauf der Leberveränderungen bei Proteinmangel treten als direkte oder indirekte (Gillman und Gilbert [819]) Folge der Verfettung eine *Fibrose bzw. Cirrhose* auf. Diese zeigt beim Hund 3 Formen (Gillman und Chaikoff [824]): 1. eine centrolobuläre oder perivenöse Fibrose, 2. eine periportale Fibrose und 3. eine diffuse interstitielle oder intralobuläre Fibrose. Während der Verfettung sollen funktionelle Ausfälle des Cytoplasmas auftreten (Gualandi und Bracali [877]), die zur Hyperplasie und Bindegewebsvermehrung und zur echten Cirrhose führen (Ashburn u. a. [85], Blumberg und McCollum [264], Blumberg und Grady [265], Blumberg u. a. [266], Chaikoff und Connor [416], Chaikoff u. a. [417], Daft u. a. [501], György und Goldblatt [895, 897], Hall und Drill [917], Lillie u. a. [1324, 1325], Rich und Hamilton [1759], Spellberg u. a. [2017], Webster [2264]). Diese Cirrhosen sind vorwiegend periportal lokalisiert (György und Goldblatt [898]). Unter Umständen ist ein chronisches Lymphödem als Ursache für die Vermehrung des Bindegewebes anzusehen (Himsworth und Glynn [1010]). Der Beginn der Fibrose erfolgt bei jungen Tieren nach ungefähr 70 Tagen Proteinmangelernährung (Jaffé u. a. [1106]). Nach 100 bis

150 Tagen ist oft schon eine Cirrhose ausgebildet (GYÖRGY und GOLDBLATT [898]). Bei diffusen, nutritiven hepatischen Fibrosen ist häufig eine Ablagerung von Ceroid zu erkennen (JAFFÉ u. a. [1106]). Nach GEDIGK nnd FISCHER [791a] soll dieses Pigment vorwiegend in mesenchymalen Zellen liegen und durch Phagocytose zugrunde gegangener fetthaltiger Gewebeteile entstehen.

An dieser Stelle interessiert die Frage eines Zusammenhanges zwischen Eisenablagerung in der Leber und Proteinmangelernährung. WENDEROTH [2277] fand eine Hämosiderose und Cirrhose bei Eiweißmangel. Einen erhöhten Eisengehalt der Leber ermittelte ebenfalls GOEBEL [837]. Den Proteinmangel als den wichtigsten ätiologischen Punkt bei der Hämochromatose betont SCHWIETZER [1909]. Zur Eisenresorption und -ablagerung ist die Synthese eines spezifischen Eiweißkörpers notwendig. Die Ablagerung des Eisens als Hämosiderin erfolgt jeweils dann, wenn zu geringe Mengen Apoferritin vorhanden sind oder synthetisiert werden, oder bei dauerndem Mangel die Eiweißkomponente des Ferritins einschmilzt. Die Hämochromatose ist also in einem großen Teil der Fälle durch einen Eiweißmangelschaden bedingt. Proteinarm ernährte Hunde zeigen eine Zunahme des Eisengehaltes der Leber von normal 19 mg-% auf 115 mg-% (60 Tage Proteinmangel) auf 320 mg-% nach 87 Tagen und 680 mg-% nach 137 Tagen.

Im Verlaufe der Entstehung der diätetisch bedingten Fibrose und Cirrhose oder auch völlig unabhängig davon kommt es außerdem zum Auftreten von Nekrosen. Bei Hunden sahen ELMAN u. a. [648] nach 3 Wochen proteinarmer Ernährung große blasige Leberzellen, die die Sinusoide zusammendrückten. Das Cytoplasma erschien fast leer, die Zellmembran trat deutlich hervor. Das Bild wird als eine hydropische Degeneration gedeutet. GILLMAN und GILLMAN [816, 817] fanden pflanzenzellähnliche Zellen in der Leber bei Proteinmangel, so wie sie bei Anoxie gesehen werden. Aus diesen Zellen können sich Nekrosen entwickeln. Die Untersucher vermuten, daß einige Formen der langdauernden Fehlernährung mit einer chronischen Anoxie einhergehen. Lebern in der pränekrotischen Phase zeigen sowohl eine Abnahme des Feucht- wie des Trockengewichtes (ABELL und BEVERIDGE [8]). Die Lipide — Neutralfette, Fettsäuren und Cholesterin — steigen an, Glykogen und Phospholipide sind unverändert. In der nekrotischen Leber findet sich eine Gewichtszunahme, und zwar auf Grund einer Vermehrung des Wassergehaltes, des freien Cholesterins und der Cholesterinester. Die Phospholipide und der Glykogengehalt sinken (ABELL und BEVERIDGE [8, 9]). Es bestehen keine Beziehungen zwischen dem Gesamtfettgehalt und dem Auftreten von Nekrosen in der Leber. Lebernekrosen bei Eiweißmangelernährung (HOFFBAUER und WITTENBURG [1033], MEESSEN [1458], NIEWEG und ARENDS [1574], OPIE [1622]) liegen z. T. intermediär oder centrolobulär (GYÖRGY und GOLDBLATT [898]), z. T. sind sie in massiver Ausbreitung anzutreffen (GLYNN u. a. [835]), die mit Vernarbung und knotiger Hyperplasie endet (WAHI [2238]). KETTLER [1168, 1169] beschreibt erythrozytenhaltige Nekrobiosen, die teilweise als disseminierte Einzelzellnekrosen, andererseits aber auch als Massennekrosen auftreten. Der Zelltod ist als akutes Ereignis im Verlauf der chronischen Mangelernährung zu betrachten (AHMAD und ATERMAN [27]). So können nach 35—73 Tagen hämorrhagische Nekrosen von der Art einer akuten gelben Leberatrophie anzutreffen sein (JUCKER [1121]). Auffällig ist, daß ein geringer Proteingehalt der Nahrung eher zum Auftreten von Nekrosen führt als eine vollständig proteinfreie Ernährung (McLEAN und BEVERIDGE [1413]). Ein ansteigender Fettgehalt der Nahrung erhöht die nekrogene Wirkung einer Proteinmangelernährung. Auch ist hochgereinigtes Protein schädlicher als ungereinigtes (DEMEULENAERE [550], EGER [634]). Weibliche Tiere zeigen eine höhere Resistenz gegenüber der Entwicklung diätetischer Lebernekrosen als männliche. Problematisch bleibt weiterhin die Pathogenese dieser Nekrosen. Vielleicht werden sie mehr durch toxische Faktoren (GYÖRGY u. a. [902]), vielleicht durch den gleichzeitigen Mangel an Aminosäuren oder eines Vitamins (E?) bedingt. Als erschwerend wirkt außerdem die erhöhte Toxizität der Schilddrüse bei Proteinmangel (HANDLER und FOLLIS [926]).

Bei der Betrachtung der morphologischen Leberbefunde bei Eiweißmangelernährung sind die Mitochondrien, deren zentrale Stellung im Stoffwechsel vieler Substanzen ohne Zweifel ist, nicht erwähnt worden. Wir konnten jedoch nur sehr wenige Angaben über ihr Verhalten finden. LÜHRS [1377] sah keine quantitativen oder sicheren qualitativen Mitochondrienveränderungen. Auch blieb in den Anfangsstadien die Form erhalten. Nach CLAVERT u. a. [461] waren auch nach 50 bis 60 Tagen proteinarmer Nahrung keine charakteristischen Mitochondrienschädigungen zu sehen.

2. *Eiweißgehalt*

Eine Änderung des Proteinanteils in der Nahrung läßt auch Verschiebungen des Gehaltes der Leber an Eiweiß und Eiweißbausteinen vermuten, da die Leber als die Hauptbildungsstätte der Substanzen anzusehen ist.

So zeigt das Serum von Proteinmangelratten eine deutliche Verminderung des Proteingehaltes (BENDITT u. a. [170], Tab. 43, HERKEN [987]): Hunde, die 6 Wochen lang eine eiweißarme Diät erhielten, weisen ein Absinken des Serumeiweiß von 3,75 auf 2,0 g/% auf.

Tabelle 43

Veränderung der Serumproteine in mg bei Eiweißmangel (nach [170])

Diättage	0	11	28	43	54	67	111
mg	—	514	410	390	380	341	266

Neben der Abnahme der Serumproteine ist auch eine Verminderung des Hämoglobins und der Antikörperproduktion zu erkennen (GEMEROY und KOFFLER [792]). Bei Ratten und Mäusen ist das Serumeiweißbild auf Kosten des Zelleiweißes zuerst normal, später fallen die Globuline und Albumine ab. Die Serumproteine sind z. T. als Fremdeiweiße anzusehen, die auf Grund hormoneller und fermentativer Fehlleistungen gebildet werden. Die Abnahme des Gesamtplasmaeiweißes geht hauptsächlich auf Kosten der Globuline vor sich (LÜHRS [1377]).

Die γ-Globuline sind andererseits nur gering vermindert, die α-Globuline steigen an (CHOW u. a. [447]). Nach GERMER und CHOI [799] findet sich keine Verminderung der Serumeiweißfraktionen. Beim Hund sollen unter Eiweißmangelernährung die Albumine „globulinartig" werden (GÜLZOW und SCHLICHT [880]). Der Arginin- und Cystinanteil der Albumine sinkt, der Tryptophangehalt steigt. Eine Veränderung der Serumlipide läßt sich nicht finden, auch wenn das Serumalbumin auf 1,5 g% sinkt.

Zwischen dem Plasma- und Zelleiweiß bestehen Gleichgewichtszustände (BENNHOLD [178]). Eine Untersuchung des Lebercytoplasmas auf die Zusammensetzung in elektrophoretischer Hinsicht zeigt normalerweise eine geringe Albuminmenge, einen hohen β-Globulingehalt und wenig γ-Globuline. Bei Fehlernährung geringen Grades kommt es zu einem Anstieg der β-Globuline, bei schweren Schädigungen fallen die β-Globuline und die γ-Globuline wachsen an. Es tritt eine Umkehr der β : γ-Beziehungen ein. In vielen Fällen vermehrt sich auch die α-Fraktion (DEMLING [551]). Nach KAPLANSKY und KUZOVLEVA [1139] nehmen die α-β-γ-Globuline der Leber ab. Ebenso wie bei zu hohem Caseingehalt der Nahrung findet auch bei zu niedrigem keine Eiweißbildung in der Leber statt (POLEŽAEVA-SIFMAN [1682]). Der Proteingehalt ist deshalb erheblich gesenkt (KOSTERLITZ [1217, 1218], LUCK [1371], MILLER [1488], THOMSON u. a. [2137, 2138]). Die Gesamtzusammensetzung der Leber ändert sich nach WAINIO u. a. [2239] erheblich (Tab. 44).

Tabelle 44

Veränderungen der Zusammensetzung der Leber bei proteinfreier Nahrung für 49—53 Tage (nach [2239])

	Feuchtgewicht g	Wasser g	Trockengewicht g	Protein g	Fett g	Rückstand g
Kontrolle	10,72	7,30	3,40	1,91	0,80	0,70
Proteinfrei	9,17	5,82	3,62	0,87	2,30	0,42

Der Protein- und Phospholipidgehalt vermindert sich in 2 Wochen um 43% (BENDITT u. a. [170], GURD und VARS [888], ROSENTHAL u. a. [1789]). Die Eiweißmenge der Rattenleber sinkt nach THOMSON u. a. [2138] (in mg/pg DNS) von normal 116,4 auf 62,3 nach 15 Tagen eiweißfreier Ernährung. Da männliche Ratten mehr „labiles Eiweiß" enthalten sollen als weibliche, ist der Proteinverlust bei ihnen wesentlich größer (CAMPBELL und KOSTERLITZ [386]). Der Proteingehalt der Leber nimmt nach zwei Wochen Mangelernährung auf 57% ab, in 6 Wochen auf 50%. Der Enzymverlust übersteigt dabei den Proteinverlust (ROSENTHAL u. a. [1788]). Genauere Untersuchungen über die Proteinverminderung wurden von KOSTERLITZ [1218] unternommen (Tab. 45).

Im Verhältnis zwischen Protein und Nucleinsäuren finden sich keine signifikanten Änderungen (STOWELL [2073]). Mit der Verschiebung des Eiweißgehaltes der Zelle kommt es gleichzeitig zu Veränderungen des Phosphorgehaltes und der Ionenmenge (WIDDOWSON und MCCANCE [2299], Tab. 46).

Tabelle 45

Proteinverlust der Rattenleber bei proteinfreier Ernährung (g/100 g) (nach [1218])

Grunddiät	Proteinfreie Diät 22 Std.	46 Std.	4 Tage	7 Tage	14 Tage	21 Tage	28 Tage
17,3 ±0,18	16,6 ±0,14	15,2 ±0,19	14,2 ±0,25	13,4 ±0,41	13,2 ±0,11	12,5 ± 0,42	11,8 ±0,34

Tabelle 46

Verschiebungen des Leberproteingehaltes und der Ionenmenge bei 6wöchigem Proteinmangel der Ratte (nach [2299])

	Wasser g/100 g	N × 6,25 g/100 g	K mg/100 g	P	Na	Cl	Verhältnis N : K	N : P
Kontrolltier	74,2	18,6	375	320	90	142	8,3	9,3
Proteinmangeltier	74,1	15,1	376	290	90	144	6,8	9,3

Die Aminosäurenkonzentration der Leber nimmt bei Eiweißmangel ab (LANG [1262]). Der freie Aminosäurenstickstoff normaler Rattenlebern beträgt 63,2 bis 99,7 mg %: dieser steigt bei eiweißarmer Kost innerhalb von 3 Wochen gering an (KUZOVLEVA [1245]). Der Glutamingehalt der Rattenleber erhöht sich (TIGERMAN und MACVICAR [2142]). Die Aminosäurensynthese und Transaminierung ist schon nach 4—5 Tagen um 25—30% vermindert (BEREZOWSKAJA und SMIRNOVA [184]). Die Cystin S^{35}-Inkorporation nimmt nach 7 Tagen Proteinmangel ab (LEE und WILLIAMS [1287]), nach 28 Tagen erweist sie sich als ungefähr normal. Nach WATERLOW [2249] bleibt aber die prozentuale Verteilung auf die einzelnen Körperorgane gleich. Der Anteil des Leber-N am Gesamtkörper-N beträgt 6,0 ± 0,37 % (bzw. 5,9 ± 0,2 %).

Der Stickstoffgehalt der Leber bei Proteinmangeltieren zeigt übereinstimmend eine Abnahme (BARGONI [121], ELMAN u. a. [648], SEEGERS [1928], WACHSTEIN [2227], WIDDOWSON und MCCANCE [2299]). Nach 3 Wochen proteinfreier Kost beträgt der Total-N-Verlust in bezug auf das Kontrolltier in der Kernfraktion 0%, in der Mitochondrienfraktion 22,4%, bei den Mikrosomen 34,4% und in der überstehenden Flüssigkeit 13,7%; im Gesamthomogenat 19,3% (MUNTWYLER u. a. [1538]). Das Verhältnis von N : RNS ist stark reduziert (MENDES und WATERLOW [1466]). Bei proteinfrei ernährten männlichen Ratten sinkt der N-Gehalt der Leber von 32,5 mg/g auf 23,1 mg/g (GUGGENHEIM und BUECHLER-CZACZKES [883], HARKNESS u. a. [936]). Zwischen proteinarmer und proteinfreier Kost besteht eine deutliche Differenz in der Auswirkung auf den Stickstoffgehalt der Leber (Kontrolltiere 29,8 ± 0,8 mg N/g, proteinarme Kost 25,6 ± 0,6 mgN, proteinfreie Kost 22,2 ± 0,5 mgN (AWAPARA [95]). Gleichzeitig mit der Verminderung des Stickstoffgehaltes der Leber nehmen auch die Chloride ab (STANIER [2029], Tab. 47). Nach SIBATANI [1958] findet sich das N-Minimum nach 4—26 Tagen Proteinmangelernährung. Der S-Gehalt der Leber ist jedoch stärker gesenkt als der N-Gehalt.

Tabelle 47

Abnahme des Stickstoffgehaltes und der Chloride der Leber bei Proteinmangelratten (nach [2029])

	N/g frisches Gewebe	Chloride mg/100 g
Kontrolltiere	3,28	142
Proteinarme Tiere	2,08	126

3. *Enzymaktivitätsveränderungen*

Die Enzyme besitzen in jedem Falle einen hohen Eiweißgehalt. Es ist also zu vermuten, daß mit einem Verlust der Leberproteine eine etwa gleichlaufende Abnahme der Enzyme vor sich geht. Andererseits wird aber angegeben, daß zuerst das sogenannte labile Eiweiß im Stoffwechselprozeß verbraucht wird; die an die Strukturproteine gebundenen Enzyme müßten also vorerst erhalten bleiben. Ein Teil des als Reserveprotein anzusehenden Materials ist jedoch nicht stoffwechselträge, sondern enthält aktive Bestandteile, wie eben die Enzyme (Benditt u. a. [169]). Aus diesem Grund ist es erklärlich, daß einzelne Enzyme schon in den frühesten Proteinmangelstadien einen erheblichen Abfall zeigen. Einen summarischen Überblick gibt die Tabelle 48. Als besonders empfindlich ist die Xanthinoxydase zu betrachten. Sie nimmt schon bei einer Verminderung des Proteingehaltes der Nahrung von 25 auf 20% auf die Hälfte ab (McQuerrie und Venosa [1420]). Bei 10% Protein in der Nahrung ist die meßbare Xanthinoxydaseaktivität der Leber fast vollständig verschwunden. Die Abnahme dieses Fermentes wird als eine echte Proteinmangelwirkung angesehen (Borsook [282], Prigmore u. a. [1717]). Häufig ist nach einer rapiden Verminderung der Enzyme ein bestimmtes niedrigeres Niveau erreicht, das dann längere Zeit eingehalten wird. Nach 4 Tagen proteinfreier Ernährung ist die Alanintransaminase der Rattenleber um 50% abgesunken; bis zum 20. Tag findet sich dann kein weiterer Abfall (Awapara [95]). Im Vergleich zum Kontrolltier zeigt sich bei den einzelnen Enzymen eine unterschiedliche Veränderung: Esterase −76,2%, Phosphomonoesterase +263,5%, ATP-ase −22,6%, Dipeptidase −7,9%, Arginase −24,2%, Catalase −68,2%, Brenztraubensäuredehydrase −21,2%, Cholinoxydase −79,7% (Bargoni [121]). Während ein Teil der Untersucher eine gleichsinnige Abnahme von Enzymen und Eiweiß annehmen (Begg u. a. [158]), ist in vielen Fällen ein differierender Ablauf zu beobachten (Rosenthal u. a. [1788], Tab. 49).

Die Leberenzyme nehmen in einer dynamisch-unspezifischen Weise am Stoffwechsel der Proteine im allgemeinen teil (MacLachlan [1409]). Es ist häufig so, daß der Enzymverlust den der Gesamtproteine erheblich überschreitet (Benditt u. a. [169], Rosenthal u. a. [1788, 1789]), so daß es zu einer Schädigung der enzymatisch gesteuerten Vorgänge kommt (Herken [987], Popper und Schaffner [1697]). Eine Verminderung des Proteingehaltes der Nahrung setzt die biokatalytischen Fähigkeiten der Zelle herab, da die Enzyme 60% der Gewebs-

Tabelle 48

Veränderungen von Enzymgehalt und -aktivität in der Rattenleber bei proteinarmer bzw. proteinfreier Diät

Enzym	Gehalt bzw. Aktivität	Autor
Histidase	vermindert	[625]
Arginase	vermindert	[121, 284, 1488, 1495, 1788, 1789, 1929]
Uricase	regelrecht	[1462, 2239]
Rhodanase	vermindert	[1788]
Transaminase	vermehrt	[381]
Alanintransaminase	vermindert	[95, 184]
Adenosindesaminase	vermindert	[373]
d-Aminosäurenoxydase	vermindert	[88, 102, 169, 441, 1136, 1178, 1929, 1930, 2051, 2190, 2239]
Tyrosinoxydase	vermindert	[1147]
Dipeptidase	vermindert	[121]
Cathepsin	vermindert	[95, 284, 1488]
Esterase	vermindert	[14, 121, 1201, 1462, 2208]
unspez. Cholinesterase	vermindert	[1788]
Phosphomonoesterase	vermehrt	[121]
saure Phosphatase	vermehrt	[14]
alkalische Phosphatase	vermehrt	[14, 95, 654, 1201, 1788, 1808]
	vermindert	[284, 1462, 1488, 2195]
Adenosinpyrophosphatase	vermindert	[1788, 1789]
ATP-ase	vermindert	[121]
	regelrecht	[1462]
Brenztraubensäure-dehydrase	vermindert	[121]
Brenztraubensäureoxydase	vermindert	[2239]
Milchsäuredehydrogenase	vermindert	[281]
Succinodehydrogenase	vermindert	[281, 2120, 2239]
Succinoxydase	vermindert	[23, 121, 169, 635, 1495, 1703, 1717, 2239]
	regelrecht	[1462]
Cholinoxydase	vermindert	[23, 121, 1159, 1717, 1761]
Äpfelsäuredehydrogenase	vermindert	[281]
Xanthindehydrogenase	vermindert	[284, 1488]
Xanthinoxydase	vermindert	[23, 95, 159, 282, 373, 628, 629, 1347, 1429, 1462, 1717, 1760, 2051, 2239, 2281, 2283, 2284, 2285]
DPN-Cytochrom-C-reductase	vermindert	[281, 2239]
Cytochromoxydase	vermindert	[169, 2239]
	regelrecht	[1495]
Catalase	vermindert	[95, 121, 158, 284, 1462, 1488]

Tabelle 49

Veränderungen des Eiweiß- und Enzymgehaltes der Rattenleber bei Proteinmangel (nach [1788]) [normal = 100]

	2 Wochen Mangel %	6 Wochen Mangel %
Protein	57	50
Arginase	32	20
Rhodanase	32	29
Unspezif. Cholinesterase	43	42
Adenosinpyrophosphatase	50	46
Alkalische Phosphatase	142	107

proteine ausmachen (BOREL u. a. [281]). Der Enzym-N-Verlust ist sogar erheblich höher als der des Protein-N. Auffällig ist nur der erhöhte Gehalt der Proteinmangelleber an alkalischer Phosphatase (ELY und ROSS [654], WACHSTEIN [2227]). Dieser Befund beruht nach BENDITT u. a. [169] auf der Tatsache, daß die Phosphatasen weniger im Parenchym als in den Gefäßwänden und Gallengängen lokalisiert sein sollen. Im Succinoxydasesystem ist vorwiegend die Dehydrogenasekomponente vermindert (ELSON [650]). Sie nimmt besonders in fettreichen Partien der Leber ab (TELKKÄ und AHLQVIST [2120]). Die histochemisch bestimmbaren SH-Gruppen zeigen keine merklichen Veränderungen bei einer Cirrhoseentwicklung. Der Glutathiongehalt der Rattenleber wird in ein bis zwei Tagen proteinfreier Ernährung auf 60% gesenkt; die letzten 40% werden zurückgehalten (EDWARDS und WESTERFELD [629], LEAF und NEUBERGER [1279]). Der Gehalt der Leber an Coenzym A sinkt von 189,1 Einheiten/g (= 5543 Einheiten/gN) auf 129,4 Einheiten/g (= 5310 Einheiten/gN) nach 21 Tagen proteinfreier Kost (MARASSO u. a. [1433]). Jedoch hat sich der Coenzym-A-Gehalt nicht in gleicher Weise vermindert wie der Proteingehalt (MIGLIARESE [1480]). Mit der Veränderung der Fermentaktivitäten ist auch der Sauerstoffverbrauch der Leberzellen herabgesetzt. Er ist bei den Lebern proteinarm ernährter Tiere in vitro wesentlich geringer als bei Normaltieren (CHERNICK [439]). Die Fähigkeit zur Oxydation von Tyrosin und Phenylalanin ist bis auf 50—30% gesenkt (KAPLANSKY und KAPLANSKAJA [1138], KAROLINSKAJA [1140]). Als Ursache wird eine endogene Vitamin-C-Avitaminose angeführt, die bei Proteinmangel immer auftreten soll (KAPLANSKY und KAPLANSKAJA [1138]).

4. *Nucleinsäurengehalt*

Die Verbindung zwischen Eiweißsynthese und Nucleinsäurengehalt der Zelle wirft die Frage nach Änderungen dieser Substanzen bei Proteinmangel auf. Hierbei sind erhebliche Unterschiede zwischen den Veränderungen der Desoxyribonucleinsäure und der Ribonucleinsäure aufzufinden. Der Nucleinsäuregehalt der Leber insgesamt weist nur geringgradige Verschiebungen bei einer Eiweißmangelernährung auf (KOSTERLITZ [1218], Tab. 50).

Tabelle 50

Veränderungen des Nucleinsäuregehaltes in g/100 g Rattenleber bei Proteinmangelernährung (nach [1218])

	Proteinfreie Diät						
Grunddiät	22 Std.	46 Std.	4 Tage	7 Tage	14 Tage	21 Tage	28 Tage
1,31 ± 0,021	1,31 ± 0,03	1,26 ± 0,025	1,20 ± 0,016	1,18 ± 0,05	1,26 ± 0,035	1,22 ± 0,045	1,22 ± 0,041

Eine Untersuchung über die Verteilung der Ribonucleotide in den einzelnen Fraktionen der Rattenleber nach 5wöchiger eiweißarmer Ernährung ergibt wesentliche Verschiebungen dieser Substanzen nur in der Mikrosomenfraktion und im Zellplasma. Während die Gesamtmenge in den Mikrosomen ebenso wie der prozentuale Anteil abnimmt, findet sich ein deutlicher Zuwachs im Zellplasma (SEIFTER u. a. [1931], Tab. 51).

Tabelle 51

Verteilung der Ribonucleotide auf die Fraktionen der Rattenleberzelle nach 5wöchiger eiweißfreier Ernährung (nach [1931])

	normale Ernährung	eiweißfreie Ernährung
Zellkerne		
mg Ribonucleotide je g Leber	1,15	1,20
% der gesamten Ribonucleotide	15,4	19,1
Mitochondrien		
mg Ribonucleotide je g Leber	0,6	0,6
% der gesamten Ribonucleotide	8,0	8,2
Mikrosomen		
mg Ribonucleotide je g Leber	3,8	2,8
% der gesamten Ribonucleotide	50,4	40,3
Zellplasma		
mg Ribonucleotide je g Leber	2,57	3,1
% der gesamten Ribonucleotide	34,4	44,3

Der Verlust der RNS der Leber im Proteinmangel wird von einer großen Zahl von Autoren betont (ADAMS u. a. [14], BELYAEV [164], CAMPBELL und KOSTERLITZ [387, 391], COHN und VOLKIN [467], DAVIDSON [523], GUGGENHEIM und HALEVY [885], MANDEL u. a. [1427], SEIFTER u. a. [1931], THOMSON u. a. [2138], VENDRELY-RANDAVEL [2197, 2198], VENDRELY und VENDRELY [2205], VERNE [2208], WEILL u. a. [2269], WIKRAMANAYAKE u. a. [2303]). Nach THOMSON [2138] enthält die Rattenleber je pg DNS normal 4,38 mg RNS-P und nach 15 Tagen proteinfreier Nahrung 3,12 mg. Während die Totalmenge der RNS reduziert ist, steigt gleichzeitig der Stoffwechsel der noch vorhandenen RNS an, so daß die Gesamtmenge der synthetisierten RNS bei proteinfrei- und proteinreich ernährten Ratten gleich hoch ist (STENRAM [2047]). Die Stoffwechselaktivität der RNS der Proteinmangelleber ist also erheblich erhöht. Ein quantitatives Anwachsen der nucleolären RNS, eine Vergrößerung des Nucleolus, deuten auf diesen intensivierten Stoffwechsel der Ribonucleinsäure, der vielleicht auf dem Wege eines Mangels an bestimmten Aminosäuren zustande kommt (STENRAM [2048]). Jedoch braucht eine Vergrößerung des Nucleolusapparates nicht unbedingt mit einer erhöhten Nucleinsäuresynthese einherzugehen (STENRAM [2039]). Die Verminderung des RNS-Gehaltes des Cytoplasmas betrifft vorwiegend die Mikrosomenfraktion (MUNTWYLER u. a. [1538], SEIFTER u. a. [1931], VENDRELY-RANDAVEL [2197, 2198], VENDRELY und VENDRELY [2205], WEILL u. a. [2269], WIKRAMANAYAKE u. a. [2303]), während er in der Mitochondrienfraktion nicht verändert ist (SEIFTER u. a. [1931], ZEIGER [2387]). Im Verlaufe der Abnahme des Nucleinsäuregehaltes der Leber steigt die Konzentration (KOSTERLITZ [1217, 1218]). Bei proteinfrei ernährten Ratten sah BELYAEV [164] nach 35 Tagen eine Abnahme der RNS und nach 60 Tagen wieder eine Zunahme auf normale Werte. Der Gehalt an säurelöslichem P erhöht sich bei Proteinmangel in allen Organen, RNS-P weist keine Veränderungen auf (COOPER [477]). Der Einbau von P^{32} in die Leber ist vermindert (ARTOM und SWANSON [82]).

Den seltenen Angaben über die Senkung des DNS-Gehaltes der Leber im Proteinmangel (CAMPBELL und KOSTERLITZ [391], ELY und ROSS [653]) sowie über Normalbefunde (CAMPBELL und KOSTERLITZ [387], COOPER [477], MANDEL u. a. [1427]) stehen die Aussagen über eine Vermehrung gegenüber (BELYAEV [164], ELY und ROSS [653, 654], GUGGENHEIM und HALEVY [885], LECOMTE und DE SMUL [1283], MUNTWYLER u. a. [1538], RATHER [1736]). Nach CAMPBELL und KOSTERLITZ [390] zeigen proteinfrei ernährte Ratten einen Thymonucleinsäuregehalt je Kern von $10{,}8 \times 10^{-6}\,\mu g$ (normal 11,0). Der DNS-Gehalt von Proteinmangeltieren ist 15—18% höher als normal; pro Kern sind bis zu 50% mehr DNS zu finden (ELY und ROSS [653]). Eine Übersicht über die quantitativen Untersuchungen des RNS- und DNS-Gehaltes der Leberzellen unter Eiweißmangelernährung gibt Tabelle 52.

5. *Fettgehalt*

Die morphologisch gesicherte Zunahme des Fettgehaltes der Leber bei Eiweißmangelernährung hat vielfache chemische Untersuchungen zu dieser Frage veranlaßt (ARTOM und SWANSON [82], BEAUVALLET [149], BEST und CHANNON [225], BEST und HUNTSMAN [227], BEST u. a. [235], CHANNON und WILKINSON [424], GODDARD und SELIGMAN [836], GRIFFITH und NYC [868], HARPER u. a. [940, 941], SARETT und PERLZWEIG [1839], SINGAL u. a. [1983], WACHSTEIN [2227]). Nach 22—59 Tagen Proteinmangel steigt die Fettmenge der Leber von 0,76% auf 6,3% (DUMM u. a. [612]). Nach HARKNESS u. a. [936] nimmt der Fettgehalt der Leber (in g/kg) von 40,4 nach 21 Tagen auf 84,4 zu (SEIFTER u. a. [1930]). 14 Tage

Tabelle 52

Wirkung des Proteinmangels auf den quantitativen Gehalt der Leber an DNS-P und PNS-P (nach [1296])

	Gesamtmenge je Organ		Mikrogramm je 100 mg Frischgewebe		Mikrogramm je mg Protein-N		Pikrogramm (= 10^{-12} g) je Durchschnittszelle		Verhältnis PNS-P/DNS-P	Autor
	PNS-P	DNS-P	PNS-P	DNS-P	PNS-P	DNS-P	PNS-P	DNS-P		
Rattenleber										
Kontrolle			83,9	26,8	28,2	9,03			3,13	1538
Proteinmangel			80,3	30,6	33,4	12,8			2,62	
Kerne										
Kontrolle			11,3	25,2					0,42	
Proteinmangel			9,6	32,6					0,31	
Mitochondrien										
Kontrolle			4,3						0,16	
Proteinmangel			5,6						0,18	
Mikrosomen										
Kontrolle			41,6						1,55	
Proteinmangel			34,9						1,14	
Flüssige Phase										
Kontrolle			30,4						1,13	
Proteinmangel			37,8						1,24	
Rattenleber										
Kontrolle			101,0	21,3	38,5	8,14		1,08	4,75	390
1 Woche proteinfrei			82,0	26,3	42,5	13,6		1,10	3,12	
Rattenleber										
normal	7,35	1,75	91,8	21,9	37,2	8,9	3,9	0,913	4,27	2138
Proteinmangel										
7 Tage	5,11	1,60	81,6	25,5	39,2	12,2	3,02	0,943	3,20	
15 Tage	5,22	1,67	92,2	29,4	50,0	15,9	2,76	0,872	3,16	
Rattenleber										
Kontrolle	5,58	1,08	102,0	19,8	36,2	7,0			5,16	1427
langdauernder Proteinmangel	3,11	1,02	112,0	36,8	46,4	15,2			3,05	

Proteinmangel bewirken einen Leberfettspiegel von 4,6% (normal 2,3%), 30 Tage senken ihn auf 3,5% (May u. a. [1448]). Der Gehalt der Leber an Lecithin, Cholesterin und Cholesterinestern ist im Gegensatz zum Ansteigen der Neutralfette vermindert (Beeston u. a. [156]). Andere Untersucher sahen nur eine Abnahme der Phosphatide (Clement [462], Cornatzer [484], Gallo und Cornatzer [776], Thomson u. a. [2137], Tab. 53).

Tabelle 53

Veränderungen der einzelnen Lipidfraktionen der Rattenleber bei Proteinmangel (nach [462])

	Phosphatide %	Glyceride %	Cholesterinester %	Freies Cholesterin %
Normale Ratte	3,6	1,7	0,28	0,28
Proteinmangel-Ratte	1,99	16,6	0,58	0,7

Auch bei jungen Hühnern ist der Fettgehalt der Leber abhängig vom Proteinanteil der Nahrung (14% Protein: 13,35%, 30% Protein: 10,20%). Ausführliche Untersuchungen über die Schwankungen des Neutralfettgehaltes der Leber proteinfreiernährter Tiere mit einem Anstieg innerhalb der ersten 24 Stunden, einem Minimum am 4. Tag und einem darauf erfolgenden erneuten Anstieg, sowie einem ständigen Abfall der Phospholipide wurden von Kosterlitz [1218] angestellt (Tab. 54).

Tabelle 54

Veränderungen des Neutralfettgehaltes und der Phospholipide (g/100 g Leber) bei proteinfrei ernährten Ratten (nach [1218])

	Proteinfreie Diät							
	Grunddiät	22 Std.	46 Std.	4 Tage	7 Tage	14 Tage	21 Tage	28 Tage
Neutralfett	1,49 ±0,08	3,03 ±0,16	2,37 ±0,31	1,83 ±0,15	2,63 ±0,18	4,21 ±0,56	6,80 ±1,13	9,87 ±1,54
Phospholipide	3,37 ±0,03	3,13 ±0,06	2,86 ±0,03	2,69 ±0,05	2,61 ±0,10	2,43 ±0,03	2,33 ±0,07	2,32 ±0,16

Das vermehrt abgelagerte Fett soll aus den peripheren Körperdepots stammen (Beeston u. a. [156]). Andererseits ist es wahrscheinlich, daß die Natur der abgelagerten Fette in der Leber, und zwar sowohl des Neutralfettes wie auch der Phosphatide durch das mit der Nahrung aufgenommene Fett bestimmt wird (Channon und Wilkinson [425]). So ist der Fettgehalt der Leber besonders hoch bei Butter- und Speckgabe, gering dagegen, wenn Öl oder Margarine gegeben werden (Bentley und Morgan [181]). Entscheidend für die Fettablagerungen in der Leber bei Proteinmangel ist das gestörte Verhältnis der spezifischen Aminosäuren untereinander (Winje u. a. [2340]), eine Aminosäurenimbalance (Harper u. a. [941]). Vielleicht bewirkt eine normale Proteinmenge in der Nahrung eine Umwandlung der Aminosäuren zu Cholin oder Betain oder eine andere Substanz mit lipotroper Wirkung (Channon und Wilkinson [424, 425]). Die Aktivität der fettsäureoxydierenden Enzyme ist bei Ratten und Mäusen mit Steatose vermindert, wobei es gleichgültig ist, ob diese Verfettung durch eine eiweißarme Kost oder eine excessive Cholesterindiät bedingt ist (Lévy [1313]). Nur Muntwyler u. a. [1538] beschreiben eine Verminderung des Fettgehaltes der Leber bei 3 Wochen proteinfrei ernährten Ratten.

6. Vitamingehalt

Gleichzeitig mit den Verschiebungen der anderen Substanzen der Leber tritt auch eine Änderung des Vitamingehaltes ein. Vitamin A und die Carotinoide sind vermindert (Kowalewski und Gepts [1221], Moore [1519]). Die Vitamin-A-Menge sinkt von 99 μg/g Trockengewicht bei 18% Casein in der Nahrung auf 43 μg/g bei 3% Casein (Leutsky und Leutskaja [1303]). Dagegen soll der Carotingehalt normal bleiben. Nach Rechcigl u. a. [1738] können jedoch proteinfrei ernährte Ratten mehr Vitamin A speichern als regelrecht gefütterte (proteinfreie Ernährung 71,2 μg/g Leber, Caseinfütterung 9,3 μg/g Leber). Diese Veränderungen des Vitamin-A-Gehaltes der Leber werden auf ein erhöhtes Wachstum der proteingefütterten Tiere zurückgeführt. Zur Vitamin-A-Speicherung ist also Protein nicht notwendig.

Der Riboflavingehalt der Leber wird im Eiweißmangelregime gesenkt (Kensler [1157, 1159], Sarett und Perlzweig [1839], Unna u. a. [2184]). Die Konzentration von Riboflavin nimmt in gleicher Weise ab wie der Proteinspiegel und ist unabhängig von der Vitaminaufnahme (Sarett und Perlzweig [1839], Seifter u. a. [1929]). Nach Seifter u. a. [1930] übertrifft der Riboflavinverlust den des Proteins. Die Leberspeicherung der B-Vitamine insgesamt soll im direkten Verhältnis zum Eiweißgehalt der Nahrung stehen (Wright und Skeggs [2359]). Nach 15 Tagen proteinarmer Nahrung beträgt das Verhältnis in der Rattenleber von N : Riboflavin und Nikotinsäure 65% des Normalwertes (Edwards und Johnson [628]). 3 Wochen proteinfreier Kost senken den Riboflavingehalt von 26,93 γ/g Leber auf 17,06 γ/g (Muntwyler u. a. [1538]). Selbst bei ausreichender Lactoflavinzufuhr kommt es bei Proteinmangel zum Verlust des gelben Fermentes, der Aminosäureoxydase und der Xanthinoxydase (Stepp u. a. [2051]). Die Verminderung von Nikotinsäure in der Leber bei Proteinmangel ist ebenfalls gesichert (Hundley [1085, 1087], Sarett und Perlzweig [1839], Seifter u. a. [1929, 1930], Wright und Skeggs [2359]). Der Folsäuregehalt und der Citrovorumfaktor nehmen gleichfalls bei jungen Ratten ab.

Die Vitamin-C-Menge der Leber ist durch Eiweißmangel herabgesetzt (Kaplansky und Mashbitz [1137]). Jedoch ist bei eiweißarmer Ernährung die Dehydroascorbinsäure in der Leber nicht verringert; eiweißfreie Ernährung läßt auch diese absinken.

7. Proteinmangel und Lebertumoren

Für die Entstehung ernährungsbedingter Lebertumoren ist der Proteingehalt der Diät, die Aminosäurenzusammensetzung und das Fehlen labiler Methylgruppen sowie die Vitaminmenge der Nahrung von Wichtigkeit (Hoch-Ligeti [1017]). Blomqvist [261] und Webster [2265] sahen bei einer fettreichen proteinarmen Diät das Auftreten von Hepatomen. Wilson [2328] beschreibt Hepatome bei zwei Mäusen, die 231 und 463 Tage Proteinmangeldiät erhielten. In diesem

Stamm gab es keine spontanen Hepatome. Die Lebern waren stark verfettet und zeigten Fibrosierungen sowie Ceroidablagerungen.

Häufig sind cancerogene Substanzen mit Proteinmangelnahrung kombiniert worden. So zeigten Tiere, die eine Reisdiät, d. h. eine eiweiß- und vitaminarme Kost erhielten, bei zusätzlicher Gabe von Buttergelb nach 158 Tagen ausgedehnte Leberkarzinome (SUGIURA [2084]). HOCH-LIGETI [1017] gab ebenfalls eine Reisdiät mit 0,07% Dimethylaminoazobenzol und sah nach 73 Tagen in fast 100% der Fälle Lebertumoren. Eine proteinarme Kost und Methylcholanthren führten in vermehrter Zahl außer zu Cirrhosen zu Cholangiomen (HOCH-LIGETI [1018]). Im Gegensatz zu dem Auftreten in Einzahl bei Normalkost waren die durch die carcinogenen Substanzen bedingten Lebertumoren bei Proteinmangel in der Vielzahl zu finden (STEWART und SNELL [2061]). Bei 12% Casein in der Nahrung waren bei Azofarbstoffgabe mehr Lebertumoren zu sehen als bei 24% Casein oder 12% Casein und Methionin. Wahrscheinlich wirkt der Proteinmangel über eine Verminderung des hepatischen Riboflavins (siehe Cholinmangeltumoren) (GRIFFIN u. a. [864]). Interessant sind die Befunde von SILVERSTONE und TANNENBAUM [1974] und TANNENBAUM [2108], die bei C_3H-Mäusen weniger spontane Tumoren bei einer 9%igen Caseindiät sahen als bei 18% Casein. Sie führen diese Ergebnisse auf eine negative Wirkung der S-haltigen Aminosäuren zurück.

8. Proteinmangel und andere Schädigungen

Während normale proteinfrei ernährte Ratten eine starke Verminderung der Leberproteine zeigen, tritt diese Proteinentspeicherung in *Gegenwart eines Tumors* innerhalb des Organismus *nicht* ein. Es kann sogar zu einer Steigerung des Proteingehaltes der Leber kommen. So sind z. B. in Anwesenheit wachsender Sarkome die Totalproteinmengen bei Proteinmangel über die der Kontrolltiere angewachsen. Im Gegensatz zu den Befunden der Enzymreduktion bei nichttumortragenden Tieren zeigen die Lebern tumortragender Tiere diese Verminderung der Succinodehydrogenase, Cytochromoxydase und DPN-Cytochrom-C-reductase nicht (ALLISON u. a. [49]).

Nach *partieller Hepatektomie* war sowohl bei normalen als auch bei proteinarmernährten Ratten die Catalaseaktivität in den ersten Tagen angestiegen (STEIN u. a. [2038]). Während aber bei Normaltieren dieser Wert nach 14 Tagen wieder einen normalen Spiegel erreicht, war das bei den Proteinmangeltieren nicht der Fall. Am 2. Tag post op. finden sich Nekrosen und Hämorrhagien; es zeigen sich keine regeneratorischen Prozesse oder Mitosen. Die Neubildung von Leberprotein ist verzögert. Bei einem eiweißfrei ernährten Tier genügt das Restlebergewebe nicht mehr zur Erhaltung des Lebens (GURD und VARS [888]). Bei 18% Casein in der Nahrung werden innerhalb von 14 Tagen auf 100 g KGW 0,37 g neues Leberprotein gebildet, bei proteinarmer Kost nur 0,17 g (GURD u. a. [887]).

Eine Kombination des Eiweißmangels mit einer *Vitamin-E-armen* Kost führt zu erheblichen Lebernekrosen (ABELL und BEVERIDGE [6], ABELL u. a. [7],

BONETTI [277], HIMSWORTH und GLYNN [1009, 1010]). Vor dem Auftreten der Nekrosen kommt es zu einem Verlust des Leberzellplasmas, einem Verschwinden der basophilen Granula und einer vermehrten Fettablagerung. Proteinarme Kost und Adrenalektomie vermindern die Fettablagerung (CHANY und AUJARD [429]). Eiweißmangelernährung und *Ganzkörperbestrahlung* (450—500 r) bewirken in 53% eine Lebercirrhose; bei 15—20% Casein in der Diät war dagegen keine Cirrhose zu finden (WHITE [2291], WHITE u. a. [2294]). Die Widerstandsfähigkeit der Maus gegen die experimentelle Mäusehepatitis ist herabgesetzt (RUEBNER und BRAMHALL [1809]). Bei 18% Casein starben 9 Tiere von 30, bei 8% 19 von 30.

9. *Zusammenfassung*

Eiweißmangelschäden der Leber lassen bei einer zusammenfassenden Übersicht gewisse Gesetzmäßigkeiten erkennen. Bei einem Mangel an dieser Substanz ist noch am ehesten die Möglichkeit gegeben, viele der beobachteten Erscheinungen als direkte Folge anzusehen. Die Stoffwechselschädigung führt anfänglich zu morphologisch nicht erkennbaren Veränderungen der Enzymaktivitäten, die wohl durch den sofort eintretenden Verlust eines Teils des eiweißhaltigen Cytoplasmas bedingt sind. Mit der gleichzeitigen Verminderung des Ribonucleinsäuregehaltes als Folge einer herabgesetzten regelrechten Eiweißsynthese gehen weitere Enzymaktivitäten verloren. Eine Herabsetzung der Fettsäureoxydation vermindert die Verarbeitung des vermehrt angeschwemmten Fettes. Gleichzeitig ist auch eine verminderte Glukoneogenese zu beobachten. Die schwersten Folgen dieser allgemeinen Fehlleistung äußern sich in einer Nekrose von Zellen oder Zellgruppen, während bei einem Teil der Tiere die chronische Verfettung über eine Fibrose zur Lebercirrhose führt. Die Ursache der durch reinen Proteinmangel bedingten Lebertumoren ist noch nicht endgültig zu sichern. An den Prozessen scheinen sich nach bisherigen morphologischen und biochemischen Untersuchungen der Kern und die DNS sowie auch die Mitochondrien in einem wesentlichen Maße nicht zu beteiligen. Jedoch glauben wir, daß in dieser Richtung weitere Untersuchungen durchaus notwendig und nutzbringend wären.

B. Leberveränderungen bei Cholinmangelernährung (sowie Mangel anderer lipotroper Faktoren)

1. *Funktionsmechanismus der lipotropen Faktoren*

Der Mangel an lipotropen Substanzen (Cholin und Zusammensetzungen, Lipocaic, Inosit, Phytol, labile Methylgruppen — BERNHARD [199]) ist oft mit einem Mangel an Eiweiß und einer Anhäufung von Fettsubstanzen in der Nahrung verbunden. Der Wirkungsmechanismus ist schon zu einem großen Teil geklärt, läßt aber noch viele Fragen offen. So ist es als gesichert anzusehen, daß die entscheidenden Bestandteile lipotroper Faktoren die labilen Methylgruppen sind. Cholin kann aber nicht von sich aus als Methyldonator wirken (HUMOLLER und ZIMMERMAN [1084]). Es muß erst durch das Cholinoxydase-System aktiviert werden. Nach DUBNOFF [610] und MUNTZ [1539] muß es durch dieses Enzym über das Betainaldehyd (BARBOUR u. a. [117], LANG [1262]) zu Betain oxydiert werden, bevor eine transferierbare Methylgruppe für Transmethylierungsvorgänge zur Verfügung steht. Die Methylgruppen werden auf Methionin übertragen, was durch Versuche mit Deuterocholin erwiesen ist (SIMMONDS u. a. [1976]). Homocystein wird in Methionin überführt (VIGNEAUD u. a. [2212]). Neben dieser Art der Methylierung durch Übertragung intakter Methylgruppen kann es in vivo auch noch durch Reduktion eines Einkohlenstoffrestes zur Bildung neuer Methylgruppen kommen (BEST [219]). Am häufigsten werden Methylgruppen an das β-C-Atom von Serin angelagert. Cholin wirkt durch die Erhöhung der Stoffwechselrate. Wichtig ist die Synthese cholinenthaltender Phospholipide, die als Transportform der Fette zu betrachten sind (BEST [219], DEUEL [557]). Als wesentlich für die Befunde bei Cholinmangel ist eine Hemmung der Cholinoxydaseaktivität anzusehen (BRIGGS und DAFT [328], GRIFFITH und NYC [868], HUMOLLER und ZIMMERMAN [1084], KENSLER [1159], VIOLLIER [2221]). Die Abnahme erfolgt vorwiegend in den ersten Wochen des Cholinmangels und bleibt dann annähernd konstant. Die Tätigkeit der Cholinoxydase wird durch Ansammlung von Fettsäuren vermindert (HUMOLLER und ZIMMERMAN [1084]). Das Enzym ist besonders in der Mitochondrienfraktion der Leber lokalisiert (KENSLER und LANGEMANN [1162], KENSLER u. a. [1163]), WILLIAMS [2309]), während die Kern- und Mikrosomenfraktion nur geringe Mengen enthalten. Der Gehalt der Leber an Cholinoxydase ist bei den einzelnen Tierarten äußerst unterschiedlich. Eine hohe Aktivität haben Ratten (HANDLER und BERNHEIM [927]), Mäuse und Hunde; gering ist sie beim syrischen Goldhamster, und fast vollständig fehlt sie beim Meerschweinchen (DUBNOFF [609, 610], HANDLER und BERNHEIM [927]), Kaninchen und Menschen (KENSLER und LANGEMANN [1164]).

Die verschieden hohe Konzentration erklärt die unterschiedlichen Wirkungen des Cholinmangels. Die Unfähigkeit des Abtransportes der Fettsäuren aus der Leber ist wohl einer der wichtigsten Punkte bei der Entstehung der Cholinmangelfettleber. Die Fähigkeit der Leber zur Fettsäureoxydation ist im Cholinmangel verändert, die Fettsäuresynthese normal (STETTEN und SALCEDO [2056]). Der Einfluß des Cholinmangels auf weitere Funktionen der Leberzelle erscheint unbedeutend. So soll das Entstehen einer Fettleber keinen Einfluß auf die übrigen Enzyme haben. Nach ERICSON und HARPER [670] ist aber die Transmethylaseaktivität herabgesetzt. Der Verlust an Bernsteinsäureoxydase, Tributyrase und Cholinesterase ist gering (VIOLLIER [2221]). Die Tätigkeit der letzteren ist nach GEREBTZOFF [795] in der Rattenleber schon normal negativ, bei Meerschweinchen dagegen leicht nachzuweisen und beim Kaninchen nur läppchenzentral zu finden. Die Aktivität der alkalischen Phosphatase ist im Bereich entstandener Fetttropfen negativ, im umgebenden Cytoplasma leicht erhöht (WACHSTEIN [2227]).

Die saure Phosphatase ist im Kernbereich positiv (Diffusionsartefakte?), im Plasma dagegen bei Anwesenheit von Fetttropfen negativ. Der Sauerstoffverbrauch von Cholinmangellebern ist vermindert (REES und KLINE [1741]).

2. *Leberverfettung. Morphologische Befunde*

Der Ablauf der morphologischen Erscheinungen beim Cholinmangel ist, abgesehen von gewissen zeitlichen Verschiebungen, fast schematisch. Schon 24 Stunden nach Beginn der Diätgabe sind in den centrolobulären Läppchenteilen die ersten Fetttropfen zu finden (BEST [218, 219], BEST u. a. [235], BONETTI [277], CASSELMAN und WILLIAMS [407], GERMER und CHOI [799], GRIFFITH und NYC [868], HARTROFT [962], HOFFBAUER [1031], LUCAS und RIDOUT [1369], MEADER und WILLIAMS [1454]). Die Fettablagerungen sind intrazellulär und perisinusoidal zu beobachten. In den nächsten 12—24 Stunden fließen die kleinen Tropfen zu größeren zusammen; sie wölben sich gegen die Sinusoidwand vor und schränken den Blutdurchfluß ein. Wenn die Fetttropfen sich zu 2—3 großen vereinigt haben, wird der Kern zur Seite gedrückt und eingedellt (BUCKLEY und HARTROFT [356], HARTROFT und RIDOUT [967]). Die Parenchymzellen sind z. T. doppelt so groß wie normal. Schließlich finden sich fast die gesamte Zelle ausfüllende sphärische Fettmassen (BEST u. a. [232], GRIFFITH und NYC [868]). Im Verlauf der ersten Wochen breitet sich die Verfettung über das gesamte Leberläppchen aus (GRIFFITH und NYC [868], HARTROFT [962], HOFFBAUER [1031, 1032], MEADER und WILLIAMS [1454]). Nicht selten sind intranucleäre Fettansammlungen zu beobachten (HARTROFT [966], LUSE u. a. [1380]), was in Beziehung zur Regenerationsfähigkeit der Zelle stehen könnte. Die angehäuften Fettmengen komprimieren die Grenzen benachbarter Zellen (BUCKLEY und HARTROFT [356]), so daß die Membranen rupturieren, und es zur Ausbildung von Fettzysten kommt (BUCKLEY und HARTROFT [356], HARTROFT [962], HARTROFT und RIDOUT [967], MEADER und WILLIAMS [1454], ROULET [1807]). Sie können aus 60—80 Zellen bestehen (FRAZER [747]). Diese sogenannten *Lipodiastemata* konfluieren und vergrößern sich. Sie nehmen bei Ratten Größen bis zu 100 μ an und können bei Mäusen bis zu 150 μ groß werden. Die Zysten sind von einer einfachen Lage dedifferenzierter Zellen begrenzt (HARTROFT [962]). Der Fettgehalt der Leber kann unter diesen Umständen bis auf das 10fache erhöht sein (FRAZER [747], GRIFFITH und NYC [868]). Durch Ruptur der Cysten tritt Fett in die Gallengänge und in die Blutbahn über, so daß es zu einer Fettembolie kommen kann (FRAZER [747]).

Ausgedehnte Untersuchungen zur Frage der Leberverfettung bei Cholinmangelernährung wurden bei verschiedenen Tierarten erhoben, so bei der *Ratte* von BEST u. a. [221, 222, 223], ENGEL u. a. [663, 665], GLYNN [832], GRIFFITH und WADE [867], HANDLER [923], HANDLER und FOLLIS [928], HARTMANN und HESS [957], PATEK u. a. [1649], beim *Hund* von BEST u. a. [220, 223], FOUTS [741], MCKIBBIN u. a. [1406], bei der *Maus* von BEST u. a. [220], BUCKLEY und HARTROFT [356], WELCH und WELCH [2276], beim *Kaninchen* von BLUMBERG u. a. [266], HOVE

u. a. [1073], beim *Hamster* von HANDLER und BERNHEIM [927], beim *Kalb* von JOHNSON u. a. [1117], beim *Schwein* von JOHNSON [1117] und bei der *Ente* von BERNARD und DEMERS [197]. Im Gegensatz dazu konnte bei *Hühnern* nur eine geringe Fettinfiltration beobachtet werden (SALMON und COPELAND [1834]). *Meerschweinchen* zeigen ebenfalls nur selten (HEGSTED u. a. [977], REID [1746]) oder gar keine positiven Ergebnisse (BEST u. a. [234], BRIGGS und DAFT [328], HANDLER [923], REID [1749]), was auf den Mangel an hepatischer Cholinoxydase zurückgeführt wird.

Weitere morphologische Befunde im Initialstadium der Cholinmangelleber betreffen Beobachtungen über eine zelluläre Hypertrophie (DÍAZ GARCÍA [568]) und ein Verschwinden der Leberzellbalken. Bei 9% Casein in der Nahrung zeigen die nicht verfetteten Leberzellen Verschiebungen in der Affinität zu Farben sowohl des Cytoplasmas als auch der Kerne, die das Bild einer hydropischen Degeneration hervorrufen (NIÑO-HERRERA u. a. [1579]). Bei 18% Casein war das Cystoplasma verklumpt. Der Protein-N-Gehalt der Leber bezogen auf DNS-P verändert sich bei Cholinmangel nicht (KOSTERLITZ [1219]). Die Lebermitochondrien sind kleiner und geringer an Zahl (RYAN und WADE [1820]). Auffällig ist, daß es gleichzeitig zu einem Anstieg des Glykogengehaltes der Zellen kommt (WALDSTEIN u. a. [2240], BERNHARD u. a. [203]: 3,5%, ETTINGER u. a. [676]: 7%).

3. Leberverfettung. Chemische Befunde

Die Menge des abgelagerten Fettes in der Leber ist von der Höhe des zugeführten Fettanteils und der Art des Fettes abhängig. Mäuse zeigen beispielsweise bei 40% Fett in der Nahrung (bestehend aus Speck), daß sich die centrolobuläre Verfettung innerhalb von 24 Stunden ausbreitet und sich in 72 Stunden auf die peripheren Läppchenteile ausdehnt. Besteht das diätetische Fett dagegen aus synthetischen Triglyceriden, so beginnt die Verfettung periportal; zentral sind nur Einzelzellverfettungen zu beobachten (WILLIAMS u. a. [2326]). Cholinmangeldiät mit einem 10%igem Fettgehalt bewirkt eine periphere Fettablagerung; bei Zugabe von 60% Fett kommt es zur zentralen Verfettung (ZBINDEN und STUDER [2386]). Bei Palmitinsäure als diätetischem Fett wurde ein Leberfettgehalt von 25,4% ermittelt, bei Stearinsäure 18,3%, bei Oleinsäure 16,2% (DAFT [500]). Nach STETTEN und SALCEDO [2058] steigt der Grad der Fettleber erheblich an, wenn die Kettenlänge der diätetischen Fettsäuren von 18- auf 16- und 14-C-Atome abnimmt. Nur eine geringe Leberverfettung war zu finden, wenn die Äthylester der Fettsäuren weniger als 12-C-Atomen aufwiesen. Die Höhe des Caseingehaltes der Nahrung soll keinen wesentlichen Einfluß auf den Grad der Verfettung haben (NIÑO-HERRERA u. a. [1579]). Jedoch ist eine Aminosäurenimbalanz als wichtiges Kriterium zu werten; so kann z. B. die Zuführung von 0,1% Methionin zu einer Basalernährung mit 9% Casein die Leberfettmenge ansteigen lassen (HARPER u. a. [941]), obwohl Methionin sonst als lipotrope Substanz anzusehen ist (GROSSMAN [874]).

Während des Cholinmangels kommt es zu einer erheblichen Erhöhung der Totallipide (BEST und HUNTSMAN [227], GYÖRGY und ROSE [901]), die bis zu 58,2% des Trockengewichtes ausmachen können (Tab. 55).

Tabelle 55

Veränderungen des prozentualen Fettgehaltes der Leber von Cholinmangeltieren

Tierart	Dauer	Fettgehalt in % Kontrolle	Fettgehalt in % Cholinmangel	Autor
Ratte		ml. 4,1 wbl. 3,9	18,1 20,7	[181]
Ratte		6,6 – 9,9	20,2 – 27,0	[315]
Ratte	7 Wochen	4,1 ± 0,7	32,7 ± 9,2	[1433]
Ratte	5 Wochen	6,0 ± 0,9	22,9 ± 3,0	[1522]
Ratte		3,6	17,4	[203]
Ratte	24 Std.	wbl. 3,15	7,54	[557]
Ratte	2 Wochen	ml. 5,7	1. Woche 17,7 2. Woche 19,3	[1145]
Huhn	2 Wochen	wbl. 3,19 ml. 3,13	8,20 15,70	[1]
Hund		1,4–20,5	25,9 – 56,6	[1406]
Kaninchen		Trockengewicht 11,8	38,3 – 58,2	[1073]

Bei einer Spezifizierung der Einzelbestandteile zeigt sich ein verschiedener Ablauf der Veränderungen in den einzelnen Fraktionen. Der Fettsäurengehalt der Leber steigt von 2,4% auf 9,4% an (GUGGENHEIM und OLSON [884], WAGNER u. a. [2237]). Bei weiblichen Kücken ist die Vermehrung erheblicher als bei männlichen. Der Lecithingehalt der Leber nimmt ab (FOÀ u. a. [728]), während der Cholesterin-, Sphingomyelin- und Cephalingehalt nicht beeinflußt werden. Besonders ausgeprägt ist die Abnahme des Lecithin-P der Mitochondrienfraktion (GALLO und CORNATZER [776]). Der Einbau von P^{32} in die Leberphosphatide ist um 50% gesenkt (ARTOM und SWANSON [82], HARTMANN und GERTH [955]). Nach HARTMANN und SCHULTE (959] steigen die Gesamtlipide je g Trockensubstanz von 245 mg bei Kontrollen auf 432 mg bei 3 Wochen Cholinmangel. Dabei nimmt das Neutralfett von 87 auf 244 mg zu, während die Phosphatide mit 93 bzw. 92 mg keine Veränderungen aufweisen (BRANTE [315], KOSTERLITZ [1219]). Nach DILUZIO und ZILVERSMIT [577] bewirkt ein 14tägiger Cholinmangel bei Kaninchen einen Anstieg der Synthese von Leberphosphatiden. Einer starken Ablagerung von Glyceriden steht nur ein mäßiges Anwachsen der Cholesterinester gegenüber (HERRMANN [989]), die nur bei Zuführung von Cholesterin in der Nahrung erhöht werden (RIDOUT u. a. [1768]). Bei Cholinmangelhunden zeigt eine Aufschlüsselung der einzelnen Fettbestandteile folgendes Ergebnis (DILUZIO und ZILVERSMIT [576], Tab. 56):

Tabelle 56

Veränderungen der einzelnen Lipidfraktionen der Leber bei Cholinmangelhunden (nach [576]) (mg/g Frischleber)

	Phosphatide	Totalcholesterin	Totallipide	Triglyceride und Cholesterinesterfettsäuren
Kontrolle	29,4 ± 1,9	2,43 ± 0,13	43,1 ± 2,1	12,4 ± 1,7
Cholinmangel	20,1 ± 1,2	2,68 ± 0,14	64,7 ± 5,2	42,0 ± 4,0

Bei Ratten finden sich ähnliche Verhältnisse (Brante [315], Tab. 57).

Tabelle 57

Veränderungen der einzelnen Lipidfraktionen bei Cholinmangelratten (in %, nach [315])

	Totalfettgehalt	Cholinphosphatide	Cephalin	Totalphosphatide
Kontrolle	6,6– 9,9	0,50–0,79	0,52–0,94	1,33 ± 0,06
Cholinmangel	20,2–27,0	0,45–0,91	0,88–1,21	1,62 ± 0,09

Eingehende Untersuchungen über den Anteil der Fettsäuren in den verschiedenen Zellfraktionen zeigen im allgemeinen einen Anstieg nach 2 Wochen Cholinmangel (Spiro und McKibbin [2020], Tab. 58).

Tabelle 58

Veränderungen des Cholesterins und der Fettsäuren in den einzelnen Fraktionen der Rattenleber nach 2 Wochen Cholinmangel (nach [2020])

	Totalcholesterin mg/g		Totalfettsäuren mg/g		Neutralfettsäuren mg/g	
	Kontrolle	Mangel	Kontrolle	Mangel	Kontrolle	Mangel
Kerne	7,9	8,6	142	196	1	51
Mitochondrien	21,0	–	226	–	18	–
Mikrosomen	28,8	27,5	341	384	22	70
Überstehende Flüssigkeit	3,4	2,4	58	226	41	205

Als Ursache für die Fettanhäufung in der Leber kommen drei Punkte in Frage, eine vermehrte Fettinfiltration, eine erhöhte Synthese und ein verminderter Abtransport. Die Untersuchungen von Barret u. a. [132] mit Deuterium-markierten Fettsäuren zeigten keine Isotopeneinlagerung in die Leberfette. Nach Channon und Wilkinson [425] sollen keine Veränderungen der Fettsubstanzen der Leber vorliegen, die durch die Natur des diätetischen Fettes bedingt wären. Diesen Angaben widersprechen die Befunde von Daft [500], Williams u. a. [2326], Zbinden und Studer [2386]. Nach Wagner u. a. [2237] stammen die

Fettsäuren der Leber sowohl aus dem Depotfett als auch aus dem diätetischen Fett. Andererseits wird eine Neubildung aus den Kohlenhydraten der Nahrung vermutet (BARRET u. a. [132]). Als weitere Ursache der Verfettung werden eine erhöhte Synthese oder ein verminderter Abbau angegeben. Die Fettsäurenbildung soll z. T. sogar herabgesetzt sein; nach GUGGENHEIM und OLSON [884] findet sich aber ein Anstieg. Während ein Einfluß auf die Fettsäuresynthese nicht zu sichern ist, wird die Fettsäureoxydation deutlich eingeschränkt (ARTOM [81], LEVY und LEGRAND [1314], PITTONI und ROSSI [1676]). Besonders ist die Funktion der Mitochondrien in dieser Richtung reduziert (SPIRO und MCKIBBIN [2020]). Entscheidend für die Fettanhäufung ist aber die geschädigte Synthese der Phospholipide (DILUZIO und ZILVERSMIT [575], LANG [1262]), so daß das im allgemeinen in dieser Form abtransportierte Fett in den Zellen liegenbleibt (GRIFFITH [866]). Versuche von BERNHARD u. a. [204] mit D_2O bestätigen diese Theorie, wenn in ihr auch nicht die alleinige Ursache zu sehen ist. Da BRANTE [315] keine Verminderung der Phospholipide sah, glaubte er, weniger die verminderte Phospholipidsynthese als ihre herabgesetzte Stoffwechselrate als ursächlich ansehen zu müssen. Die Lipogenese im Cholinmangel ist weniger spezifisch verändert, als daß das neugebildete Fett immer schwerer verstoffwechselt werden kann (GUGGENHEIM und OLSON [884]).

Im Serum von Cholinmangeltieren kommt es zur Senkung des Proteingehaltes (ALEXANDER und ENGEL [36]), vorwiegend der lipidhaltigen Serumproteinfraktionen (WILGRAM u. a. [2304]). Bei Tieren mit Fettleber tritt eine Abnahme des Serumalbumins bei einer ansteigenden Sulphobromphthaleinretention und alkalischen Phosphataseaktivität ein (WALDSTEIN u. a. [2240]). Beim Auftreten von Nierenveränderungen steigen die Phospholipide, α- und β-Globulin an.

4. *Fibrose und Cirrhose*

Im Verlaufe der Leberverfettung soll es in einigen Gebieten durch Einengung der Sinusoide zur partiellen chronischen Anoxie (GRIFFITH und NYC [868]) und dadurch zum vermehrten Auftreten von Bindegewebe kommen. Dauert die Cholinmangeldiät länger als 3 Monate, schrumpfen die Lipodiastemata und verschwinden vollständig (HARTROFT [962], SALMON u. a. [1835]). Für sie wird fibröses Bindegewebe eingelagert, das sich von einer Zentralzone zur anderen erstrecken kann. Es kommt zu einer diffusen Fibrose (FRAZER [747]) und später zur Cirrhose (ALEXANDER und ENGEL [36], BONETTI [277], ENGEL [662], ENGEL und ALEXANDER [665], GLYNN [832], GYÖRGY und GOLDBLATT [900], HANDLER und DUBIN [925], HANDLER und FOLLIS [928], HOVE u. a. [1073], MACDONALD und MALLORY [1392], MEADER und WILLIAMS [1454], PATERNI u. a. [1650], SALMON u. a. [1835], SCHAEFER u. a. [1847, 1848], WILGRAM und TAYLOR [2305]), die je nach Versuchsbedingungen 45, 90, 180 Tage bis 8 Monate zur Entwicklung benötigt. Die normale Struktur der Leber ist verschwunden, und Pseudolobuli umgeben von Bindegewebe werden gebildet; im interlobulären Gewebe zeigen sich in großer Zahl endothelähnliche Zellen (COPELAND und SALMON [480], SCHAEFER u. a. [1849]). Im Gegensatz zur Alkoholcirrhose ist die Fettablagerung bei Cholinmangel am Anfang stärker, sie verschwindet aber auch ohne Cholinzufuhr nach einiger Zeit wieder (CHAIKOFF u. a. [415], CONRAD und BASS [475], HARTROFT u. a. [969]). Während der Typ der Cirrhose bei Alkoholismus portal sein soll, ist er das beim Cholinmangel am Anfang nicht. Später wird das Erscheinungsbild jedoch ebenfalls portal (ASHBURN u. a. [85], GLYNN u. a. [835]). Die Gallengangsproliferation ist reichlich (HOVE u. a. [1073], SALMON, COPELAND u. a. [1834, 1835]). Hühner zeigen keine diffuse Fibrose, sondern herdförmige Vernarbungen (SALMON u. a. [1835]).

Im Verlaufe der Cirrhoseentwicklung finden sich weitere morphologische und chemische Erscheinungen. So werden die Nucleoli 2—5mal so groß wie normal, das Kernvolumen verdoppelt sich (STOWELL u. a. [2075]), z. T. finden sich Fetttropfen bis zu Nucleolusgröße (HARTROFT [962]). Der Mitoseindex steigt an. Eine Neubildung von Leberparenchymzellen, die dem Auftreten einer Cirrhose vorausgeht, findet nur bei starker Verfettung, nicht aber bei geringer Fettinfiltration statt (MACDONALD u. a. [1393a]). Die DNS-Synthese ist erhöht (ZAKI u. a. [2380]), jedoch soll dieser Vorgang besonders auf eine Vermehrung der Fibroplastenkerne zurückzuführen sein (STOWELL u. a. [2075]). Während die Totalnucleinsäurenmenge angestiegen ist (STOWELL u. a. [2075]), bleibt die RNS-Menge relativ konstant (ZAKI u. a. [2380]). Der Gehalt der cirrhotischen Lebern an Esterase und Succinodehydrogenase ist nicht erheblich, die alkalische Phosphatase bietet keine charakteristischen Veränderungen (STOWELL u. a. [2075]). Der Vitamin-A-Gehalt sinkt bei weiblichen Tieren von 32 μg/g auf 12 μg, bei männlichen Tieren von 68 μg/g auf 23 μg/g (BENTLEY und MORGAN [181]). Nicht selten sind Nekrosen festgestellt worden (HANDLER und FOLLIS [928], PATERNI u. a. [1650], POPPER u. a. [1695], WACHSTEIN [2227]).

Mit dem Auftreten der Cholinmangelcirrhose ist immer wieder die Entstehung eines Pigmentes, des Ceroids, beobachtet worden (GOULD und SCHWACHMAN [848], HARTROFT u. a. [969], LILLIE u. a. [1325], SALMON und COPELAND [1834], WILSON [2332]). COPELAND und SALMON [480] sahen es in 75% der Cirrhosen. Diese Ablagerung ist abhängig von der Art des diätetischen Fettes. So wird von ENDICOTT u. a. [659] kein Ceroid bei Gabe von Palmitin-, Stearin-, Öl-, Linol- und Linolensäure gefunden. Zwischen den Ablagerungen von Ceroid und nekrotischen Veränderungen sowie der Verfettung bestehen keine Beziehungen. Oft tritt es beim Verschwinden des Fettes auf. Es wird von mesenchymalen Zellen phagozytiert und bleibt in diesen als permanentes morphologisches Zeichen eines gestörten Stoffwechsels bestehen (POPPER u. a. [1695]).

Schließlich ist eine Störung des Eisenstoffwechsels unter Cholinmangeldiät zu erwähnen. Der Eisengehalt wächst bei Kücken in der Leber und Milz an (BRIGGS und DAFT [328]) und ist als Hämosiderin in den Parenchymzellen, aber auch in den Histiozyten zu finden (SALMON, COPELAND u. a. [1834, 1835]). Lebern von Cholinmangelratten enthalten nur wenig mehr Eisen als die der Kontrolltiere. KAUFMAN u. a. [1144] konnten keine experimentelle Hämochromatose bei

Ratten unter Mangel an lipotropen Substanzen beobachten. Nach HEDINGER [976a] ist der Eisengehalt der Rattenleber bei Cholinmangelcirrhose trotz zusätzlicher Eisenfütterung oft geringer als bei Normaltieren.

Die verschiedenen Leberveränderungen beim Mangel lipotroper Substanzen haben zu vielfachen schematischen Stadieneinteilungen geführt, bei denen die Verschiedenartigkeit der Diät und der Tierart sowie ihr Alter und ähnliches berücksichtigt werden müssen. Als Beispiel für den Ablauf der Veränderungen der Cholinmangelleber möchten wir zwei dieser Einteilungen anführen:

I. Einteilung nach HARTROFT [964]

1. Phase der intrazellulären Ansammlung abnormen Fettes in den Lebern von Cholinmangelratten = „intracellular lipohepatosis"; wenige Stunden nach Diätgabe-Beginn bereits in Form zentrolobulärer Verfettung. Fett kommt aus der Nahrung.
2. „Extracellular lipohepatosis": Ausbildung von Fettcysten, Ruptur von Parenchymzellen auf Grund von Fettüberladung. Zusammenfließen der Fettcysten zu „Lipodiastemata".
3. Platzen der Fettcysten und Faserentwicklung.
4. Entwicklung der „portalen" Verteilung des fibrösen Gewebes, wobei der Sitz in Hinsicht auf den Blutdurchfluß in Wirklichkeit als nicht portal zu betrachten ist.
5. Noduläre Hyperplasie nach 4—5 Monaten Cholinmangel. Herdförmige Hyperplasie in der Umgebung portaler Venülen mit gleichzeitigem Auftreten von Mitosen und mehrkernigen Zellen.
6. Innerhalb der hyperplastischen Knoten erscheinen bizarre Zellen. Möglicher Übergang zur Neoplasie.

II. Einteilung nach HOFFBAUER [1032]

1. Centrolobuläre Verfettung (1—2 Wochen nach dem Diät-Beginn). In ungefähr der Hälfte der Parenchymzellen ist intrazelluläres großtropfiges Fett zu beobachten.
2. Vollständig ausgebildete Fettleber (2—3 Wochen nach Beginn). Fett in jeder Leberzelle. Ruptur der Zellen im Bereich der Zentralvenen. Ausbildung von Fettzysten.
3. Gleichförmige periportale Regeneration
   a) ohne Fibrose (3—7 Wochen);
   b) mit Fibrose = hypertrophische Fettcirrhose (5—14 Wochen nach Beginn).

   Die Regeneration beginnt eigentlich schon im 1. Stadium, bevor jede Leberzelle Fett enthält. Die Fettleber ist ein dynamisches Geschehen, bei dem destruktive Veränderungen, Zellzerreißungen und aktive Zellregeneration nebeneinanderherlaufen. Im Stadium 3 finden sich nichtverfettete neugebildete Zellen in der Nähe der terminalen Portalvenenäste. Auftreten von Mitosen.

4. Unregelmäßige periportale Regeneration.
   a) Erstes Auftreten von Regenerationsknötchen (9.—17. Woche);
   b) Regenerationsknötchen über die halbe Leber ausgebreitet (12—24 Wochen);
   c) Regenerationsknötchen über die gesamte Leber ausgebreitet = atrophische Fettcirrhose (20 Wochen).

5. Lebertumoren

a) Cholinmangel allein

Monate und länger dauernder Cholinmangel läßt innerhalb der Cirrhosen adenomatöse Veränderungen und hyperplastische Regenerationsknoten erkennen (Hartroft [966a], Roulet [1807], Schaefer u. a. [1849]), die Kernanomalien aufweisen können. Innerhalb großer Knoten liegen Parenchymzellen wechselnder Größe, außerdem treten bizarre Riesenzellen auf, hyperchromatische Kerne, Mitosen und Glykogenverschiebungen (Salmon u. a. [1835]). Gerade die Entwicklung der Cholinmangeltumoren ist besonders stark von der Zusammensetzung der Diät und dem Tierstamm abhängig. Ratten, die eine hochgereinigte Casein-Cholinmangeldiät für 3—4 Monate erhielten, zeigten Lebertumoren (Staub u. a. [2031]). Die Lebern waren makroskopisch gelblich, die Oberfläche fein granuliert, von zahlreichen stecknadelkopfgroßen Knötchen durchsetzt, die z. T. konfluierten. Salmon und Copeland [1834] sahen nach 8 Monaten Diät bei 23,1% der Tiere Tumoren in einer Größe von 0,8—3,5 cm. Die Arginaseaktivität der Leber ist trotz der Anwesenheit von Hepatomen vermehrt. Die Tumoren können auch in nicht cirrhotischen Lebern auftreten (Buckley und Hartroft [356]). Nach Copeland und Salmon [480] ist eine deutliche Abhängigkeit des Auftretens von Cirrhose und Lebertumoren zu beobachten (Tab. 59).

Tabelle 59

Anzahl der Tiere mit Lebercirrhose, Lebertumoren und anderen Tumoren bei Cholinmangel, bezogen auf die Gesamtzahl der untersuchten Tiere (nach [480])

	Lebercirrhose	Lebertumoren	Andere Tumoren
Basaldiät	50/50	20/50	8/50
Basaldiät mit 0,2% Cholinhydrochlorid	0/50	0/19	0/19

Hoch-Ligeti [1017] fand bei 30 Ratten 13 Lebertumoren, Staub u. a. [2031] 10 unter 69 Tieren (Engel u. a. [664], Hartroft [962], Wilson [2328]). Ähnliche

Ergebnisse wurden bei Fütterung von Bentonit gefunden, das als Kationenaustauschsilikat benutzt wird, aus dem Darmkanal Cholin entfernen soll und so zu einem Cholinmangel führt. WILSON [2330, 2332] sah bei 11 von 12 Mäusen Hepatome. Beim Osborn-Mendel-Stamm konnten dagegen keine cholinmangelbedingten Lebertumoren beobachtet werden (ERICKSON und GOEBBEL [668]). Unter der Veränderung der Diät wird die Art der Lebertumoren modifiziert. Bei caseinhaltiger Cholinmangeldiät treten hepatocelluläre Lebercarcinome auf (SALMON u. a. [1835]); bei caseinfreier dagegen kommt es zu ausgedehnten Gallengangswucherungen und schließlich zum cholangiocellulären Carcinom. Hühner zeigten in 12 von 23 Fällen Tumoren, worunter sich 3 Leberadenocarcinome und ein Cholangiom befanden (SCHAEFER u. a. [1845, 1850]). SALMON u. a. [1835] sahen bei diesen Tieren vorwiegend Sarkome wie Fibro-, Rhabdomyo-, Leiomyo-, Retikulumzell- und Liposarkome. Bei Zugabe von Riboflavin zur Cholinmangeldiät waren keine Lebercarcinome oder andere Tumoren zu sehen (SCHAEFER u. a. [1847, 1848]).

b) Cholinmangel und carcinogene Substanzen

Für das Auftreten von Cholinmangeltumoren der Leber ist die Erzeugung einer Cholinoxydaseverminderung als entscheidend anzusehen (KENSLER und LANGEMANN [1161]). Das Entstehen der Azofarbstofftumoren ist von der Anwesenheit der Cholinoxydase in der normalen Leber abhängig (Tab. 60).

Tabelle 60

Abhängigkeit der Ausbildung von Lebertumoren durch Azofarbstoffe von der Höhe der Cholinoxydaseaktivität der Leber (nach [1161])

	Tumorbildung durch Azofarbstoffe	Cholinoxydase QO_2
Ratte	hoch	6,5
Maus	niedrig	1,7
Kücken	keine	1,6
Kaninchen	keine	0,15
Meerschweinchen	keine	0

Durch die Azofarbstoffe kommt es wahrscheinlich zu einer selektiven Störung des Stoffwechsels des Cholins oder der labilen Methylgruppen (KENSLER und LANGEMANN [1161]). Ein Zeichen, daß die Induktion der Tumoren durch die Azostoffe und Cholinmangel in gleicher Weise abläuft, ist die Tatsache, daß hohe Riboflavindosen die Tumorbildung in beiden Fällen verhindern (SCHAEFER u. a. [1846, 1847, 1848]). Die Azofarbstoffe können die Tumorbildung dadurch erhöhen, daß sie als Akzeptoren der labilen Methylgruppen wirken, was einen Verlust dieser im Transmethylierungsprozeß bedeutet. So kann die Wirkung des Cholinmangels verstärkt werden (KENSLER [1159]). Gaben von Azostoffen bei Cholinmangeltieren können zu einer Tumorrate von 100% führen (LE BRETON [1280, 1281]). Cholinmangel hat dagegen keinen Einfluß auf das Auftreten von Lebertumoren durch 2-acetylaminofluoren (LAU und BAIER [1272]) oder bei CCl_4-Hepatomen von C_3H-Mäusen (HIGHMAN und ESCHENBRENNER [1004]).

6. Cholinmangel und andere Schädigungen

Der Einfluß des Hungers auf die Cholinmangellebern hat zu verschiedenen Ergebnissen geführt. So sinkt nach BRANTE [315] der Fettgehalt der Leber, während GRIFFITH und NYC [868] extreme Leberverfettungen bei Cholinmangelratten sahen, die nach einwöchiger Proteinmangeldiät 7 Tage hungerten. Kälte wirkt lipotrop (TREADWELL [2158]). Die Leberverfettung ist bei 27°C sehr stark, dagegen gering bei 1°C (TREADWELL u. a. [2159, 2160]). Nach SELLERS und YOU [1936] beträgt der Fettgehalt der Leber bei 2,5°C: 7,2 ± 1,24%, bei 25°C: 24,8 ± 4,9% nach 14tägiger Cholinmangelkost. Alkoholzuführung bei Cholinmangel verstärkt die Verfettung und Faserbildung (BEST u. a. [231], HARTROFT [960], LILLIE u. a. [1325]). Von hormonellen Einwirkungen vermindert Cortison die Cholinwirkung nur wenig (SELLERS u. a. [1937, 1938]). Adrenalektomie senkt bei männlichen Tieren die Stärke der Cholinmangel-Verfettung, dagegen nicht bei weiblichen (GRIFFITH und NYC [868]). Ähnlich wirkt eine Schilddrüsenentfernung (HANDLER [922], SHIPLEY u. a. [1957]). Testosteronpropionat verstärkt die Cholinwirkung, während Oestradiolpropionat sie vermindert (EMERSON u. a. [656]).

7. Zusammenfassung

Der Mangel lipotroper Substanzen, im speziellen des Cholins, greift vorwiegend in den Fettstoffwechsel der Leber ein. Er ist eng mit der Existenz des Cholinoxydasesystems der Leber verbunden und kann deshalb nur bei Tierarten wirken, die dieses System besitzen, so daß die Erscheinungen also z. B. nur in äußerst geringem Maße auf die menschliche Pathologie zu übertragen sind, da in der menschlichen Leber die Cholinoxydaseaktivität gleich null ist. Auf Grund einer vermehrten Fettzufuhr zur Leber, einer vermehrten Fettbildung aus Kohlenhydraten und einer verringerten Fettsäureoxydation sowie einer Abnahme der Synthese von Phospholipiden — der Transportform der Fette — kommt es zu einer excessiven Fettanhäufung in den Leberzellen. Diese zerreißen im Verlaufe der Veränderungen, fließen zu großen Fettcysten zusammen, die sich dann während der starken Fibrosierung und Cirrhoseentstehung der Leber zurückbilden, wobei es zu einem vermehrten Auftreten von Ceroid kommt. Als letzte Folge einer chronischen Cholinmangelschädigung ist das Auftreten von Leberadenomen und -carcinomen zu erwähnen.

C. Leberveränderungen bei Aminosäurenmangel

Zur Aufrechterhaltung eines regelrechten Stoffwechsels ist nicht nur die Anwesenheit sämtlicher Aminosäuren notwendig, sondern auch eine ausgewogene Bilanz. So ist eine Enzymsynthese nur bei Vorhandensein aller Aminosäuren möglich (LITWACK u. a. [1349]). Zum Übertritt der Aminosäuren in die Zelle muß die Außenmembran in morphologischer und biochemischer Hinsicht normal aufgebaut sein, die Konzentration der Aminosäuren einen bestimmten Schwellenwert erreichen und die einzelnen Aminosäuren in einem richtigen Verhältnis zueinander stehen (CHRISTENSEN [448], EGER [634]). Die Aufnahme der Aminosäuren in die Zelle ist eine aktive Leistung (HORECKER und MEHLER [1059]). Mangelzustände einer Aminosäure wirken durch Erzeugung einer Imbalanz, führen also oft zu pathogenetisch nicht genau zu deutenden Schäden; sie können in der Leber trotz ihrer zentralen Stellung im Stoffwechsel infolge einer Eigensynthese aber auch weder funktionelle noch morphologische Schäden hinterlassen.

1. Arginin

Bei Argininmangelhühnchen finden sich in der Leber Veränderungen, die sich in einer Vergrößerung der Nucleoli sowie der Kerne der Leberzellen äußern. Die Nucleolusgröße steigt von normal 0,99 μ auf 1,82 μ bei Mangeltieren. Bei diesen intranucleären Körpern handelt es sich nach Untersuchungen mit Ribonuclease eindeutig um einen hypertrophierten Nucleolus und nicht um Ansammlungen von Chromocentren. Wahrscheinlich veranlaßt der Mangel dieser oder anderer Aminosäuren eine Umstellung des Stoffwechsels bezüglich der Eiweißsynthese, deren sichtbarer Ausdruck die Vermehrung des Nucleolusvolumens sein könnte (JUNGHERR u. a. [1124]).

2. Histidin

Die Skala der Erscheinungen in der Leber von Histidinmangeltieren schwankt vom unveränderten Leberbild (MAUN u. a. [1447], SCOTT [1910]) bis zum Auftreten von Nekrosen bei relativem Mangel (POPPER u. a. [1696]). Am häufigsten wurde noch eine Leberverfettung beobachtet (MAIBAUER u. a. [1422]), die periportal gelagert sein soll (SIDRANSKY und FARBER [1963]). FORBES und VAUGHAN [739] konnten keine Fettablagerungen feststellen. Es kommt zu einer Anhäufung von Glykogen in den Leberzellen, das Lebergewicht ist höher als normal. Nach SIDRANSKY und FARBER [1964] steigt es von 2,99 $\pm$ 0,07% auf 3,29 $\pm$ 0,17% des Gesamtgewichtes. Verschiebungen des Proteingehaltes waren nicht zu beobachten (SIDRANSKY und FARBER [1963]). In den Leberkernen sind mehrere kleine Nucleoli zu finden (SIDRANSKY und FARBER [1964]). Bei jungen Ratten konnte kein Einfluß des Histidinmangels auf die Enzymbildung der Leber beobachtet werden.

Bei Proteinmangelratten steigt die Aktivität der Xanthinoxydase, Succinoxydase und Cholinoxydase bei einer nachfolgenden Histidinmangelernährung an (ADELBERG und RABINOVITZ [23], PRIGMORE u. a. [1717]).

3. *Lysin*

Wurde der Lysinmangel durch Fütterung von lysinfreiem Zeïn statt Casein hervorgerufen, so waren keine Leberveränderungen zu finden (KLIGLER und KREHL [1195]). Bei eindeutigem Lysinmangel trat übereinstimmend eine Leberverfettung auf (DICK u. a. [572], MAIBAUER u. a. [1422], SINGAL u. a. [1983], Šoš [2007], STEFFEE u. a. [2033]). Die Ablagerung erfolgt nach DICK u. a. [572] zentral, nach Šoš und KEMÉNY [2009] perilobulär. Während die Totallipide ansteigen, fallen die Phospholipide und Monophosphatide ab (SINGAL u. a. [1983], Tab. 61).

Tabelle 61

Veränderungen der Fettfraktionen der Leber bei Lysinmangelratten (nach [1983])

	Total-lipide %	Phospho-lipide %	Mono-phosphatide %	Total-cholesterin %	Freies Cholesterin %	Jodzahl
Kontrolltiere	6,0 ± 0,3	3,03 ± 0,05	3,00 ± 0,05	0,21 ± 0,01	0,19 ± 0,01	112 ± 3
Lysinmangel	12,4 ± 1,0	2,26 ± 0,05	2,24 ± 0,03	0,31 ± 0,05	0,15 ± 0,01	86 ± 5

Im Mangelzustand kommt es zum Verlust von Leberprotein und zur Hypoproteinämie (GILLESPIE u. a. [809]). Die Nucleolusgröße, das Gesamtnucleolenvolumen und das Verhältnis von Nucleolusvolumen je Kern zum Kernvolumen steigt an (STENRAM [2043]). Während bei proteinarmernährten Ratten durch Lysinmangelkost die Xanthinoxydase-, Succinoxydase- und Cholinoxydaseaktivität sich vermehren (ADELBERG und RABINOVITZ [23], PRIGMORE u. a. [1717]), sinkt bei Normalkost und nachfolgendem Lysinmangel die Aktivität dieser Enzyme auf die Hälfte (BOTHWELL und WILLIAMS [286]).

4. *Leucin-Isoleucin*

Leucinmangel führt zur Leberverfettung (STEFFEE u. a. [2033]), besonders in zentralen Bereichen. Die Leberzellen atrophieren mäßig (MAUN u. a. [1446]). Isoleucinmangel bewirkt eine Vergrößerung der Nucleoli, einen Anstieg des Gesamtnucleolenvolumens und des Nucleolusvolumens je Kern (STENRAM [2043]). Die Leber weist nur geringgradige parenchymatöse Veränderungen auf (Šoš und KEMÉNY [2009]). Der Leberglykogengehalt steigt deutlich an (SCOTT [1914]), und zwar von 0,57 ± 0,06 mg/g auf 2,96 ± 0,15 mg/g. In Beziehung zum Stickstoffgehalt zeigt sich keine Abnahme der Arginase, Aconitase und D-Aminosäureoxydase, während Catalase und Xanthinoxydase stark abnehmen (VAN PILSUM u. a. [2192]).

5. *Threonin*

Das Lebergewicht erhöht sich im Threoninmangel von 3,10 ± 0,05 g auf 4,21 ± 0,01 g, das sind 35,8%, nach 7 Tagen. Hierbei beträgt der Proteinanteil bei der Erhöhung 18%, der der Lipide 44% und der des Glykogens 38% (Dick u. a. [572], Sidransky und Farber [1964]). Die Leber ist groß und gelbbraun. Die Leberzellen sind oval und auseinandergewichen. Das Cytoplasma ist diffus vakuolisiert, was auf eine Vermehrung von Fett und Glykogen zurückzuführen ist. Die Lipide sind in den Leberzellen um die periportalen Felder zu finden, während das Glykogen keine besondere Verteilung innerhalb des Läppchens zeigt (Sidransky und Farber [1964]). Der Leber-DNS-Gehalt und die Kernzahl sind bei Mangeltieren und Kontrolltieren gleich hoch. In den Kernen ist ein großer Nucleolus statt mehrerer kleiner zu beobachten. Nucleolusgröße, Totalnucleolenvolumen und das Verhältnis Nucleolusvolumen je Kern zum Kernvolumen der Rattenleberzelle nimmt zu (Dick u. a. [572], Stenram [2043]). Das Kernchromatin der Leberzelle ist klumpig und verstreut, der Glykogengehalt erhöht (Sidransky und Farber [1963]). Der RNS-Gehalt steigt ebenfalls an (Tab. 62).

Tabelle 62

Veränderungen des Glykogengehaltes und des RNS-P und DNS-P der Leber bei jungen Threoninmangelratten (nach [1965])

	Glykogen mg/Leber	RNS mg/Leber	DNS mg/Leber
Kontrolltier	45,2 ± 5,2	3,80 ± 0,09	0,88 ± 0,04
Threoninmangel	121,8 ± 9,3	5,22 ± 0,17	0,95 ± 0,07

Bei den Befunden Sidranskys und Farbers [1965] ist aber zu bedenken, daß es sich nicht um eine ad libitum sondern um eine Sondenfütterung handelt, und daß sich bei jener zum Teil andere Ergebnisse ermitteln lassen, wie ein Abfall des Proteingehaltes und kein Anstieg des Fettgehaltes und des Glykogens. Die verstoffwechselte Menge ist also ebenso wichtig wie die Zusammensetzung der Aminosäurenmangeldiät. Im Threoninmangel sinkt die Syntheserate von Phospholipiden und Nucleoproteiden (Singal u. a. [1984]). Beim partiellen Threoninmangel ist die DPN-Bildung der Rattenleber herabgesetzt; der fehlerhafte endogene DPN-Stoffwechsel soll zu den wichtigsten Faktoren bei der Leberfettansammlung unter Threoninmangel gehören (Arata u. a. [73]). Die Leberverfettung (Griffin u. a. [863, 864], Harper u. a. [938], Maibauer u. a. [1422], Steffee u. a. [2033]) ist nach Singal u. a. [1983] vorwiegend zentral mit einer späteren Ausbreitung über das gesamte Läppchen lokalisiert, während Sibatani und Naora [1962] eine periportale Verfettung sahen. Sidransky und Farber [1965] fanden einen Anstieg sämtlicher Lipidfraktionen in der Leber von Threoninmangelratten (Tab. 63).

Tabelle 63

Veränderungen der einzelnen Lipidfraktionen in der Gesamtleber bei jungen Ratten unter Threoninmangelkost (Sondenfütterung) (nach [1965])

	Totallipide mg/Leber	Cholesterin mg/Leber	Phospholipide mg/Leber	Neutralfett mg/Leber
Kontrolltier	163 ± 7	10,0 ± 0,5	81,8 ± 5,4	66,6 ± 11,0
Threoninmangel	275 ± 12	13,6 ± 1,1	114,5 ± 4,3	137,9 ± 18,2

Bei der Untersuchung des prozentualen Fettgehaltes der Threoninmangelleber sahen SINGAL u. a. [1983] dagegen zwar auch eine Zunahme der Totallipide, jedoch eine Verminderung der Phospholipide und Monophosphatide (Tab. 64).

Tabelle 64

Prozentuale Menge der einzelnen Lipidfraktionen in der Leber bei Threoninmangel (nach [1983])

	Total-lipide	Phospho-lipide	Mono-phosphatide	Total-cholesterin	Freies Cholesterin	Jodzahl
Kontrolle	6,0 ± 0,3	3,03 ± 0,05	3,0 ± 0,05	0,21 ± 0,01	0,19 ± 0,01	112 ± 3
Threonin-mangel	11,6 ± 0,9	2,48 ± 0,07	2,46 ± 0,07	0,29 ± 0,02	0,17 ± 0,01	97 ± 5

Ein Mangel an DL-Threonin soll den Fettgehalt der Leber senken (ELVEHJEM [652]). Die Proteinsynthese in der Leber — durch radioaktive Aminosäuren-inkorporation bestimmt — ändert sich bei Threoninmangel nicht. Der Leberproteingehalt steigt leicht an. Dagegen ist der Nichteiweiß-Stickstoff (Aminosäuren N) deutlich erhöht (SIDRANSKY und FARBER [1964], Tab. 65).

Tabelle 65

Veränderungen des Eiweißgehaltes und des Nichteiweiß-(Aminosäuren)-N der Leber bei Threoninmangelratten (Sondenfütterung) (nach [1964])

	Protein mg/Leber	Nichteiweiß-(Aminosäuren)-N mg/Leber
Kontrolle	6,33 ± 16	3,86 ± 0,48
Threoninmangel	6,77 ± 23	5,79 ± 0,56

Die Xanthinoxydase und Tyrosinase sind vermindert (HARPER u. a. [938]), die Cholinoxydase- und Succinoxydasetätigkeit erhöht. Die endogene Respiration und die CO_2-Bildung sinken. Die Glucose-6-Phosphatase ist unverändert (SIDRANSKY und FARBER [1965]). SCOTT und SCHWARTZ [1915] konnten keine Leberschädigungen bei Threoninmangel beobachten.

6. Methionin — S-haltige Aminosäuren insgesamt

Über die Leberbefunde durch einen Mangel an S-haltigen Aminosäuren gekoppelt mit einem Vitamin-E-Mangel besteht eine umfangreiche Literatur. Es ist in vielen Fällen nicht zu klären, ob Methionin- oder Cystinmangel oder beide die erzielten Ergebnisse hervorgerufen haben. Das Endstadium der Schädigung infolge des Fehlens dieser Substanzen ist die Lebernekrose (ABELL und BEVERIDGE [9, 10], BOURNE [290], KOCH-WESER u. a. [1205], LINDAN und HIMSWORTH [1327], LINDAN und WORK [1331, 1332], WEWALKA [2287]). Vor ihrem Auftreten laufen verschiedenartige Veränderungen in der Leber ab. Das Gewicht der Leber steigt deutlich an (LINDAN und WORK [1329, 1331, 1332]). Der Glutathiongehalt fällt von 230 mg-% (red. Form 92%) auf 84 mg-% (red. Form 70%). Beim Auftreten von Nekrosen vermindert sich der Wert auf 20% des normalen, wobei die Hälfte in der reduzierten Form vorliegt. Der Ascorbinsäuregehalt wird von 48 mg-% auf 26 mg-% bei nekrogener Diät herabgesetzt und ist in nekrotischen Lebern nicht mehr festzustellen (LINDAN und WORK [1329]). Der Nichtprotein-N bleibt anfangs normal und sinkt bei der Nekrose ab. Der Coenzym-A-Gehalt wird reduziert (NOVELLI [1587], OLSON und DINNING [1615], YANG u. a. [2367]). In Rattenlebern mit diätetischen Nekrosen findet sich ein erhöhter Wasser- und Proteingehalt, während das Glykogen verschwunden ist (HIMSWORTH und GLYNN [1008]). QO_2 ist bei nekrogener Diät schon nach wenigen Tagen gesenkt (HOCK [1019]). Die Nichteiweißsulfhydrylgruppen vermindern sich besonders am 1. Tag (BECK u. a. [150]).

Bei Methioninmangel ist das Lebergewicht nicht auffällig verändert. Die Leberzellen sind deutlich verfettet (ELVEHJEM [652], FORBES und VAUGHAN [739], HOCH-LIGETI [1017], MAIBAUER u. a. [1422], Šoš und KEMÉNY [2009]). Der Hauptbefall der Fettablagerung liegt in den peripheren Läppchenteilen (SIDRANSKY und FARBER [1963, 1964], Šoš [2007]). Der Gehalt an Totallipiden nimmt von 170 ± 8 mg/Leber bei Kontrollen auf 248 ± 27 mg/Leber bei Methioninmangel zu. Die Glykogenmenge nimmt ab. Der RNS-P steigt, während der DNS-P gleichbleibt (SIDRANSKY und FARBER [1965], Tab. 66).

Tabelle 66

Veränderungen des Glykogen-, RNS-P- und DNS-P-Gehaltes der Rattenleber unter Methioninmangel (nach [1965])

	Leberglykogen mg/Leber	RNS-P mg/Leber	DNS-P mg/Leber
Kontrolle	40,9 ± 6,1	3,75 ± 0,14	0,93 ± 0,06
Methioninmangel	29,9 ± 7,3	4,20 ± 0,21	0,94 ± 0,09

Die Kernzahl der Leber bleibt wie der DNS-Gehalt gleich. In den Kernen liegt meist nur ein großer Nucleolus; das Totalnucleolenvolumen, und das Verhältnis Nucleolusvolumen pro Kern zu Kernvolumen steigt an (STENRAM [2043]). Die

Proteinmenge sowie der Aminosäuren-N-Gehalt zeigen keine wesentlichen Veränderungen (SIDRANSKY und FARBER [1965]). Die freien Aminosäuren der Rattenleber weisen bei Methioninmangel unterschiedliche Verminderungen auf; besonders stark sind Arginin und Methionin betroffen, während Lysin sogar etwas vermehrt ist (DENTON u. a. [554], Tab. 67).

Tabelle 67

Zusammensetzung der freien Aminosäuren der Rattenleber nach 2 Wochen Methioninmangel (nach [554])

	Kontrolle	Methioninmangel
	γ je g Feuchtgewicht	
Arginin	27,5	12,7
Histidin	23,6	25,3
Isoleucin	48,1	40,7
Leucin	60,9	52,1
Lysin	96,8	120
Methionin	50,0	33,2
Phenylalanin	30,6	22,4
Tryptophan	14,1	13,3
Valin	50,6	45,4

Im Laufe der Methioninmangelernährung sinkt der Gehalt der Leber an Xanthinoxydase erheblich ab (BOTHWELL und WILLIAMS [286], WILLIAMS u. a. [2312]). Die Succinodehydrogenase ist gering vermindert, während die endogene Respiration in vitro keine Änderungen aufweist. Proteinmangelratten zeigen bei gleichzeitigem Methioninmangel einen Anstieg der Xanthinoxydase-, Succinoxydase- und Cholinoxydase (ADELBERG und RABINOVITZ [23], PRIGMORE u. a. [1717].) Als Endstadium des Methioninmangels treten massive Nekrosen auf (DAFT [500], GLYNN u. a. [834], HOCK und FINK [1020], ŠOŠ und KEMÉNY [2009]).

7. *Cystin*

Bei Cystinmangel ist die Leber vergrößert, auffallend gefleckt und bunt. Die Konsistenz ist brüchig (BIELING [250]). Histologisch ist eine starke Verfettung der Kapillarendothelien und der Leberzellen zu finden (BIELING [250], ELVEHJEM [652], FINK [713], HANDLER und FOLLIS [928], HOCK und FINK [1020]). Auch ohne vorherige Verfettung werden die Leberzellen nekrotisch (BIELING [250], DAFT u. a. [501], FINK [713], GLYNN u. a. [834], GRIFFITH und NYC [868], HOCK und FINK [1020], SHIPLEY u. a. [1957], SIBATANI [1959], WEICHSELBAUM [2268]). Der Glykogenverlust ist hochgradig. Außerdem treten Hämorrhagien auf. Diese sind nach KETTLER [1168] richtiger als erythrocytenhaltige Nekrobiosen zu deuten, die keine Ähnlichkeit zur menschlichen Eklampsie, wie von anderen Autoren angenommen, aufweisen. Bei einem langsamen Ablauf der Veränderungen kommt es zu fibrotischen und cirrhotischen Vorgängen. Sehr ähnliche Befunde wie beim Cystinmangel lassen sich auch bei excessiv hohen Cystingaben (bis 20%) erkennen (EARLE und VICTOR [621]). Das Leberglutathion ist bei Cystinmangel erheblich gesenkt (LINDAN und WORK [1330]). Bei gleichzeitiger Thyroxingabe ist die Bildung der Lebernekrosen verstärkt (HANDLER und FOLLIS [926]). Die Latenzperiode von Buttergelbtumoren steigt bei Cystinmangel an; ihr Auftreten wird jedoch nicht verhindert (WHITE und EDWARDS [2292]).

8. *Phenylalanin*

MAUN u. a. [1445] sahen bei Phenylalaninmangel keine Leberveränderungen. Bezogen auf ein mg N zeigen die Arginase, Aconitase und D-Aminosäurenoxydase keine Verschiebungen, während die Catalase- und Xanthinoxydaseaktivität in Hinsicht auf das Totalprotein abnimmt.

9. *Tryptophan*

Bei Tryptophanmangelratten ist nach 106—112 Tagen ein Absinken des Lebergewichtes von 3,2% bei Kontrollen auf 2,35% beobachtet worden. Durch die Abnahme der Cytoplasmamasse ist eine vermehrte Anzahl von Kernen besonders im Bereich der Läppchenzentren zu finden (COLE und SCOTT [469]). Nach GYÖRGY und GOLDBLATT [896] ist das Lebergewicht durch die Fettansammlung von 4,74% bei Normaltieren auf 7,01% des Gesamtgewichtes angestiegen. Die Zahl der Nucleoli vermindert sich auf einen, die Größe nimmt zu (ADAMSTONE und SPECTOR [18], SPECTOR [2014], STENRAM [2043]). Die Beziehungen zwischen dem Volumenverhältnis von Kern zu Cytoplasma zeigen erhebliche Verschiebungen (COLE und SCOTT [469], Tab. 68).

Tabelle 68

Veränderungen des Volumenverhältnisses zwischen Cytoplasma und Kern, Nucleoli und Kern und Kernen der Parenchymzellen und der Kupfferschen Sternzellen bei Tryptophanmangelratten (nach [469])

	Volumenverhältnis Cytoplasma : Kern	Volumenverhältnis Nucleoli : Kern	Volumenverhältnis Sternzellkern : Parenchymzellkern
Normal	8,30 ± 0,079	0,083 ± 0,008	0,445 ± 0,004
Tryptophanmangel	3,19 ± 0,099	0,244 ± 0,014	0,178 ± 0,013

Die basophilen Substanzen sind verschwunden, der Glykogengehalt erscheint unverändert. Die Mitochondrienzahl ist vermindert (ADAMSTONE und SPECTOR [18], COLE und SCOTT [469], SPECTOR und ADAMSTONE [2015]), sie sind verklumpt und angeschwollen. Der Fettgehalt der Leber ist erhöht (SCOTT [1911, 1912], SCOTT und SCHWARTZ [1915], SPECTOR [2014]). Die Leberfettmenge steigt von 4,8—6,3% am 2. Tryptophanmangeltag auf 40,1—46,5% am 7.—9. Tag an (SPECTOR und ADAMSTONE [2015]). Nach COLE und SCOTT [469] ist die Vermehrung wesentlich geringer. Vereinzelt kommt es zum Auftreten von Lipodiastemata.

Der Proteingehalt der Tryptophanmangeltiere sinkt von 70,1% (±2,07) auf 65,5% (±1,6) (COLE und SCOTT [469]). Gleichzeitig vermindert sich der Niacingehalt. Die Synthese und der Gehalt der Pyridinnucleotide ist auf $^1/_3$ bis $^1/_2$ herabgesetzt (WILLIAMS u. a. [2314, 2315]). Die Inkorporation von markierten (C^{14})-Aminosäuren in Protein ist reduziert (SANADI und GREENBERG [1838]).

Von den Enzymen zeigen die Arginase, Aconitase und D-Aminosäureoxydase (VAN PILSUM u. a. [2192]) sowie Cathepsin und Fettsäureoxydase (WILLIAMS und ELVEHJEM [2313]) keine Veränderungen. Die Catalase und Xanthinoxydase sind vermindert (VAN PILSUM u. a. [2192], WILLIAMS und ELVEHJEM [2313]). Die Succinoxydaseaktivität hat abgenommen, desgleichen die endogene Respiration. Der Gehalt der Leberzellkerne an alkalischer Phosphatase nimmt zu (Diffusionsartefakte?).

Das Auftreten von 2-Acetylaminofluoren-Lebertumoren bei der Ratte ist bei Tryptophanmangel von 81% auf 55% gesenkt. Die Latenz erhöht sich von 302 auf 400 Tage (DUNNING und CURTIS [615]).

10. Zusammenfassung

Die Wirkung von Aminosäurenmangel auf die Struktur und Funktion der Leber erscheint uns noch bei weitem nicht eingehend genug untersucht. Die bisher erhobenen Befunde können bei der zentralen Stellung der Leber im Stoffwechsel nicht als befriedigend angesehen werden. Wenn auch für einige Aminosäuren, so besonders für die S-haltigen, schon Untersuchungen vorliegen, die Schädigungen innerhalb einzelner Stoffwechselschritte erkennen lassen, so müßten hier noch weitere submikroskopische und biochemische Befunde erhoben werden.

D. Kohlenhydratmangelwirkungen auf die Leber

Unsere Kenntnisse über die Wirkung einer kohlenhydratarmen oder -freien Diät sind nur sehr gering. Außerdem ist gerade bei diesen Befunden die Vermehrung des Fett- oder Eiweißgehaltes zu berücksichtigen (BLOMQVIST [261], NELSON u. a. [1561]). Nach GIORDANO und POMPONIO [826] kommt es zu einem Anstieg der Basophilie des Cytoplasmas der Leberzellen, zu einer Kernvergrößerung und zur Änderung der Kern-Plasmarelation. Der Fettgehalt der Leber ist stark erhöht, der Glykogengehalt sinkt auf die Hälfte (HYND und ROTTER [1092]). Die rhythmischen Schwankungen des Leberglykogenspiegels sind bei einer kohlenhydratfreien Nahrung verändert (FÁBRY [682]). Während der Gipfel sonst bei 6—8 Stunden nach der Nahrungsaufnahme liegt, ist er bei Kohlenhydratmangel auf 14—16 Stunden danach verschoben. Der Ascorbinsäuregehalt der Leber sinkt (HOPKINS und SLATER [1058]); die Alaninbildung ist vermindert. Leberschnitte von Tieren, die kohlenhydratarm ernährt wurden, zeigten eine herabgesetzte Inkorporationsrate von C^{14}-markierter Glukose in die Gewebsfettsäuren (MASORO u. a. [1443]).

E. Leberveränderungen bei Fett- bzw. Fettsäurenmangel

Wichtig bei dem Mangel an Fett in der Nahrung ist das Fehlen der essentiellen Fettsäuren Linol- und Linolensäure, die von einigen Autoren auch zu den Vitaminen gerechnet werden. Diese Säuren können im Körper nicht synthetisiert werden (BERNHARD u. a. [201], STANGL [2028]). Das hervorstechende Zeichen der Fettsäure-Mangelerscheinungen in der Leber ist ihre erhebliche Verfettung (ALFIN-SLATER u. a. [38], BERNHARD [200], COOK [476], DECKER u. a. [547], DEUEL [557], DEUEL u. a. [561], ENGEL [660], GUGGENHEIM und JÜRGENS [886], PANOS und FINERTY [1639, 1640], RICE und JACKSON [1758], STANGL [2028], TULPULE und PATWARDHEN [2173]). Die Lokalisation der Fettablagerungen ist vorwiegend zentral. Während RICE und JACKSON [1758] die Leberverfettung als eine unspezifische Wirkung der Unterernährung ansehen, wird im allgemeinen die fehlende lipotrope Wirkung der Fettsäuren als ursächlich hervorgehoben (ENGEL [660], GIDEZ [801]). Sie wirken nach SAKA und SIPAHIOGLU [1832] lipolytisch. Schon nach einer Woche steigt der Cholesterinspiegel in der Leber infolge der verminderten Esterbildung und der damit verbundenen Störung des Abtransportes (ALFIN-SLATER u. a. [38], DEUEL u. a. [561], COOK [476]). Die Leber enthält bei Fettsäurenmangel keine Fettsäuren mit 4 oder mehr Doppelbindungen (BERNHARD [200]). Die Aufnahme von P^{32} in die säurelösliche organische Fraktion ist vermindert (KLEIN und JOHNSON [1191, 1192]), die Esterifizierung von Phosphat herabgesetzt (TULPULE und WILLIAMS [2175]). Die Anhäufung von Fett in der Leber ist auf eine verminderte Phosphatidbildung zurückzuführen (DEUEL [557], GIDEZ [801]). Die gleichzeitig auftretende Wachstumsverminderung beruht ebenfalls auf einer Synthesestörung der Phosphatide und damit der Zellmembranbildung (SINCLAIR [1978]). In den zentralen Läppchenteilen finden sich Kernpyknosen und andere degenerative Zellbilder (GUGGENHEIM und JÜRGENS [886], STANGL [2028]). Vereinzelt sind Veränderungen der Sternzellen und kleine Hämorrhagien zu beobachten. Nekrosen treten nicht auf (MCLEAN und BEVERIDGE [1413]). Die Mitochondrien erscheinen geschwollen. Die Oxydationsrate der Intermediärprodukte des Krebszyklus ist erhöht (LEVIN u. a. [1307]). Der Gehalt der Lebermitochondrien an einigen Oxydationsfermenten, wie Bernsteinsäureoxydase und Glutaminsäureoxydase, ist deutlich herabgesetzt (TULPULE und PATWARDHEN [2174]). Die Cytochromoxydaseaktivität ist merklich angewachsen (KUNKEL und

WILLIAMS [1243], TULPULE und WILLIAMS [2175]), die Cholinoxydaseaktivität leicht erhöht; die endogene Respiration ist vermindert. Die Succinoxydasetätigkeit ist nach KUNKEL und WILLIAMS [1243] nicht verändert, während TULPULE und PATWARDHEN [2174] eine Herabsetzung festgestellt haben.

F. Leberbefunde bei Vitaminmangel

Die vielfältigen Untersuchungen über die Leberveränderungen im Vitaminmangel geben immer wieder zu kritischen Anmerkungen Anlaß, ob die Ausfallserscheinungen allein auf das Fehlen dieser Substanz oder sekundär durch die fehlende Wirkung anderer Stoffe bedingt ist. Da aber bei einer genau definierten Mangeldiät die Vorgänge reproduzierbar sind, müssen sie mit den Sekundärfolgen als ursächlich für das Fehlen an der bezeichneten Substanz angesehen werden.

1. Vitamin A

Das Vitamin A ist in der Leber besonders in der löslichen Fraktion und in den Mitochondrien zu finden (MOORE [1519], POWELL und KRAUSE [1707]). 90% des Gesamt-Vitamin-A-Gehaltes des Körpers sollen in der Leber lokalisiert sein. Unter einer Vitamin-A-Mangelkost sinkt der Vitamin-A-Spiegel der Leber erheblich ab (BRAUN [319], FENTON u. a. [701], HORTON u. a. [1065], LEUTSKII und LYUBOVICH [1305], LEWIS u. a. [1315], MOORE [1519], Tab. 69). Bei gleichzeitigem Vitamin-E-Mangel ist der Abfall noch verstärkt.

Tabelle 69

Veränderungen des Vitamin-A-Gehaltes der Rattenleber unter Vitamin-A-Mangelkost (nach [1519])

Diät-Tage	Vitamin A i.-E./g Leber	Abnahme %
0	171	—
40	81	53
80	37	54
120	17	54
160	7	59

Die Verminderung des Vitamin-A-Gehaltes der Leber bei Vitamin-A-Mangel verläuft unabhängig vom Eiweißgehalt der Nahrung. Dagegen sinkt der Carotinspiegel mit steigendem Eiweißgehalt langsamer. Wahrscheinlich wird unter diesen Bedingungen die Umwandlung des Provitamins in das Vitamin gehemmt (LEUTSKY und LEUTSKAJA [1303]). Die Hydrolyse von Vitamin-A-Estern ist in Leberhomogenisaten von A-Mangeltieren nicht verändert (LAUGHLAND [1274]). Der Ascorbinsäuregehalt der Leber vermindert sich bei Vitamin-A-Mangel von 34,5 ± 0,2 mg-% Leber auf 15,6 ± 1,0 mg (MAYER und KREHL [1449]). Die Eiweißmenge erhöht sich, während die freien Aminosäuren abnehmen (SCHENCK und WOLLSCHITT [1852]). Der Anteil an Tyrosin und Tryptophan ist unverändert, die Cystinwerte sinken gegenüber Kontrollen auf die Hälfte. Der Ribonucleinsäure- und Desoxyribonucleinsäuregehalt der Leber und Milz steigt an, während er in allen anderen Organen fällt (KODICEK [1206], LOWE und MORTON [1365], NIESAR [1573]). Die Cytochrom-C-Reductase-Aktivität ist auf 59% reduziert. Die endogene Respiration und die Succinoxydaseaktivität sind erhöht (READFEARN [1739]).

Die Morphologie der Leber zeigt bei Vitamin-A-Mangel wenig oder keine Veränderungen (LEITNER [1294], McCARTHY und CERECEDO [1387], WITTS [2345]). Die von JUNGHERR [1123] beobachteten fokalen Nekrosen und/oder Cirrhose bei jungen Vitamin-A-Mangel-Bullen können auch durch die gehäuft auftretenden intercurrenten Infekte erklärt werden. Lebernekrosen sah sonst nur EGER [634]. Die verringerte Lebergröße ist durch einen Verlust an Fett und Glykogen bedingt (BOURNE [290], MOORE [1519]). In den Läppchenzentren sollen Fibrosen auftreten. THATCHER und SURE [2131] sahen sie jedoch mehr in den periportalen Bereichen, wie auch Infiltrate von eosinophilen und lymphozytären Zellen. Der auffälligste Befund in der Leber ist eine Schädigung der Gallengangsepithelien. Es bilden sich in den Gängen Steine verschiedener Größe, die als Kern immer Epithelien beinhalten (MOORE [1519]).

Die Angaben über den Fettgehalt der Leber schwanken. Nach BOURNE [290], LOWE und MORTON [1365], MOORE [1519] ist eine Verringerung zu beobachten. Jedoch soll die Biosynthese der Fettsäuren ansteigen (LANE u. a. [1258]). Der Cholesteringehalt ist unverändert (GREEN u. a. [852]) bzw. vermindert (LANE u. a. [1258], LEUTSKY und LUBOVICH [1305]). Die Syntheseverminderung des Cholesterins scheint durch einen verminderten Vorrat an aktiven Acetylgruppen bedingt zu sein (LEUTSKY und LUBOVICH [1304]). Die Jodzahl steigt im Terminalstadium an (LOWE und MORTON [1365]). Die Sternzellen sind verfettet, vergrößert und zeigen Kernzerfall (BOURNE [290]). Die unterschiedlichen Veränderungen der Fettsäuren, der Phospholipide und der anderen Fraktionen werden von MONAGHAN [1512] beschrieben (Tab. 70).

Tabelle 70

Fettsäurengehalt von Phospholipiden und Nicht-Phospholipiden der Rattenleber bei Vitamin-A-Mangel (nach [1512])

	Phospholipid-Fettsäuren			Nicht-Phospholipid-Fettsäuren		
	je g Feuchtgewicht mg	je g Trockengewicht mg	Jodzahl	je g Feuchtgewicht mg	je g Trockengewicht mg	Jodzahl
Kontrolltiere	18	92,8	145	26,7	136,6	139
Vitamin-A-Mangel	11,5	61,9	146	69,9	336,9	164

2. Vitamin-B-Komplex

Der Mangel des gesamten Vitamin-B-Komplexes in der Nahrung bewirkt Veränderungen der Leberfunktionstests. Das Lebergewicht nimmt ab, die Leberzellen sind klein und fettarm (MONAGHAN [1512], Tab. 71).

Tabelle 71

Veränderungen der Phospholipid- und Nicht-Phospholipidfettsäuren der Rattenleber bei Vitamin-B-Komplex-Mangel (nach [1512])

	Phospholipid-Fettsäuren			Nicht-Phospholipid-Fettsäuren		
	je g Feucht-gewicht mg	je g Trocken-gewicht mg	Jod-zahl	je g Feucht-gewicht mg	je g Trocken-gewicht mg	Jod-zahl
Kontrolle	18	92,8	145	26,7	136,6	139
Vit.-B-Komplex-Mangel	6,9	36,8	150	23,4	123,5	141

In den Sternzellen ist der Fett- sowie der Hämosideringehalt etwas vermehrt (NELSON [1560]). Bei einer Diät mit 20% Casein zeigt sich eine Leberverfettung (DRILL u. a. [605, 606]), während bei einem Caseingehalt von 41% keine Veränderungen auftreten. Nur ganz selten sah NELSON [1560] Lebernekrosen, die bei gleichzeitigem Vitamin-A-Mangel verstärkt waren [EGER [634]). Die Fähigkeit der Leber zur Inaktivierung von Östrogen ist vermindert (DRILL und PFEIFFER [607]). Die Cytochrom-C-Komponente des Succinoxydasesystems ist herabgesetzt, während die Succinodehydrogenase und die Cytochromoxydase relativ konstant bleiben [ELSON [650]). Der gesamte Vitamin-B-Komplex greift an verschiedenen Stellen in die Kohlenhydratsynthese ein, so daß bei einem Mangel zu verschiedenartigen Störungen Anlaß gegeben ist (SOSKIN und LEVINE [2010]).

3. Vitamin B_1-Thiamin

Thiaminmangel bewirkt eine seröse Exsudation in der Leber (BEIGLBÖCK [161]). Das Lebergewicht ist vermindert (PECORA und HIGHMAN [1653]). Die Zellgröße ist bis zu 40% herabgesetzt (DEANE und SHAW [544], DUNN u. a. [613], THOMSON u. a. [2137, 2138]). Vereinzelt liegen erhöhte Hämosiderinablagerungen vor (PECORA und HIGHMAN [1653]). Die Mitochondrien schwellen an und sind irregulär in Form und Größe (DEANE und SHAW [544], FREI und RYSER [751]), was zum Bild der trüben Schwellung führt (FUNK und DOUGLAS [770]). Nach SHELTON [1993] ist jedoch das Leberbild normal. Die Glykogenbildung sowie die Speicherung sind gestört (DEANE und SHAW [544], DUNN u. a. [613], EDLUND und HOLMGREN [626] PECORA und HIGHMAN [1653], STEPP u. a. [2051]). In den Rattenlebern sinkt der Glykogengehalt von normal 3,30% auf 1,92% bei Vitamin-B_1-freier Kost (EDLUND und HOLMGREN [626]). Manchmal ist jedoch bei Beri-Beri ein erhöhter Glykogengehalt der Leber zu finden, der auf eine Rückstauung infolge einer Hemmung des Brenztraubensäureabbaues zurückgeführt werden könnte (Beiglböck [161], Stepp u. a. [2051]). Bei Tauben steigt bei einer B_1-Avitaminose im Verlaufe der Mangeldiät der Glykogengehalt ständig an. Andererseits scheint auch eine Umsatzsteigerung des Glykogens vorzuliegen (Beiglböck [161]). So enthält das Rattenleberglykogen nach 5tägiger Gabe von D_2O bei Normalkost eine 19%ige Isotopenkonzentration, bei Thiaminmangel eine 41%ige.

Der Gehalt der Leber an Neutrallipiden sinkt unter den Normalwert (Deane und Shaw [544], Dunn u. a. [613]). Dabei steigt nach Williams und Anderson [2318] das Cholesterin und Plasmalogen, während die Phospholipide unbeteiligt sind. Guggenheim und Olson [884] sahen sowohl eine Abnahme der Gesamtmenge von Fettsäuren wie auch des Cholesterins (Tab. 72).

Tabelle 72

Veränderungen der Gesamtmenge an Fettsäuren und Cholesterin in der Leber von Thiaminmangeltieren (nach [884])

	Fettsäuren/g		Cholesterin/mg	
	total	je 100 g	total	je 100 g
Kontrolle	0,202	2,56	18,12	242
Vit.-B_1-Mangel	0,071	2,04	8,02	211

Nach Monaghan [1512] steigen die Nicht-Phospholipid-Fettsäuren an, die der Phospholipide sind vermindert (Tab. 73).

Tabelle 73

Gehalt der Rattenleber an Phospholipid- und Nicht-Phospholipid-Fettsäuren bei Thiaminmangeltieren (nach [1512])

	Phospholipid-Fettsäuren			Nicht-Phospholipid-Fettsäuren		
	je g Frischgewicht mg	je g Trockengewicht mg	Jodzahl	je g Frischgewicht mg	je g Trockengewicht mg	Jodzahl
Kontrolle	18	92,8	145	26,7	136,7	139
Vitamin-B_1-Mangel	15,7	84,4	147	70,7	378,6	178

Die Gewebsmasse der Leber bezogen auf den DNS-Gehalt ist signifikant herabgesetzt, desgleichen der RNS-Gehalt (Thomson u. a. [2138], Tab. 74). DNS-P ist dagegen unverändert. Jedoch ist die Stoffwechselrate des Lipid-, RNS- und DNS-Phosphors signifikant vermindert (Ogata u. a. [1605]).

Tabelle 74

Gehalt der Rattenleber an RNS-P und Gewebsmasse bezogen auf DNS-P bei Thiaminmangel (nach [2138])

	RNS-P pg/Kern	Gewebsmasse (pg) je pg DNS-P
Grundnahrung	0,180 ± 0,00639	4660 ± 93,0
Thiaminmangel 121 Tage	0,141 ± 0,0119	2990 ± 118

Die Inkorporation von P^{32} in Protein steigt (GUGGENHEIM und OLSON [884]); die Stoffwechselrate des labilen P von ATP und ADP sinkt (OGATA u. a. [1605]). Die oxydative Phosphorylierung in den Leberhomogenaten ist reduziert (FREI und RYSER [751]). Die Konzentration des Riboflavingehaltes erhöht sich, die der Nikotinsäure fällt (BHAGWAT u. a. [244, 245], RAOUL [1729]). Der B_{12}-Gehalt ist auf ungefähr 50% gesenkt (BHAGVAT und SOHONIE [245]). Der Acetylcholingehalt ist vermindert (BOSE u. a. [285]). Die Oxydation von Pyruvat ist herabgesetzt. Da dieser Vorgang bei einem erhöhten Fettgehalt der Nahrung umgangen wird, sind die Mangelsymptome unter diesen Bedingungen geringgradiger (WRIGHT und SCOTT [2361]). Die Fermente des Aminosäurenstoffwechsels, Histidase, Arginase und Tyrosinoxydase sind merklich erhöht (EDELBACHER u. a. [624, 625], KRING und WILLIAMS [1231]). Die Inaktivierung von Östradiol ist in Leberschnitten von Thiaminmangelratten aufgehoben (SINGHER u. a. [1986]).

4. Vitamin B_2-Riboflavin

Der normale Riboflavingehalt der Ratten- und Mäuseleber beträgt bei Foeten 5,5 ± 1,1 μg/g Frischgewicht und bei ausgewachsenen Tieren 29,4 ± 2,3 μg/g (ROBERTSON und KAHLER [1779]). Es ist als Baustein verschiedener Coenzyme notwendig. Diese Coenzyme, die Flavinenzyme, vermindern sich bei einer B_2-Mangelkost (BHAGVAT und DEVI [244]) ebenso wie der Riboflavingehalt selbst (COOPERMAN u. a. [478], GROEN und SCHUYL [869a], KUHN u. a. [1241]). Da Riboflavin an Eiweiß gebunden ist, wird der Gehalt der Leber an dem Vitamin auch bei herabgesetztem Eiweißgehalt der Nahrung gesenkt (STEPP u. a. [2051]).

Der auffälligste morphologische Befund der Leber bei Riboflavinmangel ist eine erhebliche Fettinfiltration (BEAUVALLET [149], COOPERMAN u. a. [478], DEANE und SHAW [544], GOLDSMITH [844], MORGAN und LEWIS [1522], PAPPENHEIMER und VICTOR [1642], RASO [1735], SCHAEFER u. a. [1843], SEBRELL [1924], SEBRELL u. a. [1926], STEPP u. a. [2051]). Die Fettablagerung erfolgt vorwiegend peripher (DEANE und SHAW [544]), sie verschwindet nach 8—12 Wochen. Von den Fettsubstanzen nehmen besonders die Totallipide und Cholesterin zu (MORGAN und LEWIS [1522]), während die Phospholipid-Fettsäuren abnehmen (MONAGHAN [1512]). Der Glykogengehalt der Leber ist gering (DEANE und SHAW [544], STEPP

u. a. [2051], AXELROD u. a. [102]); er steigt während langdauernden Mangels wieder, besonders im Gebiet der Zentralvene, etwas an.

Bei menschlicher Beri-Beri sind schwere Leberstauung und Degeneration der Läppchenzentren, wahrscheinlich als Folge der Herzschädigung, zu beobachten (RASO [1735]). Die Mitochondrien der Leber zeigen keine Auffälligkeiten (DEANE und SHAW [544], FREI und RYSER [751]). Der Stickstoffgehalt der Mitochondrienfraktion nimmt ab.

Vitamin B_{12} und Nikotinsäure sind reduziert (BHAGWAT und SOHONIE [245], RAOUL [1729]). Zuerst werden die flavinhaltigen Fermente vermindert = Flavinadenindinucleotid, Flavinmononucleotid (BURCH u. a. [363], DECKER und BYERRUM [548]). Zum Teil gleichsinnig mit diesen nehmen Glycinoxydase (BURCH u. a. [363]), D- und L-Aminosäurenoxydase (AXELROD und ELVEHJEM [99], BURCH u. a. [363], GOLDSMITH [844], VIOLLIER [2219]), Xanthinoxydase (AXELROD und ELVEHJEM [100, 101], BURCH u. a. [363], DEANE und SHAW [544]), DPN-H-Dehydrogenase (BURCH u. a. [363]), Histidase (EDELBACHER und VIOLLIER [625]), Succinoxydase (AXELROD u. a. [102], KENSLER [1157, 1159]) und Succinodehydrogenase (GOLDSMITH [844]) ab. Ebenfalls herabgesetzt ist die Aktivität der Cholinoxydase (EBISUZAKI und WILLIAMS [622], KENSLER [1159], KENSLER und LANGEMANN [1161], RICHERT und WESTERFELD [1761], VIOLLIER [2219]). Dadurch wird der bei Riboflavinmangel zu beobachtende Effekt einer erhöhten Tumorbildung durch Dimethyl-p-aminoazobenzol hervorgerufen (GIESE u. a. [803], KENSLER u. a. [1159, 1160], MILLER [1484], STENRAM [2049]). Die Acetylierungsfähigkeit der Leber gegenüber Azofarbstoffen ist reduziert (KENSLER und LANGEMANN [1161]). Eine Leberschädigung tritt bei Riboflavinmangel und gleichzeitiger Gabe von Buttergelb auf jeden Fall ein. Während eine Vitaminzugabe jedoch in den ersten 4 Monaten die Leber schützt, ist das in den späteren Stadien nicht mehr der Fall (ANTOPOL und UNNA [68]). Die durch Fettanreicherung in der Nahrung bedingte erhöhte Rate von Spontantumoren bei C_3H-Mäusen wird durch gleichzeitige Riboflavingabe in der Nahrung verhindert (SILVERSTONE und TANNENBAUM [1973]).

5. Pantothensäure

Der Pantothensäuregehalt der Leber zeigt bei Pantothensäuremangelernährung eine deutliche Abnahme (BRIGGS und DAFT [327], SILBER [1971], SMELLIE [1996], SNELL u. a. [2003]). Bei Ratten sinkt der Wert von 3,8 μg/g Leber bei Kontrollen auf 2,0 μg/g (NISHI u. a. [1580]). Die Pantothensäure ist ein wichtiger Bestandteil des in der Leber reichlich vorhandenen Coenzym A. Mangelerscheinungen werden vorwiegend durch eine Verminderung dieser Substanz bewirkt (DEUEL [557], DINNING u. a. [582, 583], KLEIN und LIPMANN [1188], YANG u. a. [2367]). Nach 5 Tagen Pantothensäuremangel fällt der Coenzym-A-Gehalt bei der Ente um 50–70% (OLSON und MARTINDALE [1612], OLSON und KAPLAN [1613]); bei Ratten wird erst nach 2–3 Wochen der gleiche Wert erreicht. Die Fähigkeit der Leber zur Pyruvatoxydation ist herabgesetzt (BRIGGS und DAFT [327], OLSON und

MARTINDALE [1612], PILGRIM u. a. [1672]). Der Succinoxydasegehalt ist unverändert (AXELROD u. a. [102]). Nach AIYAR u. a. [29] ist die Succinoxydaseaktivität ebenso wie der Pantothensäure- und Coenzym-A-Gehalt gesenkt, während sich der Vitamin-B_{12}-Gehalt auf das doppelte erhöht (Tab. 75).

Tabelle 75

Veränderungen des Pantothensäure- und Coenzym-A-Gehaltes sowie von Ubiquinon, Succinoxydase und Vitamin B_{12} bei Pantothensäuremangelratten (nach [29])

	Gewichtszunahme g/Woche/Ratte	Pantothensäure µg/g	Coenzym A Einheit/g	Ubiquinon µg/g	Succinoxydaseaktivität µl O_2/h/g	Vitamin B_{12} mµg/g
Pantothensäuremangel	10,2 ± 0,8	86,4 ± 3,2	113 ± 6	36,0 ± 2,3	1175 ± 51	155 ± 8,2
Pantothensäurezugabe	14,6 ± 0,4	127,0 ± 5,9	157 ± 9	44,5 ± 2,1	1343 ± 39	78 ± 6,6

Acetylcholin ist vermindert (BOSE u. a. [285]). Der niedrige Glutathionwert ist auf eine herabgesetzte Synthese dieser Substanz aus Cystin, Glycin und Glutaminsäure zurückzuführen (SYNICYNA [2098]). Die Kopplung zwischen Phosphorylierung und Atmung ist gestört, die ATP-Bildung reduziert (BEIGLBÖCK [161]).

Die Leberglykogenmenge sowie der Blutzuckerwert sind gesenkt (DEANE und MCKIBBIN [543], DEB u. a. [545], HURLEY und MACKENZIE [1089], MOOKERJEA und SADHU [1516], PLAUT und BETHEIL [1678]). Nach DEB u. a. [545] vermindert sich das Glykogen in der Rattenleber von 164 ± 26,4 mg % auf 97 ± 19,2 mg bei Pantothensäuremangel. Nach HURLEY und MACKENZIE [1089] fällt es von normal 5390 ± 498 mg-% auf 3043 ± 388 mg%. Durch die gleichzeitig auftretende Nebenniereninsuffizienz erfolgt auf einen Stress keine Reaktion mehr.

Die widersprechendsten Befunde liegen über den Fettstoffwechsel der Leber bei Pantothensäuremangel vor. Ein erhöhter Fettgehalt findet sich bei Hunden (BEAUVALLET u. a. [149], SCUDI und HAMLIN [1921], SEVERI und FONNESU [1942], SILBER [1971], STEPP u. a. [2051]), Hühnern (COATES u. a. [464], PHILLIPS und ENGEL [1671], SHAW u. a. [1945], STEPP u. a. [2051]), Füchsen (SCHAEFER u. a. [1843]), sowie Ratten (MONTY u. a. [1515], BEAUVALLET [149]). Die Fettablagerung erfolgt centrolobulär (STEPP u. a. [2051]). DEANE und MCKIBBIN [543] fanden nur selten Fett-Tropfen, die Mitochondrien waren filamentös. In den ersten Wochen sind Mitosen in der Leber zu sehen, die Einzelzellen sind verkleinert, desgleichen die Kerne, teilweise sind absterbende Zellen vorhanden (NELSON [1560]). BEIGLBÖCK [161] sah eine seröse Entzündung.

Nach anderer Ansicht sinkt der Fettgehalt erheblich ab (COMBRIDGE und COPPING [472], LIPPINCOTT und MORRIS [1341]). Er fällt von 3,1 ± 0,2% auf 2,3 ± 0,3% bei Pantothensäuremangel (MORGAN und LEWIS [1522]). Es nehmen die Fettsäuren und das Cholesterin ab (GUGGENHEIM und OLSON [884], KLEIN und LIPMAN [1188]), und zwar parallel zum Absinken des Coenzym-A-Gehaltes, das zur Fettsynthese notwendig ist (COOK [476], DEUEL [557], KLEIN und LIPMAN [1188], MORGAN und GUEHRING [1521]).

Die Acetylierungsfähigkeit der Leber gegenüber Dimethyl-p-aminoazobenzol ist herabgesetzt (RIGGS und HEGSTEDT [1772]).

6. *Vitamin B_6-Pyridoxin*

Das Pyridoxin findet sich zu 28—45% in der Mitochondrienfraktion von Mäuse- und Rattenlebern und zu 45—64% in der löslichen Fraktion (PRICE u. a. [1714]). Der Gehalt der Leber an Vitamin B_6 ändert sich parallel zum Pyridoxingehalt der Nahrung (SHEPPARD und MCHENRY [1950]). Jedoch sinkt der Wert stärker, wenn die Diät 50% Casein enthält als bei 10% Casein. Das ist auf die Rolle des Pyridoxins im Eiweißstoffwechsel zurückzuführen (LICHSTEIN [1317]). Es ist wichtig zur Transaminierung und Decarboxylierung (GYÖRGY [894], SINCLAIR [1978]). Bei Mangel sind besonders die verschiedenen Transaminasen vermindert (BALDRIDGE und TOURTELLOTTE [105], BEATON und OZAWA [147], BERGERET u. a. [191], CALDWELL und MCHENRY [380, 381], DIETRICH und SHAPIRO [574], HARTSOOK u. a. [970], LIGHTBODY und KLEINMAN [1320], MEISTER u. a. [1463], OLSON und MARTINDALE [1612]). Infolge einer Verminderung der Cysteindesulfhydrase ist die in vitro Überführung des Schwefels von Homocystein zu Serin verzögert (BINKLEY u. a. [252], BRAUNSCHTEIN u. a. [320], DIETRICH und SHAPIRO [574], MEISTER u. a. [1463]). Die Transmethylierung ist vermindert (STEKOL u. a. [2037]). Die Thionaseaktivität nimmt ab (THOMPSON und GUERRANT [2135]), der Histidasegehalt ist erhöht (BALDRIDGE und TOURTELLOTTE [105], BRAUNSCHTEIN u. a. [320]), die Aldolase sinkt gleichfalls ab (MCHENRY [1396]), ebenso die Kynureninase (MASON und BERG [1442]). Die Harnstoffbildung ist vermehrt (CALDWELL und MCHENRY [380, 381]). Der Sauerstoffverbrauch von Pyridoxinmangeltieren ist um 30% reduziert (OLSON und MARTINDALE [1612]). Die Oxydationsrate kurzkettiger Fettsäuren ist herabgesetzt (PERETTI [1654]). Der Gehalt an anorganischem Phosphor und Glutathion steigt an (MCHENRY [1396]), Alanin und Asparaginglutaminsäure sind vermindert (BEATON u. a. [145]).

Die freie Glukose und der Glykogengehalt der Leber fallen (KOCH [1198], MCHENRY [1396], PERETTI [1654]). Nur in der Läppchenperipherie ist noch etwas Glykogen zu beobachten (DEANE und SHAW [544]). Infolge der eingeschränkten Vitamin-B_{12}-Absorption bei Pyridoxinmangel ist der Gehalt der Leber an diesem Vitamin vermindert (HSU u. a. [1080]). Die Konzentration von Pantothensäure, Niacin und Riboflavin ist herabgesetzt (TERROINE und ADRIAN [2130], Tab. 76).

Den wenigen Befunden über eine Verminderung des Fettgehaltes der Leber bei Pyridoxinmangel (ANTOPOL und UNNA [68], CARTER und PHIZACKERLEY [400], DEANE und SHAW [544]), steht die große Zahl der Ergebnisse einer erhöhten Fettmenge gegenüber (BEAUVALLET [149], BOURNE [290], CARTWRIGHT u. a. [401],

CLEMENT [462], COMBRIDGE [471], ENGEL [660], GREENBERG [858], HALLIDAY [919], MCHENRY und GAVIN [1398], RINEHART und GREENBERG [1773], SCHWEIGERT u. a. [1908], TULPULE und PATWARDHEN [2173]), die besonders häufig beim Schwein und beim Rhesusaffen ermittelt wurde. Die Verfettung betrifft vorwiegend die zentralen Läppchenteile (COMBRIDGE [471], DEANE und SHAW [544]). Die Totallipide nehmen deutlich zu (ENGEL [660], Tab. 77).

Tabelle 76

Gehalt der Rattenleber an Pantothensäure, Niacin und Riboflavin in γ/g Frischgewebe bei Pyridoxinmangel (nach [2130])

	Normal	Mangel	Abnahme %
Pantothensäure	78,8	18,6	−76,4
Niacin	175,6	148,5	−15,5
Riboflavin	32,5	25,3	−22,5
Lebergewicht	3,85 g	4,9 g	+27,0

Tabelle 77

Zunahme der Totallipide bei Pyridoxinmangel (nach [660])

Tage	% Leberfett ohne B_6	% Leberfett mit B_6
3	11,2	11,8
6	12,6	13,2
8	22,5	11,4
14	16,8	9,5
24	38,5	17,6

Eine Untersuchung der einzelnen Fettfraktionen ergibt eine Zunahme in allen Anteilen bei einer Abnahme der Phospholipide (CLEMENT [462], Tab. 78).

Tabelle 78

Veränderungen der einzelnen Fettfraktionen bei Vitamin-B_6-Mangelratten (nach [462])

	Phosphatide %	Glyceride %	Cholesterinester %	Freies Cholesterin %
Normale Ratte	3,6	1,7	0,28	0,28
Vitamin-B_6-Mangelratten	2,34	4,0	2,0	0,7

Die Leberverfettung bei Pyridoxinmangel ist auf die Notwendigkeit des Vitamins zur Wirkung des Cholins und Inosits zurückzuführen (DEUEL [557], ENGEL [660]). Nach STEPP u. a. [2051] ist der Ausfall des Pyridoxals wichtig. Bei Rhesusaffen kommt es nach mehrmonatigem Mangel zur peripher beginnenden

Bindegewebsbildung und zur Entstehung einer Cirrhose (Greenberg [858], Rinehart und Greenberg [1773]). Die knotige regenerative Hyperplasie macht oft den Eindruck von Neoplasien. Infolge der Störung der Hämoglobinsynthese findet sich eine Erhöhung des Eisengehaltes des Blutes, der zur Hämosiderose von Leber und Milz führen kann (Cartwright u. a. [401], Stepp u. a. [2051]).

Die Ausbildung von Dimethyl-p-aminoazobenzol-Tumoren der Leber ist bei vermindertem oder fehlendem Pyridoxingehalt der Nahrung gesenkt (Miner u. a. [1497]), nach Yamada und Nagai [2365a] jedoch leicht erhöht.

7. *Nikotinsäure*

Das Diphosphorpyridinnucleotid (DPN, Coenzym I) und das Triphosphorpyridinnucleotid (TPN, Coenzym II) enthalten in ihrem Molekül Nicotinsäureamid (Fischer [718]). Der Nikotinsäuregehalt der Säugetierleber beträgt normalerweise 12—18 mg-% und ist von allen Organen der höchste (Stepp u. a. [2051]). Nikotinsäuremangeldiät (Birch u. a. [253]) bewirkt eine Abnahme des Nikotinsäuregehaltes sowie der nikotinsäurehaltigen Enzyme der Leber bei *Ratten* (Hundley [1085, 1086], Singal u. a. [1980, 1981, 1982], Williams und Elvehjem [2313]), *Hunden* (Axelrod u. a. [97, 98], Dann und Handler [513], Handler und Dann [924], Kohn u. a. [1209]), *Hühnern* (Anderson u. a. [59]), *Schweinen* (Axelrod u. a. [98]) und *Kaninchen* (Wooley [2355]). Der Coenzymspiegel sinkt bei „Schwarze Zunge“-Hunden um 70%. Der Sauerstoffverbrauch steigt um 35% (Kohn u. a. [1209]); die endogene Respiration ist herabgesetzt (Williams und Elvehjem [2313]). Die Lebern von Nikotinsäuremangelhunden sind mäßig gestaut, die Zellbalken weisen eine zentrale Atrophie auf, die Verfettung ist wechselnd stark (Lillie [1322]).

Bei der menschlichen Pellagra als Ausdruck eines Nikotinsäuremangels ist eine hochgradige großtropfige Verfettung durch Umwandlung von Kohlenhydraten in Fette zu beobachten (Gillman und Gillman [821, 823]) sowie eine erhöhte Hämosiderinablagerung festzustellen (Wenderoth [2277]). Der Vitamin-A-Gehalt ist reduziert, in den Leberzellen tritt Porphyrin auf (Gillman u. a. [813]).

Gillman, Gillman u. a. [812, 813] haben die Leberbefunde bei Pellagrakranken in 4 Untergruppen eingeteilt, die gleichzeitig Auskunft über den Ablauf der Veränderungen während der Erkrankung geben.

I. Leberverfettung, kein histologisch erkennbares Eisen.

1. Diffuse Verteilung des Fettes über den ganzen Lappen. Jede Leberzelle ist mit feinen Tropfen angefüllt, die Sinusoide sind zusammengedrückt.
2. Große, die ganze Zelle füllende Fetttropfen; Kern an den Zellrand gedrängt. Sinusoide geschlossen, Sternzellen meist fettfrei (bei Kindern mit infantiler Pellagra).
3. Kleine Tropfen in den Zellen im allgemeinen, in der Läppchenperipherie große Tropfen, z. T. Vakuolen. Rundzellvermehrung in den periportalen Feldern.

4. Verminderung des Fettgehaltes der Leber. 2—3 Zellschichten um die Zentralvene fettfrei, Intermediärzone noch fetthaltig, großtropfige Verfettung in den Zellen um die portalen Felder; dazwischen einzelne Zellen mit hydropischer Degeneration. Sinusoide meist geschlossen, vereinzelt erweitert. Rundzellanhäufung in den periportalen Feldern.
5. Wie bei 4., jedoch stärkere Abnahme des Fettgehaltes der zentralen und intermediären Zone.
6. Normales Erscheinungsbild der Leber, einige Leberzellen vergrößert, Cytoplasma vakuolisiert, feintropfige Verfettung.

II. Eisenpigmentablagerung vorwiegend in den Leberzellen, dazu meist Verfettung.

III. Ausgedehnte Eisenablagerungen in den Leberzellen, Sternzellen und Histiozyten der periportalen Felder.

IV. Eisenpigmentablagerung wie bei III. und Cirrhose.

8. Biotin

Ebenso wie durch ein Zuviel von Biotin in der Nahrung (GILLMAN und GILLMAN [822], McHENRY und GAVIN [1397, 1398]) wird auch durch eine Biotinmangelernährung der Fettgehalt der Leber erhöht (CLEMENT [462], CURRAN [498], GAVIN und McHENRY [787]). Diese Fettlebern zeichnen sich durch einen erhöhten Cholesteringehalt aus (CLEMENT [462], GAVIN und McHENRY [787]). Nach CURRAN [498] ist die Leberverfettung nicht als ein spezifischer Effekt des Biotinmangels zu deuten, sondern durch die begleitende Unterernährung bedingt. GUGGENHEIM und OLSON [884] sahen einen normalen Fettgehalt der Biotinmangelleber. Der Glykogenanteil nimmt nach 7—19 Wochen Mangeldiät ebenfalls ab (GRAM und OKEY [851], TERROINE [2129]).

Beim Biotinmangelkücken werden nur 70—80% der normalen Serumalbuminmenge gebildet (POZNANSKAYA [1708]). Wenn auch das Biotin nicht direkt am Syntheseprozeß der Proteine teilnimmt, so ist es doch durch seine Mitwirkung im Zitronensäurezyklus wichtig für die Bildung austauschbarer Aminosäuren bei dem Prozeß der respiratorischen Phosphorylierung, die die Synthese der Proteine in energetischer Hinsicht sichert (POZNANSKAYA [1708]). Die Inkorporation von S^{35}-markiertem Methionin in Protein ist bei Biotinmangel vermindert (KRITSMAN u. a. [1232]). C^{14}-Natriumbicarbonat zeigt eine geringere Einbaurate in Adenin, Guanin, Arginin, Asparaginsäure und Zitronensäure (McLEOD und LARDY [1416]). Die Pyruvatoxydation ist herabgesetzt (PILGRIM u. a. [1672], TERROINE [2129]). Der Riboflavingehalt der Leber nimmt bei Biotinmangel zu, der Aneuringehalt ab (BHAGVAT und DEVI [244]). Die Transmethylaseaktivität (ERICSON und HARPER [670]), die Serindesaminaseaktivität (NADKARNI und

SREENIVASAN [1547]) und die Bernsteinsäuresynthese (LARDY und ADLER [1269]) sind vermindert; die Succinoxydase zeigt keine Veränderungen (AXELROD u. a. [102]), die Histidase steigt an (BALDRIDGE und TOURTELLOTTE [105], desgleichen die alkalische Phosphatase (BANERJEE und DRAVID [113a]).

9. Folsäure

Die morphologischen Befunde bei Folsäuremangel sind gering. Sie betreffen vorwiegend das Auftreten einer Leberverfettung (KELLEY u. a. [1151], REID [1747], STEPP u. a. [2051]), was wohl auf die fehlende Wirkung lipotroper Substanzen (KELLEY u. a. [1151]) oder Einkohlenstoffreste zurückgeführt werden muß. Der Cholinoxydasegehalt ist herabgesetzt (DRILL [604], GOETTSCH [840], STEKOL u. a. [2037]). Folsäure spielt eine Rolle in der Umbildung von Cholin über Betainaldehyd zum Methyldonator Betain und seiner Transmethylierung zu Homocystein. Folsäuremangelkücken weisen eine verminderte Oxydation von Cholin und eine herabgesetzte Fähigkeit der Methioninbildung aus Homocystin und Homocystein auf (DINNING u. a. [581], WILLIAMS [2308]). Die Betain-Homocystintransmethylase-Aktivität ist reduziert; die Serinbildung herabgesetzt (ARNSTEIN und STANKOVIĆ [78], NADKARNI und SREENIVASAN [1548], VOHRA u. a. [2222]). Bei Folsäuremangelratten findet sich eine verminderte Cholinbildung aus Glycin und Serin (STEKOL u. a. [2035, 2036]). Die Neubildung von Methylgruppen von Glycin sinkt auf 50% bei Folsäuremangelhühnern. Die Formiatbildung aus den Methylgruppen von Methionin, Cholin und Sarcosin ist erhöht (WEILL u. a. [2269]).

Bei Folsäuremangelernährung oder einer gestörten Synthese im Darm durch Gabe von Sulfonamiden sinkt auch der Folsäuregehalt der Leber (TICHOMIROVA und PENAR [2141]). Desgleichen fällt der Coenzym-A-Gehalt (POPP und TOTTER [1693]). Die Catalaseaktivität ist herabgesetzt (BRIGGS und DAFT [328], FRIEDMANN u. a. [758]), die Tyrosinase ist nicht verändert, die Xanthinoxydase steigt an (DINNING u. a. [581], KEITH u. a. [1148]). Die Inkorporation von C^{14} in Leberprotein beträgt nur noch 10% (PLAUT u. a. [1677]). Bei Enten ist unter Folsäuremangel bei niedrigem Glykogengehalt die Fett- und die Total-N-Menge leicht erhöht. Der Proteingehalt ist vermehrt, die alkalische Phosphatase nimmt ab (MILLER u. a. [1493]).

10. Vitamin B_{12}

Das Vitamin B_{12} greift an verschiedenen Stellen in den Leberstoffwechsel ein und entfaltet seine Wirkung als lipotrope Substanz, als Fermentaktivator und bei der Protein- und RNS-Synthese. Mangelerscheinungen werden sich also an verschiedenen Stellen kenntlich machen. Der Gehalt der Leber an Vitamin B_{12} nimmt während der B_{12}-Mangel-Diät erheblich ab (Tab. 79).

Tabelle 79

Veränderungen des Vitamin B_{12}-Gehaltes der Leber bei B_{12}-Mangelernährung

	µg/g Leber Frischgewicht	Autor
Maus: Kontrolle	0,949	[1109]
Vitamin B_{12}-Mangel	0,152	
Huhn: Kontrolle	0,071–0,090	[745]
Vitamin B_{12}-Mangel	0,012–0,017	
Ratte: Kontrolle	0,15 γ/g Tr.-Gew.	[176]
Vitamin B_{12}-Mangel	0,03	

Innerhalb der Zelle wird Vitamin B_{12} in den Mitochondrien gespeichert. Der Vitamin-B_{12}-Gehalt der Leber verhält sich proportional zum Kobaltanteil des Futters (SKOROPOSTIZHNAYA [1994]).

Die lipotrope Wirkung des Vitamin B_{12} ist unbestritten (DRILL [604], FORBES und PETTERSON [738], HARTMANN [954], MORGAN und LEWIS [1522]). Dagegen ist der Ort des Eingreifens des Vitamins nicht in gleicher Weise festzulegen, zumal der Effekt bei den einzelnen Tierarten unterschiedlich ist. Es ist entweder an der Synthese der labilen Methylgruppen oder am Prozeß der Transmethylierung (DRILL [604]) beteiligt. Beim Schwein wird Vitamin B_{12} zur Methylsynthese von Glycin und Serin benötigt (GERMER und CHOI [799], HENRY und KON [985], MISTRY u. a. [1504, 1505, 1506]). B_{12} wirkt als Ersatz für labile Methylgruppen-Donatoren (STEKOL u. a. [2035]). Die Methylgruppensynthese wird beim Kücken ebenfalls durch B_{12} beeinflußt (GILLIS und NORRIS [810]). B_{12}-Mangel verdoppelt bei Puten die Methylgruppenbildung aus Glycin (TOTTER [2153]). Eine B_{12}-Mangeldiät bei Ratten unterbricht die Fähigkeit der Leber, Betain und Homocystin zu Methionin und Cholin umzubilden (DRILL [604], OGINSKY [1606], STRENGTH [2077]). Während beim Schwein und Kücken die Transmethylierung durch B_{12}-Mangel nicht beeinflußt wird (FIRTH u. a. [717], GILLIS und NORRIS [810], JOHNSON u. a. [1118], STEKOL u. a. [2037], YOUNG u. a. [2377]), ist die Betain-Homocysteintransmethylase-Aktivität bei der Ratte deutlich gesenkt (ERICSON u. a. [669], MISTRY u. a. [1505, 1506], OGINSKY [1606], PFIFFNER und BIRD [1664], SCHAEFER u. a. [1850], WILLIAMS u. a. [2316, 2317], WILLIAMS [2321], Tab. 80).

Jedoch ist auch bei Ratten eine „de novo"-Synthesefähigkeit von labilen Methylgruppen zu beobachten (BRIGGS und DAFT [328], ERICSON u. a. [669, 672]). Cholin ist bei B_{12}-Mangel wirkungslos, da infolge der fehlenden Oxydation des Cholins zu Betain keine Methylgruppen abgegeben werden können (GILLIS und NORRIS [811]). B_{12}-Mangelratten sind nur in geringem Maße imstande, aus C^{14}-markiertem Methanol die Methylgruppen in Cholin einzubauen (VERLY und CATHEY [2207]).

Auffällig ist bei B_{12}-Mangel die 2–3fache Zunahme des Coenzym-A-Gehaltes der Leber (BOXER u. a. [293, 294, 295], TOTTER [2153], WONG und SCHWEIGERT

Tabelle 80

Wirkung des Vitaminmangels auf die Aktivität der Betain-Homocystein-Transmethylase der Rattenleber (entwöhnte Ratten) (nach [670])

Vitaminmangel	Dauer des Experimentes Tage	Transmethylase Kontrolle μg	Transmethylase Mangeldiät μg
Thiamin	21	410	450
Riboflavin	14	320	460
Niacin	21	360	310
Pyridoxin	14	405	535
Pantothensäure	18	220	270
Biotin	24	635	490
Cholin	14	575	535

[2350]). Diese Erhöhung ist nicht durch eine verminderte Zerstörung des CoA noch durch Veränderungen des Verhältnisses von oxydiertem zu reduziertem CoA bewirkt (NOVELLI [1587]). Wahrscheinlich ist die Kohlenhydratnutzung gemindert (LINDAN und WORK [1331], LING und CHOW [1336]). Das Anwachsen in der Leber soll durch einen physiologischen Adaptationsmechanismus bedingt sein, der die Energieproduktion durch die Heranführung von mehr C_2-Einheiten zur Fettsäureoxydation ansteigen läßt. Über die Veränderungen des CoA sowie des Glutathion (BRIGGS und DAFT [328], JAFFÉ [1109]) wirkt das Vitamin weiter auf den Kohlenhydrat- und Fettstoffwechsel ein (LING und CHOW [1335, 1336], OTTEY und DANIEL [1626], SORENSEN [2006], STUHLFAUTH [2081]). Zum ausgeglichenen Pantothensäureverbrauch bei der CoA-Synthese ist das Vitamin B_{12} notwendig (BOXER u. a. [293]). Bei B_{12}-Mangelhühnern beträgt der Pantothensäuregehalt infolge einer Anhäufung durch verminderte Umbildung 195 μg/g gegenüber der Kontrolle mit 65 μg/g (EVANS u. a. [681]). Die Veränderungen der Cholinoxydase sind bei Hühnern nicht eindeutig (GILLIS und NORRIS [811]). Die Leberxanthinoxydase ist vermindert (WEBSTER [2262]), ebenfalls die endogene Respiration (WILLIAMS u. a. [2316]) und die Dehydrogenaseaktivität (SREENIVASA u. a. [2025]). Die Cytochromoxydase hat bis zu 50% abgenommen (O'DELL u. a. [1601], SCHULTZE [1886]). Die Desoxyriboaldolase ist um 20—30% geringer als normal (WONG und SCHWEIGERT [2352]). Ein spezifischer Effekt des Vitamin-B_{12}-Mangels auf die Rattenleber-Dehydrogenaseaktivität liegt nicht vor, obgleich es zu einem allgemeinen Abfall der Enzymkonzentration kommt (TOTTER [2153]). Die Nicht-Proteinsulfhydrylgruppen von Leber und Blut bei B_{12}-Mangelratten sind vermindert (REGISTER [1742]), was vorwiegend auf der Abnahme des Glutathions, weniger auf der des Ergothionins beruht.

B_{12} beschleunigt einige Enzymprozesse des Glukosestoffwechsels (HADNAGY und HORVÁTH [906]). B_{12}-Mangel hemmt den Kohlenhydratverbrauch und vermindert den Phospholipidgehalt des Blutes und der Gewebe (LING und CHOW [1336]).

Auf Grund des Eingreifens des Vitamin B_{12} in den Fettstoffwechsel sind bei seinem Mangel häufig Leberverfettungen beobachtet worden (BEAUVALLET [149], BURNS und MCKIBBIN [368], DRILL [604], FERGUSON und COUCH [704, 705], FIRTH

u. a. [716]). WANG u. a. [2243] fanden keine morphologischen Veränderungen bei B_{12}-Mangel. Bei Kücken von B_{12}-Mangelhennen wurden focale Lebernekrosen beobachtet (FERGUSON und COUCH [705]). Eine Kombination von B_{12}-Mangel mit gleichzeitigem Methionin-, Cholin- und Cystinmangel ruft eine stärkere Fettleber hervor (BENNETT u. a. [176], BEST u. a. [233, 234], BRIGGS und DAFT [328], DRILL [604], DRILL und LOOMIS [608], FORBES und PETTERSON [738], SHILS und STEWART [1954]), die in Cirrhose übergeht. Dieser Vorgang kann durch eine B_{12}-Zugabe verhindert werden.

6-wöchiger Mangel von Vitamin B_{12} bei Ratten ruft ein Anwachsen des Totalproteins je Leberzelle hervor, was durch eine enge Verbindung von B_{12} zum Proteinverbrauch oder durch Zellhypertrophie und einen Mitoseblock bedingt ist. Die Gesamtzellzahl ist in den Lebern von Mangeltieren stark reduziert, während das Organgewicht erhalten bleibt (RASCH u. a. [1734]). Die Regenerationsfähigkeit der partiell hepatektomierten Rattenleber ist bei B_{12}-Mangel vermindert.

Vitamin B_{12} wirkt auf den Nucleinsäurestoffwechsel der Leber. Bei B_{12}-Mangel nimmt nach O'DELL und BRUEMMER [1602], WONG und SCHWEIGERT [2350, 2351, 2352] der DNS-Gehalt ab; PNS-P sinkt von 69,0 auf 51,0 µg/100 g Frischgewebe, DNS-P von 29,9 auf 23,7 µg/100 g (LESLIE [1296], O'DELL und BRUEMMER [1602]). Nach ROSE und SCHWEIGERT [1784] erfolgt ein Abfall auf 20%. Jedoch ist im allgemeinen die Verminderung weniger auffällig. Die polyploiden Zellen sind reduziert, die Zahl der diploiden verdoppelt sich (RASCH u. a. [1734], Tab. 81).

Tabelle 81

Veränderungen der Ploidie und der DNS-Menge bei Vitamin B_{12}-Mangeltieren (nach [1734])

	diploid %	tetraploid %	octoploid %	16-ploid %	DNS/Zelle mg $\times 10^{-9}$
Kontrolle	8,2	84,9	6,7	0,2	12,4
B_{12}-Mangel	16,8	78,5	4,6	0,1	11,6

Die Kernzahl sinkt bei B_{12}-Mangel von 170×10^6/g auf 138×10^6/g (ROSE und SCHWEIGERT [1784]). Dagegen zeigen der DNS- und RNS-Gehalt je Zelle keine signifikanten Unterschiede (Tab. 82).

Tabelle 82

Veränderungen des Gehaltes der Rattenleberzelle an DNS und RNS bei Vitamin B_{12}-Mangel (nach [1784])

	mg DNS je Zelle $\times 10^{-8}$	mg RNS je Zelle $\times 10^{-8}$
Vitamin B_{12}-Mangel	1,49	5,78
Vitamin B_{12}-Zugabe	1,54	5,82

Desgleichen zeigen junge Ratten, deren Mütter Vitamin-B_{12}-arm ernährt wurden, keine wesentlichen Veränderungen des Nucleinsäuregehaltes (BRUEMMER u. a. [342], Tab. 83).

Tabelle 83

Kernzahl, DNS- und PNS-Gehalt junger Ratten von vitamin-B_{12}-arm ernährten Müttern (nach [342])

	Gewebsgewicht mg	Kerne/g 10^6	DNS je g mg	DNS je Kern mg $\times 10^{-9}$	PNS je g mg	PNS je Kern mg $\times 10^{-9}$
B_{12}-arm	210	671 $\pm$ 22	5,27 $\pm$ 0,19	7,9 $\pm$ 0,2	9,79 $\pm$ 0,23	14,7 $\pm$ 0,5
B_{12}-Zugabe	255	637 $\pm$ 21	4,89 $\pm$ 0,22	7,7 $\pm$ 0,2	10,28 $\pm$ 0,35	16,3 $\pm$ 0,5

Vitamin B_{12} wirkt auf die Nucleosid- und Nucleotidsynthese (Schlenk [1859]). Es ist entweder zur Umwandlung der Glukose in Ribose oder zur Inkorporation der Pentose in Nucleinsäuren notwendig (Wagle u. a. [2235]). Die metabolische Aktivität von DNS und PNS ist geringer als normal (O'Dell und Bruemmer [1602]). Die Nucleinsäuresynthese ist herabgesetzt und damit die Zellteilungsrate (Stepp u. a. [2051]). Die Basophilie der Leberzellen ist vermindert (Stern u. a. [2053]). B_{12}-Mangel bei neugeborenen Ratten zeigt keine Wirkung auf die Inkorporation von P^{32} in die Phospholipide (O'Dell und Bruemmer [1602]). Bei Erhöhung des Proteingehaltes der Nahrung werden die B_{12}-Mangelerscheinungen verstärkt (Vannotti [2191]). Vitamin B_{12} ist zur Proteinbiosynthese notwendig (Sahasrabudhe und Rao [1828], Salander und Patton [1833], Zillig [2391]). Jedoch konnte eine direkte Rolle des Vitamin B_{12} bei der Aktivierung oder Inkorporation von Aminosäuren in die mikrosomenreiche Fraktion nicht beobachtet werden (Fatterpaker u. a. [690]). Isolierte Lebermikrosomen zeigten bei B_{12}-Mangel eine herabgesetzte Inkorporationsrate von Aminosäuren (Arnstein und Simkin [79], Bruemmer u. a. [342], Wagle u. a. [2234, 2236]). Die Aminosäurebildung ist nicht reduziert (Arnstein und Stanković [78]).

Die Ausbildung von Dimethyl-p-aminoazobenzol-Schäden der Leber ist bei Vitamin-B_{12}-Mangel beschleunigt (Pfiffner und Bird [1664]). 6 Monate Fütterung von DAB bei Wistarratten unter B_{12}-Mangel rief bei 7 von 12 Tieren Lebertumoren hervor, bei B_{12}-Zugabe nur bei 2 von 12 Tieren.

11. Vitamin C

Vitamin-C-Mangelerscheinungen sind nur beim Menschen, Affen und Meerschweinchen zu beobachten. Alle anderen Säugetiere sind imstande, innerhalb ihres Kohlenhydratstoffwechsels Ascorbinsäure zu synthetisieren (Burns u. a. [367], Felix [699]). Auch über Monate anhaltender Vitamin-C-Mangel zeigt keinen Effekt bei Kaninchen, Ratten und Hühnern (Harris u. a. [945]). Die Halbwertszeit der Ascorbinsäure beträgt beim Menschen 18 Tage, beim Meerschweinchen nur 4 Tage; deshalb treten bei diesen Tieren die Mangelerscheinungen wesentlich früher auf (Burns u. a. [366]). Die Rattenleber enthält nach Kennaway und Tipler [1153] 248 γ/g Leber (Wistarratten 221 γ) Vitamin C; nach Greenstein

[859] beträgt der Gehalt 20 mg/100 g bei der Ratte und 32 mg bei der Maus. Die Meerschweinchenleber weist bei Kontrolltieren 10,0 mg/100 g, nach 15 Tagen Vitamin-C-Mangel 3,0 mg und nach 28 Tagen 1,00 mg Ascorbinsäure auf (YAVORSKY u. a. [2370]). Dafür tritt in der Leber Dehydroascorbinsäure auf (BANERJEE u. a. [110], MEIKLEJOHN [1461]).

Das Lebergewicht vermindert sich in den frühen Stadien des Ascorbinsäuremangels um 25%. Beim Auftreten scorbutischer Erscheinungen ist es wieder normal (BESSESEN [214]). Die morphologischen Befunde lassen eine Fettinfiltration der Leberzellen sowie degenerative Erscheinungen erkennen (ASCHOFF und KOCH [84], BEIGLBÖCK [161], BESSEY u. a. [215], BOURNE [290], HÖJER [1027], MACLEAN u. a. [1412], MELLORS und SUGIURA [1464], MUKHERJEE und BANERJEE [1536], RASO [1735], REID [1748], RUSSELL und CALLAWAY [1817]). Die Disséschen Räume sind erweitert, die Leberzellen zeigen von geringen Schädigungen bis zur Nekrose alle Zwischenstadien. Auffällig ist die Atrophie der Zellen; die Zahl der Sternzellen scheint zuzunehmen. Öfters sind Vakuolisierungen des Cytoplasmas zu beobachten. Häufig sind die immer wieder beschriebenen Hämorrhagien. Als Zeichen der Disintegration des Leberaufbaues treten Leberzellgruppen innerhalb der Blutgefäße auf (MEYER und MCCORMICK [1474]). Während die Mitochondrien anschwellen und Verklumpungen zeigen (GREENBERG [858], SIBATANI und FUKUDA [1961]), scheint die Basophilie des Cytoplasmas zuzunehmen (HILL und BOURNE [1005]). Die Fähigkeit der Leber zur Gallebildung und -sekretion ist herabgesetzt (MURAHAMI [1540]). Die Trypanblauspeicherung ist erhöht (RUSSELL und CALLAWAY [1817]). Bei einem chronischen, über 8 Wochen dauernden Scorbut (0,2 mg Ascorbinsäure tgl.) treten Amyloidablagerungen der Leber und Milz auf, die in der Leber zwischen Leberzellen und Sinusoiden liegen und zur Kompression der Sinusoide und Atrophie der Zellen führen (PIRANI und BLY [1673]).

Die Bildung von Bindegewebsfasern nach Allylalkoholvergiftung (BEIGLBÖCK [161]) ist herabgesetzt, die argyrophilen Fasern sind verschmälert. Im Gegensatz hierzu stehen die Befunde von ROBERTSON [1780], der einen erheblichen Anstieg der Kollagenmenge beobachtete (Tab. 84).

Tabelle 84

Veränderungen des Kollagengehaltes bei akutem und langdauerndem Ascorbinsäuremangel in der Meerschweinchenleber (nach [1780])

	g Kollagen/100 g trockenes, fett- und blutfreies Gewebe		
	normal	akuter Vitamin C-Mangel	langdauernder Vitamin C-Mangel
Meerschweinchen	0,89 ± 0,06	1,9 ± 0,25	1,6 ± 0,17

Der Fettgehalt der Leber ist nach BELAVADY und BANERJEE [163], MURRAY [1542], TOMLINSON [2151] normal, nach SHEPPARD und MCHENRY [1949] vermindert. Im allgemeinen wird eine mehr oder weniger starke Leberverfettung (BEYER [237], SPELLBERG und KEETON [2016], TERBRÜGGEN [2124]) besonders der zentralen Läppchenteile beschrieben (RUSSELL und CALLAWAY [1817]). Nach TERBRÜGGEN [2124] steigt der Fettgehalt bei scorbutischen Meerschweinchen von 3,4—3,8% auf 10—19%. Das Vitamin soll zur Fettsäureoxydation wichtig sein (ABRAMSON [13], QUASTEL und WHEATLEY [1720]). Nach CHRISTENSEN und LYNCH [449], SEALOCK u. a. [1922] wird die Leberverfettung durch einen gestörten Aminosäurestoffwechsel hervorgerufen. TERBRÜGGEN [2124] führt die Sternzell- und Leberzellverfettung bei Infektionskrankheiten, Karzinose und anderen Erkrankungen auf eine Erschöpfung der Vitamin-C-Vorräte zurück.

Der Glykogengehalt der Leber ist vermindert (GREENBERG [858], HILL und BOURNE [1005], MEIKLEJOHN [1461], MURRAY und MORGAN [1543]). Er ist von 5,99% auf 2,49% nach MURRAY und MORGAN [1543] und nach ALTENBURGER [51] von 3,5 auf 1,0% gesenkt. Die Glykogenbildung ist eingeschränkt und wahrscheinlich auch der Verbrauch (NADAL und MULAY [1545]). 6 Stunden nach einer i.p.-Injektion von Fruktose, Glukose oder Alanin wurden diese Substanzen weniger im Glykogen der Lebern scorbutischer Meerschweinchen gefunden als bei normalen Kontrollen oder Hungertieren (NADAL u. a. [1546]). Die Glukosetoleranz ist herabgesetzt. Die Ursache des Glykogenverlustes kann in einer streßartigen Wirkung des Scorbuts oder durch eine Abnahme der Glucoproteide bedingt sein (MEIKLEJOHN [1461]). Nach BANERJEE u. a. [110] soll es zu einer verminderten β-Zellfunktion des Pankreas kommen.

Der Eiweiß- und Wassergehalt der Leber bei Vitamin-C-Mangel ist deutlich vermindert (FUKUDA und SIBATANI [768], Tab. 85, TERBRÜGGEN [2125]).

Tabelle 85

Veränderungen des DNS- und PNS- sowie Proteingehaltes der Meerschweinchenleber bei Scorbut (nach [768])

	KGW g Anf.	KGW g Ende	Leber-gewicht g	Total DNS-P mg	DNS/Kern pg	Zell-zahl $\times 10^6$	Total PNS-P mg	Total-Protein mg	PNS-P: Pro-tein-N
normal	292	292	10,0	2,66	0,904	2970	6,28	234	0,027
scorb.	290	213	8,6	2,67	0,911	2960	6,24	177	0,036
% normal	99	73	86	100	101	100	99	76	133

Die Ribonucleinsäure zeigt im Gegensatz zur Desoxyribonucleinsäure eine deutliche Zunahme (DINNING u. a. [588], Tab. 86, SCHWARZ [1903]).

Tabelle 86

DNS- und RNS-Gehalt der Meerschweinchenleber bei Vitamin-C-Mangel (nach [588])

	DNS mg/g	RNS mg/g
Kontrolle	$2{,}52 \pm 0{,}27$	$4{,}79 \pm 0{,}39$
Vitamin-C-Mangel	$1{,}96 \pm 0{,}13$	$6{,}67 \pm 1{,}45$

Leberschnitte scorbutischer Tiere haben die Fähigkeit zur Oxydierung von Aminosäuren verloren (LAN und SEALOCK [1256], SAHYUN [1829]). Der Gehalt an Äpfel- und Zitronen- sowie Arachidonsäure steigt (BANERJEE u. a. [112]). Der QO_2 erhöht sich um 28,2% (SAHYUN [1829], MURRAY [1542]). Die Wichtigkeit der Ascorbinsäure in der Aminosäure- (SAMUELS [1837]) und Eiweißsynthese (FUKUDA und SIBATANI [768], TERBRÜGGEN [2125]) wird auch durch die auftretenden Veränderungen des Bluteiweißbildes bei Scorbut hervorgehoben. Schon in den ersten Wochen sinken die Albumine, α_2- und β_2-Globuline; α_1-Globulin steigt an, während β_1- und γ-Globulin keine Verschiebungen zeigen. Der Albumin-Globulin-Quotient vermindert sich von 1,1 auf 0,6 (BANERJEE und ROHATGI [113], GINTER [825]).

Der Glutathionspiegel der Leber weist ein verschiedenartiges Verhalten auf (BANERJEE u. a. [110], MEIKLEJOHN [1461]). Die Aktivität der Cocarboxylase ist herabgesetzt (BARBIERI [116], Tab. 87, GREENBERG [858]).

Tabelle 87

Cocarboxylasegehalt der Meerschweinchenleber je g Frischgewicht (nach [116])

	μg	Verlust
Kontrolle	6,9	–
12 Tage scorb.	4,49	35%
24 Tage scorb.	3,45	50%

Der Phosphatasegehalt ist gesenkt (HARRER und KING [943], PERKINS und ZILVA [1655], STEPP u. a. [2051]) oder steigt an (HILL und BOURNE [1005]). Die Esterasen nehmen ab. Eine Hexokinaseaktivität fehlt (BANERJEE und GHOSH [111]). Die Atmungsfermente sind reduziert (STEPP u. a. [2051]), die Adenosintriphosphatase ist erhöht (MURRAY [1542], REID [1748], Tab. 88).

Tabelle 88

Veränderungen der Enzymaktivitäten bei Vitamin-C-Mangel-Meerschweinchen nach verschiedenen Untersuchern (nach [1748])

Cytochromoxydase	vermindert
Phosphorylase	vermindert
Enzyme zur Oxydation v. Tyrosin	kein vermehrter O_2-Verbrauch
	vermindert
	kein Unterschied
Alkalische Phosphatase	anfangs O, später vermindert
	unverändert
Glucuronidase	wenig verändert,
	bis 90% reduziert
Aldolase	unverändert
Cathepsin	Autolyse unterdrückt
Esterase	vermindert
	bis 65% vermindert
Protease	vermehrt
Adenosintriphosphatase	vermehrt

12. Vitamin D

Die Rolle der Leber im Vitamin-D-Stoffwechsel ist noch nicht eindeutig geklärt (Houet [1068]). Die Untersuchungen über die Leberveränderungen bei Vitamin-D-Mangel sind geringgradig. Der Phosphatasegehalt steigt (Feaster [694]), ebenso der Glykogengehalt (Bourne [290], Theopold und Hennig [2132]). Während die Phospholipid-Fettsäuren nur geringe Abweichungen zeigen, sind die Nicht-Phospholipid-Fettsäuren erheblich angestiegen (Monaghan [1512]).

13. Vitamin E

Der Gehalt der Leber an Vitamin E beträgt foetal 570 $\gamma\%$, beim Erwachsenen 2190–2490 $\gamma\%$ und beim Greis 930 $\gamma\%$ (Beckmann [154]). Die entscheidende Wirkung des Vitamins liegt in seinem antioxydativen Effekt (Dam und Granados [506]). Es ist Bestandteil eines reversibel funktionierenden Oxydations-Reduktions-Systems und verdankt seine biologische Wirksamkeit diesem Redoxcharakter (Hickman und Harris [999], Michaelis und Wollman [1476]). Es übt eine Schutzfunktion auf den Cystin-Glutathion-Stoffwechsel aus (Dam und Engel [508], Hickman und Harris [999], Himsworth [1007]) und wirkt entgiftend (Schwarz [1902]). Während Cystin und seine Derivate als Substrate benötigt werden, hat das Vitamin eine katalytische Wirkung (Schwarz [1899]). Es kann nicht selbständig an den Transmethylierungsprozessen teilnehmen, hat jedoch in irgendeiner Weise Verbindung dazu. Aus diesem Grund ist es sowohl für den Fettstoffwechsel als auch für den der S-haltigen Aminosäuren notwendig. Auffällig ist die erhöhte Kreatinsynthese und der vermehrte Kreatingehalt der Vitamin-E-Mangelleber (Dinning und Fitch [586, 590], Heinrich und Matill [980]). Der Vitamin-A-Gehalt ist herabgesetzt (Lecoq und Isidor [1284], Moore [1519]). Der Sauerstoffverbrauch ist verändert (Rosecan u. a. [1785]). Die cytochemische Zusammensetzung der Leber wird anfangs nicht verändert (Pisi u. a. [1675]). In praenekrotischen Lebern ist der Wasser- und N-Gehalt vermindert, der Fettgehalt steigt, die Glykogenmenge ist unverändert (Leaf und Neuberger [1279]). Schon Wochen vor dem Erscheinen der Nekrosen ist der O_2-Verbrauch erheblich herabgesetzt (Chernick u. a. [437, 438], Mertz und Schwarz [1471]). Der Glutathiongehalt der Leber sinkt stark ab, das oxydierte Glutathion steigt deutlich an (Leaf und Neuberger [1279], Ryerson [1821]). Die oxydativen Aktivitäten des Tricarbonsäurezyklus nehmen ab, der Xanthinoxydasegehalt erhöht sich. Die Lipogenese ist gesenkt, der Coenzym-A-Gehalt vermindert (Chernick u. a. [439], Olson und Dinning [1615], Yang und Olson [2366]), desgleichen die Inkorporation von S^{35}-Cystin in Coenzym A (Olson u. a. [1616]). Die Pyruvatoxydation sinkt (Yang und Olson [2366]).

Die morphologischen Befunde bei Vitamin-E-Mangel sind vielseitig. Es kommt zuerst zu einem „Verlust des Cytoplasmas“ [?] und der basophilen Granula sowie zur vermehrten Fettablagerung (Abell u. a. [7]). Die Nucleoli sind vergrößert

(Krone [1233]), der Glykogengehalt ist anfangs vermindert (Bollman [273]) und soll nach Carpenter u. a. [399] nach 3 Wochen wieder ansteigen. Bei Kücken sind die Sinusoide erweitert, die Leberzellen stark vergrößert, das Cytoplasma ist fein vakuolisiert und enthält kleine Granula (Adamstone [16]). In den Parenchymzellen sowie auch in den Sternzellen und Histiozyten der periportalen Felder tritt Eisenpigment auf (Adamstone [16], Krone [1233], Menschik u. a. [1467, 1468], Moore [1518], Ruppel [1813]), das auf eine Erythrophagocytose zurückgeführt wird. Außerdem ist ein weiteres Pigment zu beobachten, das ein Lipoprotein ist, aus einer Mischung von Phospholipiden, ungesättigten Fettsäuren, Cholesterin und Protein besteht und als Ceroid zu deuten ist (Casselman [406], Dutra de Oliveira [617], Gillman und Gillman [817], Hartroft [961], Lillie u. a. [1325], Menschik u. a. [1467, 1468], Pardee [1643], Victor und Pappenheimer [2210]). Es findet sich weiter eine Stauungshyperämie, die mit Atrophie und Dissoziation der Läppchenzentren und fleckförmiger Leberverfettung verbunden ist (Schumacher und Schindler [1895]). Die Verfettung liegt vorwiegend läppchenzentral (Chevrels u. a. [443]). Die Leberzellveränderungen können auf zwei verschiedenen Wegen ablaufen: 1. über eine erhebliche Zellkernschädigung, die sich als Karyolyse und Karyorrhexis darstellt und ohne wesentliche Cytoplasmaveränderungen einhergeht, und 2. vor dem Entstehen der Karyolyse treten Granula in dem Cytoplasma auf, die im Spätstadium wie mit Kalk inkrustiert erscheinen (Fite [724]). Im Endstadium der Vitamin-E-Mangelernährung kommt es zu massiven Lebernekrosen, die als Todesursache anzusehen sind (Abell und Beveridge [6, 7, 9, 10], Bonetti [277], Emerson und Evans [655], Fite [724], Griffith und Nyc [868], Himsworth und Lindan [1011], Hove und Seibold [1074], Lindan [1326], Lindan und Himsworth [1327], McLean und Beveridge [1414, 1415], Menschik u. a. [1468], Moore [1518], Olson u. a. [1616], Schwarz [1897, 1899, 1903], Stepp u. a. [2051], Yang und Olson [2366]). Meist liegen die Nekroseherde direkt unter der Leberkapsel und beginnen läppchenzentral (Hove u. a. [1072]). Sie können später die Größe eines Leberläppchens überschreiten, wobei jedoch die peripheren Teile möglichst verschont werden. Beim Auftreten der Nekrose kommt es zu ausgedehnten Kreislaufstörungen und so zu zusätzlichen Leberschäden (Fite [724]). Sehr häufig sind die Nekrosen mit erheblichen Hämorrhagien verbunden. Nur in seltenen Fällen sind die eintretenden Leberveränderungen allein auf den Mangel an Vitamin E zurückzuführen. Meist ist das Fehlen des Vitamins mit einer proteinarmen Kost oder einem Mangel an S-haltigen Aminosäuren gekoppelt. Die Nekrosen treten in einem Zeitraum von 20—40 Tagen (bei schwangeren Wistarratten (Lindan [1326]) bis zu 10 Wochen auf (Hove u. a. [1072]). Die Erscheinungen sind deutlich von der Umgebungstemperatur abhängig (Naftalin [1549, 1550]); bei 21—23 °C waren ausgedehnte Lebernekrosen zu beobachten, bei 15,7—18,3 °C nur noch wenige und bei 1,5—10 °C starb kein Tier mehr an Nekrosen der Leber. Enthielt die Vitamin-E-Mangeldiät kein Fett, so konnte ebenfalls das Auftreten von Nekrosen verhindert werden (Dam und Granados [506], McLean und Beveridge [1415]). Desgleichen vermindert ein erhöhter Caseingehalt das Auftreten der Nekrosen und Hämorrhagien

(GOETTSCH [840, 841]). Die Entwicklung der Lebernekrosen wird durch Zugabe von α-Tocopherol verhindert, γ- und δ-Toxopherol haben nicht die gleiche Wirkung (SELZER u. a. [1939]). Die Veränderungen sind in frühen Stadien rückbildungsfähig (FITE [724]) oder führen nach längerer Dauer, besonders beim Schwein, zur Vermehrung des Bindegewebes (ADAMSTONE u. a. [17], GARTON u. a. [780], MOORE [1518]) und können in einer postnekrotischen Lebercirrhose enden (HOVE und SEIBOLD [1074]). Nur geringgradige morphologische Veränderungen bei Vitamin-E-Mangel sahen RUPPEL [1813], SCOTT u. a. [1916].

Der Fettgehalt der Leber bei Vitamin-E-Mangel soll nach anderen Autoren eher vermindert sein. Er beträgt bei Kontrolltieren 4,4%, bei Vitamin-E-Mangel 3,8% (HOVE u. a. [1072]). Die Zusammensetzung der Lipide der Leber unter einer Vitamin-E-armen Kost bei verschiedenem Caseingehalt wird von HOVE [1070] angegeben (Tab. 89).

Tabelle 89

Zusammensetzung der Leberlipide bei Vitamin-E-Mangel mit verschieden hohem Caseingehalt der Nahrung (nach [1070])

Casein-gehalt %	Tocopherol täglich mg	Gesamtlipide Feuchtgew. %	Lipidzusammensetzung Olein %	Linol %	Arachid %	Conj. Diene %
10	0	2,91	12,2	13,57	9,21	0,76
10	1	6,43	32,0	12,61	10,50	0,28
20	0	1,73	10,5	10,15	14,90	0,42
20	1	2,06	31,4	12,74	15,68	0,23

Während die Einwirkungen des Vitamin-E-Mangels auf den Eiweißstoffwechsel nicht sehr tiefgreifend zu sein scheinen, ist der Einfluß auf den Nucleinsäuremetabolismus eindrucksvoller. Die Regulation dieses Stoffwechsels soll die wohl wichtigste Funktion des Vitamin E sein (DINNING [579], DINNING u. a. [581]). Eine primäre Aberration des Nucleinsäuremetabolismus liegt bei Vitamin-E-Mangel vor (DINNING [578]). Bei Kaninchen zeigt sich eine vermehrte Inkorporation von Formiat in beide Nucleinsäuren, was als eine spezifische Wirkung auf den Formiatstoffwechsel zu deuten ist (DINNING u. a. [584]). Die C^{14}-Inkorporation ist unverändert (DINNING [584], OLSON u. a. [1616]). P^{32} wird wesentlich stärker in Gewebsnucleinsäuren bei Vitamin-E-Mangel als unter normalen Bedingungen (DINNING u. a. [585]) inkorporiert. Neben der Nucleoproteinsynthese wird auch die Glukoneogenese aus glukoplastischen Aminosäuren gefördert (KÜHNAU [1239]). Bei Vitamin-E-Mangel-Kaninchen ist die DNS-Menge auf das Doppelte erhöht, der RNS-Gehalt ist nur wenig verändert (YOUNG und DINNING [2376], Tab. 90).

Affen, die über 10 Monate eine Vitamin-E-arme Kost erhielten, wiesen einen erhöhten DNS-Gehalt der Leber auf; die RNS-Menge sank dagegen um 30% (DINNING und DAY [587], Tab. 91).

Tabelle 90

Veränderungen des DNS-P und PNS-P
bei Vitamin-E-Mangelkaninchen (nach [2376])

	PNS-P	DNS-P	Verhältnis
	µg/100 g Frischgewicht		PNS-P / DNS-P
Diät + Vit. E	79	17	4,6
Diät – Vit. E	95	30	3,2

Tabelle 91

Verhalten der RNS und DNS der Leber bei 10 Monate dauerndem Vitamin-E-Mangel bei Affen (nach [587])

	RNS mg/g	DNS mg/g	RNS/DNS
Normale Leber	10,52	1,33	7,91
Vitamin-E-Mangel	7,72	1,85	4,17

In den späteren Stadien des Vitamin-E-Mangels ist der Sauerstoffverbrauch deutlich erhöht (Kodicek [1206], Rosenkrantz [1786], Weinstock u. a. [2271]). Die oxydative Phosphorylierung wird vermindert, was als spezifischer Effekt oder durch unspezifische Mitochondrienschädigungen bedingt anzusehen ist.

Die Phosphorübertragung von Kreatinphosphat ist herabgesetzt, desgleichen die Phosphoglukomutaseaktivität (Carpenter u. a. [399]). Bei einer auftretenden Leberverfettung sinkt das Adenosintriphosphat (Hartmann u. a. [956]). Nach dem praenekrotischen Abfall des Coenzym A vermindert sich das DPN. Die Cocarboxylase bleibt gleich (Yang und Olson [2366]). Die Transaminasen und Succinoxydase sind nicht verändert (Olson und Dinning [1615], Yang und Olson [2366]). Alkalische Phosphatase ist in der Zentralzone des Läppchens zu finden (Bourne [290], Chevrels u. a. [443]). Die Xanthinoxydaseaktivität vermehrt sich erheblich (Yang und Olson [2366], Dinning [578], Richert und Westfeld [1762]). Der Cholinesterasegehalt ist reduziert (Bloch [259]).

14. Vitamin K

Nur wenige Leberveränderungen bei Vitamin-K-Mangel sind bekannt (Deuel [557], Field und Dam [710], Green u. a. [856]). Das Vitamin K ist besonders in den Mitochondrien lokalisiert. Sie haben bei Vitamin-K-Mangelkücken eine verminderte Fähigkeit zu Phosphorylierungsvorgängen (Dawkins und Rees [534a]).

G. Leberbefunde bei Mineralstoff- und Spurenelementmangel

1. Natrium

NaCl-Mangel über 3 Monate bewirkt eine erhebliche Senkung der Gewebeatmung (Litwack u. a. [1349]). Weitere Angaben konnten wir nicht ermitteln.

2. Eisen

In der vierten eisenarm ernährten Generation zeigen die Tiere eine erhebliche Siderose von Leber und Milz (Gebauer [791]). Infolge einer ungenügenden Bildung eisenhaltiger Enzyme tritt bei Eisenmangeltieren eine Leberverfettung auf, die eine Folge der mangelhaften Verbrennung sein soll (Schmidt [1867]). Der Gehalt von Cytochrom C sinkt ab (Beutler und Blaisdell [240]), die Cytochromoxydase ist unverändert (Schultze [1885]) und steigt bei schwerem Mangel sogar an. Der Catalasegehalt sinkt (Schultze und Kuiken [1888]).

3. Kupfer

Eine Kupfermangeldiät senkt den Gehalt der Leber an Kupfer erheblich (Dawkins und Rees [534a], Underwood [2183], Tab. 92). Nach 12 Wochen

Tabelle 92

Veränderungen des Kupfergehaltes der Leber in den verschiedenen Altersklassen und bei Kupfermangel (nach [2183])

Tierart	Behandlung	Kupferteile je Millionen Teile Trockensubstanz
Ratte	reif, normale Diät	11
	jung, Cu-Mangel	3
	Neugeb., normal	58
Schaf	Neugeb., normal	168
	Cu-Mangel	13
	reif, normal	599
	Cu-Mangel	27
Rind	Neugeb., normal	381
	Cu-Mangel	55
Kuh	normal	200
	Cu-Mangel	11

beträgt er nur noch 5% des Normalwertes. Es kommt zu einer schweren Synthesestörung der Phospholipide (Cameron [385]). Dadurch ist eine veränderte Membranpermeabilität der Mitochondrien bedingt. Die Fähigkeit der Mitochondrien zur Synthese der Substrate des Tricarbonsäurezyklus ist herabgesetzt, was von GALLAGHER [775] als „Alterung" der Mitochondrien bezeichnet wird. Die Aktivität der Isozitronensäuredehydrogenase steigt an, DPN-Cytochrom-C-Reductase, Cytochromoxydase, Succinoxydase und Catalase sind stark reduziert (RICHTERICH [1766], SCHULTZE [1885]). Desgleichen sind die Pyridinnucleotide und Glutathion gesenkt.

4. Zink

Morphologische Leberveränderungen sind bei Zinkmangel nicht beobachtet worden (FOLLIS u. a. [730]). Der Esterase- und Riboflavingehalt ist nicht geändert. Die Catalaseaktivität von Leber und Nieren ist vermindert (DAY [535]).

5. Magnesium

Magnesiummangel ruft bei Ratten eine Hyperämie der Leber und ein perivaskuläres Ödem, vereinzelt auch Nekrosen einiger Leberzellen hervor (SULLIVAN und EVANS [2087]). SCHRADER u. a. [1879] beschreiben eine diffuse Vernarbung der Leber, Gefäßproliferation und perivaskuläre Rundzellansammlungen. Die Narbengebiete enthalten Zellinfiltrate, z. T. sind die hyalinisiert. Außerdem treten Riesenkerne auf. Der Gehalt an Niacin und Pantothensäure ist herabgesetzt, der des Riboflavins erhöht (REEN und PEARSON [1740], Tab. 93).

Tabelle 93

Veränderungen des Niacin-, Riboflavin- und Pantothensäuregehaltes der Leber bei Magnesiummangelernährung (nach [1740])

	Kontrolle	Magnesium-Mangel
	mg/100 g	
Niacin	13,9 ± 1,4	11,6 ± 1,3
Riboflavin	2,0 ± 0,2	2,6 ± 0,9
Pantothensäure		
geb.	2,8 ± 0,2	2,3 ± 0,1
frei	0,4 ± 0,1	0,7 ± 0,1

6. Kalium

Kaliummangel führt zu schweren Störungen des Kohlenhydratstoffwechsels in der Leber (BROCK u. a. [333], RENOLD u. a. [1755]). Nach 40—60 Tagen Mangelernährung wächst der Glykogengehalt der Leber von 2,47% auf 5,65%. In späteren Stadien kommt es zu einer Abnahme der Glykogenablagerungen und von Glukose sowie einer Verminderung des Gesamtglukoseumsatzes, während die Glukoneogenese von Pyruvat und anderen Vorläufern merklich ansteigt (TOBIAN u. a. [2144]).

7. *Kobalt*

Kobaltmangel bei Kühen führt zu einer Leberverfettung und zur Ablagerung von Eisenpigment in der Leber (GOEBEL [837]). Der Vitamin-B_{12}-Gehalt sinkt (HOEKSTRA [1028]).

8. *Mangan*

Der Mangangehalt der Leber beträgt bei manganfreier Diät 0,9 ± 0,4 µg/g Trockengewicht, bei Manganzugabe von 4 mg täglich 22,7 ± 2,61 µg/g (SMITH und ELLIS [2002]). Ähnliche Veränderungen der Manganmenge sahen ELLIS u. a. [644]. Gleichzeitig sinkt auch der Arginasegehalt (BOYER u. a. [296], Tab. 94).

Tabelle 94

Veränderungen des Mangangehaltes und der Arginase bei Kaninchen unter Manganmangeldiät (nach [644])

Leber	Kontrolle	Manganmangel
Trockensubst. %	32,2	29,9
Mn (µg/g Tr.-Subst.)	6,04	0,43
Arginase je g Frischgewicht	20,5	15,4

Manganmangel bei Enten bewirkt eine Reduktion der alkalischen Phosphatase; DPN-ase, Cytochromoxydase, Catalase und Isozitronensäure-Dehydrogenase sind unverändert (VAN REEN und PEARSON [2193]).

H. Leberveränderungen bei maligner Fehlernährung – Kwashiorkor

Seit der Erstbeschreibung des Kwashiorkor-Syndroms vor noch nicht 20 Jahren ist schon eine erhebliche Zahl von Monographien bzw. zusammenfassenden Übersichten über diese Erkrankung erschienen (FUHRMANN [764]). Wir wollen hier nur auf die Befunde an der Leber eingehen, der jedoch bei der Krankheit eine Hauptrolle einzuräumen ist. Nur von wenigen Autoren werden die Pankreasbefunde als primär und schwerwiegender angesehen. Die Ergebnisse sind auch geographisch unterschiedlich (SYMONDS [2097]). Das Syndrom ist als eine Proteinmangelerscheinung, besonders durch Fehlen von animalischem Eiweiß, zu betrachten, wobei der Kohlenhydratgehalt der Nahrung häufig sehr hoch ist, und es außerdem in einigen Gebieten zu zusätzlichem Mangel an Vitamin-B-Komplex kommt (BERMAN [195]). Kwashiorkorähnliche Symptome sind auch bei einer Nahrung mit 76% Korn und 5% Casein zu erzeugen (SHILS und STEWART u. a. [1954, 1955]).

Der Hauptbefund äußert sich bei fehlernährten Kindern als Fettinfiltration der Leber (Bras u. a. [316], Brock [330], Davies [530, 531], Fuhrmann [763, 764], Gopalan und Ramalingaswami [847], Higginson u. a. [1002], Lie Kian Joe und Tjokronegoro [1318], Schwarz [1904], Scrimshaw u. a. [1918, 1920], Senecal u. a. [1940], Symonds [2097], Tamaëla [2106], Waterlow und Weisz [2251]). Das Fett wird zuerst peripher abgelagert, später intermediär und schließlich zentral. Die Sinusoide werden komprimiert. Später werden die Fetttropfen kleiner und verschwinden, das Cytoplasma nimmt einen stärkeren Farbton an. Der Rückgang der Erscheinungen erfolgt in umgekehrter Richtung (Davies [530], Senecal u. a. [1940]).

Das Leberprotein geht bei Kwashiorkor verloren (Waterlow und Weisz [2251]). Die Steatose führt zu ausgedehnten submikroskopischen Veränderungen, die sich in einer Schwellung der Mitochondrien, einer Verminderung des Ergastoplasmas und Veränderungen des Golgiapparates äußern und zu einer granulären bis vesiculären Struktur des Hyaloplasmas führen (Camain u. a. [382]). Die cytoplasmatische Basophilie ist reduziert und durch die Fettinfiltration an die Zellperipherie verlagert (Gopalan und Ramalingaswami [847]). Die Leber enthält noch mindestens 1% Glykogen, ist aber nicht in der Lage, es zu speichern (Holmes und Trowell [1048]). Glykogen ist sogar in stark verfetteten Lebern zu finden (Gopalan und Ramalingaswami [847]). Öfters sind pflanzenzellartige Zellen zu beobachten, die die Übergangsstadien zu Nekrosen sein können und durch eine Anoxie bedingt sein sollen (Gillman und Gillman [816, 817]).

Als Folge der Verfettung kommt es zu einer vermehrten Bindegewebswucherung der Leber, besonders in den periportalen Gebieten, und zur Ausbildung einer Cirrhose mit der Ansammlung von Lymphozyten in der Läppchenperipherie (Gopalan und Ramalingaswami [847], Schwarz [1904], Tamaëla [2106]). Eine zum Teil fleckförmige Fibrose mit Rundzellansammlung ist das Kennzeichen eines überstandenen Kwashiorkor und bleibt das ganze Leben erhalten. Die Veränderungen sind so konstant, daß sie im Zusammenhang mit einer intermediären oder zentralen Verfettung als sekundärer Kwashiorkor und nicht mehr als primärer zu deuten sind (Davies [530], Senecal u. a. [1940]). Später sind postnekrotische Narben zu beobachten (Hartroft u. a. [969], Higginson u. a. [1002], Lie Kian Joe und Tjokronegoro [1318]).

Bantuneger zeigen 3 verschiedene Gruppen von Lebererkrankungen (Higginson u. a. [1002]): 1. eine Leberverfettung in der Kindheit, ausgelöst durch Kwashiorkor, die in seltenen Fällen zur nachfolgenden Fibrose und Nekrose führt; 2. eine geringe symptomlose Portalfibrose, meist verbunden mit einer Hämosiderose in der zweiten Lebenshälfte, und 3. eine schwere, meist postnekrotische Cirrhose ohne Altersbindung, wobei die Hälfte eine Neigung zur Malignität aufweist. Wichtig ist, daß das Auftreten der Fibrosen und Cirrhosen von zusätzlichen Faktoren, wie der Einwirkung von Parasiten oder Viren, beeinflußt sein soll.

Kwashiorkor führt auf Grund der Eiweißmangelernährung durch einen geänderten Eisenstoffwechsel zu einer Vermehrung des Eisengehaltes in den Leberparenchymzellen und Sternzellen (GILLMAN und GILLMAN [815], WENDEROTH [2277]). Hämochromatose ist 4mal so häufig zu finden.

Der Durchschnittsverlust von Leberprotein und Ribonucleinsäuren beträgt bei „Jamaicafällen" 40% (WATERLOW und WEISZ [2251]). Die Verfettung ist als ein Ausdruck des alle Zellen betreffenden Proteinmangels anzusehen, der eine Reduktion der Zellproteine und besonders der Enzyme bewirkt (FUHRMANN [764]). Nach WATERLOW und WEISZ [2251] steigt der Stickstoffgehalt von 49,7 mg je mg-DNS auf 80,3 mg nach der Behandlung. Der Ribonucleinsäurephosphor erhöht sich ebenfalls von 1,05 mg auf 1,59 mg. Der Gehalt der Leber an Thiamin, Nikotinsäure, Riboflavin und Vitamin A ist hochgradig vermindert (SCRIMSHAW u. a. [1919], Tab. 95).

Tabelle 95

Veränderungen des Vitamin-, Protein- und Fettgehaltes der Leber bei Kwashiorkor und bei regelrechter Ernährung (je 100 g Frischgewicht) (nach [1919])

	Kwashiorkor 9 Fälle	mäßig gut ernährt 1 Fall	gut ernährt 1 Fall
Thiamin mg	0,09 ± 0,06	0,08	0,12
Riboflavin mg	0,068 ± 0,014	0,82	0,56
Nikotinsäure mg	5,84 ± 2,18	7,89	13,23
Vitamin A mg	3,50 ± 2,63	13,23	95,65
Protein g	10,9 ± 1,4	15,2	18,7
Fett g	24,7 ± 11,7	2,6	4,4

Bei Kindern mit Kwashiorkor sind die Flavinenzyme, Xanthinoxydase und D-Aminosäureoxydase vermindert, während die DPN-H-Dehydrogenase, Cytochrom-C-Reductase, Cytochromoxydase, Milchsäuredehydrogenase, Glykolsäureoxydase und Transaminase bezogen auf den Proteinverlust keine Reduktion aufweisen (BURCH [363], WATERLOW und PATRICK [2250]). Die alkalische und saure Phosphatase sind häufig vermehrt.

Ein echter Zusammenhang zwischen kwashiorkorbedingten Leberschäden und der Entwicklung von Lebercarcinomen ist wahrscheinlich, kann jedoch nicht ohne weiteres bewiesen werden. Mit der vermehrten prozentualen Häufigkeit der Lebercirrhose in diesen Ländern geht ein erhöhter Anteil an Lebercarcinomen einher. Während der Prozentsatz der Lebercarcinome in Europa in Beziehung zu der Gesamtzahl der Carcinome 1,1 beträgt, ist in Indien eine Häufigkeit von 28,1% und bei den Bantus von 37,4% zu finden (BERMAN [193]). Inwieweit bei der Entstehung der Leberbefunde und besonders der Lebercarcinome ein Mangel an lipotropen Substanzen, insbesondere an Cholin, eine Rolle spielt, ist nicht endgültig zu klären (BERMAN [194]).

I. Leberbefunde bei chronischer Unterernährung

Die Leber als das Hauptstoffwechselorgan müßte bei der chronischen Unterernährung erheblich in Mitleidenschaft gezogen sein. Jedoch steht im klinischen Bild der Dystrophie die Leberschädigung anfangs nicht im Vordergrund (BANSI [114], SCHÖN [1876], SCHULTEN [1882]). In späteren Stadien sind aber doch ausgedehntere Befunde zu erheben. Während von einem Teil der Untersucher einem Nahrungsmangel eine bedeutende Rolle bei Leberschädigungen zugemessen wird, halten andere ihn nur für gering wirksam (HÖRSTEBROCK [1029a]). So sind Leberveränderungen bei Heimkehrern zwar dreimal so häufig wie bei der Durchschnittsbevölkerung, jedoch ist nicht in jedem Falle auszuschließen, daß es sich nicht um Folgen einer Hepatitis handeln kann (DIETZE [574a]). In der Leber von Heimkehrern sind 1. postnekrotische Vernarbungszustände und Lebercirrhosen zu finden, 2. langdauernde Lebervergrößerungen und Anschwellungen und 3. mehr oder weniger starke Eisenablagerungen, Pigmentcirrhosen und sekundäre Hämochromatosen (HÖRSTEBROCK [1929a]).

Ausgedehnte autoptische morphologische Ergebnisse stammen von UEHLINGER [2177]. Bei den untersuchten Personen ist das Lebergewicht erheblich (AOKI und NAKAMURA [69]), bis zu 750 g (SCHULTEN [1882]), vermindert Das Hauptkennzeichen ist die Leberverfettung (KALK [1130]), besonders der peripheren Läppchenteile. Die Verfettungsart wechselt von einer feinen Bestäubung bis zur großtropfigen Verfettung und kann bis zu 70% der Trockensubstanz betragen (UEHLINGER [2177]). Von 53 untersuchten Lebern war 39mal eine Fettablagerung zu beobachten, 7mal schweren Grades, 21mal mäßigen Grades. Die Verfettung kommt durch das Fehlen „aktiven Cytoplasmas" zustande. Nach AOKI und NAKAMURA [69] ist die Verfettung vorwiegend zentral gelagert. Bei chronischer, über 1 Jahr dauernder Unterernährung in Mexiko war in 73,6% der Fälle eine Parenchymzellverfettung zu erkennen (SEPULVEDA u. a. [1941]). Von anderen Untersuchern wird das völlige Fehlen des Fettes bei kalorischer Unterernährung hervorgehoben (HÖRSTEBROCK [1029a], SCHULTEN [1882], SHERLOCK und WALSHE [1952], TERBRÜGGEN [2124]). Die durch Hungerzustände bedingte Fettleber soll sich dann wieder zurückbilden, wenn durch die Einschmelzung von Körpereiweiß Ausgangsmaterial für eine endogene Synthese von lipotropen Substanzen zur Verfügung steht (HÖRSTEBROCK [1029a]).

Eine Glykogenverminderung wird im allgemeinen angegeben. Außerdem treten fettfreie Vakuolen auf. Der Blutgehalt der zentralen Läppchenteile ist vermehrt (AOKI und NAKAMURA [69], STSCHASTNY [2079]). Die Leberzellbalken sind verschmälert und weisen einen erhöhten Lipofuscingehalt auf (SCHULTEN [1882]). In den späteren Stadien der chronischen Unterernährung tritt eine Verbreiterung der Glissonschen Dreiecke mit lymphozytären Infiltraten auf. Der Bindegewebsgehalt erhöht sich. Die Fettleber bei Dystrophie geht in einem gewissen Teil der Fälle in eine Cirrhose über. Bei 592 Dystrophikern fand GROS [873] 142 Lebercirrhosen. Er weist aber auf das Zusammentreffen der Dystrophie mit anderen

Schädigungen hin. Eine portale Fibrose nach chronischer Unterernährung fand sich bei 35,6%, eine Cirrhose in 2% (SEPULVEDA u. a. [1941]). Von verschiedenen Autoren wird angegeben, daß sich aus der Art der Lebercirrhose ihre Ursache entnehmen ließe. So sieht GALL [773a] die Laennecsche Cirrhose durch Ernährungsschäden bedingt an. Gegen diese Vereinfachung wird von KETTLER [1175] Stellung genommen. Nach seiner Meinung liegt in dem größten Teil der Lebercirrhosen eine Kombination von Ursachen vor; aus dem Erscheinungsbild ist ein Rückschluß auf die Ätiologie meist nicht möglich.

Eine allgemeine Beobachtung ist die erhöhte Eisenspeicherung bei Unterernährung (AOKI und NAKAMURA [69], SCHULTEN [1882], SHERLOCK und WALSHE [1952], WENDEROTH [2277]). SEPULVEDA u. a. [1941] sahen es in 26,5% der Fälle vermehrt. Es stammt aus den Erythrozyten und der Muskulatur (SHERLOCK und WALSHE [1952]). Der Leber-Eisengehalt bei Unterernährten beträgt 46 mg-%, bei Wiederhergestellten 17 mg-%.

Tierexperimentelle Untersuchungen an erwachsenen unterernährten Ratten haben ergeben, daß es zu einem Abfall des Fett- und Proteingehaltes der Leber und zu einem erheblichen Anstieg der Glykogenmenge kommt. Bei jungen Tieren vermindert sich dagegen auch das Glykogen. Die Na-, K- und Mg-Menge steigt an. Der Gesamtstickstoff zeigt eine Reduktion, weist aber im Gegensatz zum absoluten Hunger einen etwa gleichsinnigen Verlauf wie im übrigen Körper auf (WIDDOWSON und McCANCE [2298]). Chronisch-kalorische Unterernährung setzt die Tumorrate bei C_3H-Mäusen herab. Der Stickstoffgehalt der Leber ist vermindert, die Catalase und der Phosphorgehalt sind erhöht, die Cholinesterase- und Succinoxydaseaktivität sind reduziert (MUKHERJEE und SARKAR [1537], WATERLOW und PATRICK [2250]).

Trotz der großen Zahl von experimentellen Untersuchungen über die Mangelernährungsschäden ist es nicht möglich, durch Analogieschlüsse die Befunde einfach auf die menschliche Pathologie zu übertragen. Die Erscheinungen sind hier wesentlich komplexer und nur in seltensten Fällen durch *einen* definierbaren Faktor bedingt. Trotzdem haben die Experimente uns schon Aufschluß über viele Fragen gegeben und können auch einmal zur Grundlage einer wirkungsvollen Therapie werden.

LITERATURVERZEICHNIS

[1] Abbott, O. D., C. U. DeMasters: Choline in the Diet of Chickens. J. Nutr. *19*, 47–55 (1940)

[2] Abderhalden, E., E. Wertheimer: Studien über den Einfluß der Ernährung auf Zellfunktionen. Arch. Physiol. *206*, 460–466 (1924)

[3] –, –: Studien über den Einfluß der Ernährung auf Zellfunktionen. Arch. Physiol. *209*, 611–612 (1925)

[4] –, –: Einfluß des Hungerzustandes und ausschließlicher Eiweißzufuhr auf die Bildung von Mercaptursäure. Z. physiol. Chem. *201*, 267–272 (1931)

[5] Abele, K.: Über die Volumenabnahme des Zellkerns in der Plasmolyse und über das Zustandekommen der Kernplasmarelation. Protoplasma *40*, 324–337 (1951)

[6] Abell, M. R., J. M. R. Beveridge: The Production of Acute Massive Necrosis in Rats by Dietary Means. Canad. J. med. Res. (Sect. E) *27*, 316–319 (1949)

[7] –, –, I. H. Fisher: Hepatic Necrosis Induced by Dietary Means. Structural Changes Occuring in the Liver during the Development of Necrosis. Arch. Path. *50*, 1–22 (1950)

[8] –, –: Hepatic Necrosis Induced by Dietary Means. Biochemical Changes Occuring in the Liver during the Development of Necrosis. Arch. Path. *50*, 23–35 (1950)

[9] –, –: Hepatic Necrosis Induced by Dietary Means. The Effect of Various Dietary Modifications on the Liver Lipid Fractions and on the Development of Necrosis. Arch. Path. *52*, 423–427 (1951)

[10] –, –: Studies on the Hepatic Necrosis Induced by Dietary Means. Conditions Affecting the Production and Prevention of Massive Liver Necrosis. Arch. Path. *52*, 428–440 (1951)

[11] Abercrombie, M., R. D. Harkness: The Growth of Cell Populations and the Properties in Tissue Culture of Regenerating Liver of the Rat. Proc. Roy. Soc. *138*, 544–561 (1951)

[12] Abrams, R.: Some Factors Influencing Nucleic Acid Renewal in the Rat. Arch. Biochem. Biophys. *33*, 436–447 (1951)

[13] Abramson, H.: The Oxidation of Unsaturated Fatty Acid in Normal and Scorbutic Guinea Pigs. J. Biol. Chem. *178*, 179–183 (1949)

[14] Adams, C. W. M., V. S. V. Fernand, H. Schneiden: Histochemistry of a Condition Resembling Kwashiorkor Produced in Rodent by a Low Protein-rich Carbohydrate Diet (Cassava). Brit. J. exper. Path. *39*, 393–404 (1958)

[15] Adams, E.: Development of Fatty Livers in Fasted Male Mice Bearing a Transplantable Lymphosarcoma. Proc. Soc. exper. Biol. Med. *75*, 282–285 (1950)

[16] Adamstone, F. B.: Erythrophagocytosis in Chicks Reared on a Vitamin E-Deficient Ration Supplemented with Halibut Liver Oil. Arch. Path. *31*, 613–621 (1941)

[17] –, J. L. Krider, M. F. James: Response of Swine to Vitamin E-Deficient Rations. Ann. N.Y. Acad. Sci. *52*, 260–268 (1949)

[18] –, H. Spector: Tryptophan Deficiency in the Rat. Histologic Changes Induced by Forced Feeding of an Acid-hydrolysed Casein Diet. Arch. Path. *46*, 173–184 (1950)

[19] Addis, T., L. J. Poo, W. Lew: The Quantities of Protein Lost by the Various Organs and Tissues of the Body during a Fast. J. Biol. Chem. *115*, 111—116 (1936)

[20] —, —, —: Protein Loss from Liver during a Two Day Fasting. J. Biol. Chem. *115*, 117—118 (1936)

[21] —, —, —: The Rate of Protein Formation in the Organs and Tissues of the Body. I. After Casein Refeeding. J. Biol. Chem. *116*, 343—352 (1936)

[22] Addis, T., D. D. Lee, W. Lew, L. J. Poo: The Protein Content of the Organs and Tissues at Different Levels of Protein Consumption. J. Nutr. *19*, 199—205 (1940)

[23] Adelberg, E. A., M. Rabinovitz: Metabolism of Amino Acids and Proteins. Ann. Rev. Biochem. *25*, 349—396 (1956)

[24] Afanassiew, M.: Über anatomische Veränderungen der Leber während verschiedener Tätigkeitszustände. Arch. Physiol. *30*, 385—436 (1883)

[25] Agnew, L. R. C.: Cardiac, Renal and Hepatic Hypertrophy in Pyridoxine-Deficient Rats. Proc. Soc. exper. Biol. Med. *90*, 452—453 (1955)

[26] Agranoff, B. W., M. Colodzin, R. O. Brady: Utilization of Glucose by Liver in Response to Cytophysiologic Alterations. Fed. Proc. *13*, 172 (1954)

[27] Ahmad, N. D., K. Aterman: Liver Function and Hepatic Necrosis due to Deficient Diet. Arch. exper. Path. Pharm. *222*, 273—283 (1954)

[28] Ahrens, E. H.: Nutritional Factors and Serum Lipid Levels. Am. J. Med. *23*, 928—952 (1957)

[29] Aiyer, A. S., G. A. Sulebele, D. V. Rege, A. Sreenivasan: Pantothenic Acid Deficiency and Ubiquinone Levels in Rat Liver Mitochondria. Nature *184*, 1867—1868 (1959)

[30] Albanese, A. A., A. Belmont, L. Orto, R. DiLallo, J .Rossy: Effect of Carbohydrates on the Metabolic Nitrogen Pool. Fed. Proc. *13*, 173 (1954)

[31] Albeggiani, A.: Reperti istologici ottenuti mediante biopsia-puntato del fegato in bambini affetti da malattie carenziali con particolare riguardo alla malattia da carenza riboflavinica. Pediatria *62*, 175—208 (1954)

[32] Albrecht, E.: Über trübe Schwellung und Fettdegeneration. Verh. Dtsch. Path. Ges. *6*. Tgg., 63—71 (1903)

[33] Albright, J. F., N. G. Anderson: A Method for Rapid Fractionation of Particulate Systems by Gradient Differential Centrifugation. Exper. Cell Res. *15*, 271—281 (1958)

[34] Albu, N.: Über den Eiweißstoffwechsel bei chronischer Unterernährung. Z. Klin. Med. *38*, 250—264 (1899)

[35] Alcock, R. S.: Tryptophan Deficiency. Biochem. J. *28*, 1721—1728 (1934)

[36] Alexander, H. D., R. W. Engel: The Importance of Choline in the Prevention of Nutritional Edema in Rats Fed Low-Protein Diets. J. Nutr. *47*, 361—373 (1952)

[37] Alfert, M., J. J. Geschwind: The Development of Polysomaty in Rat Liver. Exper. Cell Res. *15*, 230—232 (1958)

[38] Alfin-Slater, R. B., L. Aftergood, A. F. Wells, H. J. Deuel: Development of a Cholesterol Fatty Liver in Rats Fed an Essential Fatty Acid Deficient Diet. Fed. Proc. *13*, 174 (1954)

[39] Allard, C., R. Mathieu, G. de Lamirande, A. Cantero: Mitochondrial Population in Mammalian Cells. I. Description of a Counting Technic and Preliminary Results on Rat Liver in Different Physiological and Pathological Conditions. Cancer Res. *12*, 407—412 (1952)

[40] —, A. Cantero: Adenosinetriphosphatase Study during Rat Liver Damage. ATP-ase Activity of Rat Liver during Regeneration after Partial Hepatectomy. Canad. J. Med. Sci. *30*, 295—301 (1952)

[41] Allard, C., G. de Lamirande, A. Cantero: Mitochondrial Population of Mammalian Cells. II. Variation in the Mitochondrial Population of the Average Rat Liver Cell during Regeneration. Use of Mitochondria as a Unit of Measurement. Cancer Res. *12*, 580–583 (1952)

[42] –, –, –: Mitochondrial Population of Mammalian Cells. III. Number of Mitochondria per Average Cell of Rat Liver Tumor Induced by 4-Dimethylaminoazobenzene. Significance in the Comparative Study of Mitochondrial Fraction Properties of Normal Tissues and Tumors. Canad. J. Med. Sci. *31*, 103–108 (1953)

[43] –, –, G. Weber, A. Cantero: Effect of Cortisone on the Intracellular Distribution of Phosphatases and Ribonucleases in Rat Liver. Canad. J. Biochem. Physiol. *34*, 170–179 (1956)

[44] –, –, A. Cantero: Behavior of Enzymes in Liver of Starved Rats. Exper. Cell Res. *13*, 69–77 (1957)

[45] Allfrey, V. G., M. M. Daly, A. E. Mirsky: Synthesis of Protein in the Pancreas. II. The Role of Ribonucleoprotein in Protein Synthesis. J. gen. Physiol. *37*, 157–175 (1953)

[46] –, A. E. Mirsky, S. Osawa: Protein Synthesis in Isolated Cell Nuclei. Nature *176*, 1042–1049 (1955)

[47] –, –, –: Protein Synthesis in Isolated Cell Nuclei. J. Gen. Physiol. *40*, 451–490 (1957)

[48] –, –: Some Aspects of Ribonucleic Acid Synthesis in Isolated Cell Nuclei. Proc. Nat. Acad. Sci. *43*, 821–826 (1957)

[49] Allison, J. B., E. H. Bernstein, A. Babson: Depleting Effects of Transplanted Tumors in Rats. Fed. Proc. *13*, 174 (1954)

[50] Alpern, D. Je.: Pathologische Physiologie. VEB Verlag Volk und Gesundheit, Berlin 1959

[51] Altenburger: Über die Beziehungen der Ascorbinsäure zum Glykogenhaushalt der Leber. Klin. Wschr. 1936, 1129–1131

[52] Altmann, H. W.: Über das Auftreten von Vakuolen, Einschlußkörperchen und hyalinen Tropfen in den Leberzellen bei experimentellem Sauerstoffmangel. Verh. Dtsch. Path. Ges. Breslau 1944, 60–65, Piscator Verlag Stuttgart 1949

[53] –: Über die Abgabe von Kernstoffen in das Protoplasma der menschlichen Leberzelle. Z. Naturfrschg. *4b*, 138–144 (1949)

[54] –: Über Leberveränderungen bei allgemeinem Sauerstoffmangel nach Unterdruckexperimenten an Katzen. Frankf. Z. Path. *60*, 376–494 (1949)

[55] –: Morphologische Beiträge zur Kenntnis des Leberstoffwechsels und seiner Störungen. Dtsch. Med. J. 429–437 (1953)

[56] –: Allgemeine morphologische Pathologie des Cytoplasmas. Die Pathobiosen. In „Handbuch der allgemeinen Pathologie" Bd. II/1, 419–612, Springer-Verlag, Berlin, Göttingen, Heidelberg 1955

[57] Altmann, R.: Die Elementarorganismen und ihre Beziehungen zu den Zellen. Leipzig 1890

[58] Anderson, E., H. W. Beams: Evidence from Electron Micrographs for the Passage of Material through Pores of the Nuclear Membrane. J. Biophys. Biochem. cytol. *2*, suppl. 439–444 (1956)

[59] Anderson, E. G., L. J. Teply, C. A. Elvehjem: Effect of Nicotinic Acid Intake on the Coenzyme 1 Content of Chick Tissues. Arch. Biochem. *3*, 357–362 (1944)

[60] Anderson, E. P., S. E. G. Åqvist: A Double Precursor Study of Nucleic Acid Turnover in Normal and Regenerating Liver. J. Biol. Chem. *202*, 513–520 (1953)

[61] Anderson, N. G.: Studies on Isolated Cell Components. IV. The Effects of Nucleases and Proteases on Rat Liver Nuclei. Exper. Cell Res. *5*, 361–374 (1953)

[62] –, K. M. Wilbur: Studies on Isolated Cells Components. V. The Effect of Various Solutions on the Isolated Rat Liver Nucleus. J. Gen. Physiol. *35*, 781–796 (1952)

[63] Andreassi, G.: Sur la constitution du nucléole dans différents tissus normaux et néoplasiques. C. r. Ass. Anat. *53*, 3–9 (1949)

[64] Andrew, W., H. M. Brown, J. B. Johnson: Senile Changes in the Liver of Mouse and Man with Special Reference to the Similarity of Nuclear Alterations. Am. J. Anat. *72*, 199–222 (1943)

[65] Anitschkow, N.: Über Quellungs- und Schrumpfungserscheinungen an Chondriosomen. Arch. Mikr. Anat. *97*, 1–14 (1923)

[66] Annau, E., A. Manginelli, A. Roth: Increased Weight and Mitotic Activity in the Liver of Tumor-bearing Rats and Mice. Cancer Res. *11*, 304–306 (1951)

[67] —, —, —: Alteration of the Mitochondrial Pattern in the Liver of Tumor-bearing Mice. Cancer Res. *11*, 404–405 (1951)

[68] Antopol, W., K. Unna: Pathologic Aspect of Nutritional Deficiencies in Rats. I. Lesions Produced by Diets Free of Vitamin B_6 (Pyridoxine) and the Response to Vitamin B_6. Arch. Path. *33*, 241–258 (1942)

[69] Aoki, T., J. Nakamura: Pathological Studies on Malnutrition Particularly the Pathology of the Liver and Kidney. Keio. J. Med. *1*, 1–19 (1952)

[70] Appel, J.: Zur Frage einer sekretorischen Funktion der dunklen Leberzellen. Med. Fak. Diss. Berlin 1953

[71] Appleman, D., E. R. Skavinski, A. M. Stein: Catalase Studies on Protein-depleted Rats Bearing the Jensen Sarcoma. Cancer Res. *11*, 926–929 (1951)

[72] Arapow, A. B.: Contribution à l'étude des cellules hépatiques binucléaires. Arch. Sci. Biol. publ. Inst. Imp. Med. expér. St. Petersbourg *8*, 183–209 (1901)

[73] Arata, D., G. Svenneby, J. N. Williams, C. A. Elvehjem: Metabolic Factors and the Development of Fatty Livers in Partial Threonine Deficiency. J. Biol. Chem. *219*, 327–333 (1956)

[74] Arima, J.: Die cytologischen Untersuchungen der Baucheingeweide bei den Embryonen. III. Leber. Fol. Anat. jap. *5*, 399–415 (1927)

[75] Arndt, G.: Kernstudien zur Unterscheidung von Regeneration und Geschwulstbildung. Z. Krebsforsch. *41*, 393–444 (1935)

[76] Arnold, J.: Über „Fettkörnchenzellen"; ein weiterer Beitrag zur „Granulalehre". Virchows Arch. Path. Anat. *163*, 1–20 (1901)

[77] Arnstein, H. R. V.: The Biosynthesis of Choline Methyl Groups by the Rat. Biochem. J. *48*, 27–32 (1951)

[78] —, V. Stanković: The Effect of Certain Vitamin Deficiencies on Glycine Biosynthesis. Biochem. J. *62*, 190–198 (1956)

[79] —, J. L. Simkin: Vitamin B_{12} and Biosynthesis in Rat Liver. Nature *183*, 523–525 (1959)

[80] Artom, C.: Rôle of Choline in the Oxidation of Fatty Acids by the Liver. J. Biol. Chem. *205*, 101–111 (1953)

[81] —: Effects of Some Dietary Factors on the Metabolism of Fatty Acids in Liver Preparations. J. Biol. Chem. *223*, 389–398 (1956)

[82] —, M. A. Swanson: Incorporation of Labeled Phosphate into the Lipides of Liver Slices. J. Biol. Chem. *193*, 473–480 (1951)

[83] Asada, H.: Acidosis during Starvation. Am. J. Physiol. *50*, 1–8 (1919)

[84] Aschoff, L., W. Koch: Skorbut. Jena: Verlag Gustav Fischer 1919

[85] Ashburn, J. L., K. M. Endicott, F. S. Daft, R. D. Lillie: The Nonportal Distribution of Trabeculae in Dietary Cirrhosis and in Carbontetrachloride Cirrhosis of Rats and Guinea Pigs. Am. J. Path. *23*, 159–171 (1947)

[86] Ashburn, L. L.: The Effect of Administration of Pantothenic Acid on the Histopathology of the Filtrate Factor Deficiency State in Rats. Public Health Repts. (U.S.) *55*, 1337 bis 1346 (1940)

[87] Ashworth, C. T., H. C. Reid: Intralobular Regeneration of Liver Cells in Man. Am. J. Path. *23*, 269—281 (1947)

[88] Asjavčik, A. V.: Einfluß des Testosteronpropionates auf die Wiederherstellung einiger Fermentfunktionen in der Leber von Ratten bei Eiweißmangelernährung. Biochimija *20*, 77—81 (1955)

[89] Askonas, B. A., J. L. Simkin, T. S. Work: Nucleic Acids and Protein Synthesis in Animal Tissues. In "The Structure of Nucleic Acids and Their Rôle in Protein Synthesis" ed. by E. M. Crook, Cambridge, The University Press 1957

[90] Aterman, K.: Some Local Factors in the Restoration of the Rat Liver after Partial Hepatectomie. I. Glycogen, Golgi Apparatus, Sinusoidal Cells, the Basement Membrane of the Sinusoids. Arch. Path. *53*, 197—208 (1952)

[91] —: II. "Watery Vacuolation": Its Relation to the Vacuolation of Anoxie. Arch. Path. *53*, 209—216 (1952)

[92] —: The Nature of "Watery Vacuolation" of the Liver Cell. Quart. J. exper. Physiol. *40*, 272—275 (1955)

[93] —: Observations on the Nature of "Watery Vacuolation". The Response of the Liver Cell to the Intravenous Injection of Hypertonic Saline, Evans Blue, Dextrane, and Heparin. Lab. Invest. *7*, 577—605 (1958)

[94] St. Aubin, P. M. G., N. L. R. Bucher: A Study of Binucleate Cell Counts in Resting and Regenerating Rat Liver Employing a Mechanical Method for the Separation of Liver Cells. Anat. Rec. *112*, 797—809 (1952)

[95] Awapara, J.: Effect of Protein Depletion on the Transaminating Activities of Some Rat Organs. J. Biol. Chem. *200*, 537—541 (1953)

[96] —, H. N. Marvin: The Relative Absorption of Intravenously Administered Amino Acids by the Liver, Kidney and Muscle of the Rat. J. Biol. Chem. *178*, 691—693 (1949)

[97] Axelrod, A. E., C. A. Elvehjem: Effect of Nicotinic Acid Deficiency on the Cozymase Content of Tissues. Nature *143*, 281—282 (1939)

[98] —, R. J. Madden, C. A. Elvehjem: The Effect of a Nicotinic Acid Deficiency upon the Coenzyme I Content of Animal Tissues. J. Biol. Chem. *131*, 85—93 (1939)

[99] —, H. A. Sober, C. A. Elvehjem: The D-Amino Acid Oxidase Content of Rat Tissues in Riboflavin Deficiency. J. Biol. Chem. *134*, 749—759 (1940)

[100] —, C. A. Elvehjem: The Xanthine Oxidase Content of Rat Liver in Riboflavin Deficiency. J. Biol. Chem. *140*, 725—738 (1941)

[101] —, —: The Effect of Riboflavin Deficiency upon the Xanthine Oxidase Activity of Rat Liver. J. Biol. Chem. *140*, VI—VII (1941)

[102] —, K. F. Swingle, C. A. Elvehjem: Studies on the Succinoxidase System of Rat Liver in Riboflavin Deficiency. J. Biol. Chem. *145*, 297—307 (1942)

[103] Bahr, G. F.: Changes in Liver Cell Elements during Stimulated Protein Synthesis. A Cytochemical Study. Acta radiol. suppl. *147*, 7—111 (1957)

[104] Baird, W. F., E. R. Fisher: Observations Concerning Vacuolation and Deposition of Glycogen in Nuclei of Hepatic Cells. Lab. Invest. *6*, 324—333 (1957)

[105] Baldridge, R. C., C. D. Tourtellotte: Histidine Metabolism in Vitamin B_6- and Biotin-Deficient Rats. Fed. Proc. *16*, 149 (1957)

[106] Balis, M. E., K. D. Samarth, M. G. Hamilton, M. L. Petermann: Rôle of the Ribonucleoprotein Particle in Protein Synthesis and the Effects of Growth Hormone. J. Biol. Chem. *233*, 1152—1155 (1958)

[107] Baltus, E.: Observations sur le rôle biochimique du nucléole. Biochim. Biophys. Acta *15*, 263—267 (1954)

[108] Baldwin, A. R., H. E. Longenecker, C. G. King: Tissue Lipids in Ascorbic-Acid-Deficient Guinea Pig. Arch. Biochem. *5*, 137—146 (1944)

[109] Banerjee, S.: Vitamin C and Carbohydrate Metabolism; Effect of Vitamin C on Glycogen Value of Liver of Guinea Pigs. Ann. Biochem. exper. Med. *3*, 165—170 (1943)

[110] —, C. Deb, B. Belavady: Effect of Scurvy on Glutathione and Dehydroascorbic Acid in Guinea Pig Tissues. J. Biol. Chem. *195*, 271—276 (1952)

[111] —, P. K. Ghosh: Effect of Scurvy on Hexokinase Activity of Tissues of Guinea Pigs. Proc. Soc. exper. Biol. Med. *88*, 415—416 (1955)

[112] —, D. K. Biswas, H. D. Singh: Carbohydrate Metabolism in Scorbutic Guinea Pigs. J. Biol. Chem. *230*, 261—270 (1958)

[113] —, K. Rohatgi: Different Fractions of Serum Proteins in Normal and Scorbutic Guinea Pigs. Proc. Soc. exper. Biol. Med. *97*, 234—235 (1958)

[113a] —, A. R. Dravid: Histochemical Studies in Biotin Deficiency. Indian J. Med. Res. *47*, 652—656 (1959)

[114] Bansi, H. W.: Das Hungerödem und andere alimentäre Mangelerkrankungen. Stuttgart 1949

[115] —, G. Fuhrmann: Der Eiweiß-Stoffwechsel bei Mangelernährung und im Wiederaufbau. Klin. Wschr. 1948, 326—332, 358—365

[116] Barbieri, E.: Sui rapporti tra acido ascorbico e cocarbossilasi. Arch. Sci. Biol. *39*, 443 bis 449 (1955)

[117] Barbour, A. D., J. L. Chaikoff, J. J. R. Macleod, M. D. Orr: Influence of Insulin on Liver and Muscle Glycogen in the Rat under Varying Nutritional Conditions. Am. J. Physiol. *80*, 243—272 (1927)

[118] Barer, R., S. Joseph, G. A. Meek: The Origin of the Nuclear Membrane. Exper. Cell Res. *18*, 179—182 (1959)

[119] Bargmann, W.: Histologie und mikroskopische Anatomie des Menschen. Stuttgart: Georg Thieme 1956

[120] —: Über einige Probleme und Ergebnisse des elektronenmikroskopischen Studiums der Zelle. Dtsch. Med. Wschr. 1956, 1109—1113

[120a] —, A. Knoop: Vakuolenbildung und Mitochondrien. Z. Zellfrschg. *51*, 456—466 (1960)

[121] Bargoni, N.: Enzymatic Activity and Protein Amounts in the Liver. Experientia *7*, 104—105 (1951)

[122] Barki, V., H. Nath, E. Hart, C. A. Elvehjem: Production of Essential Fat Acid Deficiency Symptoms in the Mature Rat. Proc. Soc. exper. Biol. Med. *66*, 474—478 (1947)

[123] —, R. A. Collins, E. B. Hart, C. A. Elvehjem: Relation of Fat Deficiency Symptoms to the Polyunsaturated Fatty Acid Content of the Tissues of the Mature Rat. Proc. Soc. exper. Biol. Med. *71*, 694—696 (1949)

[124] Barnes, B. G., J. M. Davis: The Structure of Nuclear Pores in Mammalian Tissue. J. ultrastruct. Res. *3*, 131—146 (1959)

[125] Barnes, F. W., R. Schoenheimer: On the Biological Synthesis of Purines and Pyrimidines. J. Biol. Chem. *151*, 123—139 (1943)

[126] Barnes, R. H., J. J. Rusoff, G. O. Burr: Influence of Essential Fatty Acid Deficiency on Transport of Fatty Acids into the Liver. Proc. Soc. exper. Biol. Med. *51*, 235—237 (1942)

[127] Barone, G. A. Pasisi: Comportamento degli acidi nucleinici nelli steatosi epatici. Pat. sper. *42*, 182—187 (1954)

[128] Barnum, C. P., R. A. Huseby: Some Quantitive Analysis of the Particulate Fractions from Mouse Liver Cell Cytoplasm. Arch. Biochem. *19*, 17—23 (1948)

[129] —, —: The Intracellular Heterogeneity of Pentose Nucleic Acid as Evidenced by the Incorporation of Radiophosphorus. Arch. Biochem. *29*, 7—26 (1950)

[130] —, —, H. Vermund: A Time Study of the Incorporation of Radiophosphorus into the Nucleic Acids and Other Compounds of Transplanted Mouse Mammary Carcinome. Cancer Res. *13*, 880—889 (1953)

[131] —, C. D. Jardetzky, F. Halberg: Time Relations among Metabolic and Morphologic 24-hour Changes im Mouse Liver. Am. J. Physiol. *195*, 301—310 (1958)

[132] Barret, H. M., C. H. Best, J. H. Ridout: A Study of the Source of Liver Fat Using Deuterium as an Indicator. J. Physiol. *93*, 367—381 (1938)

[133] Barry, L. W.: The Effects of Inanition in the Pregnant Albino Rat, with Special Reference to the Changes in the Relative Weights of Their Various Parts, Systems, and Organs of Their Offspring. Carnegie Inst. Wash. Contrib. Embryol. *53*, 91—136 (1920)

[134] Barton, A. D., A. K. Laird: Effects of Amethopterin on Nucleic Acid Metabolism in Mitotic and Non-mitotic Growth. J. Biol. Chem. *227*, 795—803 (1957)

[135] Bartlett, P. D.: Hepatic and Renal Dehydropeptidase I in Normal and Induced States of Growth. Enzymologia *15*, 77—82 (1952)

[136] Bass, R., P. Saltman: The Rôle of the Nucleus in the Accumulation of Iron by Liver Cells. Anat. Rec. *128*, 520—521 (1957)

[137] Bassi, M., A. Bernelli-Zazzera: Vacuolar Degeneration of Rat Liver Cells by Electron Microscopy. Nature *179*, 256—257 (1957)

[138] Baud, C. A.: A Cytochemical Study of the Perinuclear Lipidic Layer in the Liver Cell. Nature *161*, 559 (1948)

[139] —: Morphologie submicroscopique de la membrane nucléaire. Bull. Histol. appl. *26*, 99—110 (1949)

[140] —: Étude de la membrane nucléaire au microscope électronique. Bull. Histol. tech. microsc. *27*, 41—46 (1950)

[141] —: Recherches sur la structure de la membrane nucléaire. Acta. anat. *17*, 110—174 (1953)

[142] Baum, H.: Die morphologisch-histologischen Veränderungen der ruhenden und tätigen Leberzelle. Dtsch. Z. Tiermed. vergl. Path. *12*, 267—284 (1886)

[143] Beams, H. W., R. L. King: The Origin of Binucleated and Large Mononucleated Cells in the Liver of the Rat. Anat. Rec. *83*, 281—298 (1942)

[144] —, T. C. Evans, V. van Breemen, W. W. Baker: Electron Microscopic Studies on Structure of Mitotic Figure. Proc. Soc. exper. Biol. Med. *74*, 717—720 (1950)

[145] Beaton, G. H., A. M. Haufschild, E. W. McHenry: Prevention of Inanition in Vitamin B_6-deprived Rats by Insulin Treatment. J. Nutr. *60*, 455—462 (1956)

[146] Beaton, J. R., J. L. Beare, G. H. Beaton, E. W. McHenry: Studies on Vitamin B_6. IV. The Effect of Vitamin B_6 on Protein Synthesis and Maintenance in the Rat. J. Biol. Chem. *204*, 715—719 (1953)

[147] —, G. Ozawa: Activity of Liver Glutaminases in Vitamin B_6-deficient Rats. J. Biol. Chem. *214*, 685—691 (1955)

[148] Beattie, J., P. H. Herbert: The Estimation of Metabolic Rate in the Starvation State. Brit. J. Nutr. *1*, 185—190 (1948)

[149] Beauvallet, M.: Le foie gras par action sur l'état nutritionnel. Ann. Nutr. l'Alimentation 7, C 13—C 37 (1953)

[150] Beck, L. V., S. Hartman, A. Marraccini: Effect of Variation in Sulfur Amino Acid Content of Diets on Mouse Tissue NPSH Values. Fed. Proc. *14*, 10 (1955)

[151] —, A. M. Bianconi: Resistance of Mouse Tissue Sulfhydryl to Alterations by Changes in Dietary Intake of Sulfur Amino Acids. J. Nutr. *60*, 197—210 (1956)

[152] Becker, V.: Morphologische Äquivalentbilder des äußeren und inneren Sauerstoffmangels. Medizinische Grundlagenforschung Bd. II. 341—383, Stuttgart: Georg Thieme 1959

[153] —, D. Neubert: Über die Entstehung der hydropisch-vakuolären Zellentartung. Beitr. Path. Anat. *120*, 319—354 (1959)

[154] Beckmann, R.: Über Beziehungen zwischen Leber und Vitamin E (Tocopherol). Acta hepatol. I/213—I/216 (1955)

[155] Beeli, S. S.: Atrophic Changes in Acute Starvation. Kiew 1908

[156] Beeston, A. W., H. J. Channon, H. Wilkinson: The Influence of the Caseinogen Content of Diets on the Nature of the "Cholesterol" Fatty Liver. Biochem. J. *29*, 2659—2667 (1935)

[157] —, —: Cystine and the Dietary Production of Fatty Livers. Biochem. J. *30*, 280—284 (1936)

[158] Begg, R. W., T. E. Dickinson, A. V. White: The Influence of Some Hormonal, Dietary, and Tumor Factors on Liver Catalase Activity in Rats. Canad. J. Med. Sci. *31*, 307—314 (1953)

[159] —, A. F. Burton: Maitenance of Liver Xanthine Oxidase Activity in Rats on Low Protein Diets. Fed. Proc. *14*, 180 (1955)

[160] Behrens, M.: Über die Verteilung der Lipase und Arginase zwischen Zellkern und Protoplasma der Leber. Z. Physiol. Chem. *258*, 27—32 (1939)

[161] Beiglböck, W.: Über Reaktionen des Lebergewebes und deren Beeinflussung durch Fermentsysteme und Fermentgifte. Acta. hepatol. *3*, I/75—I/87 (1955)

[162] —: Die Beeinflussung des Mineralstoffwechsels durch die gesunde und kranke Leber. Acta. hepatol. *3*, I/239—I/256 (1955)

[163] Belavady, B., S. Banerjee: Metabolism of Cholesterol in Scorbutic Guinea Pigs. J. Biol. Chem. *209*, 641—645 (1954)

[164] Belyaev, P. M.: Effect of Protein Starvation on the Content of Nucleic Acids in the Liver, Small Intestine and Spleen. Voprosy pitaniya *12*, 13—23 (1953)

[165] Bénard, H., A. Gajdos, M. Gajdos-Terek: Action de la méthionine et de la choline sur la surcharge choléstérolique du foie au cours de la stéatose hépatique expérimentale chez le rat. C. r. Soc. Biol. *144*, 762—764 (1950)

[166] Bendich, A.: Studies on the Metabolism of the Nucleic Acids. Exper. Cell Res. Suppl. *2*, 181—197 (1952)

[167] —, P. J. Russell, G. B. Brown: On the Heterogeneity of the Desoxyribonucleic Acids. J. Biol. Chem. *203*, 305—318 (1953)

[168] Benditt, E. P., R. L. Woolridge, R. Stepto: The Dynamics of Protein Metabolism. II. The Relationship between the Level of Protein Intake and the Rate of Protein Utilization by Protein Depleted Men und Rats. J. Lab. clin. Med. *33*, 269—279 (1948)

[169] —, C. H. Steffee, T. Hill, T. L. Johnston: Cytochrome Oxidase, Succinoxidase and Phosphatase Activities of Tissues of Rats on Protein Deficient Diets. Fed. Proc. *8*, 350 (1949)

[170] Benditt, E. P., R. Wissler, R. L. Woolridge, D. A. Rowley, C. H. Steffee: Loss of Body Protein and Antibody Production by Rats on Low Protein Diets. Proc. Soc. exper. Biol. Med. *70*, 240—243 (1949)

[171] Benecke, G.: Variationsstatistische Untersuchungen über die Kerngrößen in den Leberzellen des Kaninchens bei verschiedenem Glykogengehalt. Med. Fak. Diss. Leipzig 1937

[172] Benedict, F. G.: The Influence of Inanition on Metabolism. Carnegie Inst. Publ. No. *77* (1907)

[173] —: A Study of Prolonged Fasting. Carnegie Inst. Publ. No. *203* (1915)

[174] Beneke, G.: Untersuchungen über die alimentäre, Leberverfettung unter besonderer Berücksichtigung von Leberhydrolysatwirkungen. Med. Fak. Diss. Berlin 1957

[175] Ben-Ishai, R., B. E. Volcani: Dependence of Protein Synthesis on Ribonucleic Acid Formation in a Thymine-requiring Mutant of Escherichia Coli. Biochim. Biophys. acta *21*, 265—270 (1956)

[176] Bennett, M. A., J. Hellerman, A. J. Donnelly: Influence of Vitamin B_{12} on Liver Disease due to a "Labile Methyl"-Free Diet. Cancer. Res. *15*, 398—402 (1955)

[177] —, J. Ramsey, A. J. Donnelly: Retardation of Induction of p-dimethylaminoazobenzene Liver Tumors by Vitamin B_{12}. Internat. Z. Vitaminfrschg. *26*, 417—418 (1955/56)

[178] Bennhold, H.: Die Rolle der Bluteiweißkörper im Regulationsgeschehen. Verh. Dtsch. Ges. Inn. Med. 1953, 135—149

[179] —, G. Seybold: Der Aufnahmemechanismus plasmaeiweißgebundener Vitalfarbstoffe in speichernde Zellsysteme. Ein Beitrag zur Durchgängigkeit der Zellmembran für Plasmaeiweiß. Z. exper. Med. *118*, 407—424 (1952)

[180] Bensley, R. B.: On the Fat Distribution in Mitochondria of the Guinea Pig Liver. Anat. Rec. *69*, 341—353 (1937)

[181] Bentley, L. S., A. F. Morgan: The Influence of Choline and of Trypan Blue upon the Utilization of Carotene and Vitamin A for Liver Storage of Vitamin A. J. Nutr. *31*, 333—346 (1946)

[182] Benton, D. A., A. E. Harper, C. A. Elvehjem: The Effect of Different Dietary Fats on Liver Fat Deposition. J. Biol. Chem. *218*, 693—700 (1956)

[183] Berenbom, M., P. I. Chang, H. E. Betz, R. E. Stowell: Chemical and Enzymatic Changes Associated with Mouse Liver Necrosis in Vitro. Cancer Res. *15*, 1—5 (1955)

[184] Berezovskaja, N. N., N. P. Smirnova: Über die Veränderung in der Synthese und Transaminierung von Aminosäuren in der Leber von Ratten bei Eiweißmangel. Biochimija *21*, 457—460 (1956)

[185] Berg, W.: Über spezifische, in den Leberzellen nach Eiweißfütterung auftretende Gebilde. Anat. Anz. *42*, 251—262 (1912)

[186] —: Über funktionelle Leberstrukturen. Leberzellen von Salamandra maculata während der guten Ernährung und des Hungerns. Arch. mikrosk. Anat. *94*, 518—567 (1920)

[187] —: Über Anwendung der Ninhydrinreaktion auf mikroskopische Präparate zum Nachweis niederer Eiweißkörper. Arch. Physiol. *195*, 543—554 (1922)

[188] —: Zum histologischen Nachweis der Eiweißspeicherung in der Leber. Arch. Physiol. *214*, 243—249 (1926)

[189] —: Über den mikroskopisch-nachweisbaren Übertritt von Stoffen aus dem Cytoplasma in den Kern der Leberzelle. Z. mikrosk. Anat. Frschg. *35*, 146—180 (1934)

[190] Bergemann, T.: Kerngrößenuntersuchungen am Darmepithel der Ratte bei verschiedenen Hungerzeiten. Z. mikrosk. Anat. Frschg. *58*, 196—207 (1952)

[191] Bergeret, B., F. Chatagner, C. Fromageot: Quelques relations entre le phosphat de pyridoxal et la décarboxylation de l'acide cystéine-sulfinique par divers organes du rat normal ou du rat carencé en vitamine B_6. Biochim. Biophys. acta *17*, 128—135 (1955)

[192] Beringer, A.: Über das Glykogen und seinen Einfluß auf den Stoffwechsel der Leber beim Gesunden und Diabetiker. Dtsch. Med. Wschr. 1950, 1715–1719
[193] –: Primary Carcinoma of the Liver in the Bantu Races of South Africa. South Afr. J. Med. Sci. *5*, 54–72 (1940)
[194] Berman, C.: Primary Carcinoma of the Liver. London 1951, (H. K. Lewis & Co. Ltd.)
[195] –: Nutritional States in the Causation of Primary Liver Cancer. Schweiz. Z. Path. *18*, 598–624 (1955)
[196] –: Primary Carcinoma of the Liver. Advanc. Cancer Res. *5*, 56–97 (1958)
[197] Bernard, R., J. M. Demers: Lipotropic Activity of Choline, Betaine, and Methionine in Ducklings. Canad. J. Res. (E) *27*, 281–289 (1949)
[198] Bernelli-Zazzera, A., G. Guidotti: Protein-synthesis in Vacuolated Rat Liver Cells. Exper. Cell Res. *14*, 614–618 (1958)
[199] Bernhard, K.: Les facteurs lipotropes. Ann. Nutr. l'Alimentation 7, C 253–C 266 (1953)
[200] –: Die essentiellen Fettsäuren. Z. Vit.-, Horm.- Fermentfrschg. *1*, 199–215 (1947)
[201] –, H. Steinhauser, F. Bullet: Fettstoffwechsel-Untersuchungen mit Hilfe von Deuterium als Indikator. Helv. chim. acta *25*, 1313–1318 (1942)
[202] –, –: Fettstoffwechsel-Untersuchungen mit Deuterium als Indikator. Lipidsynthese bei Inanition. Helv chim. acta *27*, 207–210 (1944)
[203] –, G. Ulbrecht, M. Ulbrecht, H. Wagner: Versuche zur Erfassung der Fett- und Glykogensynthese in der Leber cholinfrei ernährter Ratten mit Hilfe von C^{14}-Acetat und D-signiertem Glycerin. Helv. chim. acta *37*, 1439–1451 (1954)
[204] –, –, –, –: Alimentär bedingte Leberverfettung und extrahepatogene Fettbildung. Helv. Physiol. acta *14*, 343–352 (1956)
[205] Bernhard, W.: Die Anwendung des Elektronenmikroskops zum Studium zellularpathologischer Vorgänge. Klin. Wschr. 1957, 251–261
[206] –, F. Haguenau, C. Oberling: L'ultrastructure du nucléole de quelques cellules animales, révélée par le microscope électronique. Experientia *8*, 58–59 (1952)
[207] –, –, A. Gautier, C. Oberling: La structure submicroscopique des éléments basophiles cytoplasmiques dans le foie, le pancréas et les glandes salivaires. Z. Zellfrschg. *37*, 281–300 (1952)
[208] –, A. Gautier, C. Rouiller: Le notion de «microsomes» et le problème de la basophilie cytoplasmique. Arch. d'Anat. microsc. *35*, 236–275 (1954)
[209] –, A. Bauer, A. Gropp, F. Haguenau, C. Oberling: L'ultrastructure du nucléole de cellules normales et cancéreuses. Étude au microscope électronique. Exper. Cell Res. *9*, 88–100 (1955)
[210] –, C. Rouiller: Close Topographical Relationship between Mitochondria and Ergastoplasm of Liver Cells in a Definite Phase Cellular activity. J. Biophys. Biochem. cytol. *2*, suppl. 73–78 (1956)
[211] Bernheim, F., M. C. L. Bernheim: The Choline Oxidase of Liver. Am. J. Physiol. *121*, 55–60 (1938)
[212] Berning, H.: Die Dystrophie. Stuttgart: Georg Thieme 1949
[213] –: Hunger als Ursache der Leberzirrhose. Dtsch. Med. Wschr. 1951, 346–347
[214] Bessesen, D. H.: Changes in Organ Weight of Guinea Pig during Experimental Scurvy. Am. J. Physiol. *63*, 245–256 (1923)
[215] Bessey, O. A., M. L. Menten, C. G. King: Pathologic Changes in the Organs of Scorbutic Guinea Pigs. Proc. Soc. exper. Biol. Med. *31*, 455–460 (1934)
[216] Bessis, M., J. Breton-Gorius: Le cycle du fer dans l'organisme révélé par le microscope électronique. Ann. Rech. Méd. 1957, 829–850

[217] Bessis, M., J. Breton-Gorius, J. C. Dreyfus, G. Schapira: Aspect au microscope électronique de l'apoferritine, plus ou moins chargée en fer. Comparaison des images observées dans les cellules avec celles des substances préparées par voie chimique. Rev. Franc. clin. Biol. *3*, 981–983 (1958)
[218] Best, C. H.: Protection of Liver and Kidneys by Dietary Factors. Choline and Its Precursors as Lipotropic Agents. Fed. Proc. *9*, 506–511 (1950)
[219] –: The Lipotropic Agents in the Protection of the Liver, Kidney, Heart and Other Organs of Experimental Animals. Proc. Soc. Roy. B *145*, 151–169 (1956)
[220] –, M. E. Huntsman, O. M. Solandt: Further Observations on Fat Deposition. Trans. Roy. Soc. Canada *26*, (5) 175 (1932)
[221] –, J. M. Hershey, M. E. Huntsman: The Control of the Deposition of Liver Fat. Am. J. Physiol. *101*, 7 P (1932)
[222] –, M. E. Huntsman: Effects of Components of Lecithine upon Deposition of Fat in Liver. J. Physiol. *75*, 405–412 (1932)
[223] –, G. C. Ferguson, J. M. Hershey: Choline and Liver Fat in Diabetic Dogs. J. Physiol. *79*, 94–102 (1933)
[224] –, H. J. Channon, J. H. Ridout: Choline and the Dietary Production of Fatty Livers. J. Physiol. *81*, 409–421 (1934)
[225] –, –: The Action of Choline and Other Substances in the Prevention and Cure of Fatty Livers. Biochem. J. *29*, 2651–2658 (1935)
[226] –, M. E. Huntsman, J. H. Ridout: The "Lipotropic" Effect of Protein. Nature *135*, 821–822 (1935)
[227] –, –: The Effect of Choline on the Liver Fat of Rats in Various States of Nutrition. J. Physiol. *83*, 255–274 (1935)
[228] –, D. L. Maclean, J. H. Ridout: Choline and Liver Fat in Phosphorus Poisoning. J. Physiol. *83*, 275–284 (1935)
[229] –, J. H. Ridout: Undernutrition and Liver Fat. J. Physiol. *94*, 47–66 (1938)
[230] –, C. C. Lucas, J. M. Patterson, J. H. Ridout: The Influence of Biotin upon the Relative Lipotropic Effects of Choline and Inositol. Biochem. J. *40*, 368–373 (1946)
[231] –, W. S. Hartroft, C. C. Lucas, J. H. Ridout: Liver Damage Produced by Feeding Alcohol or Sugar and Its Prevention by Choline. Brit. Med. J. 1949, 1001–1006
[232] –, –, E. A. Sellers: The Protection of the Liver by Dietary Factors. Gastroenterology *20*, 375–384 (1952)
[233] –, C. C. Lucas, J. M. Patterson, J. H. Ridout: Some Effects of Vitamine B_{12} in Weanling Rats Consuming Hypolipotropic Diets. Canad. J. Med. Sci. *31*, 135–145 (1953)
[234] –, –, J. H. Ridout: The Lipotropic Factors. Ann. N.Y. Acad. Sci. *57*, 646–653 (1954)
[235] –, W. S. Hartroft, J. H. Ridout: Effects of Dietary Protein, Lipotropic Factors and Re-alimentation on Total Hepatic Lipids and Their Distribution. Brit. Med. J. 1955, 1439–1444
[236] Bethe, A.: Der Stoffaustausch zwischen Zelle und Umgebung vom Standpunkt der Ladungshypothese und der Austauschadsorption. Naturwissenschaften *37*, 177–182 (1950)
[237] Beyer, K. H.: Protective Action of Vitamin C against Experimental Hepatic Damage. Arch. internat. Med. *71*, 315–324 (1943)
[238] Bettinger, H.: Die Ödemkrankheit auf Grund der Kriegserfahrungen des pathologischen Institutes Halle. Virchows Arch. Path. Anat. *234*, 195–209 (1921)
[239] Beutler, E.: Iron Enzymes in Iron Deficiency. J. clin. Invest. *38*, 1605–1616 (1959)

[240] Beutler, E., R. K. Blaisdell: Iron Enzymes in Iron Deficiency. III. Catalase in Rat Red Cells and Liver with Some Further Observations on Cytochrome C. J. Lab. clin. Invest. *52*, 694—699 (1958)

[241] Beveridge, J. M. R.: The Influence of the Endocrine Glands on the Development of Acute Massive Liver Necrosis. Ann. N.Y. Acad. Sci. *57*, 873—877 (1954)

[242] —, C. C. Lucas, M. K. O'Grady: The Effect of the Nature and Level of Protein and Amino Acid Intake upon the Accumulation of Fat in the Liver. J. Biol. Chem. *154*, 9—19 (1944)

[243] Bezon, A.: Le kwashiorkor. Press Med. 1959, 832—835

[244] Bhagvat, K., P. Devi: Interrelationship of Certain Vitamins of the B Group in Aneurin, Riboflavin and Biotin Deficiencies. Biochem. J. *45*, 32—38 (1949)

[245] Bhagwat, R. V., K. Sohonie: Vitamin B_{12} Content of the Rat Livers in Aneurin and Riboflavin Deficiencies. Current Sci. (India) *23*, 90 (1954)

[246] Bharadway, T. P., R. Love: Cytology of Rat Liver Cells during Starvation and Refeeding. J. Nat. Cancer Inst. *23*, 695—715 (1959)

[247] Bhattacharya, S., P. C. Sen: Post-mortem Studies of Starvation Cases. Ann. Biochem. exper. Med. (Calcutta) *5*, 117—126 (1945)

[248] Bickel, G.: Considérations sur les maladies par carence proteinique. Gastroenterologica *72*, 224—241 (1947)

[249] Bieler, M. M., E. E. Ecker, T. D. Spies: Serum Proteins in Hypoproteinemia due to Nutritional Deficiency. J. Lab. clin. Invest. *32*, 130—138 (1947)

[250] Bieling, C. L.: Leberveränderungen bei Ratten infolge qualitativ unzureichender Eiweißnahrung. Vet. Med. Fak. Diss. Gießen 1947

[251] Biereigel, R. O.: Untersuchungen über das Verhalten der Speichersubstanzen (Fett, Glykogen und Eiweiß) und die Kerngrößen in der Leber der weißen Maus während der Schwangerschaft. Z. Zellfrschg. *28*, 341—358 (1938)

[252] Binkley, F., G. M. Christensen, W. N. Jensen: Pyridoxine and the Transfer of Sulfur. J. Biol. Chem. *194*, 109—113 (1952)

[253] Birch, T. W., P. György, L. J. Harris: The Vitamin B_2 Complex Differentiation of the Antiblack-tongue and the "P. P." Factors from Lactoflavin and Vitamin B_6 (so Called "Rat Pellagra" Factor). Biochem. J. *29*, 2830—2850 (1953)

[254] Birkenmaier, O.: Vergleichend-anatomische Untersuchungen über die Zellkerngröße im Wirbeltierstamm. Z. Anat. Entwicklgsgesch. *102*, 794—818 (1934)

[255] Biskind, M. S., G. R. Biskind: Diminution in Ability of the Liver to Inactivate Estrone in Vitamin B Complex Deficiency. Science *94*, 462 (1941)

[256] Black-Schaffer, B., D. S. Johnson: Experimental Total Midzonal Hepatic Necrosis. Am. J. Path. *25*, 774 (1949)

[257] —, —, W. G. Gobbel: Experimental Total Midzonal Hepatic Necrosis. Am. J. Path. *26*, 397—409 (1950)

[258] Blaxter, K. L.: The Fat-soluble Vitamins. Ann. Rev. Biochem. *26*, 275—306 (1957)

[259] Bloch, H.: Der Einfluß von Vitamin E-Mangel auf die Aktivität der Cholinesterase. Helv. chim. acta *25*, 793—797 (1942)

[260] Blöch, J.: Die chronische Eiweißunterernährung. Wien. Klin. Wschr. 1947, 566—569

[261] Blomqvist, K.: Growth Stimulation in the Liver and Turnover Development Following Intraperitoneal Injections of Liver Homogenates in the Rat. Acta Path. scand. suppl. *121*, 1—65 (1957)

[262] Bloom, B., D. W. Stetten: The Fraction of Glucose Catabolised via the Glycolytic Pathway. J. Biol. Chem. *212*, 555—563 (1955)

[263] Bloom, W. L., G. T. Lewis, M. Z. Schumpert, T. M. Shen: Glycogen Fractions of Liver and Muscle. J. Biol. Chem. *188*, 631–636 (1951)

[264] Blumberg, H., E. V. McCollum: The Prevention by Choline of Liver Cirrhosis in Rats on High Fat, Low Protein Diets. Science *93*, 598–599 (1941)

[265] –, H. G. Grady: Production of Cirrhosis of the Liver in Rats by Feeding Low Protein, High Fat Diets. Arch. Path. *34*, 1035–1041 (1942)

[266] –, C. G. MacKenzie, D. Seligson: The Prevention by Choline, Methionine, or Casein of Dietary Cirrhosis of the Liver in Rats and Rabbits. Fed. Proc. *1*, 187–188 (1942)

[267] Bly, C. G., L. L. Miller, W. F. Bale: Minor Rôle of Non-hepatic Tissues in Plasma Protein Synthesis Observed with the Aid of Lysine-ε-C^{14}. Fed. Proc. *9*, 153 (1950)

[268] Böhlke, E.: Ein Beitrag zur Differentialdiagnose und Pathogenese der Hämochromatose. Dtsch. Med. Wschr. 1950, 1620–1623

[269] Böhm, J.: Untersuchungen über zweikernige Zellen. II. Die Auszählung und Berechnung der zweikernigen Leberzellen. Z. mikrosk. anat. Frschg. *24*, 263–285 (1931)

[270] –: Untersuchungen über zweikernige Zellen. III. Die Verteilung und Anordnung der zweikernigen Zellen in den Läppchen der Kaninchenleber. Z. mikrosk. anat. Frschg. *25*, 181–206 (1931)

[271] –: Beiträge zur Kenntnis der dunklen Zellen in der Leber. Z. Zellfrschg. *15*, 272–289 (1932)

[272] Boehm, P.: Über den feineren Bau der Leberzellen bei verschiedenen Ernährungszuständen, zugleich ein Beitrag zur Physiologie der Leber. Z. Biol. *51*, 409–434 (1908)

[273] Bollman, J.: Liver and Bile. Ann. Rev. Physiol. *5*, 321–344 (1943)

[274] –, L. F. C. Mann: The Physiology of the Impaired Liver. Ergeb. Physiol. *38*, 445–492 (1936)

[275] Bomskov, C., K. N. v. Kaulla: Beitrag zur Frage nach der Wirkungsweise des Vitamin E. Klin. Wschr. 1941, 334–340

[276] Bondareff, W.: Morphology of Particulate Glycogen in Guinea Pig Liver Revealed by Electron Microscopy after Freezing and Drying and Selective Staining en Bloc. Anat. Rec. *129*, 97–114 (1957)

[277] Bonetti, E.: Osservazioni sulla alterazioni epatiche del ratto in carenza di proteine, colina e vitamina. Arch. di Sci. Biol. *36*, 409–424 (1952)

[278] Bongioanni, M., J. Faga: Cariometria epatica nell'occlusione intestinale. Patol. sper. *40*, 18–24 (1952)

[279] –, –: Peritonite sperimentale e fegato. Studi cariometrici. Patol. sper. *40*, 25–30 (1952)

[280] Borel, C., J. Frei, A. Vannotti: Vitamin B_{12} et métabolisme protidique. Schweiz. Med. Wschr. 1959, 13–15

[281] –, –, –: Hypoprotéinémie et activité enzymatique. Schweiz. Med. Wschr. 1959, 195–198

[282] Borsook, H.: The Biosynthesis of Proteins and Peptides, Including Isotopic Tracer Studies. Fortschr. Chem. org. Naturstoffe *9*, 292–362 (1952)

[283] –, C. L. Deasy, A. H. Haagen-Smit, G. Keighley, P. H. Lowy: The Uptake in Vitro of C^{14}-labeled Glycine, L-Leucine, and L-Lysine by Different Components of Guinea Pig Liver Homogenate. J. Biol. Chem. *184*, 529–543 (1950)

[284] –, –: The Biosynthesis of Proteins. In "Biochemistry and Physiology of Nutrition" ed. by G. H. Bourne, G. W. Kidder, Vol. I, 188–211. Academic Press Inc. Publ. N.Y. 1953

[285] Bose, B. C., S. S. Gupta, H. N. De: Effect of Deficiency of Thiamine and Pantothenic Acid on the Synthesis of Acetylcholine in Rats. Current Sci. (India) *23*, 122 (1954)

[286] Bothwell, J., W. Williams: Effects of Lysine Deficiency upon Enzyme Activity in Rat Liver. Proc. Soc. exper. Biol. Med. *85*, 544—547 (1954)

[287] Boulanger, P., J. Montreuil: Études sur les acides nucléiques. III. Échange du phosphor radioactif dans les ribonucléotides du foie de rat. Biochim. Biophys. acta *9*, 619—624 (1952)

[288] Bourne, G. H.: Recent Discoveries Concerning Mitochondria and Golgi-Apparatus and Their Significance in Cellular Physiology. J. Roy. Microsc. Soc. Ser. *3*, *70*, 367—380 (1950)

[289] —: Mitochondria and the Golgi Complex. In G. H. Bourne: Cytology and Cell Physiology. Clarendon Press, Oxford 1951

[290] —: Structural Changes in Vitamin Deficiency. In "Biochemistry and Physiology of Nutrition" ed. by G. H. Bourne, G. W. Kidder. Vol. II, 43—127, Academic Press Inc. Publ. N.Y. 1953

[291] —, L. J. Harris: Histological Changes in Rats on Nicotinic Acid-deficient Diets. Brit. J. Nutr. *4*, XVI—XVII (1950)

[292] Boxer, G. E., D. W. Stetten: Studies in Carbohydrate Metabolism. II. The Glycogenic Response to Glucose and Lactate in the Previously Fasted Rats. J. Biol. Chem. *155*, 237—242 (1944)

[293] —, W. H. Ott, C. E. Shonk: Influence of Vitamin B_{12} on the Coenzyme A Content of the Liver of Chicks. Arch. Biochem. Biophys. *47*, 474—475 (1953)

[294] —, C. E. Shonk, E. W. Gilfillan, G. A. Emerson: Changes in Coenzyme A Concentration during Vitamin B_{12} Deficiency. Fed. Proc. *13*, 185 (1954)

[295] —, —, —, —, E. L. Oginsky: Changes in Coenzyme A Concentration during Vitamin B_{12} Deficiency. Arch. Biochem. *59*, 24—32 (1955)

[296] Boyer, P. D., J. H. Shaw, P. H. Phillips: Studies on Manganese Deficiency in the Rat. J. Biol. Chem. *143*, 417—426 (1942)

[297] Brachet, J.: The Localisation and the Rôle of Ribonucleic Acid in the Cell. Ann. N. Y. Acad. Sci. *50*, 861—869 (1950)

[298] —: Oxygen Uptake of Nucleated and Nonnucleated Halves of Amoeba Proteus. Nature *168*, 205 (1951)

[299] —: Le rôle du noyau et du cytoplasme dans le synthèses et la morphogenèse. Ann. Soc. roy. zool. Belg. *81*, 185—209 (1951)

[300] —: The Rôle of the Nucleus and the Cytoplasm in Synthesis and Morphogenesis. Symp. Soc. exper. Biol. VI, 173—201 (1952)

[301] —: Influence of the Nucleus on Anaerobic Breakdown of Adenosine Triphosphate. Nature *173*, 725 (1954)

[302] —: Le noyau et les activités enzymatiques de la Cellule. Gaz. méd. portug. *7*, 112—117 (1954)

[303] —: Recherches sur les interactions biochimiques entre le noyau et le cytoplasme chez les organismes unicellulaires. I. Amoeba proteus. Biochim. Biophys. acta *18*, 247—268 (1955)

[304] —: The Biological Rôle of the Pentose Nucleic Acids. In E. Chargaff, J. N. Davidson: The Nucleic Acids. Vol. II. Acad. Press Inc., Publ. N. Y. 1955, S. 476—520

[305] —: Ribonucleinsäure und Proteinsynthese. In: Handbuch der Histochemie. Bd. III, 2. S. 1—42. Gustav Fischer Verlag, Stuttgart 1959

[306] —, R. Jeener, M. Rosseel, L. Thonet: Etude des variations de la teneur en acide ribonucléique du foie au cours de divers états physiologiques. Bull. Soc. Chim. Biol. *28*, 460—465 (1946)

[307] Brachet, J., R. Jeener: Recherches sur le rôle de la phosphatase alcaline des noyaux. Biochim. Biophys. acta. *2*, 423—430 (1948)

[308] —, D. Szafarz: L'incorporation d'acide orotique radioactif dans des fragments nucléés et anucléés d'Acetabularia mediterranea. Biochim. Biophys. acta *12*, 588—589 (1953)

[309] —, H. Chantrenne, F. Vanderhaeghe: Recherches sur les interactions biochimiques entre le noyau et le cytoplasme chez les organismes unicellulaires. II. Acetabularia mediterranea. Biochim. Biophys. acta *18*, 544—563 (1955)

[310] —, —: The Function of the Nucleus in the Synthesis of Cytoplasmic Proteins. Cold Spring Harbor Symposia quant. Biol. *21*, 329—337 (1956)

[311] Brady, R. O., F. D. W. Lukens, S. Gurin: Synthesis of Radioactive Fatty Acids in Vitro and Its Hormonal Control. J. Biol. Chem. *193*, 459—464 (1951)

[312] —, S. Gurin: Biosynthesis of Fatty Acids by Cellfree or Water Soluble Enzyme Systems. J. Biol. Chem. *199*, 421—431 (1952)

[313] Brand, V. v.: Ein Beitrag zur Fettsynthese. I. Über die Synthese von Neutralfett und Phosphatiden aus Acetat bei in vivo- und in vitro-Versuchen. Biochem. Z. *331*, 162 bis 171 (1959)

[314] Brand, W. v., W. Seitz: Über einen die Fettsäuresynthese steigernden Faktor der Leber. Klin. Wschr. *36*, 87—88 (1958)

[315] Brante, G.: Phosphatides in Choline Deficiency and in Adrenal Insufficiency. Acta Physiol. scand. *6*, 291—304 (1943)

[316] Bras, G., J. C. Waterlow, E. De Pass: Further Observations on the Liver, Pancreas and Kidney in Illnourished Infants and Children. The Relation of Certain Histopathological Changes in the Pancreas and Those in Liver and Kidney. W. Indian Med. J. *6*, 33—42 (1957)

[317] —, H. Goldblatt, P. György: Observations on the Pathogenesis of Fibrosis in Rats on a Protein Deficient Diet. Brit. J. exper. Path. *40*, 172—175 (1959)

[318] Braun, H.: Über Strukturveränderungen der Lebermitochondrien nach Röntgenbestrahlung. Naturwissenschaften *45*, 18—19 (1958)

[319] Braun, W.: Studies on the Carotenoid and Vitamin A Levels in Cattle. II. Carotenoids and Vitamin A in the Liver, Their Ratio and Their Relationship to Blood Levels. J. Nutr. *29*, 73—79 (1945)

[320] Braunshtein, A. E., E. V. Goryatschenkova: Biokhimya *14*, 163—179 (1948)

[321] Braunsteiner, H., K. Fellinger, F. Pakesch: Elektronenmikroskopische Beobachtungen an normalen Leberschnitten, sowie nach Gallestauung, Histamin- und Allylformiatvergiftung. Z. exper. Med. *121*, 254—265 (1953)

[322] —, —, —: Elektronenmikroskopische Untersuchungen über Zellstruktur und Zellfunktion. Klin. Wschr. *33*, 4—8 (1955)

[323] Brazda, F. G., R. A. Coulson: Effect of Nicotinic Acid Monoethylamide on the Liver of the Young Rat. Proc. Soc. exper. Biol. Med. *70*, 325—326 (1949)

[324] Brazenas, N. V., F. Paronetto, A. W. Ludwig, F. G. Zak: Hepatic Fibroplasia in Normal and Scorbutic Guinea Pig. Am. J. Path. *35*, 698 (1959)

[325] Brenner, S.: The Chromatic Nuclear Membrane. Exper. Cell Res. *5*, 257—260 (1953)

[326] Brenner-Holzach, O., J. Raaflaub: Die Korrelation zwischen Schwellung isolierter Mitochondrien und dem Abbau der intramitochondrialen Adenosinnucleotide (ATP, ADP, AMP, CoA) Helv. physiol. acta *12*, 242—252 (1954)

[327] Briggs, G. M., F. S. Daft: Pantothenic Acid. Effects of Deficiency in Animals in "The Vitamins" Vol. II, 649—669, ed. by W. H. Sebrell, S. R. Harris, Academic, Press Inc. Publ. N. Y. 1954

[328] —, —: Water-soluble Vitamins, Part I. Ann. Rev. Biochem. *24*, 339—392 (1955)

[329] Brock, B., R. E. Stowell, K. Couch: Staining of Intranuclear Lipids of Mouse Liver under Different Conditions of Growth. Lab. Invest. *1*, 439—446 (1952)

[330] Brock, J. F.: Survey of the World Situation on Kwashiorkor. Ann. N. Y. Acad. Sci. *57*, 696—713 (1954)

[331] —: Chronic Protein Malnutrition. Nutr. Rev. *13*, 1—4 (1955)

[332] —: Nutrition. Ann. Rev. Biochem. *24*, 523—542 (1955)

[333] Brock, N., H. Druckrey, H. Herken: Die Bedeutung des Kaliums für lebende Gewebe. Biochem. Z. *302*, 393—425 (1939)

[334] Brodskij, V. J.: Quantitative Substanzbestimmung in der Struktur der tierischen Zelle (am Beispiel der Cytophotometrie der Desoxyribonucleinsäure in den Leberzellkernen). Dokl. Akad. Nauk SSSR, N. S. *102*, 357—360 (1955)

[335] Broh-Kahn, R. H., J. A. Mirsky, G. Perinetti, J. Brand: The Inactivation of Insulin by Tissue Extracts. II. The Effect of Fasting on the Insulinase Content of Rat Liver. Arch. Biochem. *20*, 10—14 (1949)

[336] Bronsted, H. V.: Rate of Regeneration in Planarians after Starvation. J. Embryol. exper. Morphol. *1*, 43—47 (1953)

[337] —, A. Bronsted: The Acceleration of Regeneration in Starved Planarians by Ribonucleic Acid. J. Embryol. exper. Morphol. *1*, 49—54 (1953)

[338] Broquist, H. P.: Water-soluble Vitamins, Part I. Ann. Rev. Biochem. *27*, 285—312 (1958)

[339] Brown, E. F., A. F. Morgan: The Effect of Vitamin A Deficiency upon the Nitrogen Metabolism of the Rat. J. Nutr. *35*, 425—438 (1948)

[340] Brown, S. D., M. C. Wilkening, B. S. Schweigert: Some Histological Manifestations of a Tryptophan Deficiency in the Chick. Proc. Soc. exper. Biol. Med. *68*, 672—765 (1948)

[341] Brügel, H.: Über Beziehungen zwischen Mangelernährung und Eisenablagerung in der Leber. Acta. hepatol. *3*, I/186—I/188 (1955)

[342] Bruemmer, J. H., B. L. O'Dell, A. G. Hogan: Maternal Vitamin B_{12} Deficiency and Nucleic Acid Content of Tissues from Infant Rats. Proc. Soc. exper. Biol. Med. *88*, 463—466 (1955)

[343] Brues, A. M., D. R. Drury, M. C. Brues: A Quantitative Study of Cell Growth in Regenerating Liver. Arch. Path. *22*, 659—673 (1936)

[344] —, M. M. Tracy, W. E. Cohn: Nucleic Acids of Rat Liver on Hepatoma: Their Metabolic Turnover in Relation to Growth. J. Biol. Chem. *155*, 619—633 (1944)

[345] Brugsch, T.: Über das Hungern und die Unterernährung. Dtsch. Med. Wschr. 1928, 1501—1504

[346] Brumleve, S. J., X. J. Musacchia: Liver Coenzyme A and Total Fatty Acids in Turtles under Varying Environmental Conditions. Fed. Proc. *16*, 16—17 (1957)

[347] Brunish, R., J. M. Luck: Amino Acid Incorporation in Vivo into Liver Fractions. J. Biol. Chem. *198*, 621—628 (1952)

[348] Bucher, N. L. R., A. D. Glinos: The Effect of Age on Regeneration of Rat Liver. Cancer. Res. *10*, 324—332 (1950)

[349] Bucher, O.: Karyometrische Untersuchungen an zweikernigen Zellen von Bindegewebskulturen. Verh. Anat. Ges. 1954, 197—203

[350] —: Caryometric Studies of Tissue Cultures. Internat. Rev. Cytol. *3*, 69—111 (1954)

[351] —: Karyometrische Untersuchungen an Gewebekulturen in vitro. XVII. Kern- und Kernkörperchengröße in verschieden rasch wachsenden Bindegewebskulturen. Z. Anat. *118*, 531—542 (1955)

[352] Bucher, O.: Karyometrische Untersuchungen an Gewebekulturen in vitro. XVIII. Über die chemische Beeinflussung von Kern- und Kernkörperchengröße und deren Abhängigkeit von der Wachstumsintensität des Gewebes. Z. mikrosk. anat. Frschg. *62*, 91–105 (1956)

[353] –: Zur Entstehung zweikerniger Zellen in Bindegewebskulturen. (Zugleich ein Beitrag zur Frage der Amitose.) Z. mikrosk. anat. Frschg. *64*, 174–191 (1958)

[354] –, R. Gattiker: Karyometrische Untersuchungen an Gewebekulturen. XI. Über die Größenbeziehungen zwischen Kern und Kernkörperchen. Z. mikrosk. ant. Frschg. *60*, 467–502 (1954)

[355] –, –: Karyometrische Untersuchungen an Gewebekulturen. XIII. Bestehen Unterschiede in der Größe von Zellkernen und Nukleolen von Fibrocytenkulturen nach 1- bzw. 5tägiger Dauer des Aufenthaltes in vitro. Anat. Anz. *101*, 1–8 (1954)

[356] Buckley, G. F., W. S. Hartroft: Pathology of Choline Deficiency in the Mouse. Observations with Special Reference to Liver. Arch. Path. *59*, 185–197 (1955)

[357] Buckley, J. J., S. M. Buckley, A. E. Snipes: The Effect of Choline Deficiency on the Development of Tumors Produced by Butter Yellow. Bull. Johns Hopk. Hosp. *89*, 218–233 (1951)

[358] Büchner, F.: Spezielle Pathologie. 2. Aufl. Urban & Schwarzenberg, München, Berlin 1956

[359] –: Allgemeine Pathologie. 3. Aufl. Urban & Schwarzenberg, München, Berlin 1959

[360] –, E. Mölbert, L. Thale: Das submikroskopische Bild der Herzmuskelzelle nach toxischer Hemmung der Aerobiose. Beitr. Path. Anat. *121*, 145–169 (1959)

[361] Bujard, E.: Présence de cellules multinucléés dans le foie des souris soumises à une alimentation grasse. Acta. anat. *30*, 166–169 (1957)

[362] Burch, H. B., A. M. Combs: Regeneration of Flavin Enzymes during Recovery from Riboflavin Deficiency. Fed. Proc. *15*, 227 (1956)

[363] –, O. H. Lowry, A. M. Padilla, A. M. Combs: Effects of Riboflavin Deficiency and Realimentation of Flavin Enzymes of Tissues. J. Biol. Chem. *223*, 29–45 (1956)

[363a] –, G. Arroyave, R. Schwartz, A. M. Padilla, M. Béhar, F. Viteri, N. S. Scrimshaw: Biochemical Changes in Liver Associated with Kwashiorkor. J. clin. Invest. *36*, 1579 bis 1587 (1957)

[364] Burger, H., H. A. Krone: Kontrastmittelveränderungen am Genitale und an der Rattenleber nach Endografin. Dtsch. Med. Wschr. *84*, 218–220 (1959)

[365] Burk, D., R. J. Winzler: Vitamins and Cancer. In "Vitamins and Hormones" ed. by R. S. Harris, K. V. Thiman, Vol. II, 305–352. Academic Press Inc. N. Y. 1944

[366] Burns, J. J., P. G. Dayton, S. Schulenberg: Further Observations on the Metabolism of L-Ascorbic Acid in Guinea Pigs. J. Biol. Chem. *218*, 15–21 (1956)

[367] –, P. Peyser, A. Moltz: Missing Step in Guinea Pigs Required for the Biosynthesis of L-Ascorbic Acid. Science *124*, 1148–1149 (1956)

[368] Burns, M. M., J. M. McKibbin: The Lipotropic Effect of Vitamin B_{12} in the Dog. J. Nutr. *44*, 487–499 (1951)

[369] Burr, G. O., M. M. Burr: A New Deficiency Disease Produced by the Rigid Exclusion of Fat from the Diet. J. Biol. Chem. *82*, 345–367 (1929)

[370] –, –: On the Nature and Rôle of the Fatty Acids Essential in Nutrition. J. Biol. Chem. *86*, 587–621 (1930)

[371] –, A. J. Beber: Metabolism Studies with Rats Suffering from Fat Deficiency. Proc. Soc. exper. Biol. Med. *31*, 911–912 (1934)

[372] –, –: Metabolism Studies with Rats Suffering from Fat Deficiency. J. Nutr. *14*, 553–566 (1937)

[373] Burton, A. F., R. W. Begg: Relation of Diet, Hormones and Tumours to the Activity of Liver Xanthine-Oxidase. Canad. J. Biochem. *35*, 881–887 (1957)

[374] Bussi, L., D. Rosti: Aspetti morfologici del condrioma dell'epatocito di ratto in condizione di normalita e dopo intossicazioni sperimentali diverse. Biol. Lat. *8*, 1417–1432 (1955)

[375] Butts, J. S., R. O. Sinnhuber, M. S. Dunn: Effect of 1(–)-Tyrosine on Liver Glycogen of the Normal Rat. Proc. Soc. exper. Biol. Med. *46*, 671–673 (1941)

[376] Byerrum, R. U., J. H. Flokstra: Cocarboxylase and Thiamine in Tissues of Rats Receiving Different Concentrations of Vitamin B_{12} in the Diet. J. Nutr. *43*, 17–26 (1951)

[377] Cachera, R., F. Darnis: Examen du foie humain au microscope électronique. Semaine Hôp. 1955, 2187–2200

[378] –, –: Examen du foie humain (prélevé par ponction-biopsie) au microscope électronique. Rev. franc. Ét. clin. biol. *1*, 296–317 (1956)

[379] Calder, R. M.: The Influence of Vitamin B Deficiency on Experimental Liver Necrosis. J. Path. Bact. *54*, 355–368 (1942)

[380] Caldwell, E. F., E. W. McHenry: Vitamin B_6 and Urea Formation. Arch. Biochem. Biophys. *44*, 396–403 (1953)

[381] –, –: Studies on Vitamin B_6 and Transamination in Rat Liver. Arch. Biochem. Biophys. *45*, 97–104 (1953)

[382] Camain, R., C. Rouiller, H. Dupin: Evolution de la stéatose hépatique dans le Kwashiorkor sous l'influence du régime hyperprotidique. Etude en microscope normale et électronique. Ann. Anat. Path. *4*, 220–241 (1959)

[383] Cameron, A. T., J. Carmichael: The Effect of Acute Starvation on the Body Organs of the Adult White Rat, with Special Reference to the Adrenal Glands. Canad. J. Res. (Sect. E) *24*, 37–48 (1946)

[384] –, J. S. Guthrie, J. Carmichael: The Effects of Oestrogens and of Mild Chronic Starvation on the White Rat. Canad. J. Res. (Sect. E) *24*, 105–118 (1946)

[385] Cameron, G. R.: New Pathways in Cellular Pathology. London: E. Arnold LTD 1956

[386] Campbell, R. M., H. W. Kosterlitz: The Influence of Sex on Liver Cytoplasm. J. Physiol. *105*, 33P–34P (1946)

[387] –, –: The Effect of Dietary Protein on the Turnover of Phopholipides, Ribonucleic Acid and Desoxyribonucleic Acid in the Liver. J. Biol. Chem. *175*, 989–999 (1948)

[388] –, –: The Effects of Short-term Changes in Dietary Protein on the Response of the Liver to Carbontetrachloride Injury. Brit. J. exper. Path. *29*, 149–159 (1948)

[389] –, –: The Effects of Growth and Sex on the Composition of the Liver Cells of the Rat. J. endocrin. *6*, 308–318 (1950)

[390] –, –: The Absence of Dietary Effects on the DNA Content of Liver Nuclei of the Adult Rat. Science *115*, 84 (1952)

[391] –, –: Protein and Nucleic Acids Contents of Rat Livers on Day after a Single Injection of Carbon Tetrachloride. Brit. J. exper. Path. *33*, 518–523 (1952)

[392] –, –: Species Differences in the Deoxyribonucleic and Ribonucleic Acid Contents of Livers of Non-pregnant and Pregnant Mice, Guinea Pigs and Cats. J. endocrin. *9*, 45–51 (1953)

[393] –, J. R. Innes, H. W. Kosterlitz: The Rôle of Hormonal and Dietary Factors in the Formation of Excess Ribonucleic Acid in the Livers of Pregnant Rats. J. endocrin. *9*, 52–67 (1953)

[394] Campbell, P. N., H. E. H. Jones, N. E. Stone: Plasma Protein as a Precursor of Rat Liver and Hepatoma Protein. Nature *177*, 138–139 (1956)

[395] Cannon, P. R.: The Relationship of Protein Metabolism to Antibody Production and Resistance to Infection. Advanc. Protein Chem. *2*, 135–155 (1945)

[396] –, W. E. Chase, R. W. Wissler: The Relationship of the Protein Reserves to Antibody-Production. I. The Effects of a Low-Protein Diet and of Plasmapheresis upon the Formation of Agglutinins. J. Immunol. *47*, 133–147 (1943)

[397] Carmi, G.: Influence of Pyridine and Histamine on Experimental Dietetic Liver Disease in Albino Rats. G. ital. Patol. *4*, 37–62 (1957)

[398] Carneiro, J., C. P. Leblond: Continuous Protein Synthesis in Nuclei Shown by Radioautography with H^3-labeled Amino Acids. Science *129*, 391–392 (1959)

[399] Carpenter, M. P., P. B. McCay, R. Caputto: Effects of Choline and Vitamin E Deficiency on Enzymatic Processes in Muscle and Liver. Fed. Proc. *16*, 162 (1957)

[400] Carter, C. W., P. J. R. Phizackerley: The Influence of Pyridoxine on Fat Metabolism in the Rat. Biochem. J. *49*, 227–232 (1951)

[401] Cartwright, G. E., M. M. Wintrobe, S. Humphreys: Studies on Anemia in Swine due to Pyridoxine Deficiency, Together with Data on Phenylhydrazine Anemia. J. Biol. Chem. *153*, 171–182 (1944)

[402] Caspersson, T. O.: Cell Growth and Cell Function. W. W. Norton Comp. Inc. N. Y. 1950

[403] –, H. Holmgren: Variationen der Kerngröße während den verschiedenen Phasen der Leberarbeit. Anat. Anz. *79*, 53–59 (1934/35)

[404] –, J. Schultz: Ribonucleic Acids in Both Nucleus and Cytoplasma and the Function of the Nucleolus. Proc. Nat. Ac. Sci. USA *26*, 517–525 (1940)

[405] –, T. Fredrikson, K. G. Thorsson: A Microplanimeter for Measurement of Endonuclear Structures. Hereditas. *39*, 201–208 (1953)

[406] Casselman, W. G. B.: Factors Influencing the Formation of Ceroid in the Livers of Choline-deficient Rats. Biochim. Biophys. acta *11*, 445–446 (1953)

[407] –, G. R. Williams: Cholin Deficiency in the Guinea Pig. Nature *173*, 210–211 (1954)

[408] Caster, W. O., W. D. Armstrong: Tissue Weights of the Rat. II. Changes Following 700 r Total Body x-Irradiation. Proc. Soc. exper. Biol. Med. *91*, 126–129 (1956)

[409] Catravas, G. N.: In Vitro Synthesis of Fatty Acids in Liver Homogenates of Fed and Starved Rats. Fed. Proc. *14*, 190 (1955)

[410] Ceriotti, G.: Determination of Nucleic Acids in Animal Tissues. J. Biol. Chem. *214*, 59–70 (1955)

[411] Čerkes, L. A., N. M. Filtčagin: Die Rolle der S-haltigen Aminosäuren im Einfluß des Nahrungseiweißes auf den Stoffwechsel der Nikotinsäure. Biokchimiya *21*, 64–70 (1956)

[412] Ceruti, A.: Alcuni aspetti dei microsomi e dei mitocondri al microscopio elettronico. Protoplasma *46*, 116–122 (1956)

[413] Cesa-Bianchi, D.: Leber- und Nierenzellen während der Verhungerung. Frankf. Z. Path. *3*, 723–755 (1909)

[414] Cesaris-Demel, A.: Contribution à l'étude du marasme expériméntal. Arch. ital. Biol. *26*, 83–87 (1906)

[415] Chaikoff, J. L., C. L. Connor, G. R. Biskind: Fatty Infiltration and Cirrhosis of the Liver in Depancreatized Dogs Maintained with Insulin. Am. J. Path. *14*, 101–110 (1938)

[416] –, –: Production of Cirrhosis of Liver of Normal Dog by High Fat Diets. Proc. Soc. exper. Biol. Med. *43*, 638–641 (1940)

[417] Chaikoff, J. L., K. B. Eichhorn, C. L. Connor, C. Entenman: The Production of Cirrhosis in the Liver of the Normal Dog by Prolonged Feeding of a Higf-hat Diet. Am. J. Path. *19*, 9—22 (1943)

[418] —, G. W. Brown: Fat Metabolism and Acetoacetate Formation. In "Chemical Pathways of Metabolism" ed. by D. M. Greenberg, Vol. I. 277—348, Academic Press Inc. Publ. N. Y. 1954

[419] Chalkley, H. W.: Method for the Quantitative Morphologic Analysis of Tissues. J. Nat. Cancer Inst. *4*, 47—53 (1943/44)

[420] —: A Method for Measurement of Average Nuclear Volumes Independent of Shape. Anat. Rec. *103*, 433 (1949)

[421] Chambers, W. H.: Undernutrition and Carbohydrate Metabolism. Physiol. Rev. *18*, 248—296 (1938)

[422] —, J. P. Chandler, S. B. Barker: The Metabolism of Carbohydrate and Protein during Prolonged Fasting. J. Biol. Chem. *131*, 95—109 (1939)

[423] Channon, H. J.: The Action of Sulfur-containing Amino Acids and Proteins on Liver Fat Deposition. Biochem. J. *34*, 866 (1940)

[424] —, H. Wilkinson: Protein and the Dietary Production of Fatty Livers. Biochem. J. *29*, 350—356 (1935)

[425] —, —: The Effect of Various Fats in the Production of Dietary Fatty Livers. Biochem. J. *30*, 1033—1039 (1936)

[426] Chantrenne, H.: Hétérogénéité des granules cytoplasmiques du foie de souris. Biochim. Biophys. acta *1*, 437—448 (1947)

[427] —: Newer Developments in Relation to Protein Biosynthesis. Ann. Rev. Biochem. *27*, 35—56 (1958)

[428] —: Synthesis of Protein and Nucleic Acid in Enucleate Cytoplasm. Proc. Roy. Soc. Ser. B. *148*, 332—339 (1958)

[429] Chany, E., C. Aujard: Rôle of Adrenals in Initiation and Disappearence of Fatty Liver in the Rat on a Steatogenic Hypoproteinic Diet. C. R. Soc. Biol. *151*, 1362—1363 (1957)

[430] Charkey, L. W., H. S. Wilgus, A. R. Patton, F. X. Gassner: Vitamin B_{12} in Amino Acid Metabolism. Proc. Soc. exper. Biol. Med. *73*, 21—24 (1950)

[431] —, A. K. Kano, D. F. Hougham: Effects of Fasting on Blood Non-Protein Amino Acids in Humans. J. Nutr. *55*, 469—480 (1955)

[432] Charnot, G., R. Camain, P. Gindialli: Exploration du foie chez l'adulte africain. Bull. Méd. Afr. occid. franc. *10*, 255—259 (1953)

[433] Chauveau, J.: Nouvelle méthode d'isolement des noyaux cellulaires. C. r. Acad. Sci. *235*, 902—904 (1952)

[434] —, A. Gautier, Y. Moulé, C. Rouiller: Etude morphologique et biochimique de la fraction «microsomes» des cellules du foie et du pancréas de rat. C. r. Acad. Sci. *241*, 337—339 (1955)

[435] Chen, R. W., D. D. Chapman, I. L. Chaikoff: Acetoacetate Conversion to Fatty Acids in Liver: the Rôle of Insulin and the Nutritional State of the Animal. J. Biol. Chem. *205*, 383—394 (1953)

[436] Cheng, K. K.: An Experimental Study of the Relationship between Plasma Proteins and Liver Disturbance. J. Path. *61*, 23—47 (1949)

[437] Chernick, S. S., G. P. Rodnan, K. Schwarz: Metabolic Lesions in Dietary Necrotic Liver Degeneration. Fed. Proc. *13*, 191 (1954)

[438] —, J. G. Moe, K. Schwarz: Coenzyme A and Dietary Necrotic Liver Degeneration. Fed. Proc. *14*, 191—192 (1955)

[439] Chernick, S. S., J. G. Moe, G. P. Rodnan, K. Schwarz: A Metabolic Lesion in Dietary Necrotic Liver Degeneration. J. Biol. Chem. *217*, 829—843 (1955)

[440] Chernishova, E. V., A. V. Burgman: Glycogen in Rabbit's Liver in Fatty Infiltration and Its Protein Dystrophy. Ark. Pat. (Moskau) *20*, 38—42 (1958)

[441] Chesin, R. V.: Die Veränderungen der D-Aminosäurenoxydase in den Mitochondrien der Zellen der Rattenleber bei Eiweißmangel in der Nahrung. Dokl. Akad. Nauk. SSSR *73*, 359—362 (1950)

[442] Chevillard, L., F. Hamon, A. Mayer: Etude des modifications du foie des souris blanches au cours du jeûne. Ann. Physiol. Physicochem. Biol. *13*, 509—533 (1937)

[443] Chevrels, M. L., M. Beltan, M. Cosmir: Modifications histochimiques du foie au cours de l'avitaminose E. Compt. rend. *232*, 1024 (1951)

[444] Chipps, D., D. Lyman: Glycogen Infiltration of the Liver Cell Nuclei. Am. J. Path. *18*, 645—655 (1942)

[445] Chiquoine, A. D.: The Distribution of Glucose-6-Phosphatase in the Liver and Kidney of the Mouse. J. Histochem. Cytochem. *1*, 429—435 (1953)

[446] Chossat, C.: Recherches expérimentales sur l'inanition. Extrait d. mém. d. l'acad. roy. sci. tom. *8*, 1843

[447] Chow, B. F., J. B. Allison, W. H. Cole, R. D. Seeley: Effect of Protein Depletion on Plasma Proteins in the Dog Measured by Electrophoretic Analysis. Proc. Soc. exper. Biol. Med. *60*, 14—17 (1945)

[448] Christensen, H. N.: A Symposium on Amino Acid Metabolism. ed. by W. D. McElroy, H. B. Glass, Baltimore 1955

[449] —, E. L. Lynch: Decrease of Glycine and Glutamine in Skeletal Muscle and of Glutamine in Liver in Ascorbic Acid Deficiency in the Guinea Pig. J. Biol. Chem. *172*, 107—110 (1948)

[450] Christensen, K., Azzouni: Microscopic Study of the Livers and Kidneys of Young Female Rats Fed Choline Deficient Diets Supplemented with Cystine and Threonine. Anat. Rec. *103*, 434 (1949)

[451] Chung, N. Y., L. Northrop, R. Getty, G. Everson: Effect of Varying the Intake of Calcium Pantothenate of Rats during Pregnancy. J. Nutr. *54*, 97—105 (1954)

[452] Chvapil, M.: Der Einfluß von Unterernährung sowie Diäten verschiedener Zusammensetzung auf die Rattenlunge und -leber enthaltene Menge von Skleroprotein bei experimenteller Silikose. Arch. Gewerbepath. Gewerbehyg. *15*, 377—390 (1957)

[453] Chwatow, B. P., M. J. Solowiej: Zur Frage der Bildung zweikerniger Leberzellen (Einfluß des Prolans auf die Leber infantiler Mäuse) Z. Zellfrschg. *22*, 586—595 (1935)

[454] Clara, M.: Untersuchungen an der menschlichen Leber. II. Über Kerngrößen in den Leberzellen. Z. mikrosk. anat. Frschg. *22*, 145—219 (1930)

[455] —: Über den Bau der Leber beim Kaninchen und die Regenerationserscheinungen an diesem Gewebe bei experimenteller Phosphorvergiftung. Z. mikrosk. anat. Frschg. *26*, 45—172 (1931)

[456] —: Bau und Bedeutung der dunklen Leberzellen. Morphologische und experimentelle Untersuchungen an der Kaninchenleber. Z. mikrosk. anat. Frschg. *31*, 193—249 (1932)

[457] —: Warum ist eine möglichst genaue (variationsstatistische) Bestimmung der Kern- bzw. Zellgrößen notwendig? Z. Anat. Entwicklgsgesch. *99*, 622—631 (1933)

[458] Claude, A.: Studies on Cells: Morphology, Chemical Constitution and Distribution of Chemical Function. Harvey Lect. *43*, 121 (1948)

[459] —: Studies on Cell Morphology and Function: Methods and Results. Ann. N. Y. Acad. Sci. *50*, 854—860 (1954)

[460] Clavert, J.: Étude des modifications histologiques du foie de la pigeonne au cours du cycle ovarien. Déterminisme et signification physiologique. Arch. d'Anat. microsc. *41*, 209—226 (1952)

[461] —, P. Mandel, M. Jacob: Modifications histologiques du foie du rat dans le jeûne protéique prolongé et réalimentation. C. r. Acad. Sci. *230*, 1209—1210 (1950)

[462] Clement, G.: Composition chimique des foies gras répartition des lipides et stérol. Ann. Nutr. l'Alimentat. *7*, C 267—C 282 (1953)

[463] Cline, J. K., E. Scholz McEniry, R. B. Johnson, C. M. Webb: The Effect of Inanition on Liver Catalase Activity in Mice. Proc. Soc. exper. Biol. Med. *82*, 504—505 (1953)

[464] Coates, M. E., S. K. Kon, E. E. Shepheard: The Use of Chicks for the Biological Assay of Members of the Vitamin B Complex. Brit. J. Nutr. *4*, 203—224 (1950)

[465] Coen, E.: Sull' inanizione acuta. Bul. Sci. med. Bologna *7*, 666—688 (1890)

[466] Cohen, A. J.: Electron Microscopic Observations of Amoeba Proteus in Growth and Inanition. J .Biophys. Biochem. cytol. *3*, 859—866 (1957)

[467] Cohn, W. E., E. Volkin: The Nucleic Acids. Ann. Rev. Biochem. *26*, 491—522 (1957)

[468] Cole, A. S., W. Robson: Tryptophan Deficiency and Requirements in the Adult Rat. Brit. J. Nutr. *5*, 306—320 (1951)

[469] —, P. P. Scott: Tissue Changes in the Adult Tryptophan Deficient Rat. Brit. J. Nutr. *8*, 125—138 (1954)

[470] Collard de Martigny, C. P.: Recherches expérimentales sur les effets de l'abstinence complète d'aliments solides et liquides, sur la composition et la quantité du sang et de la lymphe. J. de Physiol. exper. *8*, 152—210 (1828)

[471] Combridge, C. D.: The Effect of Pyridoxin Deficiency on Certain Organs of the Rat. Brit. J. Nutr. *10*, 347—354 (1956)

[472] —, A. M. Copping: Effect of Pantothenic-Acid Deficiency on Certain Organs of the Rat. Brit. J. Nutr. *11*, 67—70 (1957)

[473] Coniglio, J. G., D. L. Cate: The Distribution and Biosynthesis of Palmitic and Stearic Acids in Liver, Intestine, and Carcass of Intact Normal and Fasted Rats. J. Biol. Chem. *232*, 361—368 (1958)

[474] Connor, C. L.: Fatty Infiltration of the Liver and the Development of Cirrhosis in Diabetes and Chronic Alcoholism. Am. J. Path. *14*, 347—364 (1938)

[475] Conrad, E. A., A. D. Bass: The Influence of Alloxan and Dietary Restriction on Rat Liver Desoxyribonucleic Acid (DNA). J. Histochem. Cytochem. *5*, 182—187 (1957)

[476] Cook, R. P.: Cholesterol. Chemistry, Biochemistry, and Pathology. Academic Press Inc. Publ. N. Y. 1958

[477] Cooper, J. A. D.: Effect of Low Protein Diet and Fasting on Nucleic Acid Metabolism in the Rat. J. Biol. Chem.. *200*, 155—159 (1953)

[478] Cooperman, J. M., H. A. Waisman, K. B. McCall, C. A. Elvehjem: Studies on the Requirements of the Monkey for Riboflavin and a New Factor Found in Liver. J. Nutr. *30*, 45—57 (1945)

[479] Copeland, D. E., A. J. Dalton: An Association between Mitochondria and the Endoplasmic Reticulum in Cells of the Pseudobranch Gland of a Teleost. J. Biophys. Biochem. cytol. *5*, 393—396 (1959)

[480] Copeland, D. H., W. D. Salmon: The Occurence of Neoplasms in the Liver, Lungs, and Other Tissues of Rats as a Result of Prolonged Choline Deficiency. Am. J. Path. *22*, 1059—1080 (1946)

[481] Cori, C. F.: The Fate of Sugar in the Animal Body. III. The Rate of Glycogen Formation

in the Liver of Normal and Insulinized Rats during the Absorption of Glucose, Fructose and Galactose. J. Biol. Chem. *70*, 577—585 (1926)

[482] —, G. T. Cori: Glycogen Formation in the Liver from d- and l-Lactic Acid. J. Biol. Chem. *72*, 389—403 (1929)

[483] Cori, G. T., C. F. Cori: The Fate of Sugar in the Animal Body. V. A Seasonal Occurrence of Ketonuria in Fasting Rats Accompanied by Changes in Carbohydrate Metabolism. J. Biol. Chem. *72*, 615—625 (1927)

[484] Cornatzer, W. E.: Phospholipide Synthesis in Liver Metabolism. Ann. N. Y. Acad. Sci. *57*, 919—924 (1954)

[485] —, D. G. Gallo: Lipid Analysis of Cellular Fractions in Liver Necrosis. Proc. Soc. exper. Biol. Med. *93*, 287—290 (1956)

[486] —, F. Snyder: Sulfur Amino Acid Metabolism in Liver Necrosis. Fed. Proc. *16*, 167 (1957)

[486a] Cossel, L.: Beitrag zur Ultrastruktur der Blutgewebsschranke in der Leber. Beitr. path. Anat. *120*, 133—158 (1959)

[486b] —: Elektronenmikroskopische Untersuchungen an den Lebersinusoiden bei Virushepatitis. Kl. Wschr. 1959, 1263—1278

[487] Costa, A., G. Weber, G. Zampi, U. Ignesti: Microscopia elettronica, su sezioni, dei cosidetti capillari biliari di secrezione (spazi biliari intercellulari) e comportamento di questi nella colostasi. Arch. „De Vecchi“ *17*, 869—892 (1952)

[488] —, —, G. Ignesti, G. Zampi, M. Ignesti: Il problema del rigonfiamento torbido attraverso la microscopia elettronica su sezioni, applicata all'epatosi e alla nefrosi. Arch „De Vecchi“ *17*, 893—917 (1952)

[489] —, —, —, —, —: La biopsia epatica al microscopio elettronico con riguardo ai fenomeni epiteliolitizi e rigenerativi della cirrosi. Arch. „De Vecchi“ *19*, 1—21 (1953)

[490] Cotte, G.: Observations au microscope électronique d'appareils nucléolaires dans la surrenale du cobaye, du hamster et du chat. Z. Zellfrschg. *50*, 232—237 (1959)

[491] Couklin, E.: Cell Size and Nuclear Size. Z. exper. Zool. *12*, 1—98 (1912)

[492] Cowdry, E. V.: General Cytology — Cytological Constituents. The University of Chicago Press 1924

[493] —: Historical Background of Research on Mitochondria. J. Histochem. Cytochem. *1*, 183—187 (1953)

[494] Crick, F. H. C.: On Protein Synthesis. Symp. Soc. exper. Biol. *12*, 138—163 (1958)

[495] Crosbie, G. W., R. M. S. Smellie, J. N. Davidson: Phosphorus Compounds in the Cell. 5. The Composition of the Cytoplasmic and Nuclear Ribonucleic Acid of the Liver Cell. Biochem. J. *54*, 287—292 (1953)

[496] Cunningham, I. J.: Copper Deficiency in Cattle and Sheep on Peat Lands. New Zealand J. Sci. Technol. *27A*, 381—396 (1946)

[497] Cunningham, L., A. C. Griffin, J. M. Luck: Polyploidy and Cancer. The Desoxypentose-nucleic Acid Content of Nuclei of Normal, Precancerous, and Neoplastic Rat Tissue. J. gen. Physiol. *34*, 59—63 (1951)

[498] Curran, G. L.: Cholesterol and Fatty Acid Synthesis in Biotin Deficient Rats. Proc. Soc. exper. Biol. Med. *75*, 496—498 (1950)

[499] Curtis, A. C., L. H. Newburgh: The Toxic Action of Cystine on the Liver of the Albino Rat. Arch. Internat. Med. *39*, 828—832 (1927)

[500] Daft, F. S.: Experimental Differentiation between Liver Necrosis and Liver Cirrhosis and Some Dietary Factors Affecting Their Development. Ann. N. Y. Acad. Sci. *57*, 623—632 (1954)

[501] Daft, F. S., W. H. Sebrell, R. D. Lillie: Production and Apparent Prevention of a Dietary Liver Cirrhosis in Rats. Proc. Soc. exper. Biol. Med. *48*, 228—229 (1941)

[502] Dalton, A. J.: The Ontogenetic History of the Mitochondria and Golgi Network of the Hepatic Cell of the Chick. Anat. Rec. *58*, 321—348 (1934)

[503] —, H. Kahler, M. J. Striebich, B. Lloyd: Finer Structure of Hepatic, Intestinal and Renal Cells of the Mouse as Revealed by the Electron Microscope. J. Nat. Cancer Inst. *11*, 439—461 (1950)

[504] —, M. J. Striebich: Electron Microscopic Studies of Cytoplasmic Components of Some of the Cells of the Liver, Pancreas, Stomach, and Kidney Following Treatment with Ribonuclease. J. Nat. Cancer Inst. *12*, 244 (1951)

[505] —, M. D. Felix: Electron Microscopy of the Mitochondria and the Golgi Complex. Symp. Soc. exper. Biol. *10*, 149—159 (1957)

[506] Dam, H., H. Granados: The Influence of Certain Substances on Massive Hepatic Necrosis and Lung Hemorrhage in Rats Fed Low-Protein, Vitamin E Deficient Diets. Acta. pharm. tox. *7*, 181—188 (1951)

[507] —, J. Prange, E. Sondergaard: The Effect of Certain Substances on Vitamin A Storage in the Liver of the Chick. Acta pharm. tox. *8*, 1—22 (1952)

[508] —, P. F. Engel: Unsaturated Fatty Acid Composition of Subcutaneous Fat and Liver Fat in Rats in Relation to Dietary Fat. Acta Physiol. scand. *42*, 28—35 (1958)

[509] D'Ancona, D.: Sul poliploidismo delle cellule epatiche. Boll. Soc. ital. Biol. sper. *16*, 49—50 (1941)

[510] Danielli, J. F.: Aldehydes in Relation to Absorption of Fat from Intestine and Metabolism of Fat in the Liver. Quart. J. Micr. Sci. *90*, 309—315 (1949)

[511] —: Cytochemistry. John Wiley & Sons, New York 1953

[512] Dann, M., W. H. Chambers: Animal Calorimetry. The Metabolism of Glucose Administered to the Fasting Dog. J. Biol. Chem. *89*, 675—688 (1930)

[513] Dann, W. J., P. Handler: The Nicotinic Acid and Coenzyme Content of the Tissues of Normal and Blacktongue Dogs. J. Nutr. *22*, 409—414 (1941)

[514] Daoust, R.: Quantitative Histology of Rat Liver during Carcinogenesis by p-Dimethylaminoazobenzene. J. Nat. Cancer Inst. *15*, suppl. 1447—1449 (1955)

[515] David, H.: Experimentelle Leberveränderungen nach kurzfristiger und chronischer Gabe von Chlorpromazin („Megaphen" Bayer und „Propaphenin" VEB Deutsches Hydrierwerk Rodleben). Z. exper. Med. *128*, 471—481 (1957)

[516] —: Untersuchungen über die Mitochondrienzahl in den Lebern von Hungermäusen. Virchows Arch. Path. Anat. *330*, 316—324 (1957)

[517] —: Korrelationen zwischen Größe und Zahl der Nukleolen und cytoplasmatischer RNS in den Lebern verschiedener Tiere während und nach absolutem Hunger. Verh. Dtsch. Ges. Path. *42*. Tgg. (1958), 417—421 (1959)

[518] —: Ribonukleinsäurestoffwechsel und Nukleolusgröße in den Lebern von Hungertieren. Z. ges. Inn. Med. *14*, 63—77 (1959)

[519] —: Zur Mitochondriengröße in den Lebern von Hungermäusen. Acta biol. med. germ. *4*, 159—165 (1960)

[519a] —, E. Tonak: Sarkosomenzahl und Faserquerschnitt der Skeletmuskulatur im Hunger und bei Denervationsatrophie. Virchows Arch. Path. Anat. *332*, 145—152 (1959)

[520] Davidson, C. S.: Disturbances in Nutrition Relating to Liver Disease in Man. Vitamins a. Hormones *12*, 137—156 (1954)

[521] Davidson, J. N.: Cytoplasmic Ribonucleoproteins. Biochem. J. *39*, LIX—LX (1943)

[522] Davidson, J. N.: The Effects of Fasting on the Nucleic Acid Content of Rat Tissues. J. Physiol. *105*, 32 P (1946)
[523] —: The Biochemistry of Nucleic Acids. Methuen's Monographs on biochemical subjects, London 1950
[524] —: Les nucléoprotéines et la croissance des tissus. Bull. Soc. Chim. Biol. *35*, 49—66 (1953)
[525] —: Cytological Aspects of the Nucleic Acids. In "The Structure of Nucleic Acids and Their Rôle in Protein Synthesis" ed. by E. M. Crook, Cambridge, The University Press 1957
[526] —, C. Waymouth: Liver Ribonucleic Acid. Nature *154*, 207 (1944)
[527] —, —: The Nucleoproteins of the Liver Cells Demonstrated by Ultraviolet Microscopy. J. Physiol. *105*, 191—196 (1946)
[528] —, J. Leslie: Nucleic Acids in Relation to Tissue Growth. Cancer Res. *10*, 587—594 (1950)
[529] —, R. M. S. Smellie, H. M. Keir, A. Hope McArdle: Synthesis of Desoxyribonucleic Acid in Extracts of Mammalian Cells. Nature *182*, 589—591 (1958)
[530] Davies, J. N. P.: The Essential Pathology of Kwashiorkor. Lancet I 1948, 317—320
[531] —: The Pathology of Dietary Liver Disease in Tropical Africa. Ann. N. Y. Acad. Sci. *57*, 714—726 (1954)
[532] —: Human Implications. Primary Carcinoma of the Liver in Africans. J. Nat. Cancer Inst. *15*, 1637—1644 (1955)
[533] Davis, N. C., C. C. Hall, G. H. Whipple: The Rapid Construction of Liver Cell Protein on a Strict Carbohydrate Diet Contrasted with Fasting Mechanism of Protein Sparing of Carbohydrate. Arch. internat. Med. *23*, 689—722 (1919)
[534] Davison, J. P., H. C. Eckstein: Influence of Fasting on Lipide Distribution in Tissues and Plasma in the Rat. Fed. Proc. *13*, 197 (1954)
[534a] Dawkins, M. J. R., K. R. Rees: A Biochemical Approach to Pathology. London: Edward Arnold Publ. LTD 1959
[535] Day, H. G.: The Effects of Zinc Deficiency in the Mouse. Fed. Proc. *1*, 188—189 (1942)
[536] —, E. V. McCollum: Effects of Acute Dietary Zinc Deficiency in the Rat. Proc. Soc. exper. Biol. Med. *45*, 282—284 (1940)
[537] Day, P. L., L. D. Payne, J. S. Dinning: Procarcinogenic Effect of Vitamin B_{12} on p-Dimethylaminoazobenzene Fed Rats. Proc. Soc. exper. Biol. Med. *74*, 854—855 (1950)
[538] Deane, H. W.: A Cytological Study of the Fatty Liver Produced by a High Sugar Diet. Anat. Rec. *81*, 79 (1941)
[539] —: A Study of the Hepatic Cell Mitochondria in the Fatty Liver Produced by a High Sugar Diet. Anat. Rec. *84*, 171—192 (1942)
[540] —: A Cytological Study of the Diurnal Cycle of the Liver of the Mouse in Relation to Storage and Secretion. Anat. Rec. *88*, 39—66 (1944)
[541] —: The Basophilic Bodies in Hepatic Cells. Am. J. Path. *78*, 227—244 (1946)
[542] —: A Cytochemical Survey of Phosphatases in Mammalian Liver, Pancreas and Salivary Glands. Am. J. Anat. *80*, 321—359 (1947)
[543] —, J. M. McKibbin: The Chemical Cytology of the Rat's Adrenal Cortex in Pantothenic Acid Deficiency. Endocrinology *38*, 385—400 (1946)
[544] —, J. H. Shaw: A Cytochemical Study of the Responses of the Adrenal Cortex of the Rat to Thiamine, Riboflavin, and Pyridoxine Deficiencies. J. Nutr. *34*, 1—20 (1947)
[545] Deb, C., S. Banerjee, A. K. Mukherjee: Adrenal-cortical Activity in Pantothenic Acid Deficient Rats. Indian J. Med. Res. *42*, 589—597 (1954)

[546] Decken, A. v. d., T. Hultin: A Metabolic Isotope Transfer from Soluble Polynucleotides to Microsomal Nucleoprotein in a Cellfree Rat Liver System. Exper. Cell Res. *15*, 254—256 (1958)

[547] Decker, A. B., D. L. Fillerup, J. F. Mead: Chronic Essential Fatty Acid Deficiency in Mice. J. Nutr. *41*, 507—521 (1950)

[548] Decker, L. E., R. U. Byerrum: The Relationship between Dietary Riboflavin Concentration and the Tissue Concentration of Riboflavin-containing Coenzymes and Enzymes. J. Nutr. *53*, 303—315 (1954)

[549] Demers, M., A. D'Iorio, E. Robillard: Distribution de l'ATPase dans les diverses populations de mitochondries du foie. Rev. Canad. Biol. *14*, 89—94 (1955)

[550] Demeulenaere, L.: Les facteurs lipotropes dans la cirrhose expérimentale et humaine. Acta gastro-enterol. belg. *12*, 40 (1949)

[551] Demling, L.: Die Proteinkomponenten der geschädigten Leber. Gastroenterologia *81*, 129—152 (1954)

[552] Dempsy, E. W.: Variations in the Structure of Mitochondria. J. Biophys. Biochem. cytol. *2*, suppl. 305—312 (1956)

[553] Denson, J. R., E. J. Gray, J. L. Gray, F. J. Herbert, J. T. Tew, H. Jensen: Effects of Total Body X-Irradiation on Some Constituents of Liver and Kidney of the Rat. Proc. Soc. exper. Biol. Med. *82*, 707—711 (1953)

[554] Denton, A. E., J. N. Williams, C. A. Elvehjem: The Influence of Methionine Deficiency on Amino Acid Metabolism in the Rat. J. Biol. Chem. *186*, 377—385 (1950)

[555] Dérer, L., M. Hrubiško: Zur Behandlung der Steatosis hepatis. Schweiz. Med. Wschr. 1948, 86—87

[556] Deuel, H. J.: Sex Differences in Fat and Carbohydrate Metabolism. Internat. Z. Vitaminfrschg. *26*, 352—360 (1955/56)

[557] —: The Lipids. Their Chemistry and Biochemistry. Interscience Publ. Inc. New York 1955—1957

[558] —, M. Gulick, C. F. Grunewald, C. H. Cutler: The Sexual Variation in Carbohydrate Metabolism. III. The Comparative Glycogen and Fat Content of the Liver and Muscles of Rats and Guinea Pigs. J. Biol. Chem. *104*, 519—534 (1934)

[559] —, S. M. Greenberg, C. E. Calbert, E. E. Savage, T. Fukui: The Effect of Fat Level of the Diet on General Nutrition. V. The Relationship of the Linoleic Acid Requirement to Optimum Fat Level. J. Nutr. *40*, 351—366 (1950)

[560] —, R. Cox, R. B. Alfin-Slater, B. H. Ershoff: The Relationship between Vitamin E- and Cholesterol Metabolism. Biochem. J. *61*, XIV (1955)

[561] —, R. B. Alfin-Slater, A. F. Wells, G. D. Kryder, L. Aftergood: The Effect of Fat Level of the Diet on General Nutrition. XIV. J. Nutr. *55*, 337—345 (1955)

[562] Dianzani, M. U.: On the Osmotic Behaviour of Mitochondria. Biochem. Biophys. acta *11*, 353—367 (1953)

[563] —: Uncoupling of Oxidative Phosphorylation in Mitochondria from Fatty Livers. Biochim. Biophys. acta *14*, 514—532 (1954)

[564] —: Content and Distribution of Pyridine Nucleotides in Fatty Livers. Biochim. Biophys. acta *17*, 391—405 (1955)

[565] —: Le alterazioni mitocondriali nella patogenesi della steatosi epatica. Fegato *4*, 371 bis 396 (1958)

[566] —, G. F. Bahr: Electron Microscope Investigation of Mitochondria Isolated from Normal and Steatotic Livers by Differential Centrifugation. Acta Path. scand. *35*, 25—38 (1954)

[567] Dianzani, M. U., J. Viti: The Content and Distribution of Cytochrome C in the Fatty Liver of Rats. Biochem. J. *59*, 141—145 (1955)

[568] Díaz García, A.: Alteraciones histológicas en el des arollo de las cirrosis hepáticas experimentales. Arch. Med. exper. (Madrid) *18*, 381—403 (1955)

[569] Dible, J. H.: Fat Mobilization in Starvation. J. Path. *35*, 451—466 (1932)

[570] —: Degeneration, Necrosis, and Fibrosis in the Liver. Brit. med. J. 1951, 833—841

[571] —, J. Libman: Further Observations on Fat Mobilization in Starvation. J. Path. *38*, 269—284 (1934)

[572] Dick, F., W. K. Hall, V. P. Sydenstricker, W. McCollum, L. L. Bowles: Accumulation of Fat in the Liver with Deficiencies of Threonine and of Lysine. Arch. Path. *53*, 154 bis 159 (1952)

[573] Diermeier, H. F., H. S. di Stefano, J. Tepperman, A. D. Bass: Effect of Alloxan Administration on Liver Nucleoproteins. Proc. Soc. exper. Biol. Med. *77*, 769—771 (1951)

[574] Dietrich, L. S., D. M. Shapiro: Antagonist Studies: Comparison of Desoxy-pyridoxine and Pyridoxine Deficiency. Therapy on Various Vitamin B_6 Enzymes. Proc. Soc. exper. Biol. Med. *84*, 555—558 (1953)

[574a] Dietze, A.: Zur Frage der Dauerschäden nach alimentärer Dystrophie auf dem Gebiete der inneren Medizin. In „Die Dystrophie“, Georg Thieme Verlag Stuttgart 1958, S. 16—121

[575] DiLuzio, N. R., D. B. Zilversmit: The Effect of Choline on Phospholipide Synthesis in Dog Liver Slices. J. Biol. Chem. *205*, 867—871 (1953)

[576] —, —: Effect of Choline, Heparin and Aureomycin on Fatty Livers of Dogs. Proc. Soc. exper. Biol. Med. *91*, 338—341 (1956)

[577] —, —: Effect of Choline on Phosphatide Metabolism of Choline-deficient and Cholesterol-fed Rabbits. Proc. Soc. exper. Biol. Med. *92*, 454—456 (1956)

[578] Dinning, J. S.: An Elevated Xanthine Oxidase in Livers of Vitamin E-deficient Rabbits. J. Biol. Chem. *202*, 213—215 (1953)

[579] —: The Rôle of Vitamin E in Regulating the Turnover Rate of Nucleic Acids. J. Biol. Chem. *212*, 735—739 (1955)

[580] —, C. K. Keith, P. L. Day: A Relationship of Folic Acid to Choline Oxidase. Arch. Biochem. *24*, 463—464 (1949)

[581] —, —, —: The Influence of Folic Acid on Methionine Metabolism. J. Biol. Chem. *189*, 515—520 (1951)

[582] —, R. Neatrour, P. L. Day: A Biochemical Basis for the Interrelationship of Pantothenic Acid and Methionine. J. Nutr. *56*, 431—435 (1955)

[583] —, —, —: Influence of Dietary Pantothenic Acid and Methionine on Rat Liver Coenzyme A Levels. Fed. Proc. *14*, 431 (1955)

[584] —, J. T. Sime, P. L. Day: The Influence of Vitamin E Deficiency on the Metabolism of Sodium Formate C^{14} and Glycine-1-C^{14} by the Rabbit. J. Biol. Chem. *217*, 205—211 (1955)

[585] —, —, —: An Increased Incorporation of P^{32} into Nucleic Acids by Vitamin E Deficient Rabbits. J. Biol. Chem. *222*, 215—217 (1956)

[586] —, C. D. Fitch: Creatine Metabolism in Vitamin E Deficiency. Fed. Proc. *16*, 384 (1957)

[587] —, P. L. Day: Vitamin E Deficiency in the Monkey. II. Tissue Concentrations of Nucleic Acids and Creatine. J. Nutr. *63*, 393—397 (1957)

[588] —, K. W. Cosgrove, P. L. Day: The Influence of Ascorbic Acid Deficiency in Guinea Pigs on the Synthesis of Purines, Serine and Methionine. J. Nutr. *61*, 389—394 (1957)

[589] Dinning, J. S., R. Neatrour, P. L. Day: Effect of Diet on Rat Liver Betaine Transmethylase. Proc.Soc. exper. Biol. Med. *84*, 499—501 (1958)

[590] —, C. D. Fitch: Creatine Metabolism in Vitamin E Deficiency. Proc. Soc. exper. Biol. Med. *97*, 109—111 (1958)

[591] Di Stefano, H. S., H. F. Diermeier: Effects of Restricted Food Intake and Growth Hormone on Rat Liver Proteins and Nucleic Acids. Endocrinology *64*, 448—454 (1959)

[592] Dixon, K. C.: Fat Deposition: A Disorder of the Cell. Quart. J. exper. Physiol, *43*, 139—159 (1958)

[593] Dju, M. Y., L. J. Filer, K. E. Mason: Effect of Storage of Tissue Tocopherols. Fed. Proc. *10*, 381 (1951)

[594] Dmochowski, A.: Changes in Nuclear-Plasmic Ratio of Vertebrate Poikilotherms during Hunger. Biochem. J. *22*, 1548—1553 (1928)

[595] Dodson, O. E.: Nucleoli and the Formation of Yolk in the Egg of Vertebrates. J. Roy. Microsc. Soc. *72*, 177—178 (1953)

[596] Dölle, W.: Die Analyse von Gewichtsveränderungen der Leber mit Hilfe der relativen Histometrie. Virchows Arch. Path. Anat. *325*, 15—25 (1954)

[597] Doniach, J., K. Weinbren: The Development of Inclusion Bodies in the Cells of the Rat's Liver after Partial Hepatectomy. Brit. J. exper. Med. *33*, 499—505 (1952)

[598] Donovan, G. A., S. L. Balloun: Effect of Dietary Protein and Energy on Chick Liver Fat Accumulation. Proc. Soc. exper. Biol. Med. *90*, 692—694 (1955)

[599] Doucet, G.: Le «Mbuaki» ou maladie de carence observée au Kwango. Rec. Trav. Sci. Méd. Congo belg. 1946, 261—273

[600] Dounce, A. L.: The Enzymes of Isolated Nuclei. Exper. Cell Res. suppl. *2*, 103—119 (1952)

[601] —: The Significance of Enzyme Studies on Isolated Cell Nuclei. Internat. Rev. Cytol. *3*, 199—223 (1954)

[602] —: The Isolation and Composition of Cell Nuclei and Nucleoli. In: "The Nucleic Acids" ed. by E. Chargaff, J. N. Davidson, Vol. II, 93—154. Academic Press Inc. Publ. New-York 1955

[603] Drabkin, D. L.: Liver Regeneration and Cytochrome C Metabolism. Influence of Amount of Time Excised and of Diet, with a Note on Accompanying Changes in Liver Nucleic Acids. J. Biol. Chem. *171*, 395—408 (1947)

[604] Drill, V. A.: Lipotropic Effects of Vitamin B_{12} and Other Factors. Ann. N. Y. Acad. Sci. *57*, 654—663 (1954)

[605] —, C. B. Shaffer, J. H. Leathem: Hepatic Injury in Dogs Resulting from a Vitamin B Complex free-Diet. Proc. Soc. exper. Biol. Med. *52*, 328—330 (1943)

[606] —, T. A. Loomis: Functional and Fatty Changes in Liver during Chronic Vitamin B Complex Deficiency. Proc. Soc. exper. Biol. Med. *61*, 374—376 (1946)

[607] —, C. A. Pfeiffer: Effect of Vitamin B Complex Deficiency, Controlled Inanition and Methionine on Inactivation of Estrogen by the Liver. Endocrinology *38*, 300—307 (1946)

[608] —, T. A. Loomis: Production of Functional and Fatty Changes in the Liver by a Chronic Vitamin B Complex Deficiency, and Interrelationships with Protein Intake. J. Nutr. *35*, 333—350 (1948)

[609] Dubnoff, J. W.: Utilization of Choline and Betaine Methyl in the Guinea Pig. Arch. Biochem. *22*, 474—475 (1949)

[610] —: The Rôle of Cholinoxidase in Labilizing Choline Methyl. Arch. Biochem. *24*, 251 bis 262 (1949)

[611] Dumazert, C., S. Grac: Les protéines hépatiques du rat normal et du rat soumis à l'inanition totale. C. R. Soc. Biol. *142*, 347—349 (1948)

[612] Dumm, M. E., E. P. Ralli, H. Gershberg, B. Laken: The Effects of Diet, Partial Hepatectomy and Growth-promoting Factors on the Composition of the Rat Liver. J. Nutr. *47*, 11—29 (1952)

[613] Dunn, T. B., H. P. Morris, C. S. Dubnik: Lesions of Chronic Thiamine Deficiency in Mice. J. Nat. Cancer Inst. *8*, 139—155 (1947)

[614] Dunning, W. F., M. R. Curtis, M. E. Maun: The Effect of Added Dietary Tryptophane on the Occurrence of 2-Acetylaminofluorene-induced Liver and Bladder Cancer in Rats. Cancer Res. *10*, 454—459 (1950)

[615] —, —: Further Studies on the Relation of Dietary Tryptophan to the Induction of Neoplasms in Rats. Cancer Res. *14*, 299—302 (1954)

[616] Duryee, W. R.: Cytology, Genetics and Evolution. Univ. of Pennsylvania Press, Philadelphia 1941

[617] Dutra de Oliveira, J.: Ceroid Substance and Its Meaning. Ann. N. Y. Acad. Sci. *52*, 125 (1949)

[618] Duve, C. d.: The Enzymic Heterogenity of Cell Fractions Isolated by Differential Centrifuging. Symp. Soc. exper. Biol. *10*, 50—61 (1957)

[619] —, R. Gianetto, F. Appelmans, R. Wattiaux: Enzymic Content of the Mitochondria Fraction. Nature *172*, 1143—1144 (1953)

[620] —, B. C. Pressman, R. Gianetto, R. Wattiaux, F. Appelmans: Tissue Fractionation Studies. VI. Intracellular Distribution Patterns of Enzymes in Rat Liver Tissue. Biochem. J. *60*, 604—617 (1955)

[621] Earle, D. P., J. Victor: The Effect of Various Diets on the Liver Damage Caused by Excess Cystine. J. exper. Med. *75*, 179—189 (1942)

[622] Ebisuzaki, K., J. N. Williams: A Study of the Rôle of Flavin-adenine Dinucleotide in Rat Liver Choline Oxidase. J. Biol. Chem. *200*, 297—302 (1953)

[623] Eckstein, H. C.: Dietary Essential Amino Acids and the Liver Lipide Content of Young White Rats. J. Biol. Chem. *195*, 167—174 (1952)

[624] Edelbacher, S., M. Becker: Der Enzymhaushalt der Ratte bei Aneurin-Avitaminose. Z. Physiol. Chem. *265*, 72—76 (1940)

[625] —, G. Viollier: Die Beeinflussung des Histidinstoffwechsels durch Vitaminmangel und verschiedene Ernährungsweise. Helv. chim. acta *26*, 1978—1992 (1943)

[626] Edlund, Y., H. Holmgren: Der Einfluß des B_1-Vitamins auf das Gehirn-, Herz-, Muskel- und Leberglykogen bei B_1-avitaminotischen und normalen Ratten. Z. exper. Med. *109*, 11—31 (1941)

[627] Edström, J. E., D. Eichner: Quantitative Ribonukleinsäure-Untersuchungen an den Ganglienzellen des Nucleus supraopticus der Albino-Ratte unter experimentellen Bedingungen (Kochsalzbelastung). Z. Zellfrschg. *48*, 187—200 (1958)

[628] Edwards, C. H., N. M. Johnson: Influence of Vitamin B_{12} and Methionine on Concentrations of Riboflavin, Nicotinic Acid and Xanthine Oxidase in Hepatic Tissue. Fed. Proc. *13*, 525 (1954)

[629] Edwards, S., W. W. Westerfeld: Blood and Liver Glutathione during Protein Deprivation. Proc. Soc. exper. Biol. Med. *79*, 57—59 (1952)

[630] Efemočkina, E. F.: Die Natur schneller adaptiver Veränderungen der Aktivität des Tryptophan-Peroxydase-Systems in der tierischen Leber. Biochimija *19*, 68—79 (1954)

[631] Eger, W.: Probleme der Leberpathologie. Dtsch. Med. Wschr. 1948, 317—319

[632] Eger, W.: Der Stickstoff- und Reststickstoffgehalt menschlicher Lebern in Beziehung zum histologischen Bau. Virchows Arch. Path. Anat. *315*, 159—172 (1948)

[633] —: Zur Pathologie des zentralen und peripheren Funktionsfeldes des Leberläppchens. Zbl. Path. *91*, 255—267 (1954)

[634] —: Beiträge zur experimentellen Lebernekrose, zu ihrer Entstehung und ihrer Verhütung. Acta hepatol. *3*,I/57—I/74 (1955)

[635] —, H. Ottensmeier: Zur Glykogenbildung in der Leber beim Hungertier. Z. exper. Med. *119*, 338—346 (1952)

[636] —, —: Die Glykogendarstellung und Glykogenablagerung in der Leber, untersucht mit dem nativen Gefrierschnittverfahren. Virchows Arch. Path. Anat. *322*, 175—186 (1952)

[637] —, U. Kurth: Das Verhalten der Succinodehydrase der Leber allyl-alkohol- und tetrachlorkohlenstoffvergifteter Ratten unter Einwirkung von Cystin. Acta histochem. *6*, 8—16 (1958)

[638] —, W. King, R. Schröder: Beiträge zum Verhalten der Lipasen, insbesondere der Leber unter normalen und pathologischen Bedingungen. Acta histochem. *6*, 17—35 (1958)

[638a] Eichenberger, M.: Elektronenmikroskopische Beobachtungen über die Entstehung der Mitochondrien aus Mikrosomen. Exper. Cell Res. *4*, 275—282 (1953)

[639] Ekman, B., J. P. Strömbeck: Ascorbic Acid Synthesis in Rats on Various Diets. Acta Physiol. scand. *18*, 99—112 (1949)

[640] Ekman, C. A., H. Holmgren: The Effect of Alimentary Factors on Liver Glycogen Rhythm and the Distribution of Glycogen in the Liver Lobule. Anat. Rec. *104*, 189—216 (1949)

[641] Elias, H.: Liver Morphology. Biol. Rev. Cambridge Philos. Soc. *30*, 263—310 (1955)

[642] —, M. Taubenhaus: Zur Lehre des Stoffwechsels bei Unterdruck. Z. exper. Med. *69*, 529—560 (1930)

[643] Elkinton, J. R., E. M. Widdowson: Effect of Chronic Undernutrition on Body Composition in the Rat. Metabolism *8*, 404—417 (1959)

[644] Ellis, G. H., S. E. Smith, E. M. Gates: Further Studies of Manganese Deficiency in the Rabbit. J. Nutr. *34*, 21—31 (1947)

[645] Ells, H. A.: The Gross and Microscopic Anatomy of the Liver and Gall Bladder of the Lizard, Scleoporus occidentalis biseriatus. Anat. Rec. *119*, 213—229 (1954)

[646] Elman, R., C. J. Heifetz: Experimental Hypoalbuminemia. Its Effect on the Morphology, Function and Protein and Water Content of the Liver. J. exper. Med. *73*, 417—430 (1941)

[647] —, L. A. Sachar, A. Horwitz, H. Wolff: The Experimental Production of Hypoalbuminemia by Fasting. J. Lab. clin. Med. *27*, 1183—1187 (1942)

[648] —, M. G. Smith, L. A. Sachar: Correlation of Cytological with Chemical Changes in Liver as Influenced by Diet, Particularly Protein. Gastroenterology *1*, 24—33 (1943)

[649] Elson, D., L. W. Trent, E. Chargaff: The Nucleotide Composition of Pentose Nucleic Acids in Different Cellular Fractions. Biochim. Biophys. acta *17*, 362—366 (1955)

[650] Elson, L. A.: The Effect of Diet on the Succinoxidase of Rat and Mouse Livers and on Its Inhibition by Metabolic Products of Carcinogenic Azo Compounds. Biochem. J. *41*, XXI—XXII (1947)

[651] Elster, S. K.: Effect of Ascorbic Acid Deficiency on Collagen Content of Guinea Pig Tissue. J. Biol. Chem. *186*, 105—112 (1950)

[652] Elvehjem, C. A.: Amino Acid Imbalance. Fed. Proc. *15*, 965—970 (1956)

[653] Ely, J. O., M. H. Ross: Desoxyribonucleic Acid Content of Rat Liver Nuclei Influenced by Diet. Science *114*, 70—73 (1951)

[654] —, —: Effects of Protein-free Diet on the Alkaline and Acid Phosphatase Activity of the Liver of the Rat. Nature *168*, 323—325 (1951)

[655] Emerson, G. A., H. M. Evans: The Effect of Vitamin E Deficiency upon Growth. J. Nutr. *14*, 169—178 (1957)

[656] Emerson, W. J., P. C. Zamecnik, J. T. Nathanson: The Effect of Sex Hormones on Hepatic and Renal Lesions Induced in Rats by a Choline Deficient Diet. Endocrinology *48*, 548—559 (1951)

[656a] Emmelot, P.: The in Vitro Incorporation of C^{14}-Leucine into the Proteins of Tumor Microsomes and a Note on the Properties of Isolated Tumor Mitochondria. Exper. Cell Res. *13*, 601—604 (1957)

[657] Emmrich, R., H. Petzold: Über die Wirkung „lipotroper" Stoffe auf die Regeneration der Rattenleber. Arch. exper. Path. Pharm. *214*, 333—340 (1952)

[658] Emslie, A. R. G., K. M. Henry: Glycogen Formation in the Fowl. Biochem. J. *27*, 705—710 (1933)

[659] Endicott, K. M., F. S. Daft, W. H. Sebrell: Dietary Cirrhosis without Ceroid in Rats. Proc. Soc. exper. Biol. Med. *57*, 330—331 (1944)

[660] Engel, R. W.: The Relations of B Vitamins and Dietary Fat to the Lipotropic Action of Choline. J. Nutr. *24*, 175—185 (1942)

[661] —: Liver Cirrhosis and Choline. Fed. Proc. *2*, 62 (1943)

[662] —: Influence of Diet on Spontaneous and Nutritional Induced Tumors. Texas Rep. Biol. Med. *10*, 974—986 (1952)

[663] —, W. D. Salmon: Improved Diets for Nutritional and Pathologic Studies of Choline Deficiency in Young Rats. J. Nutr. *22*, 109—122 (1941)

[664] —, D. H. Copeland, W. D. Salmon: Carcinogenic Effects Associated with Diets Deficient in Choline and Related Nutritients. Ann. N. Y. Acad. Sci. *49*, 49—68 (1947)

[665] —, H. D. Alexander: Nutritional Edema in Rats Fed Diets Low in Choline and Protein. Fed. Proc. *10*, 382 (1951)

[666] —, D. H. Copeland: Influence of Diet on the Relative Incidence of Eye, Mammary, Ear-duct, and Liver Tumors in Rats Fed 2-Acetylaminofluorene. Cancer Res. *11*, 180 bis 183 (1951)

[667] Entenman, C., S. W. Changus, S. E. Gibbs, J. L. Chaikoff: The Response of Lipid Metabolism to Alteration in Nutritional State. I. The Effects of Fasting and Chronic Undernutrition upon the Post-abortive Level of the Blood Lipids. J. Biol. Chem. *134*, 59—69 (1940)

[668] Erickson, C. C., W. Goebbel: Incidence of Neoplasms and Pathological Changes in Rats as a Result of Prolonged Choline Deficiency. Fed. Proc. *8*, 354 (1949)

[669] Ericson, L. E., A. E. Harper, J. N. Williams, C. A. Elvehjem: Vitamin B_{12} and Metabolism of Labile Methyl Groups. Fed. Proc. *14*, 208—209 (1955)

[670] —, —: Effect of Diet on Betaine-Homocysteine Transmethylase of Rat Liver. III. B-Vitamins Other than Vitamin B_{12}. Proc. Soc. exper. Biol. Med. *90*, 298—300 (1955)

[671] —, —: Effect of Diet on the Betaine-Homocysteine Transmethylase Activity of Rat Liver. I. Amino Acids and Protein. J. Biol. Chem. *219*, 49—58 (1956)

[672] —, —, J. N. Williams, C. A. Elvehjem: Effect of Diet on the Betaine Homocysteine Transmethylase Activity of Rat Liver. II. Vitamin B_{12}. J. Biol. Chem. *219*, 59—67 (1956)

[673] Ernster, L., O. Lindberg: Animal Mitochondria. Ann. Rev. Physiol. *20*, 13—42 (1958)

[674] Ershoff, B. H.: Conditioning Factors in Nutritional Disease. Physiol. Rev. *28*, 107—137 (1948)

[675] Etienne-Petitfils, J., E. Kahane: Recherches sur la biochimie de la choline et de ses dérivés. Bull. soc. chim. Biol. *36*, 355—368 (1954)

[676] Ettinger, R. H., B. Giges, S. H. Waldstein: Glucose Tolerance and Glycogen Deposition in Experimental Fatty Liver. J. clin. Invest. *32*, 565 (1953)

[677] Euler, H. v.: Actions of Normal and Sarcomotous Sera on Tumour Cells. Pontific. Acad. Sci. scr. var. *7*, 223—238 (1949)

[678] —, F. Schlenk, L. Melzer, B. Högberg: Nicotinsäureamid und Coenzymase in normalen und in avitaminotischen Ratten. Z. Physiol. Chem. *258*, 212—218 (1939)

[679] —, L. Hahn: Concentration of Ribonucleic Acid and Desoxyribonucleic Acid in Animal Tissues. Arch. Biochem. *17*, 285—291 (1948)

[680] —, L. Heller: Katalaseaktivität in Leberfraktionen normaler und sarkomtragender Ratten. Z. Krebsfrschg. *56*, 393—406 (1949)

[681] Evans, R. J., A. C. Groschke, H. A. Butts: Effect of Vitamin B_{12} on Pantothenic Acid Metabolism in the Chick. Arch. Biochem. Biophys. *31*, 454—456 (1951)

[682] Fábry, P.: Einige Einflüsse der Ernährung auf den Kohlenhydratstoffwechsel. Čsl. gastroent. a výz. *9*, 174—181 (1955)

[683] —, Z. Hruza: Über den Tagesrhythmus im Haushalt der Glykogen- und Eiweißreserven in der Rattenleber nach Hungern. Čsl. fysiol. (Prag) *5*, 129—134 (1956)

[684] —, —: Stoffwechseladaptationsstudien. IV. Adaptation der Glykoneogenie bei an periodisches Hungern gewöhnten Ratten. Čsl. fysiol. (Prag) *5*, 135—140 (1956)

[685] Fales, C. H.: Changes in the Amount and Position of Liver Glycogen Following Variations of the Metabolic Rate in the Newt, Triturus viridescens. Anat. Rec. *103*, 449 (1949)

[686] Falkenhausen, Gaida: Ergebnisse der bioptischen Leberuntersuchung. Dtsch. Med. Wschr. 1947, 184—186

[687] Farber, E.: Carcinoma of the Liver in Rats Fed Ethionine in the Diet. Proc. Am. Ass. Cancer Res. *2*, 15 (1955)

[688] —, D. Koch-Weser, P. B. Szanto, H. Popper: Correlation between Cytoplasmic Basophilia and the Nucleic Acid Content of the Liver. Arch. Path. *51*, 399—409 (1951)

[689] —, H. Ichinose: The Prevention of Ethionine-induced Carcinoma of the Liver in Rats by Methionine. Cancer Res. *18*, 1209—1213 (1958)

[690] Fatterpaker, P., U. Marfatia, A. Screenivasan: Non-participation of Folic Acid in the Biosynthesis of Methyl Compounds from Precursors. Nature *173*, 359—360 (1954)

[691] Fautrez, J., E. Pisi, G. Cavalli: Deoxyribonucleic Acid Content of the Nucleus and Nuclear Volume. Nature *176*, 311—312 (1955)

[692] —, R. Laquerriere: Teneur en acide désoxyribonucléique et volume des noyaux des cellules hépatiques chez l'homme. Exper. Cell Res. *13*, 403—405 (1957)

[693] Fawcett, D. W.: Observations on the Cytology and Electron Microscopy of Hepatic Cells. J. Nat. Cancer Res. *15*, 1475—1504 (1955)

[694] Feaster, J. P., R. L. Shirley, J. T. McCall, G. K. Davis: P^{32} Distribution and Excretion in Rats Fed Vitamin D-free and Low Phosphorus Diets. J. Nutr. *51*, 381—392 (1953)

[695] Felix, K.: Die chemische Organisation der tierischen Zelle. Münch. med. Wschr. 1951, 2169—2174

[696] —: Zur Physiologie der Leber. Dtsch. med. J. 1953, 189—191

[697] Felix, K.: Die Biochemie der Leber als Grundlage ihrer Funktionsprüfung. In H. A. Kühn: Pathologie, Diagnostik und Therapie der Leberkrankheiten. IV. Freiburger Symposion 1956, Springer Verlag, Berlin, Göttingen, Heidelberg 1957, S. 9—19

[698] —: Struktur und Funktion der Kerne tierischer Zellen. 100. Vers. Dtsch. Naturforscher u. Ärzte 1958

[699] —: Die Bildung und Verwendung der Ascorbinsäure. Dtsch. Med. Wschr. 1959, 1107 bis 1110

[700] Fellinger, K., H. Braunsteiner, F. Pakesch: Elektronenmikroskopische Beobachtungen zur Frage des Disséschen Raumes. Wien. Klin. Wschr. 1953, 738—740

[701] Fenton, P. F., R. E. Shrader, G. R. Cowgill: Chronic Vitamin A Deficiency in Three Strains of Mice. Fed. Proc. *8*, 382 (1949)

[702] —, M. T. Dowling, J. S. Mershon: Relation of Dietary Fat Level to Fatty Livers in Several Strains of Mice. J. Nat. Cancer Inst. *15*, 429—432 (1954)

[703] Ferguson, N. L.: Changes in the Liver Fat of the Pregnant Sheep at Different Levels of Nutrition and during Starvation. Brit. J. Nutr. *8*, 269—280 (1954)

[704] Ferguson, T. M., J. R. Couch: Gross and Histological Anomalies of B_{12}-deficient Chick Embryo. Fed. Proc. *13*, 456—457 (1954)

[705] —, —: Further Gross Observations on the B_{12}-deficient Chick Embryo. J. Nutr. *54*, 361—370 (1954)

[706] —, R. H. Rigdon, J. R. Couch: A Pathologic Study of Vitamin B_{12}-deficient Chick Embryos. Arch. Path. *60*, 393—400 (1955)

[707] Ferrari, V.: I rapporti tra la distribuzione del grasso e delle mitosi nelle cellule parenchimali del fegato rigenerante. Arch. sci. med. *93*, 345—352 (1952)

[708] —, F. Campagnasi: Il comportamento quantitivo del collagene durante la rigenerazione del fegato normale e cirrotico. Arch. sci. Med. *96*, 617—646 (1953)

[709] Ficq, A., M. Errera: Étude autoradiographique de l'incorporation dans le foie de souris de précurseurs des acides nucléiques et des protéines. Biochim. Biophys. acta *16*, 45—50 (1955)

[710] Field, J. B., H. Dam: Effect of Vitamin K Deficiency on Liver-Lipids in the Chick. Proc. Soc. exper. Biol. Med. *60*, 146—148 (1945)

[711] Fiessinger, N.: La cellule hépatique. Rev. gén. d'Histol. *13*, 391—743 (1911)

[712] Findlay, G. M.: An Experimental Study of Beriberi. J. Path. *24*, 175—191 (1921)

[713] Fink, H.: Effects of Cystine-deficient Yeast Diets on Rat Liver. Ciba Found. Symp. "Liver Disease" 1951, S. 50—53

[714] —: Zur Kenntnis der alimentären Lebernekrose der Ratte. Z. Physiol. Chem. *298*, 93—96 (1954)

[715] —, J. Schlie, U. Rug: Eine neue Diät zur Auslösung der alimentären Lebernekrose bei jungen Albino-Ratten (Champignon-Diät). Z. Physiol. Chem. *293*, 264—267 (1953)

[716] Firth, J., S. P. Mistry, B. C. Johnson: Effect of Vitamin B_{12} on Methyl Synthesis from Glycine. Fed. Proc. *13*, 457 (1954)

[717] —, —, M. F. James, B. C. Johnson: Vitamin B_{12} and Transmetylation in the Baby Pig. Proc. Soc. exper. Biol. Med. *85*, 307—309 (1954)

[718] Fischer, A.: Physiologie und experimentelle Pathologie der Leber. Akademie-Verlag Berlin 1959.

[719] Fischer, B.: Experimentelle Untersuchungen über die blasige Entartung der Leberzellen und die Wasservergiftung der Zelle im allgemeinen. Frankf. Z. Path. *28*, 201—252 (1922)

[720] Fischer, M. A., G. C. Garraty: Protein Metabolism in the Cholin-deficient Rat. I. Effect of Choline on Serum Proteins. J. Biol. Chem. *204*, 759—767 (1953)

[721] —: Serum Proteins of Choline-deficient Rats — Effect of a Cystine Supplement. Fed. Proc. *13*, 208 (1954)

[722] Fischler, F., A. Hjärre: Über experimentelle zentrale Läppchennekrose der Leber. Mitt. Grenzgeb. Med. Chir. *40*, 663—698 (1927/28)

[723] Fisher, N. F., R. W. Lackey: The Glycogen Content of the Heart, Liver, and Muscle of Normal and Diabetic Dogs. Am. J. Physiol. *72*, 43—49 (1925)

[724] Fite, G. L.: The Pathology of the Dietary Liver Necrosis. Ann. N. Y. Acad. Sci. *57*, 831—838 (1954)

[725] Fleischhauer, B. M.: Morphologische Untersuchungen über das Leberglykogen und die Beziehungen zwischen Glykogen und Fett in der menschlichen Leber. Virchows Arch. Path. Anat. *287*, 613—623 (1933)

[726] Flinn, B. C., F. J. Pilgrim, H. S. Gregg, A. E. Axelrod: Changes Produced by Starvation in the Vitamin Content of Rat Tissue. Proc. Soc. exper. Biol. Med. *63*, 523—528 (1946)

[727] Flock, E., J. L. Bollman, F. C. Mann: Effect of the Diet on Phosphate Compounds in the Liver of the Dog. J. Biol. Chem. *115*, 179—199 (1936)

[728] Foà, P. P., H. R. Weinstein, B. Kleppel: The Lipides of the Rat Brain and Liver in Choline Deficiency. Arch. Biochem. *19*, 209—212 (1948)

[729] Follis, R. H.: The Pathology of Nutritional Disease. C. C. Thomas, Springfield Ill. 1948

[730] —, H. G. Day, E. V. McCollum: Histological Studies of the Tissues of Rats Fed a Diet Extremely Low in Zinc. J. Nutr. *22*, 223—237 (1941)

[731] Fones, W. S., T. P. Waalkes, J. White: The Conversion of L-Valine to Glucose and Glycogen in the Rat. Arch. Biochem. Biophys. *32*, 89—95 (1951)

[732] Fong, J., F. L. Schaffer, P. L. Kirk: The Ultramicrodetermination of Glycogen in Liver. A Comparison of the Anthrone and Reducing Sugar Methods. Arch. Biochem. Biophys. *45*, 319—326 (1953)

[733] Fonnesu, A., C. Severi: Phosphorylation Mechanisms in Cloudy Swelling. Experientia *10*, 28—30 (1954)

[734] —, —: Glycogen Accumulation in the Liver due to 2 : 4-Dinitrophenol. Brit. J. exper. Path. *36*, 35—48 (1955)

[735] —, —: Oxidative Phosphorylation in Mitochondria from Livers Showing Cloudy Swelling. J. Biophys. Biochem. cytol. *2*, 293—300 (1956)

[736] —, —: Lowered P/O Ratios with Mitochondria Isolated from Livers Showing Cloudy Swelling. Science *123*, 324 (1956)

[737] Forbes, J. C.: Vitamin B Complex and Fat Metabolism. J. Nutr. *22*, 359—364 (1941)

[738] —, O. Petterson: Lipotropic Action of Vitamin B_{12}. Virg. J. Sci. *4*, 11—13 (1953)

[739] Forbes, R. M., L. Vaughan: Nitrogen Balance of Young Albino Rats Force-fed Methionine or Histidine Deficient Diets. J. Nutr. *52*, 25—37 (1954)

[740] Forsander, O., N. Räihä, H. Suomalainen: Alkoholoxydation und Bildung von Acetoacetat in normaler und glykogenarmer intakter Rattenleber. Z. Physiol. Chem. *312*, 243—248 (1958)

[740a] Forsgren, E.: Über die rhythmische Funktion der Leber und ihre Bedeutung für den Kohlenhydratstoffwechsel bei Diabetes und für die Insulinbehandlung. Kl. Wschr. 1929, 1110—1113

[741] Fouts, P. J.: Vitamin B Complex Studies in Dogs: Production of Cirrhosis of Liver. J. Nutr. *25*, 217—228 (1943)

[742] Fraenkel-Conrat, H.: The Rôle of the Nucleic Acid in the Reconstitution of Active Tobacco Mosaic Virus. J. am. chem. Soc. *78*, 882—883 (1956)

[743] Frank, A.: Über die experimentelle Erzeugung von Kernglykogen. Verh. Dtsch. Path. Ges. *20*, Tgg. 195—200 (1925)

[744] Franzini, C., R. Sorrentino, P. Mezzetti: Sul comportamento del rapporto citoplasmatico-nucleare determinato su sezioni di fegato di topi albini cancerizzabili seguiti dalla nascita alla senescenza. Tumori *60*, 433—439 (1954)

[745] Fraser, M. J., E. S. Holdsworth: Vitamin B_{12} and Protein Biosynthesis. Vitamin B_{12} and Biosynthesis in Chick Liver. Nature *183*, 519—523 (1959)

[746] Frasson, U.: Aspetti morfologici della cellula epatica del coniglio sotto porto a vagotomia bilaterale e alimentato con varie diete. Arch. „De Vecchi" *16*, 743—751 (1951)

[747] Frazer, A. C.: Lipid Metabolism. In "Biochemistry and Physiology of Nutrition" ed. by G. H. Bourne, G. W. Kidder, Vol. I, 212—264. Academic Press Inc. Publ. New York 1953

[748] Frazer, S. C., J. N. Davidson: Photometric Estimations of Deoxyribonucleic Acid in Individual Cell Nuclei. Exper. Cell Res. *4*, 316—332 (1953)

[749] Frederic, J.: Rapports de la membrane nucléaire avec le nucléolus et les chondriosomes. C. r. Ass. Anat. *72*, 111—115 (1953)

[750] —, M. Chèvremont: Recherches sur les chondriosomes de cellules vivantes par la microscopie et la microcinématographie en contraste de phase. Arch. de Biol. *63*, 109—131 (1952)

[751] Frei, J., H. Ryser: Relations entre oxydation phosphorylante et structure des mitochondries hépatiques de rat carencés en vitamines B_1 et B_2. Experientia *12*, 105—107 (1956)

[752] Frei, W., H. Stünzi, F. Almasy: Der Lipidstoffwechsel der Leber beim normalen und mit Diphtherietoxin vergifteten Meerschweinchen. Helv. Physiol. acta *14*, 105—112 (1956)

[753] Fresco, J. R., Marshak A.: On the Biosynthesis of Nucleic Acids in the Livers of Adult Mice. J. Biol. Chem. *205*, 585—595 (1953)

[754] Frey-Wyssling, A.: Submikroskopische Morphologie des Protoplasmas und seiner Derivate. Protoplasma-Monographien Bd. *15*, Gebr. Borntraeger Berlin 1938

[755] Fried, G. H., S. R. Tipton: Comparison of Respiratory Enzyme Levels in Tissues of Mammals of Different Sizes. Proc. Soc. exper. Biol. Med. *82*, 531—532 (1953)

[756] Fried, R., H. Lardy: Water-soluble Vitamins, Part II. Ann. Rev. Biochem. *24*, 393—418 (1955)

[757] Friedman, J. J.: Organ Plasma Volume of Normal Unanesthetized Mice. Proc. Soc. exper. Biol. Med. *88*, 323—325 (1955)

[758] Friedmann, B., H. J. Nakada, S. Weinhouse: A Study of the Oxidation of Formic Acid in the Folic Acid-deficient Rat. J. Biol. Chem. *210*, 413—421 (1954)

[759] Friedmann, H. C.: Xanthine Oxidase and Uricase in Liver and Kidney of Some Amphibians. Biochem. Biophys. acta *13*, 151 (1954)

[760] Frost, D. V., H. R. Sandy: Assay of Dry Proteins by Rat Repletion Method. Nutritive Value and Amino Acid Composition of Six Reference Proteins. J. Nutr. *39*, 427–439 (1949)

[761] Frunder, H.: Stoffwechsel und DPN/DPNH-Konzentrationen der verfetteten Leber. Z. Physiol. Chem. *297*, 267—277 (1954)

[762] —, G. Richter: Über Änderungen der DPN/DPNH Konzentrationen in Schnitten normaler und verfetteter Lebern während des Warburg-Versuches. Z. Physiol. Chem. *299*, 39—47 (1955)

[763] Fuhrmann, G.: Das Kwashiorkor-Syndrom. Z. Tropenmed. *5*, 362–375 (1954)
[764] —: Neuere Arbeiten über das Kwashiorkor-Syndrom. Z. Tropenmed. *10*, 477–497 (1959)
[765] Fujisawa, Y., A. Sibatani: Is Their any Quantitative Relationship between the Synthesis and the Breakdown of Nucleic Acids in Living Cells. Experientia *10*, 178–180 (1954)
[766] Fukuda, M., A. Sibatani: Relation between the Body Weight and the Average DNA Content of Liver Nuclei in Postnatal Growth of the Rat. Exper. Cell Res. *4*, 236-238 (1953)
[767] —, —: Biochemical Studies on the Number and the Composition of Liver Cells in Postnatal Growth of the Rat. J. Biochem. *40*, 95–110 (1953)
[768] —, —: Nucleic Acids and Proteins in the Liver of Guinea Pigs Dying from Experimental Ascorbic Acid Deficiency. Experientia *9*, 27–28 (1953)
[769] Fumagalli, P., E. Petrelli: Fosfatasi alcalina, PAS reattività e acidi nucleici nel processo di rigenerazione epatica dopo parziale epatectomia nel ratto. Ricerche istochimichi. Chir. Pat. sper *2*, 774–806 (1954)
[770] Funk, C., M. Douglas: Studies on Beriberi. VIII. The Relationship of Beriberi to Glands of Internal Secretion. J. Physiol. *47*, 475–478 (1914)
[771] Furst, S. S., P. M. Roll, G. B. Brown: On the Renewal of the Purines of the Desoxypentose and Pentose Nucleic Acids. J. Biol. Chem. *183*, 251–266 (1950)

[772] Gale, E. F.: Nucleic Acids and the Incorporation of Amino Acids. In "The Structure of Nucleic Acids and Their Rôle in Protein Synthesis" ed. by E. M. Crook. Cambridge, The University Press 1957
[773] —, J. P. Folkes: Effect of Nucleic Acids on Protein Synthesis and Amino Acid Incorporation in Disrupted Staphylococcal Cells. Nature *173*, 1223–1226 (1954)
[773a] Gall, E. A.: Posthepatitic, Postnecrotic, and Nutritional Cirrhosis. Am. J. Path. *36*, 241–272 (1960)
[774] Gall, J. G.: Observations on the Nuclear Membrane with Electron Microscope. Exper. Cell Res. *7*, 197–200 (1954)
[775] Gallagher, C. H., J. D. Judah, K. R. Rees: The Biochemistry of Copper Deficiency. I. Enzymological Disturbances, Blood Chemistry and Excretion of Amino Acids. Proc. Roy. Soc. (London) B *145*, 134–150 (1956)
[776] Gallo, D. G., W. E. Cornatzer: Dietary Effect on the Lipide Composition of Liver Mitochondria. Proc. N. Dakota Acad. Sci. *8*, 48–49 (1954)
[777] Gansler, H., C. Rouiller: Modifications physiologiques et pathologiques du chondriome. Étude au microscope électronique. Schweiz. Z. Path. *19*, 217–243 (1956)
[778] Gardner, L. J., N. B. Talbot, C. D. Cook, H. Berman, C. Uribe: The Effect of Potassium Deficiency on Carbohydrate Metabolism. J. Lab. clin. Med. *35*, 592–602 (1950)
[779] Garrow, J. S.: The Effect of Protein Depletion on the Distribution of Protein Synthesis in the Dog. J. clin. Invest. *38*, 1241–1250 (1959)
[780] Garton, G. A., W. R. H. Duncan, K. A. Madsen, P. L. Shanks, J. S. Beattie: Observations on Feeding Pigs on Low-fat Diet with and without Supplementary Tocopherol. Brit. J. Nutr. *12*, 97–105 (1958)
[781] Gáspár, N.: Untersuchung der physiologisch verschiedenen Glykogenfraktionen beim Kaninchen. II. Wirkung des Hungerns bei den Neugeborenen und Erwachsenen. Acta vet. (Budapest) *6*, 411–418 (1956)
[782] —: Untersuchung der physiologisch verschiedenen Glykogenfraktionen beim Kaninchen. I. Vergleich der Neugeborenen und der Erwachsenen. Acta vet. (Budapest) *6*, 401–409 (1956)

[783] Gastovo, F., F. Moyson: Étude de l'action du shock sur la concentration en acides nucléiques des différentes fractions cytoplasmiques du foie. Experientia *9*, 263—264 (1953)

[784] Gatenby, J. B.: Light and Electron Microscopy of the Golgi Apparatus. Dalton-Felix Granules and Cortical Substance. Cellule *57*, 241—268 (1955)

[785] Gauer, J. P.: Kerngrößenuntersuchungen am Übergangsepithel. Ein Beitrag zum Studium der Amitose. Mitt. naturfrsch. Ges. Bern *6*, 85—114 (1949)

[786] Gavin, G., E. W. McHenry: Inositol: A Lipotropic Factor. J. Biol. Chem. *139*, 485 (1941)

[787] —, —: The Effects of Biotin upon Fat Synthesis and Metabolism. J. Biol. Chem. *141*, 619—625 (1941)

[788] —, J. M. Patterson, E. W. McHenry: Comparison of the Lipotropic Effects of Choline, Inositol, and Lipocaic in Rats. J. Biol. Chem. *148*, 275—279 (1943)

[789] Gay, H.: Nucleocytoplasmic Relations in Drosophila. Cold Spring Harbor Symposia on quant. Biol. *21*, 257—270 (1956)

[790] Gazal, P., J. Mironze: Une anomalie mal connue des cellules hépatiques: Les noyaux vacuolaires et leur signification physopathologique probable dans le syndrome d'adaptation. Presse méd. 1951, 571—573

[791] Gebauer, H.: Durch Umwelt- und Ernährungseinflüsse bedingte Krankheiten (einschl. Avitaminosen). In „Pathologie der Laboratoriumstiere". Hrsg. P. Cohrs, R. Jaffé, H. Meessen Bd. II, 258—309. Springer-Verlag, Berlin, Göttingen, Heidelberg 1958

[791a] Gedigk, P., R. Fischer: Über die Entstehung von Lipopigmenten in Muskelfasern. Virchows Arch. Path. Anat. *332*, 431—468 (1959)

[792] Gemeroy, D. G., A. H. Koffler: The Production of Antibodies in Protein Depleted and Repleted Rabbits. J. Nutr. *39*, 299—311 (1949)

[793] Gemmill, C. L., E. G. Holmes: The Formation of Carbohydrate from Fat in the Liver of the Rat. Biochem. J. *29*, 338—349 (1935)

[794] Georgi, W.: Vergleichende Untersuchungen über Läppchentopographie des Leberglykogens bei Hunger, anaphylaktischem Schock und Sauerstoffmangel. Med. Fak. Diss. Berlin 1954

[795] Gerebtzoff, M. A.: La localisation histochimique des cholinestérases hépatiques. C. r. Soc. Biol. *148*, 397—398 (1954)

[796] Gerlich, N., H. Wiele: Über den Einfluß des Tagesrhythmus auf den Glykogenansatz in Leber, Herz, Körpermuskulatur nach Invert- und Traubenzuckergaben. Arch. exper. Path. Pharm. *210*, 98—104 (1950)

[797] —, R. Remy: Die Geschwindigkeit des Glykogenabbaues in der Leber unter besonderen Bedingungen. Schweiz. Med. Wschr. 1952, 898—899

[798] —, —: Glykogenanlagerung und -abbau in der Leber unter besonderen Bedingungen. Dtsch. Z. Verdauungs- u. Stoffwechselerk. Sdb. 1952, 67—69

[799] Germer, W. D., H. Choi: Über die hepatische Fibrose bei der Ratte. Z. exper. Med. *131*, 238—245 (1959)

[800] Geyer, R. P., E. J. Bowie, J. C. Bates: Effects of Fasting and Pyruvate on Palmitic Acid Metabolism. J. Biol. Chem. *200*, 271—274 (1953)

[801] Gidez, L. J.: Liver Lipide Studies in Normal and Fat Deficient Rats. Fed. Proc. *14*, 218 (1955)

[802] Gierer, H., G. Schramm: Die Infektiosität der Nucleinsäure aus Tabakmosaikvirus. Z. Naturfrschg. *11b*, 138—142 (1956)

[803] Giese, J., C. C. Clayton, E. C. Miller, C. A. Baumann: The Effect of Certain Diets on Hepatic Tumor Formation due to m-methyl-p-dimethylaminoazobenzene and o-metyl-p-dimethylaminoazobenzene. Cancer Res. *6*, 679—684 (1946)

[804] Giese, W.: Myogene Siderose. Verh. Dtsch. Ges. Path. (1944), 151—156 (1949)
[805] Gieseking, R.: Elektronenmikroskopische Beobachtungen an Mitochondrien aus Leberzellen. Mikroskopie *9*, 186—191 (1954)
[806] Gilbert, A., J. Jomier: Note sur la répartition du glycogène hépatique à l'état d'inanition. C. r. Soc. Biol. Paris *58*, 81—89 (1905)
[807] —, —: Étude histologiques du foie pendant l'inanition. Bull. Soc. anat. Paris *81*, 301 bis 314 (1906)
[808] Gilbert, F. A.: Copper in Nutrition. Adv. Agronomy *4*, 147—177 (1952)
[809] Gillespie, M., A. Neuberger, T. A. Webster: Further Studies on Lysine Deficiency in Rats. Biochem. J. *39*, 203—208 (1945)
[810] Gillis, M. B., L. C. Norris: Methylation of Homocystine by Chicks Deficient in Vitamin B_{12}. Proc. Soc. exper. Biol. Med. *77*, 13—15 (1951)
[811] —, —: The Effect of Vitamin B_{12} on the Response of Chicks to Betaine and Choline. J. Nutr. *43*, 295—302 (1951)
[812] Gillman, J., T. Gillman: Structure of the Liver in Pellagra. Arch. Path. *40*, 239—263 (1945)
[813] —, —, S. Brenner: Vitamin A and Porphyrin-like Fluorescence in the Livers of Pellegrins, with Special Reference to the Effects of a High Carbohydrate Diet and Methionine. S. Afr. J. Med. Sci. *10*, 67—86 (1945)
[814] —, J. Mandelstam, T. Gillman: A Comparison of Chemical and Histological Estimations of the Iron and Cooper Content of the Livers of Africans in Relation to the Pathogenesis of Cytosiderosis and Cirrhosis (Haemochromatosis). S. Afr. J. Med. Sci. *10*, 109—136 (1945)
[815] —, T. Gillman: Liver Disease in Johannesburg. Relations to Pellagra. Lancet I, 169—173 (1948)
[816] —, —: Anoxia and the Liver with Special Reference to Shock and Chronic Malnutrition. S. Afr. J. Med. Sci. *13*, 11—43 (1948)
[817] —, —: Anoxia and the Liver with Special Reference to Shock and Chronic Malnutrition. Am. J. Digest. Dis. *16*, 348—372 (1949)
[818] —, C. Gilbert, T. Gillman, I. Spence: Complete Restitution of the Liver in Rats Following Necrosis and Fibrosis of Dietary Origin. Am. J. Digest. Dis. *19*, 211—217 (1952)
[819] —, C. Gilbert: Aspects of Nutritional Liver Disease — Human and Experimental. Ann. N. Y. Acad. Sci. *57*, 737—749 (1954)
[820] —, —, I. Spence: Some Factors Regulating the Structural Integrity of the Intrahepatic Bile Ducts with Special Reference to Primary Carcinoma of the Liver and Vitamin A. Cancer *7*, 1109—1154 (1954)
[821] Gillman, T., J. Gillman: Powdered Stomach in Treatment of Fatty Liver and Other Manifestations of Infantile Pellagra. Arch. int. Med. 1945, 63—74
[822] —, —: A Modified Liver Aspiration Biopsy Apparatus and Technique, with Special Reference to Its Clinical Applications as Assessed by 500 Biopsies. S. Afr. J. Med. *10*, 53—66 (1945)
[823] —, —: Hepatic Damage in Infantile Pellagra. J. am. Med. Ass. *129*, 12—19 (1945)
[824] —, J. L. Chaikoff: Pathogenesis of Experimental Hepatic Fibrosis and Cirrhosis in the Dog. Arch. Path. *48*, 67—84 (1949)
[825] Ginter, E.: L-Askorbinsäure und Eiweißmetabolismus. V. Veränderungen der Serumeiweißfraktionen zu verschiedenen Zeitpunkten der C-Avitaminose von Meerschweinchen. Čsl. fysiol. *7*, 297 (1958)
[826] Giordano, G. G., N. Pomponio: Aspetti citomorfologici e citochimici del fegato in alcune affezioni carenziali della prima infanzia. La Pediatria *67*, 296—310 (1959)

[827] Gladtke, H.: Über den Einfluß verschiedener Umgebungstemperaturen auf hungernde Mäuse. Med. Fak. Diss. Berlin 1958
[828] Glauser, O.: Elektronenmikroskopische Untersuchungen an Rattenlebern nach Röntgenbestrahlung. Schweiz. Z. Path. *19*, 150–161 (1956)
[829] Glimstedt, G., S. Lagerstedt: Observations on the Ultrastructure of Isolated Mitochondria from Normal Rat Liver. Kgl. Fysiogr. Sällsk. Hdl. N. F. *64*, 3–11 (1953)
[830] —, —: Weitere Untersuchungen über die Ultrastruktur isolierter Mitochondrien. Verh. Anat. Ges. *51*. Tgg. 97–101 (1953)
[831] Glock, G. E., P. McLean: Levels of Oxidized and Reduced Diphosphopyridine Nucleotide and Triphosphopyridine Nucleotide in Animal Tissue. Biochem. J. *61*, 388–390 (1955)
[832] Glynn, L. E.: Experimental Hepatic Cirrhosis. Ciba Found. Symp. "Liver Disease" 1951, 74–80
[833] —: Nutritional Factors in the Aetiology of Hepatic Diseases. Schweiz. Z. Path. *16*, 312–321 (1953)
[834] —, H. P. Himsworth, A. Neuberger: Pathological States due to Deficiency of the Sulfur-containing Amino Acids. Brit. J. exper. Path. *26*, 326–337 (1945)
[835] —, —, O. Lindan: The Experimental Production and Development of Diffuse Hepatic Fibrosis ("Portal Cirrhosis"). Brit. J. exper. Path. *29*, 1–9 (1948)
[836] Goddard, J. W., A. M. Seligman: Intracellular Topography of Succinodehydrogenase in the Thyroid of the Albino Rat. Anat. Rec. *112*, 543–560 (1952)
[837] Goebel, A.: Die Pathologie des Mineralstoffwechsels (Schwermetall- und Ionenstoffwechsel) der Zelle. In: Handbuch der allgemeinen Pathologie Bd. II, 1, S. 309–388. Springer-Verlag, Berlin, Göttingen, Heidelberg 1955
[838] Goerner, A., M. M. Goerner: Vitamin A and Liver Cell Tumors. J. Biol. Chem. *128*, 559–565 (1939)
[839] Goettsch, E., J. D. Lyttle, W. M. Grim, P. Dumbar: Amino Acid Studies: I. Plasma Amino Acid Retention in the Hypoproteinemia Dog as Evidence of Impaired Liver Function. J. Biol. Chem. *144*, 121–134 (1942)
[840] Goettsch, M.: The Rôle of Vitamin E in the Production of Nutritional Liver Injury in Rats on Low Casein Diets. J. Nutr. *44*, 443–454 (1951)
[841] —: Dietary Methods for Induction of Necrotic Liver Degeneration. Ann. N. Y. Acad. Sci. *57*, 839–842 (1954)
[842] Gohr, H., H. J. Hussong, H. Longenberg: Untersuchungen über die Veränderungen des Serumeiweißbildes bei verschiedenen Verlaufsformen der Hungerkrankheit. Zugleich ein Beitrag zur Schädigung der Leber bei der Inanition. Z. Ges. Inn. Med. *5*, 22–31 (1950)
[843] Goldblatt, M. W., R. W. B. Ellis: The Metabolism of Carbohydrate after Starvation. Biochem. J. *26*, 991–1005 (1932)
[844] Goldsmith, G. A.: Riboflavin Malnutrition. In "Clinical Malnutrition" ed. by N. Jolliffe, E. F. Tisdall, P. R. Cannon. P. B. Hoeber, Inc. 1950, S. 512–530
[845] Goldstein, L.: Localization of Nucleus-specific Protein as Shown by Transplantation Experiments in Amoeba Proteus. Exper. Cell Res. *15*, 635–637 (1958)
[846] Gomori, G.: Distribution of Lipase in the Tissues under Normal and Pathologic Conditions. Arch. Path. *21*, 121–129 (1946)
[847] Gopalan, C., V. Ramalingaswami: Kwashiorkor in India. Indian J. Med. Res. *43*, 751–773 (1955)
[848] Gould, B. S., H. Schwachman: Bone and Tissue Phosphatase in Experimental Scurvy and Studies on the Source of Serum Phosphatase. Am. J. Physiol. *135*, 485–491 (1942)

[849] Goyco, J. A.: A Study of the Relation between the Liver Protein Regeneration Capacity and the Hepatic Necrogenic Activity of Yeast Proteins. J. Nutr. *58*, 299—308 (1956)
[850] Grafe, E.: Unterernährung und Krankheit. Dtsch. Med. Wschr. 1950, 441—445
[851] Gram, M. R., R. Okey: Incorporation of Acetate-2-C^{14} into Liver and Carcass Lipids and Cholesterol in Biotin-deficient Rats. J. Nutr. *64*, 217—228 (1958)
[852] Green, B., J. S. Lowe, R. A. Morton: The Effect of Vitamin A Deficiency on the Cholesterol Levels of the Plasma and Liver of the Rat. Biochem. J. *61*, 447—453 (1955)
[853] Green, D. F.: Enzymes in Metabolic Sequences. In "Chemical Pathways of Metabolism" ed. by D. M. Greenberg, Vol. I, 27—66, Academic Press, Inc. Publ. New York 1954
[854] Green, E. U.: On a Special Condition of the Interphase Nucleus in Normal and Cancerous Cells. Cancer Res. *9*, 267—276 (1949)
[855] Green, J., A. Brunschwig: Protective Action of Certain Compounds against Dietary Hepatic Damage in the Rat. Proc. Soc. exper. Biol. Med. *61*, 348—350 (1946)
[856] Green, J. P., E. Sondergaard, H. Dam: Intracellular Distribution of Vitamin K in Beef Liver. Biochim. Biophys. acta *19*, 182—183 (1956)
[857] Greenberg, D. M., E. M. Cuthbertson: Dietary Chloride Deficiency and Alkalosis in the Rat. J. Biol. Chem. *145*, 179—187 (1942)
[858] Greenberg, L. D.: Water-soluble Vitamins, Part II (Biotin, Pyridoxin Group, Nicotinamide, Ascorbic Acid.) Ann. Rev. Biochem. *26*, 209—242 (1957)
[859] Greenstein, J. P.: Biochemistry of Cancer. Academic Press Inc., Publ. New York 1954
[860] Greisheimer, E. M.: Glycogen Formation in Rats. V. Carbohydrate-free Diets. J. Nutr. *4*, 411—418 (1931)
[861] Griffin, A. C., W. N. Nye, L. Noda, J. M. Luck: Tissue Proteins and Carcinogenesis. I. The Effect Carcinogenic Azo Dyes on Liver Proteins. J. Biol. Chem. *176*, 1225—1235 (1948)
[862] —, C. A. Baumann: Hepatic Riboflavin and Tumor Formation in Rats fed Azo Dyes in Various Diets. Cancer Res. *8*, 279—284 (1948)
[863] —, H. Cook, L. Cunningham: Tissue Proteins and Carcinogenesis. III. Precancerous Changes in the Liver and Serum Proteins of Rats Fed Acetylaminofluorene. Arch. Biochem. *24*, 190—198 (1949)
[864] —, C. C. Clayton, C. A. Baumann: The Effect of Casein and Methionine on the Retention of Hepatic Riboflavin and on the Development of Liver Tumors in Rats Fed Certain Azo Dyes. Cancer Res. *9*, 82—87 (1949)
[865] Griffith, W. H.: Choline Metabolism. IV. The Relation of the Age, Weight and Sex of Young Rats to the Occurence of the Hemorrhagic Degeneration on a Low Choline Diet. J. Nutr. *19*, 437—448 (1940)
[866] —: The Nutritional Importance of Choline. J. Nutr. *22*, 239—253 (1941)
[867] —, N. J. Wade: Choline Metabolism. I. The Occurence and Prevention of Hemorrhagic Degeneration in Young Rats on a Low Choline Diet. J. Biol. Chem. *131*, 567—577 (1939)
[868] —, J. F. Nyc: Choline. Effects of Deficiency. In "The Vitamins" ed. by W. H. Sebrell, R. S. Harris, Vol. II. S. 62—103, Academic Press Inc. Publ. New York 1954
[869] Groodt, M. de, A. Lagasse, M. Sebruyns: La «sécrétion nucléaire» vue au microscope électronique. Cellule *58*, 55—62 (1956)
[869a] Groen, J., J. W. Schuyl: Relation of Lactoflavine Content to Residual Tissue Respiration in the Case of NaCN Poisoned Rat Tissues. Arch. Neerl. Physiol. *23*, 271—280 (1938)
[870] Gropp, A.: Glykogen und Mitose. Z. Krebsfrschg. *58*, 438—452 (1952)
[871] —, H. Hupe: Zytologische Beobachtungen am Zellkern und der Kernmembran in Gewebekulturen. Verh. Dtsch. Ges. Path. 1958, 268—274

[872] Gros, H.: Leber und Pankreas bei Ernährungsstörungen. Die Medizinische 1959, 223 bis 229
[873] —: Hungercirrhose. Münch. Med. Wschr. 1960, 160—161
[874] Grossman, M. J.: Nutrition and Nutritional Disease. Ann. Rev. Med. *8*, 177—192 (1957)
[875] Groß, W.: Über Eiweißspeicherung in der Leber. Verh. Dtsch. Path. Ges. *21.* Tgg., 196—199 (1926)
[876] Grundmann, E.: Beiträge zur Krebsentstehung in der Rattenleber an Hand mikrophotometrischer DNS-Messungen. Verh. Dtsch. Path. Ges. 38. Tgg. 362—372 (1955)
[877] Gualandi, G., G. Bracali: Sclerosi pancreatica epatica a patogenesi carenziale. Epatologia *3*, 119—154 (1957)
[878] Gülzow, M.: Hunger und Hungerödem. Tierexperimentelle Untersuchungen über Organgewichte. Virchows Arch. Path. Anat. *316*, 187—192 (1948)
[879] —: Zur Frage Cystin und Unterernährung. Klin. Wschr. 1949, 780—781
[880] —, A. Schlicht: Experimentelle Hypoproteinämie. Änderung der Aminosäurezusammensetzung der Serumeiweißfraktionen durch Eiweißmangelkost und Eiweißfütterung. Klin. Wschr. 1949, 585—586
[881] Guest, M. M.: Carbohydrate Storage and Mobilization in the Rat. J. Nutr. *22*, 205—221 (1941)
[882] Güthert, H., J. Fuchs: Untersuchungen zur Frage der Hämosiderose von Leber und Milz bei alimentären Intoxikationen im Säuglingsalter. Beitr. Path. Anat. *110*, 254—263 (1949)
[883] Guggenheim, K., E. Buechler-Czaczkes: The Effect of Quantity and Quality of Food Proteins on the Regeneration of Liver Protein in Protein-depleted Rats. Brit. J. Nutr. *4*, 161—165 (1950)
[884] —, R. E. Olson: Studies of Lipogenesis in Certain B-Vitamin Deficiencies. J. Nutr. *48*, 345—358 (1952)
[885] —, S. Halevy: Metabolism of Pteroylglutamic Acid and Liver Levels of Nucleic Acids. J. Nutr. *63*, 225—240 (1957)
[886] Guggenheim, M., R. Jürgens: Das Schachtelhalmschwanzsymptom bei saugenden Jungratten und die Beziehungen der ungesättigten Fettsäuren zu den Vitaminen des B-Komplexes. Helv. Physiol. Pharm. Acta *2*, 417—433 (1944)
[887] Gurd, F. N., H. M. Vars, I. I. Ravdin: Composition of the Regenerating Liver after Partial Hepatectomy in Normal and Protein-depleted Rats. Am. J. Physiol. *152*, 11—21 (1948)
[888] —, —: Pathologic Changes after Partial Hepatectomy with Special Reference to Hepatic Necrosis in Protein-depleted Rats. Arch. Path. *48*, 140—149 (1949)
[889] Gutmann, H. R., D. Filbin, J. H. Peters: The Action of 2-acetylaminofluorene on Growth and Liver Composition of Rats on Low and Adequate Dietary Sulfur. Cancer Res. *16*, 240—245 (1956)
[890] Guye, P., E. Rutishauser: Les lésions anatomiques et histologiques du foie dans l'intoxication thyroxinienne expérimentale et dans l'hyperthydroidisme. Ann. Anat. Path. *17*, 1—34 (1947)
[891] György, P.: Experimental Hepatic Injury. Am. J. clin. Path. *14*, 67—88 (1944)
[892] —: Antibiotics and Liver Injury. Ann. N. Y. Acad. Sci. *57*, 925—931 (1954)
[893] —: Biotin. Effects of Deficiency. In "The Vitamins" ed. by W. H. Sebrell, R. S. Harris, Vol. I., S. 600—613. Academic Press Inc., Publ. New York 1954
[894] —: The History of Vitamin B_6. Am. J. clin. Nutr. *4*, 313—317 (1956)

[895] György, P., H. Goldblatt: Hepatic Injury on a Nutritional Basis in Rats. J. exper. Med. *70*, 185–192 (1939)

[896] –, –: Choline as a Member of the Vitamin B_2-Complex. J. exper. Med. *72*, 1–9 (1940)

[897] –, –: Experimental Production of Dietary Liver Injury (Necrosis, Cirrhosis) in Rats. Proc. Soc. exper. Biol. Med. *46*, 492–494 (1941)

[898] –, –: Observations on the Conditions of Dietary Hepatic Injury (Necrosis, Cirrhosis) in Rats. J. exper. Med. *75*, 355–368 (1942)

[899] –, –: Further Observations on the Production and Prevention of Dietary Hepatic Injury in Rats. J. exper. Med. *89*, 245–268 (1949)

[900] –, –: Treatment of Experimental Dietary Cirrhosis of the Liver in Rats. J. exper. Med. *90*, 73–84 (1949)

[901] –, C. S. Rose: The Effect of Steroid Hormones on the Fatty Liver Induced in Rats by Dietary Means. Arch. Biochem. *22*, 108–118 (1949)

[902] –, –, R. M. Tomarelli, H. Goldblatt: Yeast in the Production of Dietary Massive Hepatic Necrosis in Rats. J. Nutr. *41*, 265–278 (1950)

[903] Haas, J.: Physiologie der Zelle. Gebrüder Borntraeger, Berlin 1955

[904] Hackmann, C., F. Schultz: Biotinmangel, Eiweißschädigung und Tumorwachstum. Klin. Wschr. 1949, 385–389

[905] Hadnagy, C., T. Fesat, E. Horváth, M. Gündisch, G. Kemény: Wirkung von Vitamin B_{12} auf die Tätigkeit der alkalischen und sauren Gewebsphosphatase. Acta Histochem. *5*, 233–235 (1958)

[906] –, E. Horváth: Die Wirkung des Vitamin B_{12} auf den Kohlenhydratstoffwechsel. Z. ges. Inn. Med. *14*, 395–398 (1959)

[907] Hämmerling, J.: Über formbildende Substanzen bei Acetabularia mediterranea, ihre räumliche und zeitliche Verteilung und ihre Herkunft. J. Roux' Arch. Entw. mech. *131*, 1–81 (1954)

[908] –: Über die wechselseitige Abhängigkeit von Zelle und Kern. Z. Naturfrschg. *13b*, 440–448 (1958)

[909] –, H. Stich: Einbau und Ausbau von P^{32} in den Nucleolus (nebst Bemerkungen über intra- und extranukleäre Proteinsynthese) Z. Naturfrschg. *11b*, 158–161 (1956)

[910] –, –: Abhängigkeit des P^{32}-Einbaus in den Nucleolus vom Energiezustand des Cytoplasmas sowie vorläufige Versuche über Kernwirkungen während der Abbauphase des Kerns. Z. Naturfrschg. *11b*, 162–165 (1956)

[910a] Hämmerling, J., H. Clauss, K. Keck, G. Richter, G. Werz: Growth and Protein Synthesis in Nucleated and Enucleated Cells. Exper. Cell Res. Suppl. *6*, 210–226 (1959)

[911] Haguenau, F.: The Ergastoplasm: Its History, Ultrastructure and Biochemistry. Internat. Rev. Cytol. *7*, 425–484 (1958)

[912] –, W. Bernhard: L'appareil de Golgi dans les cellules normales et cancéreuses de vertébrés. Rappel historique et étude au microscope électronique. Arch. d'Anat. microsc. *44*, 27–55 (1955)

[913] –, –: Particularités structurales de la membrane nucléaire. Étude au microscope électronique de cellules normales et cancéreuses. Bull. Ass. franc. Étude Canc. *42*, 537–544 (1955)

[914] Hale, A. J.: The Protein Content of Isolated Nuclei. Acta Histochem. *4*, 222–229 (1957)

[915] Hale, O. M., A. E. Schaefer: Effect of Fasting or Protein Depletion upon Body Weight, and Fat, Nitrogen, and Choline Content of Livers of Choline-deficient Rats. J. Nutr. *46*, 479–487 (1952)

[916] Halevy, S., K. Guggenheim: Metabolism of Pteroylglutamic Acid and Liver Nucleic Acid Levels in Certain Vitamin Deficiencies. J. Nutr. *65*, 77—87 (1958)

[917] Hall, C. A., V. A. Drill: Relations of Fat and Protein Intake to Fatty Changes, Fibrosis and Necrosis of the Liver. Proc. Soc. exper. Biol. Med. *70*, 202—207 (1949)

[918] Hall, W. K., V. P. Sydenstricker: The Production of Metionine Deficiency in the Rat with Low Casein Diets. Arch. Biochem. *12*, 147—152 (1946)

[919] Halliday, N.: Fatty Livers in Vitamin B_6 deficient Rats. J. Nutr. *16*, 285—290 (1938)

[920] Hammarsten, E., G. Hevesy: Rate of Renewal of Ribo-desoxyribonucleic Acids. Acta physiol. scand. *11*, 335—343 (1946)

[921] Hampton, J. C.: An Electron Microscope Study of the Hepatic Uptake and Excretion of Submicroscopic Particles Injected into the Blood Stream and into Bile Duct. Acta anat. *32*, 262—291 (1958)

[922] Handler, P.: The Influence of Thyroid Activity on the Liver and Plasma Lipids of Choline- and Cystine-deficient Rats. J. Biol. Chem. *173*, 295—303 (1948)

[923] —: Response of Guinea Pigs to Diets Deficient in Choline. Proc. Soc. exper. Biol. Med. *70*, 70—73 (1949)

[924] —, W. J. Dann: The Biochemical Defect in Nicotinic Acid Deficiency. J. Biol. Chem. *145*, 145—153 (1942)

[925] —, J. N. Dubin: The Significance of Fatty Infiltration in the Development of Hepatic Cirrhosis due to Choline Deficiency. J. Nutr. *31*, 141—157 (1946)

[926] —, R. H. Follis: The Rôle of Thyroid Activity in the Pathogenesis of Hepatic Lesions due to Choline and Cystine Deficiency. J. Nutr. *35*, 669—688 (1948)

[927] —, F. Bernheim: Choline Deficiency in the Hamster. Proc. Soc. exper. Biol. Med. *72*, 569—571 (1949)

[928] —, R. H. Follis: Influence of Age on Hepatic Response to Choline and Cystine Deficiency in the Rat. Proc. Soc. exper. Biol. Med. *75*, 567—570 (1950)

[929] Hansen, A. E., H. F. Wiese: Fat in Diet in Relation to Nutrition of Dog: Characteristic Appearence and Gross Changes of Animals Fed Diets with and without Fat. Texas Rep. Biol. Med. *9*, 491—515 (1951)

[930] —, S. G. Holmes, H. F. Wiese: Fat in Diet in Relation to Nutrition of Dog: Histologic Features of Skin from Animals Fed Diets with and without Fat. Texas. Rep. Biol. Med. *9*, 555—570 (1951)

[931] Hanzon, V.: Liver Cell Secretion under Normal and Pathologic Conditions Studied by Fluorescence Microscope on Living Rats. Acta Physiol. scand *28*, suppl. *101*, 1—268 (1952)

[932] Harding, C. V., C. Feldherr: Semipermeability of the Nuclear Membrane. Nature *182*, 676—677 (1958)

[933] Harel, L., A. Jacob. Y. Moulé: Proteins of Isolated Mitochondria from Rat Liver. Exper. Cell Res. *13*, 181—184 (1957)

[934] Harkness, R. D.: Collagen in Regenerating Liver of the Rat. J. Physiol. *117*, 257—266 (1952)

[935] —: Changes in the Liver of the Rat after Partial Hepatectomy. J. Physiol. *117*, 267—277 (1952)

[936] Harkness, D. M., S. Seifter, B. Novic, E. Muntwyler: The Effect of Dietary Protein Restriction on the Coenzyme A Content of Rat Liver. Arch. Biochem. *22*, 204—207 (1949)

[937] Harman, J. W.: Studies on Mitochondria: II. The Structure of Mitochondria in Relation to Enzymatic Activity. Exper. Cell Res. *1*, 394—402 (1950)

[938] Harper, A. E., W. J. Monson, G. Litwack, D. A. Benton, J. N. Williams, C. A. Elvehjem: Effect of Partial Deficiency of Threonine on Enzyme Activity and Fat Deposition in Liver. Proc. Soc. exper. Biol. Med. *84*, 414—417 (1953)
[939] —, —, D. A. Benton, C. A. Elvehjem: The Influence of Protein and Certain Amino Acids, Particularly Threonine, on the Deposition of Fat in the Liver of the Rat. J. Nutr. *50*, 383—393 (1953)
[940] —, —, —, M. E. Winje, C. A. Elvehjem: Factors Other than Choline Which Affect the Deposition of Liver Fat. J. Biol. Chem. *206*, 151—158 (1954)
[941] —, D. A. Benton, M. E. Winje, W. J. Monson, C. A. Elvehjem: Effect of Threonine on Fat Deposition in the Livers of Mature Rats. J. Biol. Chem. *209*, 165—170 (1954)
[942] —, —, —, C. A. Elvehjem: On the Lipotropic Action of Protein. J. Biol. Chem. *209*, 171—177 (1954)
[943] Harrer, C. J., C. G. King: Ascorbic Acid Deficiency and Enzyme Activity in Guinea Pig Tissue. J. Biol. Chem. *138*, 111—121 (1941)
[944] Harris, H. A., A. Neuberger, F. Sanger: Lysine Deficiency in Young Rats. Biochem. J. *37*, 508—513 (1943)
[945] Harris, L. J., B. J. Constable, A. N. Howard, A. Leader: Vitamin C Economy of Rabbits. Brit. J. Nutr. *10*, 373—382 (1956)
[946] Harris, P., T. W. James: Electron Microscope Study of the Nuclear Membrane of Amoeba Proteus in Thin Section. Experientia *8*, 384—385 (1952)
[947] Harris, P. N., R. M. Wulzen: Pathologic Changes Induced in Guinea-Pigs by Administration of Diets Deficient in the Anti-stiffness Factor. Am. J. Path. *26*, 595—615 (1950)
[948] Harrison, H. C., C. N. H. Long: The Regeneration of Liver Protein in the Rat. J. Biol. Chem. *161*, 545—557 (1945)
[949] Harrison, M. F.: Relation between Polyploidy and the Amounts of Deoxynucleic Acid per Nucleus in the Liver and Kidney of Adult Rats. Nature *168*, 248—249 (1951)
[950] —: Composition of the Liver Cell. Proc. Roy. Soc. (London) Ser. B. *141*, 203—216 (1953)
[951] —: Effect of Starvation on the Composition of the Liver Cell. Biochem. J. *55*, 204—211 (1953)
[952] —, L. M. Brown: The Effect of Starvation on the Pseudocholinesterase Activity of the Liver and Serum of Rats. Biochem. J. *48*, 151—154 (1951)
[953] Hartmann, F.: Die Biochemie der Fettleber. Acta hepatol. *1*, 21—38 (1953)
[954] —: Der Wirkungsmechanismus des Vitamins B_{12} im Fettstoffwechsel. Arch. exper. Path. Pharm. *237*, 375—380 (1959)
[955] —, H. J. Gerth: Der Wirkungsmechanismus des meso-Inosit als lipotrope Substanz bei der Bestschen Mangelkostratte. Arch. exper. Path. Pharm. *224*, 322—326 (1955)
[956] —, G. Heisler, J. Knoche: Die Adenosinphosphate der Rattenleber bei Verfettung und im Hunger. Naturwissenschaften *45*, 132—133 (1958)
[957] —, R. G. Hess: Untersuchungen über die Bedeutung des Lezithin im Fettstoffwechsel an der experimentellen Fettleber der Ratte. Dtsch. Z. Verdauungs- u. Stoffwechselkrk. *18*, 155—159 (1958)
[958] —, H. J. Mitzkat: Der Einfluß des Thiaminpyrophosphates auf den intermediären Lipoidstoffwechsel. Arch. ges. Physiol. 370—381 (1958)
[959] —, G. Schulte: Lipotrope Wirkung von Brenztraubensäure bei experimenteller Leberverfettung. Klin. Wschr. 1959, 1278—1279
[960] Hartroft, W. S.: Observations on the Pathogenesis of Dietary Cirrhosis of the Rat. Anat. Rec. *103*, 466 (1949)

[961] Hartroft, W. S.: In Vitro and in Vivo Production of a Ceroidlike Substance from Erythrocytes and Certain Lipids. Science *113*, 673–674 (1951)

[962] —: Accumulation of Fat in Liver Cells and in Lipodiastemata Preceding Experimental Dietary Cirrhosis. Anat. Rec. *106*, 61–87 (1950)

[963] —: Histological Studies on Fatty Infiltration of the Liver in Choline-deficient Rats. Ciba Found. Symp. "Liver Disease" 1951, 90–100

[964] —: The Sequence of Pathologic Events in the Development of Experimental Fatty Liver and Cirrhosis. Ann. N. Y. Acad. Sci. *57*, 633–645 (1954)

[965] —: Effects of Various Types of Lipids in Experimental Hypolipotropic Diets. Fed. Proc. *14*, 655–660 (1955)

[966] —: General Histophysiology and Histopathology of the Liver. J. Nat. Cancer Inst. *15*, 1463–1468 (1955)

[966a] —: Hepatic Cancer: Nutritional Factors and the Production by Dietary Choline Deficiency of Cancer de Novo in Mice. Gastroenterology *37*, 669–688 (1959)

[967] —, J. H. Ridout: Pathogenesis of the Cirrhosis Produced by Choline Deficiency: Escape of Lipid from Fatty Hepatic Cysts into the Biliary and Vascular Systems. Am. J. Path. *27*, 951–990 (1951)

[968] —, E. A. Sellers: The Dissolution of Fatty Cysts in Precirrhotic and Cirrhotic Livers of Choline-deficient Rats Treated with Lipotropic Factors. Am. J. Path. *28*, 387–399 (1952)

[969] —, C. C. Lucas, C. H. Best: Choline. Effects of Deficiency; Man. In "The Vitamins" ed. by W. H. Sebrell, R. S. Harris, Vol. II, S. 104–123. Academic Press Inc. Publ. New York 1954

[970] Hartsook, E. W., T. V. Hershberger, C. E. French: A Study of the Effect of Deoxypyridoxine or Isoniazid upon Mineral Retention and Liver Enzyme Activities of Pyridoxine-deficient Male Rats. J. Nutr. *65*, 547–559 (1958)

[971] Haugaard, E. S., W. C. Stadie: Relation between Glycogen Content and Synthesis of Fatty Acids by Rat Liver. J. Biol. Chem. *199*, 741–744 (1952)

[972] Haurowitz, F.: Chemistry and Biology of Proteins. Academic Press Inc. Publ. New York 1950

[973] —, C. F. Crampton: The Rôle of the Nucleus in Protein Synthesis. Exper. Cell Res. Suppl. *2*, 45–57 (1952)

[974] Hausberger, F. X., G. Glabasnia: Die Glykogenablagerung in Leber, Muskel und Fettgewebe hungernder Ratten nach Glukosefütterung. Arch. exper. Path. Pharm. *207*, 409–417 (1949)

[975] Hawkins, J.: Amine Oxidase Activity of Rat Liver in Riboflavin Deficiency. Biochem. J. *51*, 399–404 (1952)

[976] Hawkins, W. W., M. L. MacFarlane, E. W. MacHenry: Nitrogen Metabolism in Pyridoxine Insufficiency. J. Biol. Chem. *166*, 223–229 (1946)

[976a] Hedinger, C.: Zur Frage der experimentellen Hämochromatose. Path. Microbiol. *23*, 222–227 (1960)

[977] Hegsted, D. M., R. C. Mills, C. A. Elvehjem, E. B. Hart: Choline in the Nutrition of Chicks. J. Biol. Chem. *138*, 459–466 (1941)

[978] Heimberg, M., H. C. Meng, C. R. Park: Effect of Sex, Fasting and Alloxan Diabetes on the Uptake of Neutral Fat by Isolated Perfused Rat Liver. Am. J. Physiol. *195*, 673 bis 677 (1958)

[979] Heine, U., A. Graffi, H. J. Helmcke, A. Randt: Elektronenmikroskopische Untersuchungen an normalen Zellen und Tumorzellen der Rattenleber. Z. ärztl. Fortbldg. *51*, 648–652 (1957)

[980] Heinrich, M. R., H. A. Matill: The Creatine Content of the Liver in the Muscular Dystrophy of Vitamin E Deficiency. J. Biol. Chem. *178*, 911–917 (1949)

[981] Heizer, P.: Desoxyribosenucleic Acid (DNS) Content and Size of Rat Liver Nuclei during Thioacetamide Intoxication and Recovery. Chromosoma *7*, 281–327 (1955)

[982] Heller, J. M., M. J. Kopac: Cytochemical Reactions of Normal and Starving Amoeba Proteus. I. Localization of Thiols, DNA, RNA and Other Organic Phosphates. Exper. Cell Res. *8*, 62–75 (1955)

[983] –, –: A Microincinerative Study of Normal and Starving Amoeba Proteus. Exper. Cell Res. *8*, 563–566 (1955)

[984] Helweg-Larsen, H. F.: Nuclear Class Series. Acta Path. scand. suppl. *92*, 1–139 (1952)

[985] Henry, K. M., S. K. Kon: Vitamin B_{12} and Protein Metabolism. Brit. J. Nutr. *10*, 39–50 (1956)

[986] Herbert, E., V. R. Potter, L. J. Hecht: Nucleotide Metabolism. VII. The Incorporation of Radioactivity from Orotic Acid-6-C^{14} into Ribonucleic Acid in Cell Free Systems from Rat Liver. J. Biol. Chem. *225*, 659–674 (1957)

[987] Herken, H.: Untersuchungen an Serumproteinen bei Eiweißmangelernährung. Ärztl. Wschr. 1949, 257–264 und 297–302

[988] –, H. Remmer: Beitrag zur Pathogenese des Eiweißmangelödems. Klin. Wschr. 1947, 469–477

[989] Herrmann, G. R.: Effect of Choline on Blood and Tissues with Especial Reference to Cholesterol in Old Hens. Proc. Soc. exper. Biol. Med. *61*, 302–304 (1946)

[990] Hershey, J. M., M. D. Orr: The Removal of Glycogen from Living Muscle. Trans. Roy. Soc. Canad. Sect. V. *22*, 151–157 (1928)

[991] Hertl, M.: Zum Nucleolus-Problem. Z. Zellfrschg. *46*, 18–51 (1957)

[992] Hertwig, G.: Allgemeine mikroskopische Anatomie der lebenden Masse. In „Handbuch der mikroskopischen Anatomie des Menschen“ Bd. 1, S. 1–420, Springer-Verlag, Berlin 1929

[993] Hess, W. C.: Cystathionine in the Liver Following the Feeding of Methionine and Serine. Arch. Biochem. Biophys. *40*, 127–129 (1952)

[994] Hesse, W.: Untersuchungen über das Bild der vakuoligen Degeneration der Leber am menschlichen Sectionsgut. Beitr. Path. Anat. *107*, 173–186 (1942)

[995] Heumann, G.: Mikroskopische Untersuchungen an hungernden und verhungerten Tauben. Med. Fac. Diss. Gießen 1850

[995a] Hevesy, G.: Nucleic Acid Metabolism. Advanc. Biol. Med. Phys. *1*, 409–454 (1948)

[996] –, R. Ruyssen, M. L. Beeckmans: Turnover Rate of the Fatty Acids of the Liver. Experientia *7*, 144–146 (1951)

[997] Heymann, W., J. L. Modic: Effect of Age and Fasting on Glycogen Content of Liver and Muscle of Rats and Puppies. J. Biol. Chem. *131*, 297–308 (1939)

[998] –, W. B. Wartman: Effect of Vitamin D on Binucleated Cells of the Liver. Proc. Soc. exper. Biol. Med. *48*, 274–278 (1941)

[999] Hickman, K. C. D., P. L. Harris: Tocopherol Interrelationships. Adv. Enzymol. *6*, 469–524 (1946)

[1000] Hieronymi, G.: Untersuchungen über Kerngrößen von Leberzellen unter normalen und krankhaften Bedingungen an der weißen Maus. Frankf. Z. Path. *61*, 443–446 (1950)

[1001] Higgins, G. M., M. Anderson: Experimental Pathology of the Liver. I. Restoration of the Liver in the White Rat Following Partial Surgial Removal. Arch. Path. *12*, 186 bis 202 (1931)

[1002] Higginson, J., B. G. Grobbelaar, A. R. P. Walker: Hepatic Fibrosis and Cirrhosis in Man in Relation to Malnutrition. Am. J. Path. *33*, 29—53 (1957)

[1003] High, E. G., S. S. Wilson: Effects of Vitamin B_{12} on the Utilization of Carotene and Vitamin A by the Rat. J. Nutr. *50*, 203—212 (1953)

[1004] Highman, B., A. B. Eschenbrenner: Influence of Choline on the Incidence of Carbontetrachloride Hepatomas in C3H Mice. Cancer Res. *11*, 256 (1951)

[1005] Hill, C. R., G. H. Bourne: Histochemical Changes in Organs and Tissues of Scorbutic Guinea Pigs. Brit. J. Nutr. *12*, 237—253 (1958)

[1006] Himes, M. B., R. Rizski, J. Hoffman, A. W. Pollister, J. Post: Cytoplasmic Ribonucleic Acid in the Human Liver Cell. Arch. Path. *58*, 345—353 (1954)

[1007] Himsworth, H. P.: The Liver and its Diseases. Blackwell Scientific Publ. Oxford 1950

[1008] —, L. E. Glynn: The Gross Chemical Changes in the Liver in Dietetic Necrosis. Biochem. J. *39*, 267—271 (1943)

[1009] —, —: Toxipathic and Trophopathic Hepatitis. Lancet 1944, 457—461

[1010] —, —: Massive Hepatic Necrosis and Diffuse Hepatic Fibrosis (Acute Yellow Atrophy and Portal Cirrhosis); Their Production by Means of Diet. Clin. Sci. *5*, 93—123 (1944)

[1011] —, O. Lindan: Dietetic Necrosis of the Liver: The Influence of a-Tocopherol. Nature *163*, 30 (1949)

[1012] Hintzsche, E.: Polyploidie und Amitose in Geweben von Säugetieren. Arch. Julius Klaus Stift. *21*, 299—303 (1946)

[1013] Hirsch, G. C.: Allgemeine Stoffwechselmorphologie des Cytoplasmas. In: Handbuch der Allgemeinen Pathologie, Bd. II, 1, S. 92—212, Springer-Verlag, Berlin, Göttingen, Heidelberg 1955

[1014] —: Der Arbeitszyklus im Pankreas und die Entstehung der Eiweiße. Naturwissenschaften *45*, 349—358 (1958)

[1015] Hoagland, M. B., P. C. Zamecnik, M. L. Stephenson: Intermediate Reactions in Protein Biosynthesis. Biochim. Biophys. acta *24*, 215—216 (1957)

[1016] Hoch-Ligeti, C., G. H. Bourns: Changes in the Concentration and Histological Distribution of the Ascorbic Acid in Ovaries, Adrenals and Livers of Rats during Oestrus Cycles. Brit. J. exper. Path. *29*, 400—407 (1948)

[1017] —: Naturally Occuring Dietary Agents and Their Rôle in Production of Tumors. Texas Rep. Biol. Med. *10*, 996—1005 (1952)

[1018] —: Effect of Prolonged Feeding of Methylcholantrene to Rats Kept on a Low Protein Diet. Cancer Res. *14*, 749—752 (1954)

[1019] Hock, A.: Über experimentelle ernährungsbedingte Leberschäden. Klin. Wschr. 1959, 619—620

[1020] —, H. Fink: Über eine schwere ernährungsbedingte Stoffwechselstörung und ihre Verhütung durch Cystin. Z. Physiol. Chem. *278*, 136—142 (1943)

[1021] —, —: Bedingungen für eine durch l-Cystin zu verhütende ernährungsbedingte Leberschädigung bei Ratten. Z. Naturfrschg. *2b*, 203—213 (1947)

[1022] —, K. Strunz: Über experimentelle ernährungsbedingte Lebernekrosen. I. In vitro-Atmung des Lebergewebes bei verschiedenen Diätformen. Z. Physiol. Chem. *315*, 90—100 (1959)

[1023] Hodge, H. C., P. L. MacLachlan, W. R. Bloor, C. A. Stonebury, M. C. Oleson, R. Whitehead: Lipids of Fasting Mouse. V. Relation between Carcass Lipids and Liver Lipids. J. Biol. Chem. *139*, 897—915 (1941)

[1024] —, —, —, E. A. Welch, S. Levy: Phosphorus Turnover of Blood and Liver Lipids of Fasting Mouse. Fed. Proc. *2*, 63—64 (1943)

[1025] Hodge, H. C., P. L. MacLachlan, W. R. Bloor, E. A. Welch, S. L. Kornberg, M. Falkenheim: Lipids of Fasting Mouse. III. Phospholipid to Neutral Fat Relationship in the Blood Lipids. J. Biol. Chem. *169*, 707–711 (1947)

[1026] –, –, –, –, –, –: Lipids of the Fasting Mouse. IV. Liver Total Lipid Content. Proc. Soc. exper. Biol. Med. *67*, 137–139 (1948)

[1027] Höjer, J. A.: Studies in Scurvy. Acta paed. suppl. *3*, 8 (1924)

[1028] Hoekstra, W. G., A. L. Pope, P. H. Phillips: Synthesis of Certain B-Vitamins in the Cobalt Deficient Sheep, with Special Reference to Vitamin B_{12}. J. Nutr. *48*, 421–430 (1952)

[1029] Höpker, W.: Über die Beziehung des Leberglykogens zur Blutzuckerregulation, zugleich ein Beitrag zur Insulinwirkung. Klin. Wschr. 1947, 337–339

[1029a] Hörstebrock, R.: Leberschäden nach Hungerdystrophie. In „Die Dystrophie" Georg Thieme Verlag Stuttgart 1958, S. 7–15

[1030] Hoesslin, H. V.: Über Ernährungsstörungen infolge Eisenmangels in der Nahrung. Z. Biol. *18*, 612–643 (1882)

[1031] Hoffbauer, F. W.: The Rôle of Regeneration in the Morphogenesis of Experimental Fatty Cirrhosis. 46. Tgg. am. Ges. klin. Frschg. Atlantic City N. J. 1954

[1032] –: Fatty Cirrhosis in the Rat. I. A Method of Grading Specimens. Arch. Path. *68*, 160–170 (1959)

[1033] –, B. Wittenburg: Dietary Hepatic Necrosis in the Rat — Absence of Cirrhosis Following Recurrent Episodes. Ann. N. Y. Acad. Sci. *57*, 843–861 (1954)

[1034] Hoff-Jørgensen, E., E. Løvtrup, S. Løvtrup: Changes in Deoxyribonucleic Acid and Total Nitrogen in Planarian Worms during Starvation. J. Embryol. exper. Morph. *1*, 161–165 (1953)

[1035] Hoffman, F. L.: Cancer and Diet, with Facts and Observations on Related Subjects. Williams & Wilkins, Baltimore 1937

[1036] Hoffman, H., G. W. Grigg: An Electron Microscopic Study of Mitochondria Formation. Exper. Cell Res. *15*, 118–131 (1958)

[1037] Hoffman, J., M. B. Himes, S. Lapan, R. Riszki, A. W. Pollister, J. Post: Hepatic Nucleic Acids Following Acute Injury. Fed. Proc. *13*, 432 (1954)

[1038] –, A. W. Pollister, J. Post: Origin of Polyploid Nuclei in Rat Livers during Regeneration Following Carbon Tetrachloride Poisoning. J. Mt. Sinai Hosp. *24*, 935–938 (1957)

[1039] Hofmeister, F.: Über Resorption und Assimilation der Nährstoffe. Arch. exper. Path. Pharm. *26*, 355–370 (1890)

[1040] Hogeboom, G. H., A. Claude, R. D. Hotchkiss: The Distribution of Cytochrome Oxidase and Succinoxidase in the Cytoplasm of the Mammalian Liver Cell. J. Biol. Chem. *165*, 615–629 (1946)

[1041] –, W. C. Schneider, G. E. Palade: Cytochemical Studies of Mammalian Tissues. I. Isolation of Intact Mitochondria from Rat Liver; Some Biochemical Properties of Mitochondria and Submicroscopic Particulate Material. J. Biol. Chem. *172*, 619–635 (1948)

[1042] –, –, M. J. Striebich: Cytochemical Studies. V. On the Isolation and Biochemical Properties of Liver Cell Nuclei. J. Biol. Chem. *196*, 111–120 (1952)

[1043] –, –: On the Nuclear Envelope. Science *118*, 419 (1953)

[1044] –, –, M. J. Striebich: Localization and Integration of Cellular Function. Cancer Res. *13*, 617–632 (1953)

[1045] –, E. L. Kuff: Relation between Cell Structure and Cell Chemistry. Fed. Proc. *14*, 633–638 (1955)

[1046] Holczinger, L.: Vorkommen freier Aldehyde in Rattenorganen und der Leber hungernder Tiere. Acta Histochem. *6*, 263–268 (1959)

[1047] Holečková, E., O. Poupa, P. Fâbry: Das Verhalten von Leber- und Muskelgewebsexplantaten von Ratten, die an fraktioniertes Hungern adaptiert waren. Čsl. fysiol. *7*, 217–218 (1958)

[1048] Holmes, E. G., H. C. Trowell: Formation of Hepatic Glycogen. In Normal Africans and Those Suffering from Malignant Malnutrition. Lancet 1948, 395–398

[1049] Holman, R. T.: Essential Fatty Acids. Effects of Deficiency. In Animals and Insects. In "The Vitamins" ed. by W. H. Sebrell, R. S. Harris, Vol. II, S. 292–300. Academic Press Inc., Publ. New York 1954

[1050] Holmes, E. G., E. R. Jones, M. D. Lyle, M. W. Stanier: Malnutrition in African Adults. 3. Effect of Diet on Body Composition. Brit. J. Nutr. *10*, 198–219 (1956)

[1051] Holmgren, H.: Beitrag zur Kenntnis der Funktionen der Leber. Das Verhältnis von Glykogen, Fett und Sekretgranula zu einander. Z. mikrosk. anat. Frschg. *32*, 306–332 (1933)

[1052] —: Studien über 24-stundenrhythmische Variationen des Darm-, Lungen- und Leberfettes. Acta med. scand. suppl. *74*, 1–202 (1936)

[1053] —, B. Naumann: The Oxygen Consumption of the Liver, Kidneys and Pancreas at Different Times during 24 Hours. Acta med. scand. *128*, 326–337 (1947)

[1054] —, C. A. Ekman: Leberrhythmus bei Mäusen und Ratten. Acta med. scand. *145*, suppl. *278*, 46–50 (1953)

[1055] Holsti, P.: Experimental Cirrhosis of the Liver in Rabbits Induced by Gastric Instillation of Desiccated Whole Bile. Acta Path. scand. *113*, 1–67 (1956)

[1056] Holter, H.: Localization of Enzymes in Cytoplasm. Adv. Enzymol. *13*, 1–20 (1952)

[1057] Holzer, H.: Kinetik und Thermodynamik enzymatischer Rekationen in lebenden Zellen und Geweben. Erg. med. Grundlagenfrschg. *1*, 189–212 (1955)

[1058] Hopkins, F. G., B. R. Slater: The Effect of Incomplete Diets on the Concentration of Ascorbic Acid in the Organs of the Rat. Biochem. J. *29*, 2803–2819 (1935)

[1059] Horecker, B. L., A. H. Mehler: Carbohydrate Metabolism. Ann. Rev. Biochem. *24*, 207–274 (1955)

[1060] Hori, S. H.: A Cytochemical Study of Phospholipides, Glycogen and Mitochondrial Alterations in Livers of Rats Following Cortisone Administration and Longterm Fasting. Cytologia *23*, 224–231 (1958)

[1061] Horn, Z.: Die Wirkung des Vitamins B_1 auf den Glykogengehalt der Leber. Klin. Wschr. 1941, 1032–1033

[1062] Horning, M. G., H. C. Eckstein: The Influence of Supplementary Casein, Cystine, and Methionine on Liver Lipid Content of Adult Rats. J. Biol. Chem. *155*, 49–53 (1944)

[1063] Horstmann, E.: Zur Elektronenmikroskopie des Nukleolus und des Karyoplasmas. Verh. Dtsch. Path. Ges. *41*. Tgg., 361–365 (1957)

[1064] —, A. Knoop: Zur Struktur des Nucleolus und des Kerns. Z. Zellfrschg. *46*, 100–107 (1957)

[1065] Horton, P. B., W. A. Murrill, A. C. Curtis: Vitamin A and Carotene. I. The Determination of Vitamin A in the Blood and Liver as an Index of Vitamin A Nutrition of the Rat. J. clin. Invest. *20*, 387–393 (1941)

[1066] Horwitt, M. K.: Riboflavin, Effects of Deficiency. In "The Vitamins" ed. by W. H. Sebrell, R. S. Harris, Vol. III, S. 380–391. Academic Press Inc., Publ. New York 1954

[1067] Hotta, Y., S. Osawa: Further Studies on Nuclear and Cytoplasmic Ribonucleic Acids. Biochim. Biophys. acta *28*, 642–643 (1958)

[1068] Houet, R.: Recherches sur le métabolisme de la vitamine D. IV. Recherches sur la pathogénie du soitdisant «rachitisme hépatique». Ann. Paed. *170*, 233—251 (1948)

[1069] Hove, E. L.: Comparison of a Fatal Tocopherol Deficiency Disease in Rats with the Syndrome Caused by CCl_4. Ann. N. Y. Acad. Sci. *52*, 217—224 (1949)

[1070] —: The Toxicity of Tri-o-cresyl Phosphate for Rats as Related to Dietary Casein Level, Vitamin E and Vitamin A. J. Nutr. *51*, 609—622 (1953)

[1071] —, P. L. Harris: Interrelation between Tocopherol and Protein Metabolism. J. Nutr. *34*, 571—579 (1947)

[1072] —, D. H. Copeland, W. D. Salmon: A Fatal Vitamin E Deficiency in Rats Characterized by Massive Lung Hemorrhage and Liver Necrosis. J. Nutr. *39*, 397—412 (1949)

[1073] —, —, —: Choline Deficiency in the Rabbit. J. Nutr. *53*, 377—389 (1954)

[1074] —, H. R. Seibold: Liver Necrosis and Altered Fat Composition in Vitamin E-deficient Swine. J. Nutr. *56*, 173—186 (1955)

[1075] Howatson, A. F., A. W. Ham: Electron Microscope Study of Sections of Two Rat Liver Tumors. Cancer Res. *15*, 62—69 (1955)

[1076] —, —: The Fine Structure of Cells. Canad. J. Biochem. Physiol. *35*, 544—564 (1957)

[1077] Hrubetz, M. C., L. B. Dotti: Liver Glycogen, with a Note on the Blood Sugar Level. J. Biol. Chem. *107*, 731—733 (1934)

[1078] Hruza, Z.: Das sogenannte Reserveeiweiß der Rattenleber im postnatalen Stadium. Čsl. fysiol. *5*, 29—34 (1956)

[1079] —: Über zyklische Eiweißveränderungen in der Rattenleber. Čsl. fysiol. *5*, 40—44 (1956)

[1080] Hsu, J. M., B. F. Chow, K. Okuda, E. B. McCollum: Deficiencies of Certain B Vitamins and Absorption of Vitamin B_{12}. Fed. Proc. *15*, 557 (1956)

[1081] Hultin, T., D. S. Slautterback, G. Wessel: Incorporation in Vivo of Labeled Nitrogen and Phosphorus into the Ribonucleic Acid of Chick Liver Cytoplasm Fractions. Exper. Cell Res. *2*, 696—699 (1951)

[1082] —, A. von der Decken, G. Beskow: The Effects of Ribonuclease and Other Basic Proteins on the Incorporation of C^{14}-l-Leucine into Liver Proteins in Vitro. Exper. Cell Res. *12*, 675—677 (1957)

[1083] —, —: The Incorporation in Vitro of Labelled Amino Acids into the Proteins of Regenerating Rat Liver. Exper. Cell Res. *13*, 83—87 (1957)

[1084] Humoller, F. L., H. J. Zimmerman: Relation of Choline Oxidase to Dietary Fatty Livers. Am. J. Physiol. *174*, 199—202 (1953)

[1085] Hundley, J. M.: Production of Niacin Deficiency in Rats. J. Nutr. *34*, 253—262 (1947)

[1086] —: Influence of Fructose and Other Carbohydrates on the Niacin Requirement of the Rat. J. Biol. Chem. *181*, 1—9 (1949)

[1087] —: Niacin. Effects of Deficiency. In Man and Animals. In "The Vitamins" ed. by W. H. Sebrell, R. G. Harris, Vol. II, S. 551—571. Academic Press Inc., Publ. New York 1954

[1088] Hurlbert, R. B., V. R. Potter: Nucleotide Metabolism; Conversion of Orotic Acid-6-C^{14} to Uridine Nucleotides. J. Biol. Chem. *209*, 1—21 (1954)

[1089] Hurley, L. S., J. B. Mackenzie: Adrenal Function in the Pantothenic Acid Deficient Rat. J. Nutr. *54*, 403—415 (1954)

[1090] Huskins, C. L.: Nuclear Reproduction. Internat. Rev. Cytol. *1*, 9—26 (1952)

[1091] Hutchens, T. T., J. T. van Bruggen, C. K. Claycomb, W. J. Cathey: Effect of Fasting upon Lipogenesis in the Intact Animal. Fed. Proc. *10*, 202 (1951)

[1092] Hynd, A., D. L. Rotter: Studies on the Metabolism of Animals on a Carbohydrate-free Diet. Biochem. J. *24*, 1390—1399 (1930)

[1093] Illing, G.: Vergleichende histologische Untersuchungen über die Leber der Haussäugetiere. Anat. Anz. *26*, 177—193 (1905)

[1094] Illingworth, B., J. Larner, G. T. Cori: Structure of Glycogens and Amylopectins. I. Enzymatic Determination of Chain Length. J. Biol. Chem. *199*, 631—640 (1952)

[1094a] Inamdar, N. B.: Development of Polyploidy in Mouse Liver. J. Morph. *103*, 65—86 (1958)

[1095] Ito, S.: Interferometric Dry Mass Determination of Isolated Liver Nuclei from Fasting and Fed Mice. Fed. Proc. *15*, 519—520 (1956)

[1096] Iversen, S.: The Nucleo-cytoplasmic Ratio in Regenerating Rat Liver Cells. Acta Anat. *27*, 303—308 (1956)

[1097] —, A. Thamsen: The Nucleo-cytoplasmic Ratio in the Mouse Liver Cells. Acta path. scand. *38*, 96—100 (1956)

[1098] Iwabuchi, T.: Über Organanalysen bei experimentellem Scorbut der Meerschweinchen nebst einigen Angaben über den Blutbefund. Z. exper. Med. *30*, 65—79 (1922)

[1099] Iwasaki, S.: On the Golgi Apparatus, Alkaline Phosphatase and Protein of Liver Cells of a Fish (Oryzias latipes) during Starvation. I. On the Golgi Apparatus. Okajimas Fol. anat. jap. *24*, 45—48 (1952)

[1100] —: II. On Alkaline Phosphatase. Okajimas Fol. anat. jap. *24*, 187—191 (1952)

[1101] —: III. On Protein. Okajimas Fol. anat. jap. *25*, 13—18 (1953)

[1102] Jackson, C. M.: Effect of Acute and Chronic Inanition upon the Relative Weights of the Various Organs and Systems of Adult Albino Rats. Am. J. Anat. *18*, 75—116 (1915)

[1103] —: The Effects of Inanition and Malnutrition upon Growth and Structure. Philadelphia: P. Blakiston's Son & Co 1925

[1104] Jacobj, W.: Die verschiedenen Arten des gesetzmäßigen Zellwachstums und ihre Beziehung zu Zellfunktion, Umwelt, Krankheit, maligner Geschwulstbildung und innerem Bauplan. Arch. Entwickl. mech. *141*, 584—692 (1942)

[1105] Jaffé, E. R., E. M. Humphreys, E. P. Benditt, R. W. Wissler: Effects of Various Degrees of Protein Depletion on Histologic and Chemical Structure of Rat Liver. Arch. Path. *47*, 411—423 (1949)

[1106] —, R. W. Wissler, E. P. Benditt: The Importance of Methionine and Choline in the Arrest of Dietary Cirrhosis of the Liver in the Rat. Am. J. Path. *26*, 951—967 (1950)

[1107] Jaffe, J. J.: Diurnal Mitotic Periodicity in Regenerating Rat Liver. Anat. Rec. *120*, 935—954 (1954)

[1108] Jaffé, W. G.: Der Einfluß von Vitamin B_{12} und schwefelhaltigen Aminosäuren auf den Glutathiongehalt der Leber. Internat. Z. Vitaminfrschg. *26*, 387 (1955/56)

[1109] —: Influence of Vitamin B_{12} and Sulfur Amino Acids on Liver Glutathione Level in Mice. Proc. Soc. exper. Biol. Med. *97*, 665—668 (1958)

[1110] James, T. W.: The Rôle of the Nucleus in the Maintenance of Ribonucleic Acid in Amoeba proteus. Biochim. Biophys. acta *15*, 367—371 (1954)

[1111] Jardetzky, O., M. B. Visscher, J. T. King: Development of Spontaneous Hepatoma in Mice in Relation to Composition of Dietary Fat. Proc. Soc. exper. Biol. Med. *90*, 648—650 (1955)

[1112] Jeener, R.: Studies on the Evolution of Nucleoprotein Fractions of the Cytoplasm during the Growth of a Culture of Polytomella coeca. II. Rate of Synthesis of Nucleic Acid, Studied by Means of Labelled Phosphate. Biochim. Biophys. acta *8*, 270—282 (1952)

[1113] —, D. Szafarz: Vitesse de renouvellement et localisation de l'acide ribonucléique. Experientia *6*, 60 (1950)

[1114] Jelkin, M.: Zur Frage über den Einfluß kurzdauernden periodischen Hungers. Diss. St. Petersburg 1893

[1115] Jerusalem, C.: Wachstum und funktionelle Größenänderungen der Nukleolen. Roux' Arch. Entw. Mech. *149*, 504—527 (1957)

[1116] Jézéquel, A. M.: Les effets de l'intoxication aiguë au phosphor sur le foie de rat. Étude au microscope électronique. Ann. Anat. Path. *3*, 512—537 (1958)

[1117] Johnson, B. C., H. H. Mitchell, J. A. Pinkos, C. C. Morrill: Choline Deficiency in the Calf. J. Nutr. *43*, 37—48 (1951)

[1118] —, E. S. Holdsworth, J. W. G. Porter, S. K. Kon: Vitamin B_{12} and Methylgroup Synthesis. Brit. J. Nutr. *11*, 313—323 (1957)

[1119] Jonas, J. F.: Über die Nucleus-Nucleolus-Relation. Z. Zellfrschg. *35*, 333—356 (1950)

[1120] Jones, J.: Investigations, Chemical and Physiological, Relative to Certain American Vertebrate. Smithson. Contr. Knowledge *8*, 1—137 (1856)

[1121] Jucker, P.: Der Einfluß verschiedener Ernährung auf die Morphologie und das Verhältnis von Plasma- zu Kernstickstoff der Rattenleber. Z. Zellfrschg. *25*, 769—775 (1937)

[1122] Judah, J. D., K. R. Rees: The Activation of Fatty Acid Oxidation by Kidney and Liver Mitochondria. Biochem. J. *55*, 664—668 (1953)

[1123] Jungherr, E. L., C. F. Helmboldt, H. D. Eaton: Parotid Gland Lesions in Experimental Bovine Vitamin A Deficiency. J. Dairy Sci. *33*, 666—675 (1950)

[1124] —, J. M. Snyder, H. M. Scott: Cytopathologic Changes in Liver Cord Cells of Arginine-deficient Chicks. J. Nutr. *65*, 281—292 (1958)

[1125] Junkersdorf, P.: Beiträge zur Physiologie der Leber. I. Das Verhalten der Leber im Hungerzustande. Arch. ges. Physiol. *186*, 238—253 (1921)

[1126] —, A. Kohl: Tierexperimentelle Untersuchungen über die Stoffwechsel-physiologische Wirkung bestimmter Hormone. II. Die Wirkung des Cholins im Hungerzustande. Arch. ges. Physiol. *211*, 612—635 (1926)

[1127] —, H. Mischnat: Organanalytische Untersuchungen über Glycogenbildung in der Magendarmwand. Arch. ges. Physiol. *224*, 150—160 (1930)

[1128] Kahane, E., J. Lévy, O. Tanguy: Synthése de la Choline chez le rat et la souris. Arch. sci. physiol. *4*, 185—196 (1950)

[1129] Kaliss, N., D. Pressman: Plasma and Blood Volumes of Mouse Organs, as Determined with Radioactive Iodoproteins. Proc. Soc. exper. Biol. Med. *75*, 16—20 (1950)

[1130] Kalk, H.: Hunger als Ursache der Leberzirrhose. Dtsch. Med. Wschr. 1950, 225—229

[1131] Kallee, E., F. Lohss, G. Seybold: Albuminnachweis in Extrakten von Lebermitochondrien. Verh. Dtsch. Ges. inn. Med. 1954, 943—947

[1132] Kamin, H., P. Handler: Amino Acid and Protein Metabolism. Ann. Rev. Biochem. *26*, 419—490 (1957)

[1133] Kaplan, A., J. L. Chaikoff: The Relation of Glycogen, Fat, and Protein to Water Storage in the Liver. J. Biol. Chem. *116*, 663—683 (1936)

[1134] Kaplan, N. O., D. M. Greenberg: Effect of Starvation and Ageing on the Acid-soluble Phosphate Components of the Liver. Proc. Soc. exper. Biol. Med. *57*, 130–132 (1944)

[1135] –, –: Studies with Radioactive Phosphorus of the Changes in the Acid-soluble Phosphates in the Liver Coincident to Alterations in Carbohydrate Metabolism. III. The Effect of Fasting and of High Fat, High Carbohydrate and High Protein Diets. J. Biol. Chem. *156*, 543–550 (1944)

[1136] Kaplansky, S., Z. Schmerling, F. Sverdlova, S. Kaplanskaja: Effect of Low Protein Diet on Metabolism of Amino Acids and Keto-acids and on Glycogen Content of Liver and Muscles of White Rats. Biochimija *10*, 225–233 (1945)

[1137] –, L. Mashbitz: Der Einfluß einer proteinarmen Diät auf den Ascorbinsäuregehalt der Organe der weißen Ratte. Biochimija *12*, 291–297 (1947)

[1138] –, S. J. Kaplanskaja: Der Einfluß proteinarmer Nahrung auf die Oxydierung von Phenylalanin und Tyrosin bei der weißen Ratte. Biochimija *14*, 130–133 (1949)

[1139] –, O. B. Kuzovleva: Electrophoretic Examination of Liver Proteins in Protein Deficiency and in Chloroform and Carbon Tetrachloride Poisoning. Biochimija *22*, 162 bis 170 (1957)

[1140] Karolinskaja, C. M.: Die amitotische Teilung und ihre Stellung in der Vermehrung der Zellen. Uspechi Sovrem. Biol. *33*, 287–304 (1952)

[1141] Kater, J. M. A.: Comparative and Experimental Studies on the Cytology of the Liver. Z. Zellfrschg. *17*, 217–246 (1933)

[1142] –, M. D. Smith: The Formation of Fat in the Hepatic Cell. Anat. Rec. *52*, 55–68 (1932)

[1143] Kaucher, M., H. Galbraith, V. Button, H. W. Williams: The Distribution of Lipids in Animal Tissues. Arch. Biochem. *3*, 203–215 (1944)

[1144] Kaufman, N., J. A. Cartaya, P. L. White, D. M. Hegsted, T. D. Kinney: An Attempt to Produce Hemochromatosis Experimentally and the Effect of High Levels of Copper and Choline in the Diet. J. Nutr. *46*, 433–444 (1952)

[1145] Kautz, J., Q. D. DeMarsh: Fine Structure of the Nuclear Membrane in Cells from Chick Embryo: on the Nature of the so Called "Pores" in the Nuclear Membrane. Exper. Cell Res. *8*, 394–396 (1955)

[1146] Kay, R. E., C. Entenman: Hyperglycemia and Increased Liver Glycogen in Rats after X-Irradiation. Proc. Soc. exper. Biol. Med. *91*, 143–146 (1956)

[1147] Kazanceva, V. S., S. J. Kaplansky: Der Mechanismus der Störung der Tyrosinoxydation in der Leber bei Eiweißmangel. Biochimija *21*, 528–533 (1956)

[1148] Keith, C. K., W. J. Broach, D. Warren, P. L. Day, J. R. Totter: Xanthine Oxidase and Tyrosinase in the Livers of Chicks Receiving Graded Levels of Dietary Pteroylglutamic Acid. J. Biol. Chem. *176*, 1095–1101 (1948)

[1149] Keller, E. B.: Turnover of Proteins of Cell Fractions of Adult Rat Liver in Vivo. Fed. Proc. *10*, 206 (1951)

[1150] –, P. C. Zamecnik, R. B. Loftfield: The Rôle of Microsomes in the Incorporation of Amino Acids into Proteins. J. Histochem. Cytochem. *2*, 378–386 (1954)

[1151] Kelley, B., J. R. Totter, P. L. Day: The Lipotropic Effect of Folic Acid on Rats Receiving Various Purified Diets. J. Biol. Chem. *187*, 529–535 (1950)

[1152] Kennaway, E. L.: Cancer of the Liver in the Negro in Africa and in America. Cancer Res. *4*, 571–577 (1944)

[1153] –, M. M. Tipler: The Ascorbic Acid Content of the Liver in Pregnant Rats. Brit. J. exper. Path. *28*, 351–353 (1947)

[1154] Kennedy, E. P.: Synthesis of Phosphatides in Isolated Mitochondria. J. Biol. Chem. *201*, 399–412 (1953)

[1155] –, A. L. Lehninger: Intracellular Structure and the Fatty Acid Oxidase System of Rat Liver. J. Biol. Chem. *172*, 847–848 (1948)

[1156] –, S. B. Weiss: The Function of Cytidine Coenzymes in the Biosynthesis of Phospholipids. J. Biol. Chem. *222*, 193–214 (1956)

[1157] Kensler, C. J.: Effect of Diet on the Production of Liver Tumors in the Rat by N,N-dimethyl-p-aminoazobenzene. Ann. N. Y. Acad. Sci. *49*, 29–40 (1947)

[1158] –: The Influence of Diet on the Riboflavin Content and the Ability of Rat Liver Slices to Destroy the Carcinogen N,N-dimethyl-p-aminoazobenzene. J. Biol. Chem. *179*, 1079–1084 (1949)

[1159] –: Relationship of Nutritional Factors to the Chemical Induction of Tumors. Texas Rep. Biol. Med. *10*, 1006–1022 (1952)

[1160] –, K. Sugiura, N. F. Young, C. R. Halter, C. P. Rhoads: Partial Protection of Rats by Riboflavin with Casein against Liver Cancer Caused by Dimethylaminoazobenzene. Science *93*, 308–310 (1941)

[1161] –, H. Langemann: Choline Oxidase Activity in Rat Liver and Rat Liver Tumors. Cancer Res. *11*, 264 (1951)

[1162] –, –: The Distribution of Choline Oxidase Activity in Rat Liver. J. Biol. Chem. *192*, 551–554 (1951)

[1163] –, M. Rudden, E. Shapiro, H. Langemann: Choline Oxidase Activity in Young Rats. Proc. Soc. exper. Biol. Med. *79*, 39–42 (1952)

[1164] –, H. Langemann: Metabolism of Choline and Related Compounds by Hepatic Tissue from Several Species Including Man. Proc. Soc. exper. Biol. Med. *85*, 364–367 (1954)

[1165] Kerly, M., J. H. Ottaway: The Effect of Diet on Glycogen Formation in Rat Liver. J. Physiol. *123*, 516–533 (1954)

[1166] Kessler, W. B., H. C. Meng: Amelioration by Heparin of Choline Deficient-fatty Liver in Rats. Fed. Proc. *13*, 78 (1954)

[1167] Kettler, L. H.: Über die vakuolige Degeneration der Leberzellen. Virchows Arch. Path. Anat. *315*, 587–640 (1948)

[1168] –: Die Bedeutung pathologisch-anatomischer Befunde bei Eiweißmangelernährung im Tierversuch. Z. ges. inn. Med. *4*, 167–174 (1949)

[1169] –: Diskussionsbeitrag. Verh. Dtsch. Path. Ges. *33*. Tgg. (1949), 120 (1950)

[1170] –: Die blasige Entartung der Leber- und Nierenepithelien. Verh. Dtsch. Ges. Path. *34*. Tgg. (1950), 333–336 (1951)

[1171] –: Zur Pathogenese hydropischer Zellveränderungen in Leber und Niere. Virchows Arch. Path. Anat. *321*, 326–354 (1951/52)

[1172] –: Leberparenchymschäden. Erg. allg. Path. *37*, 1–206 (1954)

[1173] –: Zur Morphologie der Poikiloproteinaemie. Verh. Dtsch. Path. Ges. *39*. Tgg. (1955), 178–182 (1956)

[1174] –: Über die Bedeutung morphologischer Nieren- und Leberveränderung bei Heteroproteinaemie. Z. ges. Inn. Med. *10*, 704–716 (1955)

[1175] –: Die Leber. In „Lehrbuch der spez. path. Anatomie". Hrsg. von E. Kaufmann, M. Staemmler, Bd. II, 913–1260, W. de Gruyter & Co Berlin 1958

[1176] Keys, A.: Caloric Deficiency and Starvation. In "Clinical Nutrition" ed. by N. Jolliffe, P. Cannon, E. Tisdall. S. 236–250. Hoeber New York 1950

[1177] –, J. Brožek, A. Henschel, O. Michelsen, H. L. Taylor: The Biology of Human Starvation. The University of Minnesota Press, Minneapolis 1950

[1178] Khesin, R. V.: Changes in the Activity of D-amino Oxidase in Mitochondria of Cells in the Liver of Rats Fed a Protein Deficient Diet. Dokl. Akad. Nauk (SSSR) *73*, 359 bis 362 (1950)
[1179] Kidder, G. W.: Enzymic Capacities and Their Relation to Cell Nutrition in Animal. Internat. Rev. Cytol. *1*, 27–34 (1952)
[1180] Kihara, H. K., M. Amano, A. Sibatani: Stability of Deoxypentosenucleic Acid in Growing and Non-growing Liver of Young Rats. Biochim. Biophys. acta *21*, 489–499 (1956)
[1181] Kirsten, J.: Histochemische Glykogenuntersuchungen bei B_1-Avitaminose. Z. mikrosk. anat. Frschg. *50*, 355–365 (1941)
[1182] Kit, S., D. M. Greenberg: Incorporation of Isotopic Threonine and Valine into the Protein of Rat Liver Particles. J. Biol. Chem. *194*, 377–381 (1952)
[1183] –, J. Fiscus, R. S. Ragland, O. L. Graham, A. L. Gross: Biochemical Studies on the Chinese Hamster (22 Chromosomes) and the Syrian Hamster (44 Chromosomes). Exper. Cell Res. *16*, 411–417 (1959)
[1184] Kleiber, M.: Body Size and Metabolism of Liver Slices in Vitro. Proc. Soc. exper. Biol. Med. *48*, 419–423 (1941)
[1185] –: Metabolic Rate of Starving Rats and Their Tissues in Vitro. 17th. internat. physol. Congr. London 83–84 (1947)
[1186] Klein, G. F., J. C. Finerty, T. C. Panos, R. L. Wall: Influence of Sex Hormones on the Manifestations of Fat-deficiency. Texas Rep. Biol. Med. *15*, 17–25 (1957)
[1187] Klein, H.: Untersuchungen zur Bestimmung der Mitochodrienzahl der Leberzelle. Zbl. Path. *96*, 20–24 (1957)
[1188] Klein, H. P., F. Lipmann: The Relationship of Coenzyme A to Lipide Synthesis. II. Experiments with Rat Liver. J. Biol. Chem. *203*, 101–108 (1953)
[1189] –, S. Greenfield: Effects of Mitochondria on Lipid Synthesis in Yeast Homogenates. Exper. Cell Res. *17*, 185–188 (1959)
[1190] Klein, P. D.: Polyunsaturated Fatty Acid Composition of Cholesterol Esters in Rat Liver and Plasma. Arch. Biochem. Biophys. *72*, 238–239 (1957)
[1191] –, R. M. Johnson: Uncoupled Oxidative Phosphorylation Associated with Essential Unsaturated Fatty Acid Deficiency. Fed. Proc. *13*, 242 (1954)
[1192] –, –: Phosphorus Metabolism in Unsaturated Fatty Acid-deficient Rats. J. Biol. Chem. *211*, 103–110 (1954)
[1193] Kleinfeld, R. G., M. H. Greider, W. J. Frajola: Electron Microscopy of Intranuclear Inclusion Found in Human and Rat Liver Parenchymal Cells. J. Biophys. Biochem. cytol. *2*, suppl. 435–438 (1956)
[1194] Kleinfeld, R., S. Koulish: Cytological Aspects of Mouse and Rat Liver Containing Nuclear Inclusions. Anat. Res. *128*, 433–446 (1957)
[1195] Kligler, D., W. A. Krehl: Lysine Deficiency in Rats. I. Studies with Zein Diets. J. Nutr. *41*, 215–230 (1950)
[1196] Knutti, R. E., C. C. Erickson, S. C. Madden, P. E. Rekers, G. H. Whipple: Liver Function and Blood Plasma Protein Formation. J. exper. Med. *65*, 455–467 (1937)
[1197] Koch, R.: Der Einfluß des Vitamin B_1 und B_2 auf den Glykogengehalt der Rattenleber. Internat. Z. Vitaminfrschg. *22*, 136–145 (1950)
[1198] –: Einfluß des Pyridoxin (Vit. B_6) und Biotin auf den Glykogengehalt der Rattenleber. Internat. Z. Vitaminfrschg. *22*, 381–387 (1950)
[1199] –: Einfluß der Vitamine A und E auf den Glykogengehalt der Leber. Internat. Z. Vitaminfrschg. *24*, 68–75 (1952)

[1200] Koch, R., A. Bohländer: Beziehungen von Vitaminen und Hormonen zum Leberglykogen. Internat. Z. Vitaminfrschg. *23*, 129–141 (1951)

[1201] Koch-Weser, D., E. Farber, P. B. Szanto, H. Popper: Histological and Biochemical Changes in Fatty Livers with and without Necrosis. Fed. Proc. *9*, 336 (1950)

[1202] —, J. de la Huerga, H. Popper: Relation between Serum and Hepatic Enzymes in Experimental Liver Damage. J. Lab. clin. Med. *38*, 825–826 (1951)

[1203] —, E. Farber, H. Popper: Fatty Liver with and without Necrosis. Histological and Biochemical Investigations. Arch. Path. *51*, 498–509 (1951)

[1204] —, J. de la Huerga, H. Popper: Effect of Choline Supplements on Fatty Metamorphosis and Liver Cell Damage in Choline and Protein Deficiency. J. Nutr. *49*, 443–452 (1953)

[1205] —, —, C. Yesinick, H. Popper: Hepatic Necrosis due to Bromobenzene as an Example of Conditioned Amino Acid Deficiency. Metabolism clin. exp. *2*, 248–260 (1953)

[1206] Kodicek, E.: Fat-soluble Vitamins. Ann. Rev. Biochem. *25*, 497–536 (1956)

[1207] Koedam, J. C., E. P. Steyn-Parvè, D. L. van Rheenen: Thiamine Deficiency after Feeding Pyrithiamine. Biochim. Biophys. acta. *19*, 181–182 (1956)

[1208] König, P.: Untersuchungen am Abnutzungspigment des Herzens und der Leber. Beitr. Path. Anat. *75*, 181–215 (1926)

[1209] Kohn, H. J., J. R. Klein, W. J. Dann: The V-Factor Content and Oxygen Consumption of Tissues of the Normal and Blacktongue Dog. Biochem. J. *33*, 1432–1442 (1939)

[1210] Komán, E., G. Gonda: Alimentäre Hypoproteinaemie vom Kwashiorkor-Typ. Orvosi hetilap. *100*, 984–986 (1959)

[1211] Koneff, A., M. M. Nelson, H. M. Evans: Histological Effects of Dietary Protein Level and Food Restriction on Pancreas and Liver of Young Male Rats. Anat. Rec. *121*, 404 (1955)

[1212] Konstantinovitsch: On the Question of Fatty Degeneration. Russian Thesis Kieff 1903

[1213] Kopac, M. J., G. M. Mateyko: Studies on Nuclear and Nucleolar Pleomorphism in Tissue Cultures of Gynecological Neoplasms. Anat. Rec. *122*, 486 (1955)

[1214] Koritz, S. B., H. Chantrenne: The Relationship of Ribonucleic Acid to the in Vitro Incorporation of Radioactive Glycine into the Proteins of Reticulocytes. Biochim. Biophys. acta. *13*, 209–215 (1954)

[1215] Korner, A.: Effect of Hypophysectomy on the Ability of Rat Liver Microsomes in a Cell-free System to Incorporate Radioactive Amino Acids into Their Proteins. Nature *181*, 422–423 (1958)

[1216] Kosterlitz, H. W.: Effect of Dietary Protein on Liver Cytoplasm. Nature *154*, 207–209 (1944)

[1217] —: Dietary Protein and Histological Structure of Liver Tissue. J. Physiol. *105*, 11 P (1946)

[1218] —: The Effects of Changes in Dietary Protein on the Composition and Structure of the Liver Cell. J. Physiol. *106*, 194–210 (1947)

[1219] —: Changes in the Constituents of the Liver Cell in Early Choline and Protein Deficiencies. Ciba Found. Symp. "Liver Disease" 1951, 32–42

[1220] —, J. D. Cramb: The Effect of Fasting on the Protein Content of the Liver. J. Physiol. *102*, 18 P (1943)

[1221] Kowalewski, K., W. Gepts: Stockage de vitamin A dans de foie de rats, atteints d'altérations hépatiques provoquées expérimentalement. Acta gastro-enterol. belg. *14*, 16–23 (1951)

[1222] Kraft, E., H. Stickl: Vergleichende Messungen des Wachstums der Rattenleber mittels des Meßquadrates und des Leitzschen Integrationstisches an histologischen Schnitten. Virchows Arch. Path. Anat. *324*, 650–661 (1954)

[1223] Krantz, H.: Reaktionen der Zellkerne auf Narkotica. Z. Naturfrschg. *2b*, 428—433 (1947)
[1224] —: Kern und Funktion. I. Die Kerngröße und ihre Abhängigkeit von äußeren und inneren Faktoren. Z. Zellfrschg. *35*, 426—475 (1951)
[1225] Kraśnik, V.: Einfluß des Vitamin B_{12} auf den Kohlenhydratstoffwechsel. Acta physiol. polon. *6*, 107—108 (1956)
[1226] Krause, R. F., P. L. Sanders: The Distribution of Vitamin A in Cells of normal and Pathologic human Livers. Am. J. clin. Nutr. *4*, 68—70 (1956)
[1227] Krautwald, A., K. Voigt, W. Morr: Veränderungen von Leber und Niere bei Albinoratten durch eiweißarmes Futter mit hohem pflanzlichen bzw. tierischem Fettgehalt. Z. exper. Med. *131*, 372—378 (1959)
[1228] Kretchmer, N., C. P. Barnum: Chemistry of the Liver Cytoplasm of Normal, Fasted and Cirrhotic Mice. Proc. Soc. exper. Biol. Med. *70*, 153—154 (1949)
[1229] —, —: Partition of Cytoplasmic Lipids. Arch. Biochem. Biophys. *31*, 141—147 (1951)
[1230] Kretzschmar, G.: Serumeiweißuntersuchungen an der hungernden Maus. Z. ges. Inn. Med. *12*, 472—474 (1957)
[1231] Kring, J. P., J. N. Williams: Dietary Conditions Affecting Oxidating of Tyrosine by Rat Liver, with Particular Reference to Thiamine. Proc. Soc. exper. Biol. Med. *87*, 97—100 (1954)
[1232] Kritsman, M. G., A. S. Konikova, O. P. Yuchnovskaja: Untersuchungen mit Hilfe von Radiomethionin und D_2O über die Erneuerung des Eiweißes bei Ratten unter ungenügender Biotingabe. Trudy prim., Radioaktiv. Isotop. Med. 1953, 263—266
[1233] Krone, H. A.: Über den Einfluß von Vitamin E auf den Ablauf der histologischen Leberveränderungen bei Ratten nach Tetrachlorkohlenstoffvergiftung. Internat. Z. Vitaminfrschg. *24*, 12—37 (1952)
[1234] Krückenmeyer, K.: Histochemische und fluorescenzmikroskopische Pigmentstudien bei Salamandra maculosa. Zbl. Path. *85*, 178—185 (1949)
[1235] Kruhoffer, P., J. A. Muntz: Carbohydrate Metabolism of the Isolated Perfused Cat Liver as Studied by Labelled Glucose and Fructose. Acta physiol. scand. *30*, 258—274 (1954)
[1236] Krymski, L. D.: Die morphologischen Veränderungen in verschiedenen Organen bei einem alimentären Eiweißmangel und deren Reversibilität. Vopr. pit. (Moskau) *15*, 28—32 (1956)
[1237] Kühn, H. A.: Ätiologie der Leberzirrhose. Münch. Med. Wschr. 1960, 160
[1238] —, H. Steim: Hunger und Leberschaden. Dtsch. Med. Wschr. 1955, 1042—1043
[1239] Kühnau, J.: Physiologie der Vitamine. In „Die Ernährung" Hrsg. K. Lang, R. Schoen, S. 376—417. Springer-Verlag, Berlin, Göttingen, Heidelberg 1952
[1240] Kuff, E. L., A. J. Dalton: Identification of Molecular Ferritin in Homogenates and Sections of Rat Liver. Anat. Rec. *127*, 320 (1957)
[1241] Kuhn, R., H. Kaltschmitt, T. Wagner-Jauregg: Über den Flavingehalt der Leber und Muskulatur von gesunden und B_2-avitaminotischen Ratten. Z. Physiol. Chem. *232*, 36—40 (1935)
[1242] Kunkel, H. O.: Muscle and Liver Cytochrome Oxidase Activity in Rats and in Three Species of Large Animals. Fed. Proc. *15*, 294 (1956)
[1243] —, J. N. Williams: The Effect of Fat Deficiency upon Enzyme Activity on the Rat. J. Biol. Chem. *189*, 755—761 (1951)
[1244] Kupperman, H. S., E. L. Wyant, A. C. De Graff: Effect of Cortisone and Adrenal Cortical Extract on Experimentally Induced Fatty Liver Changes in the Rat. Metabolism clin. exper. *4*, 50—60 (1955)

[1245] Kuzovleva, O. B.: Über die Veränderung des Gehaltes der freien Aminosäuren in der Leber von weißen Ratten bei einer eiweißarmen Diät. Vopr. pit. (Moskau) *14*, 30–34 (1955)

[1246] —: Gegenseitige Umwandlung von Leber- und Serumeiweiß in Rattenleberhomogenisaten. Bjull. eksp. biol. i med. *45*, 62–65 (1958)

[1247] Lagerstedt, S.: Investigations on the Protein Inclusions of the Liver Cell Cytoplasm in Ultraviolet Light. Acta anat. *3*, 84, 190, 265 (1947)

[1248] —: Cytological Studies on the Protein Metabolism of the Liver in Rat. Acta anat. *7*, suppl. *9*, 1–116 (1949)

[1249] Lahiri, S., S. Banerjee: Coenzyme A Activity in Tissue of Normal and Scorbutic Guinea Pigs. Proc. Soc. exper. Biol. Med. *91*, 383–384 (1956)

[1250] Laird, A. K.: Cell Fractionation of Normal and Malignant Tissues. Exper. Cell Res. *6*, 30–44 (1954)

[1251] —, O. Nygaard, H. Ris, A. D. Barton: Separation of Mitochondria into Two Morphologically and Biochemically Distinct Types. Exper. Cell Res. *5*, 147–160 (1953)

[1252] —, A. D. Barton: Changes in Nuclear Morphology and Composition during Rapid Protein Synthesis in Rat Livers during Refeeding after Starvation. Fed. Proc. *13*, 436 (1954)

[1253] —, —, O. Nygaard: Synthesis of Protein and Ribonucleic Acid in Rat Liver during Refeeding after Starvation. Exper. Cell Res. *9*, 523–540 (1955)

[1254] Lamirande, G. de, C. Allard, A. Cantero: Ribonucleic Acid Composition of Rat Liver Tumor Induced by 4-dimethylaminoazobenzene. Cancer Res. *15*, 329–332 (1955)

[1255] —, —, —: Heterogeneity of Intracellular Ribonucleic Acid in Rat Liver Cells. J. Biol. Chem. *214*, 519–524 (1955)

[1256] Lan, T. H., R. R. Sealock: The Metabolism in Vitro of Tyrosine by Liver and Kidney Tissues of Normal and Vitamin C-deficient Guinea Pigs. J. Biol. Chem. *155*, 483–492 (1944)

[1257] Landau, B. R., A. B. Hastings, F. B. Nesbett: Origin of Glucose and Glycogen Carbons Formed from C^{14}-labeled Pyruvate by Livers of Normal and Diabetic Rats. J. Biol. Chem. *214*, 525–535 (1955)

[1258] Lane, M. D., G. Wolf, B. C. Johnson: Function of Vitamin A. Fed. Proc. *15*, 296 (1956).

[1259] Lang, K.: Der intermediäre Stoffwechsel. Springer-Verlag, Berlin, Göttingen, Heidelberg 1952

[1260] —: Lokalisation der Fermente und Stoffwechselprozesse in den einzelnen Zellbestandteilen und deren Trennung. Mikroskopische und chemische Organisation der Zelle. Mosbach Colloquium, Springer-Verlag 1952

[1261] —: Der Stoffwechsel der Fette. Verh. Dtsch. Ges. inn. Med. 1953, 169–183

[1262] —: Die Biochemie des intermediären Stoffwechsels. In „Handbuch der Allgemeinen Pathologie“, Bd. IV, 2, S. 287–394. Springer-Verlag, Berlin, Göttingen, Heidelberg 1957

[1263] —, G. Siebert: Untersuchungen über Stoffwechselvorgänge in Zellkernen. II. Das Fehlen von Oxydationsfermenten in Zellkernen in Rattenleber und Schweineniere. Biochem. Z. *320*, 402–404 (1950)

[1264] —, O. R. Ranke: Stoffwechsel und Ernährung. Springer-Verlag, Berlin, Göttingen, Heidelberg 1950

[1265] Lang, K., G. Siebert, S. Lucius, H. Lang: Untersuchungen über Stoffwechselvorgänge in Zellkernen. III. Über Arginase und Mangan in isolierten Zellkernen der Leber. Biochem. Z. *321*, 538–542 (1951)

[1266] —, —: Die chemischen Leistungen der morphologischen Zellelemente. In „Physiologische Chemie". Hsrg. B. Flaschenträger, E. Lehnartz, Bd. II, 1, S. 1064–1156. Springer-Verlag, Berlin, Göttingen, Heidelberg 1954

[1267] Langdon, R. G., D. R. Weakley: The Influence of Hormonal Factors and of Diet upon Hepatic Glucose-6-phosphatase Activity. J. Biol. Chem. *214*, 167–174 (1955)

[1268] Laquerriere, R.: DNA Content of Liver Cell Nuclei after Partial Hepatectomy. Nature 1957, 1199–1200

[1269] Lardy, H. A., J. Adler: Synthesis of Succinate from Propionate and Bicarbonate by Soluble Enzymes from Liver Mitochondria. J. Biol. Chem. *219*, 933–942 (1956)

[1270] Larizza, P., F. Grignani: Acido tiotico e steatosi epatica sperimentale. Policlinico Sez. Med. *64* 113–136 (1957)

[1271] Lasarew: Zur Lehre von den Veränderungen im Gewicht und in den Zellelementen in verschiedenen Perioden der totalen Inanition. I. Diss. Warschau 1895

[1272] Lau, H., P. Baier: Über Versuche zur gelenkten Krebserzeugung durch Zusammenwirken einer spezifischen Krebsnoxe (2-Acetylaminofluoren) und einer nicht krebsspezifischen Schädigung (Cholinmangelernährung). Arch. klin. Chir. *278*, 156–172 (1954)

[1273] Laubender, W.: Über den Stoffwechsel im luftverdünnten Raume. II. Verhalten von Blut und Leber. Biochem. Z. *165*, 427–442 (1925)

[1274] Laughland, D. H.: The Hydrolysis of Vitamin A Esters by Rat Liver Homogenates. Arch. Biochem. Biophys. *73*, 95–99 (1958)

[1275] Laur, C. M.: Les variations du glycogène hépatique chez la carpe (cyprinus carpio) au printemps. Rev. Path. comp. Hyg. gén. *50*, 3–7 (1950)

[1276] Lavers, M. K., L. E. Hallanger, M. O. Schultze: Regeneration of Liver in Lysine-deficient Partially Hepatectomized Rats. Proc. Soc. exper. Biol. Med. *97*, 621–624 (1958)

[1277] Lawrence, R. D., R. A. McCance: The Effect of Starvation, Phloridzin, Thyroid, Adrenaline, Insulin and Pituitrin on the Distribution of Glycogen in the Rat. Biochem. J. *25*, 570–578 (1931)

[1278] Lazarovich-Hrebeljanovich, M. C.: Über histologische Veränderungen in Leber und Herz der hungernden Ratte. Arch. exper. Path. Pharm. *180*, 690–717 (1936)

[1279] Leaf, G., A. Neuberger: The Effect of Diet on the Glutathione Content of the Liver. Biochem. J. *41*, 280–287 (1947)

[1280] Le Breton, E.: Rôle déterminant d'un facteur alimentaire simple dans l'obtention certaine du cancer du foie chez le rat Wistar ingérant un cancérigène (p-dimethylaminoazobenzène) C. r. Acad. Sci. *238*, 2446–2448 (1954)

[1281] —: Rôle déterminant d'un facteur alimentaire simple dans l'obtention de l'hépatome chez le rat Wistar ingérant un régime riche en protéines et additionné d'un cancérigène. Voeding *16*, 373–377 (1955)

[1282] Lebrun-Pages, J., R. Robineaux, A. Delaunay: Rôle des états nutritionnels dans la formation des anticorps. Ann. Nutrit. l'Aliment. *4*, 51–70 (1950)

[1283] Lecomte, C., A. de Smul: Effect du régime hypoprotéique sur la teneur en acide désoxyribonucléique des noyaux hépatiques chez le rat jeune. C. r. Acad. Sci. *234*, 1400–1402 (1952)

[1284] Lecoq, R., P. Isidor: Studies on the Histopathology of Vitamin E Deficiency. Ann. N. Y. Acad. Sci. *52*, 139—141 (1949)

[1285] Leduc, E. H.: The Effect of Fasting and Refeeding and of Changes in Dietary Protein Level on Mitosis in the Liver of the Mouse. Anat. Rec. *99*, 586 (1947)

[1286] —: Mitotic Activity in the Liver of the Mouse during Inanition Followed by Refeeding with Different Levels of Protein. Am. J. Anat. *84*, 397—429 (1949)

[1287] Lee, N. D., R. H. Williams: The Effect of Metabolic Disturbance on Cystine-S^{35} Partition among Rat Liver Cystostructures. J. Biol. Chem. *200*, 451—459 (1953)

[1288] Lee, W. C., H. B. Lewis: The Effect of Fasting, Refeeding and of Variations in the Cystine Content of the Diet on the Composition of the Tissue Proteins of the White Rat. J. Biol. Chem. *107*, 649—659 (1934)

[1289] Lehmann, F. E.: Die submikroskopische Organisation der Zelle. Klin. Wschr. 1955, 294—300

[1290] Lehninger, A. L.: Die Rolle der Mitochondrien bei Oxydations- und Phosphorylierungsprozessen. Z. Naturfrschg. *7b*, 256—260 (1952)

[1291] —, B. L. Ray, M. Schneider: The Swelling of Rat Liver Mitochondria by Thyroxine and Its Reversal. J. Biophys. Biochem. cytol. *5*, 97—108 (1959)

[1292] —, M. Schneider: Mitochondrial Swelling Induced by Glutathione. J. Biophys. Biochem. cytol. *5*, 109—116 (1959)

[1293] Leistner, H.: Untersuchungen über die Kerngrößen in den Leberzellen des Pferdes. Z. Zellfrschg. *25*, 34—65 (1937)

[1294] Leitner, Z. A.: Pathology of Vitamin A Deficiency and Its Clinical Significance. Brit. J. Nutr. *5*, 130—142 (1951)

[1295] Lépine, R.: Inanition. N. dict. de méd. chir. prat. Paris *18*, 473—512 (1874)

[1296] Leslie, J.: The Nucleic Acid Content of Tissues and Cells. In "The Nucleic Acids." ed. by E. Chargaff, J. N. Davidson, Bd. II, S. 1—50. Academic Press Inc., Publ. New York 1955

[1297] Letterer, E., W. Gerok, G. Schneider: Vergleichende Untersuchungen über den Aminosäurenbestand von Serum-Eiweiß, Lebereiweiß, Amyloid, Hyalin und Kollagen. Virchows Arch. Path. Anat. *327*, 327—342 (1955)

[1298] Lettré, H., R. Lettré: Kern-Plasma-Mitochondrien-Relation als Zellcharakteristikum. Naturwissenschaften *40*, 203 (1953)

[1299] Lettré, R.: Weitere Untersuchungen zur Struktur und Funktion des Nukleolus. Verh. Dtsch. Path. Ges. *40*. Tgg. 353—354 (1956)

[1300] —, W. Siebs: Beobachtungen zur Struktur des Nucleolus in normalen Zellen sowie in Tumorzellen. Z. Krebsfrschg. *60*, 564—580 (1955)

[1301] Leuchtenberger, C., F. Schrader: Relationship between Nuclear Volumes, Amount of Intranuclear Proteins and Desoxyribosenucleic Acid (DNA) in Various Rat Cells. Biol. Bull. *101*, 95—98 (1951)

[1302] Leuthardt, F.: Lehrbuch der physiologischen Chemie. 13. Aufl. W. de Gruyter & Co., Berlin 1957

[1303] Leutsky, K. M., S. K. Leutskaja: Die Abhängigkeit des Gehaltes an Vitamin A und Karotin im Organismus von der Anwesenheit von Eiweiß in der Nahrung. Dokl. Akad. Nauk. SSSR *100*, 519—520 (1955)

[1304] —, E. N. Ljubovič: Störung des Cholesterinstoffwechsels bei Vitamin A Mangel. Dokl. Akad. Nauk SSSR *104*, 280—282 (1955)

[1305] —, —: Changes in Cholesterol Content in Tissues in Avitaminosis A. Vopr. Med. Khimii *4*, 43—49 (1958)

[1306] Lever, J. D.: The Fine Structure of Brown Adipose Tissue in the Rat with Observations on the Cytological Changes Following Starvation and Adrenalectomy. Anat. Rec. *128*, 361–378 (1957)

[1307] Levin, E., R. M. Johnson, S. Albert: Mitochondrial Changes Associated with Essential Fatty Acid Deficiency in Rats. J. Biol. Chem. *228*, 15–21 (1957)

[1308] Levine, C., E. Chargaff: Phosphatide Composition in Different Liver Cell Fractions. Exper. Cell Res. *3*, 154–162 (1952)

[1309] Levy, B., R. Rugh: Hepatic Glycogen in Acute Radiation Death. Proc. Soc. exper. Biol. Med. *82*, 223–225 (1953)

[1310] Levy, H. M., G. Montanez, M. S. Dunn: Effect of Ethionine and Fasting on the Free Amino Acid of Rat Liver. J. Biol. Chem. *212*, 985–990 (1955)

[1311] Lévy, M.: Les phosphatides à choline dans le métabolisme des acides gras en C_{12} et C_{16}–C_{18}. Arch. sci. Physiol. *5*, 289–304 (1951)

[1312] —: Influence des états nutritionnels sur les activités enzymatiques des tissus. Ann. Nutrit, l'aliment. *7*, 167–222 (1953)

[1313] —: Action of Choline and Inositol on Metabolic Disturbances Seen in Animals with Different Types of Steatosis. Arch. Sci. Physiol. *11*, 157–167 (1957)

[1314] —, J. Legrand: Le rôle de la choline dans différents systèmes enzymatiques. Arch. sci. Physiol. *7*, 63–83 (1953)

[1315] Lewis, J. M., O. Bodansky, K. G. Falk, G. McGuire: Relationship of Vitamin A Blood Level in the Rat to Vitamin A Intake and to Liver Storage. Proc. Soc. exper. Biol. Med. *46*, 248–250 (1941)

[1316] Lewis, R. M., W. H. Lewis: Mitochondria and Other Cytoplasmic Structures in Tissue Cultures. Am. J. Anat. *17*, 339–402 (1914/15)

[1317] Lichstein, H. C.: Vitamin B_6 and Protein Synthesis. J. Biol. Chem. *219*, 27–29 (1956)

[1318] Lie Kian Joe. S. Tjokronegoro: Hepatic Fibrosis or Cirrhosis in Children in Djakarta. Doc. Med. georg. trop. *6*, 193–207 (1954)

[1319] Lieurade, M.: Les «enfants rouges» du Cameroun. Bull. Soc. Path. exot. *25*, 46–48 (1932)

[1320] Lightbody, H. D., A. Kleinman: Variations in Arginase Activity in Livers of White Rats, Caused by Fasting. Proc. Soc. exper. Biol. Med. *45*, 25–29 (1940)

[1321] Lin, E. C. C., M. Cioen, W. E. Knox: Effect of Vitamin B_6 Deficiency on Basal and Adapted Levels of Rat Liver Tyrosine and Tryptophane Transaminases. J. Biol. Chem. *233*, 1183–1185 (1958)

[1322] Lillie, R. D.: Pathology of Experimental Blacktongue. Nat. Inst. Health Bull. *162*, 13–21 (1933)

[1323] —, W. H. Sebrell: The Pathology of "Yellow Liver" of Dogs. Nat. Inst. Health Bull. *162*, 37–45 (1933)

[1324] —, F. S. Daft, W. H. Sebrell: Cirrhosis of the Liver in Rats on a Deficient Diet and the Effect of Alcohol. Publ. Health Rep. U. S. P. H. S. *56*, 1255–1258 (1941)

[1325] —, L. L. Ashburn, W. H. Sebrell, F. S. Daft, J. V. Lowry: Histogenesis and Repair of the Hepatic Cirrhosis in Rats Produced on Low Protein Diets and Preventable with Choline. Publ. Health Rep. U. S. P. H. S. *57*, 502–508 (1942)

[1326] Lindan, O.: Pregnancy as a Precipitating Factor in Dietetic Liver Necrosis in Rats. Brit. J. exper. Path. *32*, 471–480 (1951)

[1327] —, H. P. Himsworth: Tocopherol and Protein Deficiency in Relation to the Development of Dietetic Massive Necrosis of the Liver in Rats. Brit. J. exper. Path. *31*, 651 bis 663 (1951)

[1328] Lindan, O., E. Work: The Amino-acid Composition of 2 Yeasts Used to Produce Massive Dietetic Liver Necrosis in Rats. Biochem. *48*, 337—344 (1951)

[1329] —, —: Liver Glutathione and Ascorbic Acid in Dietetic Liver Necrosis of Rats. Biochem. J. *48*, XXXI (1951)

[1330] —, —: Glutathione and Experimental Liver Necrosis. Ciba Found. Symp. "Liver Disease" 1951, 47—49

[1331] —, —: Experimental Liver Necrosis in Rats. I. Changes in Liver, Blood and Spleen Glutathione and Ascorbic Acid Levels in Dietetic Liver Necrosis. Biochem. J. *55*, 554—562 (1953)

[1332] —, —: Experimental Liver Necrosis in Rats. II. The Levels of Glutathione and Ascorbic Acid in Liver Subjected to Acute Circulatory Congestion in Relation to the Levels Found in Dietetic Liver Necrosis. Biochem. J. *55*, 562—566 (1953)

[1333] Lindberg, O., L. Ernster: Chemistry and Physiology of Mitochondria and Microsomes. Protoplasmatologia Bd. III, A, 4. Springer-Verlag Wien 1954

[1334] Lindow, C. W., W. H. Peterson, H. Steenbock: The Copper Metabolism of the Rat. J. Biol. Chem. *84*, 419 (1929)

[1335] Ling, C. T., B. F. Chow: Effect of Vitamin B_{12} on Ribose Formation in Erythrocytes. Fed. Proc. *13*, 253 (1954)

[1336] —, —: The Influence of Vitamin B_{12} on Carbohydrate and Lipide Metabolism. J. Biol. Chem. *206*, 797—805 (1954)

[1337] Ling, S. M.: Changes of Serum Proteins in Undernutrition. Chinese J. Physiol. *5*, 1—10 (1931)

[1338] —, T. C. Shen: Studies on the Metabolism of Ducks (Anas platythyndia, L.) Carbohydrate Metabolism. Chinese J. Physiol. *8*, 335—349 (1934)

[1339] Linzbach, A. J.: Quantitative Biologie und Morphologie des Wachstums. In „Handbuch der Allgemeinen Pathologie" Bd. VI, 1., S. 180—382. Springer-Verlag, Berlin, Göttingen, Heidelberg 1955

[1340] Lippincot, S. W.: Pathologic Changes Associated with Riboflavin Deficiency in the Mouse. J. Nat. Cancer Inst. *2*, 601—610 (1941)

[1341] —, H. P. Morris: Morphologic Changes Associated with Pantothenic Acid Deficiency in the Mouse. J. Nat. Cancer Inst. *2*, 39—46 (1941)

[1342] Lison, L., V. Valeri: Effect of Hypophysectomy on the Desoxyribonucleic Acid Content and on the Volume of Rat Liver Nuclei. Acta endocrin. *20*, 257—267 (1955)

[1343] —, —: On the Constancy of the Desoxyribose Nucleic Acid (DNA) in the Individual Nuclei. Observations on the Binucleate Cells of the Rat Liver. Acta Histochem. *5*, 337—350 (1958)

[1344] Litt, M., K. J. Monty, A. L. Dounce: Isolation and Properties of Rat Liver Cell Nucleoli. Cancer Res. *12*, 279 (1952)

[1345] Littlefield, J. W., E. B. Keller, J. Gross, P. C. Zamecnik: Studies on Cytoplasmic Ribonucleoprotein Particles from the Liver of the Rat. J. Biol. Chem. *217*, 111-123 (1955)

[1346] —, —: Cell-free Incorporation of C^{14}-amino Acids into Cytoplasmic Ribonucleoprotein Particles. Fed. Proc. *15*, 302—303 (1956)

[1347] Litovchenko, N. G.: Effect of Na and Cl Deficiency on Intensity of Tissue Respiration. Ref. Zh. biol. Khim. 1958, Abs. 24039

[1348] Litvak, R. M., P. P. H. de Bruyn: A Quantitative Study of the Parenchymal Cells of the Rat Liver during Postnatal Growth. Anat. Rec. *130*, 332 (1958)

[1349] Litwack, G., J. N. Williams, P. Feigelson, C. A. Elvehjem: Xanthine Oxidase and Liver Nitrogen Variation with Dietary Protein. J. Biol. Chem. *187*, 605—611 (1950)

[1350] Litwack, G., J. N. Williams, C. A. Elvehjem: The Rôles of Essential and Non-essentiell Amino Acids in Maintaining Liver Xanthine Oxidase. J. Biol. Chem. *201*, 261—265 (1953)

[1351] Lloyd, B. B., H. M. Sinclair: Vitamin C. In "Biochemistry and Physiology of Nutrition" ed. by G. H. Bourne, G. W. Kidder, Vol. I., S. 369—471. Academic Press Inc., Publ. New York 1953

[1352] Locker, A.: Der Einfluß der Temperatur auf Atmung und aerobe Glykolyse der Froschleber. Naturwissenschaften *45*, 371 (1958)

[1353] Loeffler, L., M. Nordmann: Leberstudien. Virchows Arch. Path. Anat. *257*, 119—181 (1925)

[1354] Loftfield, R. B., A. Harris: Participation of Free Amino Acids in Protein Synthesis. J. Biol. Chem. *219*, 151—159 (1956)

[1355] Logan, R., J. N. Davidson: Heterogeneity of Nuclear RNA. Biochim. Biophys. acta *24*, 196 (1957)

[1356] Long, C. N. H., B. Katzin, E. G. Fry: The Adrenal Cortex and Carbohydrate Metabolism. Endocrinology *26*, 309—344 (1940)

[1357] Longenecker, H.: Deposition and Utilization of Fatty Acids. I. Fat Synthesis from High Carbohydrate and High Protein Diets in Fasted Rats. J. Biol. Chem. *128*, 645 bis 658 (1939)

[1358] Lorenz, S.: Über das Kernglykogen der Leber (Untersuchungen an Leberpunktaten). Zbl. Path. *92*, 437—442 (1954)

[1359] Lorenzen, E. J., S. E. Smith: Copper and Manganese Storage in the Rat, Rabbit, and Guinea Pig. J. Nutr. *33*, 143—154 (1947)

[1360] Lorke: Über postmortale Säuerung. Klin. Wschr. 1958, 929

[1361] Louis, L., H. B. Lewis: The Composition of the Tissue Proteins of the Rabbit as Influenced by Inanition and the Hepatotoxic Agents, Hydrazine and Phosphorus. J. Biol. Chem. *153*, 381—386 (1944)

[1362] Love, R.: The Nucleolus and Parachromatin of the Ascites Tumor Cell. J. Biophys. Biochem. Cytol. *3*, 123—126 (1957)

[1363] Lowe, J. S., R. A. Morton, R. G. Harrison: Aspects of Vitamin A Deficiency in Rats. Nature *172*, 716—719 (1953)

[1364] Lowe, C. U., D. MacKinney, D. Sarharia: Effects of Rat Liver Mitochondria. J. Biophys. Biochem. cytol. *1*, 237—244 (1955)

[1365] Lowe, J. S., R. A. Morton: Some Aspects of Vitamin A Metabolism. Vitamins, Hormones *14*, 97—137 (1956)

[1366] Lowe, C. U., R. N. Rand: Alterations in Biochemical Composition and Ribonucleic Acid Metabolism Induced in Rat Liver by Cortisone. J. Biophys. Biochem. cytol. *2*, 331—350 (1956)

[1367] —, —: The Effect of Cortisone on DNA Content of Rat Hepatocytes. J. Biophys. Biochem. cytol. *2*, 711—724 (1956)

[1368] Lubarsch, O.: Beiträge zur pathologischen Anatomie und Pathogenese der Unterernährungs- und Erschöpfungskrankheiten. Beitr. Path. Anat. *69*, 242—251 (1921)

[1369] Lucas, C. C., J. H. Ridout: The Lipotropic Activity of Protein. Canad. J. Biochem. Physiol. *33*, 25—30 (1955)

[1370] Luciani, L., G. Bufalini: Sul decorso dell 'inanizione; ricerche experimentali. Arch. sci. med. Torino *5*, 338—365 (1882)

[1371] Luck, J. M.: Liver Proteins. I. The Question of Protein Storage. J. Biol. Chem. *115*, 491—510 (1936)

[1372] Luck, J. M.: The Liver Proteins. Cold Spring Harbour Symp. quant. Biol. *14*, 127 bis 139 (1949)
[1373] Luckey, T. D., J. A. Reyniers, P. György, M. Forbes: Germfree Animals and Liver Necrosis. Ann. N. Y. Acad. Sci. *57*, 932—935 (1954)
[1374] Ludewig, S., A. Chanutin: Effect of Diets on the Deposition of Liver Lipids in Partially Nephrectomized Rats. J. Biol. Chem. *167*, 35—48 (1947)
[1375] Ludford, R. J.: Changes in the Physical State of Protoplasm during Cellular Degeneration in Vitro. Protoplasma *23*, 180—186 (1935)
[1376] —: Nuclear Structure and Its Modifications in Tumours. Brit. J. Cancer *8*, 112—131 (1954)
[1377] Lührs, W.: Morphologische und Bluteiweißuntersuchungen bei qualitativem Nahrungsmangel. Z. ges. Inn. Med. *5*, 1—12 (1950)
[1378] Lukjanow, S. M.: L'inanition du noyau cellulaire. C. r. Congr. internat. de méd. Moscou *1*, 297—308 (1897)
[1379] —: Sur les modifications du volume des noyaux des cellules hépatiques chez la souris blanche sous l'influence del 'inanition complète, comparativement à l'alimentation normale. Arch. sci. biol. publ. p. l'inst. med. exp. à St. Petersbourg *6*, 81—107 (1897)
[1380] Luse, S., J. Davies, S. L. Clark: Electron Microscopy of Nuclear Inclusions. Am. J. Path. *35*, 686 (1959)
[1381] Lyon, J., M. S. Masri, J. L. Chaikoff: Fasting and Hepatic Lipogenesis from C^{14}-acetate. J. Biol. Chem. *196*, 25—32 (1952)
[1382] —, R. P. Geyer: Fatty Acid Metabolism and Hepatic Lipogenesis. Fed. Proc. *13*, 466 (1954)

[1383] McAlear, J. H., G. A. Edwards: Continuity of Plasma Membrane and Nuclear Membrane. Exper. Cell Res. *16*, 689—692 (1959)
[1384] MacBride, J. J.: Liver Glycogenesis and Fasting in the Rat. The Effect of Glucose Feeding on the Water-balance. J. Biol. Chem. *147*, 333—339 (1943)
[1385] MacCardle, R. C.: The Effect of Temperature on Mitochondria in Liver Cells of Fish. J. Morph. *61*, 613—639 (1937)
[1386] —, C. C. Congdon: Mitochondrial Changes in Hepatic Cells of X-irradiated Mice. Am. J. Path. *31*, 725—745 (1955)
[1387] McCarthy, P. T., L. R. Cerecedo: Vitamin A Deficiency in the Mouse. J. Nutr. *46*, 361—376 (1952)
[1388] McCay, D.: The Protein Element in Nutrition. Edward Arnold, London 1912
[1389] McCay, P., R. Caputto: Phosphorylation Efficiency in Rabbits Fed a Tocopherol-deficient Diet. Fed. Proc. *15*, 311 (1956)
[1390] McCurdy, M. B. D.: Mitochondria in Liver Cells of Fed and Starved Salamanders. J. Morph. *64*, 9—36 (1939)
[1391] MacDonald, J., G. A. Thomas: Investigations into the Aetiology of an Experimental Nutritional Hepatic Fibrosis. Clin. Sci. *15*, 389—398 (1956)
[1392] MacDonald, R. A., G. K. Mallory: Fibrous Tissue in Nutritional Cirrhosis. Arch. Path. *67*, 119—127 (1959)
[1393] —, —: Life Span of Liver Cells: Autoradiographic Studies in Normal and Fatty Rat Liver. Am. J. Path. *35*, 690 (1959)
[1393a] —, R. Schmid, G. K. Mallory: Regeneration in Fatty Liver and Cirrhosis. Arch. Path. *69*, 175—180 (1960)

[1394] MacFarland, M. L., E. W. McHenry: The Dietary Production of Fatty Livers Resistant to the Action of Choline. J. Biol. Chem. *159*, 605—609 (1945)

[1395] Machella, T. E., E. F. Maguire: An Attempt to Produce Hepatic Cirrhosis by a Diet Deficient in Vitamin B Complex. Proc. Soc. exper. Biol. Med. *46*, 502—507 (1941)

[1396] McHenry, E. W.: Some Metabolic Effect of Vitamin B_6 in Vivo. Am. J. clin. Nutr. *4*, 364—368 (1956)

[1397] —, G. Gavin: The B Vitamins and Fat Metabolism. IV. The Synthesis of Fat from Protein. J. Biol. Chem. *138*, 471—475 (1941)

[1398] —, —: The Effect of Biotin upon the Synthesis of Lipids in Rats. J. Biol. Chem. *140*, LXXXVII (1941)

[1399] McIndoe, W. M., J. N. Davidson: The Phosphorus Compounds of the Cell Nucleus. Brit. J. Cancer *6*, 200—214 (1952)

[1400] McKay, D. G., J. T. Farrar: Basophilic Substances in Human Liver Cells. Cancer *3*, 106—115 (1950)

[1401] MacKay, E. M., H. C. Bergman: The Amount of Water Stored with Glycogen in the Liver. J. Biol. Chem. *105*, 59—62 (1934)

[1402] —, R. H. Barnes: The Effect of Adrenalectomy on Liver Fat in Fasting and after the Administration of Anterior Pituitary Extracts. Am. J. Physiol. *118*, 525—527 (1937)

[1403] —, H. O. Carne, A. N. Wick, F. E. Visscher: The Relation of Fasting Ketosis in the Rat to the Preceding Diet and the Liver Fat. J. Biol. Chem. *141*, 889—896 (1941)

[1404] McKee, R. W., T. S. Cobbey, Q. M. Geiman: The Effect of Administered Adrenal Cortical Hormones on the Liver Glycogen of Normal and Scorbutic Guinea Pigs. Endocrinology *45*, 21—28 (1949)

[1405] McKellar, M.: The Postnatal Growth and Mitotic Activity of the Liver of the Albino Rat. Am. J. Anat. *85*, 263—307 (1949)

[1406] McKibbin, J. M., S. Thayer, F. J. Stare: Choline Deficiency Studies in Dogs. J. Lab. clin. Med. *29*, 1109—1122 (1944)

[1407] —, W. E. Taylor: The Nitrogenous Constituents of the Tissue Lipides. J. Biol. Chem. *185*, 357—366 (1950)

[1408] MacLachlan, P. L.: Increase of Blood Lipids of Fasted Mice. Proc. Soc. exper. Biol. Med. *48*, 411—412 (1941)

[1409] —: Effect of Fasting on the Blood Lipids of Mice. J. Biol. Chem. *152*, 391—394 (1944)

[1410] —, H. C. Hodge, W. R. Bloor, E. A. Welch, F. L. Truax, J. D. Taylor: Lipids of the Fasting Mouse. II. The Fat to Water Relation in the Liver and the Fractionation of the Liver Phospholipids. J. Biol. Chem. *143*, 473—490 (1942)

[1411] MacLean, D. L., C. H. Best: Choline and Liver Fat. Brit. J. exper. Path. *15*, 193—199 (1934)

[1412] —, M. Sheppard, E. W. McHenry: Tissue Changes in Ascorbic Acid Deficient Guinea Pigs. Brit. J. exper. Path. *20*, 451—457 (1939)

[1413] McLean, J. R., J. M. R. Beveridge: Hepatic Necrosis Induced by Dietary Means VI. J. Nutr. *47*, 41—55 (1952)

[1414] —, —: The Prevention of Liver Necrosis by Alphatocopherol, Methionine and Cystine by Oral and Parenteral Routes. Canad. J. Med. Sci. *31*, 417—420 (1953)

[1415] —, —: Hepatic Necrosis Induced by Dietary Means (The Effect of Feeding a Diet Free from Fat at Successive Intervals to Groups of Weanling Rats. J. Nutr. *52*, 499—506 (1954)

[1416] MacLeod, P. R., H. A. Lardy: Metabolic Functions of Biotin. J. Biol. Chem. *179*, 733—741 (1949)

[1417] MacLeod, P. R., S. Grisolia, P. P. Cohen, H. A. Lardy: Metabolic Functions of Biotin. III. The Synthesis of Citrulline from Ornithine in Liver from Normal and Deficient Rats. J. Biol. Chem. *180*, 1003–1011 (1949)

[1418] MacMahon, H. E.: Über physiologische und pathologische Teilung von Kern und Zelle an Leberepithelien. Z. mikrosk. anat. Frschg. *32*, 413–443 (1933)

[1419] McMaster-Kaye, R., J. H. Taylor: Evidence for Two Metabolically Distinct Types of Ribonucleic Acid in Chromatin and Nucleoli. J. Biophys. Biochem. cytol. *4*, 5–12 (1958)

[1420] McQuerrie, E. B., A. T. Venosa: The Effect of Dietary Protein Intake on the Xanthine Oxidase Activity of Rat Liver. Science *101*, 493–494 (1945)

[1421] Magasanik, B.: Isolation and Composition of the Pentosenucleic Acids and of the Corresponding Nucleoproteins. In "The Nucleic Acids" ed. by E. Chargaff, J. N. Davidson, Vol. I., S. 373–407. Academic Press Inc., Publ. New York 1955

[1422] Maibauer, D., D. Neubert, H. Rottka: Pharmakologische Untersuchungen bei der experimentellen Leberverfettung. Arch. exper. Path. Pharm. *234*, 474–489 (1958)

[1423] Makino, S., T. Tanaka: Chromosome Features in the Regenerating Rat Liver Following Partial Exstirpation. Texas Rep. Biol. Med. *11*, 588–592 (1953)

[1424] Malkin, H. M.: Synthesis of Ribonucleic Acid Purines and Protein in Enucleated and Nucleated Sea Urchin Eggs. J. cell. comp. Physiol. *44*, 105–112 (1954)

[1425] Manassein, W.: Zur Lehre von der Inanition. Cbl. med. Wiss. Berlin *6*, 273–275 (1868)

[1426] —: Beiträge zur Lehre von der Inanition. Botkins Arch. 1867/68

[1427] Mandel, P., M. Jacob, L. Mandel: Étude sur le métabolisme des acides nucléiques. Bull. Soc. chim. Biol. *32*, 80–88 (1950)

[1428] —, J. D. Weill, M. Ledig: Étude comparée de la constitution des acides ribonucléiques du pancréas et du foie. C. r. Acad. Sci. *241*, 257–259 (1955)

[1429] Mangoni, A., V. Pennetti, M. A. Spadoni: Aumento adattivo di xantinossidasi in topini alimentati con diete a diverso contenuto proteico. Boll. Soc. ital. Biol. sper. *31*, 1397–1399 (1955)

[1430] Mann, F. C.: The Cytology of the Liver and Its Functional Significance. In "Special Cytology" ed. by E. V. Cowdry, S. 203–237. P. B. Hoeber New York 1928

[1431] Mannell, W. A., R. J. Rossiter: C^{14} Formate Labelling of Bases of Nucleic Acides in Respiring Slices of Rat Tissues. Biochem. J. *61*, 418–424 (1955)

[1432] Manzini, C.: Über die vacuolige Degeneration der Leberzellen. Virchows Arch. Path. Anat. *318*, 445–450 (1950)

[1433] Marasso, F. J., J. C. Plagge, H. J. Zimmerman: Reversal by Estradiol of Nutritional Fatty Metamorphosis of the Liver. Anat. Rec. *127*, 329 (1957)

[1434] Markees, S.: Zum Wirkungsmechanismus des Vitamin E. In „Moderne Probleme der Pädiatrie" S. 283–292. Karger, Basel, New York 1954

[1435] Marks, P. A., P. Feigelson: Pathways of Glycogen Formation in Liver and Skeletal Muscle in Fed and Fasted Rats. J. clin. Invest. *36*, 1279–1284 (1957)

[1436] Marnay, C.: Étude de quelques aspects du rôle biochimique et physiologique de l'acide pantothénique. Ann. Nutrit. l'aliment. *10*, 1–38 (1956)

[1437] Marquardt, H.: Die somatischen Mutationen. Dtsch. Med. Wschr. 1958, 1721–1725

[1438] —, E. Gläss: Die Chromosomenzahlen in den Leberzellen von Ratten verschiedenen Alters. Chromosoma *8*, 617–636 (1957)

[1439] Marshak, A., R. L. Byron: The Use of Regenerating Liver as a Method of Assay. Proc. Soc. exper. Biol. Med. *59*, 200–202 (1945)

[1440] Martinson, E. E., I. V. Fetsenko, L. Sokolova, V. Solanikova, Y. Troitskii: Influence des vitamines sur l'activité des ferments protéolytiques. Bull. Soc. chim. Biol. *19*, 1521—1547 (1937)
[1441] Mason, K. E.: The Tocopherols. Effects of Deficiency. In "The Vitamins" ed. by W. H. Sebrell, R. S. Harris, Vol. III., S. 514—562. Academic Press, Inc., Publ. New York 1954
[1442] Mason, M., C. P. Berg: The Metabolism of D- and L-Tryptophan and D- and L-Kynurenine by Liver and Kidney Preparations. J. Biol. Chem. *195*, 515—524 (1952)
[1443] Masoro, E. J., I. L. Chaikoff, S. S. Chernick, J. M. Felts: Previous Nutritional State and Glucose Conversion to Fatty Acids in Liver Slices. J. Biol. Chem. *185*, 845—856 (1950)
[1444] Masshoff, W., E. Waldschütz: Über Wesen und Bedeutung der Milz- und Lebersiderose bei ernährungsgestörten Säuglingen mit experimentellem Beitrag. Virchows Arch. Path. Anat. *320*, 618—630 (1951)
[1445] Maun, M. E., W. M. Cahill, R. M. Davis: Morphologic Studies of Rats Deprived of Essential Amino Acids. I. Phenylalanine. Arch. Path. *39*, 294—300 (1945)
[1446] —, —, —: Morphologic Studies of Rats Deprived of Essential Amino Acids. II. Leucine. Arch. Path. *40*, 173—178 (1945)
[1447] —, —, —: Morphologic Studies of Rats Deprived of Essential Amino Acids. III. Histidine. Arch. Path. *41*, 25—31 (1946)
[1448] May, L. G., R. W. Moseley, J. C. Forbes: Effect of Thiourea on Body Fat and Liver Glycogen of Rats. Endocrinology *38*, 147—151 (1946)
[1449] Mayer, J., W. A. Krehl: The Relation of Diet Composition and Vitamin C to Vitamin A Deficiency. J. Nutr. *35*, 523—537 (1948)
[1450] Mayersbach, H.: Studien an der Leber der Maus nach parenteraler Eiweißzufuhr. Z. Zellfrschg. *45*, 483—516 (1957)
[1451] Mazia, D., H. J. Hirshfield: The Nucleus-dependence of P^{32} Uptake by the Cell. Science *112*, 297—299 (1950)
[1452] —, D. M. Prescott: Protein Synthesis in the Cell Nucleus. Nature *175*, 300—301 (1955)
[1453] —, —: The Role of the Nucleus in Protein Synthesis in Amoeba. Biochim. Biophys. acta *17*, 23—34 (1955)
[1454] Meader, R. D., W. L. Williams: Choline Deficiency in the Mouse. Am. J. Anat. *100*, 167—203 (1957)
[1455] Medes, G., N. F. Floyd, M. S. Cammaroti: The Synthesis of Methionine and Cystine by Rats on a Choline Free Diet with Homocystine as the Only Sulfur-containing Amino Acid. Growth *8*, 89—94 (1944)
[1456] —, A. Thomas, S. Weinhouse: Nutritional Factors in Fatty Acid Synthesis by Tissue Slices in Vitro. J. Biol. Chem. *197*, 181—191 (1952)
[1457] Medvedev, Z. A.: Die Prozesse der Erneuerung und Veränderung der Nukleinsäuren im Organismus. Uspech. Sovr. Biol. *36*, 161—178 (1953)
[1458] Meessen, H.: Experimentelle Histopathologie. Georg Thieme Verlag, Stuttgart 1952
[1459] Meienberg, L. J., A. M. Snell: Nutritional Deficiency as a Probable Cause of Hepatic Damage in Repatriated Prisoners of War. Gastroenterology *7*, 430—441 (1946)
[1460] Meier, A. L.: Der Einfluß der akuten Inanition und des Alloxandiabetes auf die Phosphatasen verschiedener Organe. Histochemische Untersuchungen an Mäusen und Ratten. Acta anat. *11*, 192—207 (1951)
[1461] Meiklejohn, A. P.: The Physiology and Biochemistry of Ascorbic Acid. Vitamins, Hormones *11*, 61—96 (1953)

[1462] Meikleham, V., J. C. Wells, D. A. Richert, W. W. Westerfeld: Liver Esterase and Xanthine Oxidase during Protein Depletion. J. Biol. Chem. *192*, 651—661 (1951)

[1463] Meister, A., H. P. Morris, S. V. Tice: Effect of Vitamin B_6 Deficiency on Hepatic Transaminase and Cysteine Desulfhydrase Systems. Proc. Soc. exper. Biol. Med. *82*, 301—304 (1953)

[1464] Mellors, R. C. K. Sugiura: Alkaline Phosphatase Activity and Basophilia in Hepatic Cells Following Administration of Butter Yellow to Rats. Proc. Soc. exper. Biol. Med. *67* 242—246 (1948)

[1465] —, J. Hlinka, A. Kupfer, K. Sugiura: Quantitative Cytology and Cytopathology. II. The Quantity of Nucleic Acid in Individual Nuclei of Normal and Neoplastic Tissues of the Mouse. Cancer *7*, 779—800 (1954)

[1466] Mendes, C. B., J. C. Waterlow: The Effect of a Low-protein Diet, and of Refeeding on the Composition of Liver and Muscle in the Weanling Rat. Brit. J. Nutr. *12*, 74—88 (1958)

[1467] Menschik, Z., T. J. Szczesniak: Vitamin E and Liver Lipids in Mice. Anat. Rec. *103*, 349—363 (1949)

[1468] —, M. K. Munk, T. Rogalski, O. Rymaszewski, T. J. Szczesniak: Vitamin E Studies on Mice with Special Reference to the Distribution and Metabolism of Lipids. Ann. N. Y. Acad. Sci. *52*, 94—103 (1949)

[1469] Mertz, W., K. Schwarz: Effect of Adrenalin and Glucose on the Terminal Phase of Dietary Necrotic Liver Degeneration. Fed. Proc. *13*, 469 (1954)

[1470] —, —: Glucose Imbalance in Terminal Phase of Dietary Necrotic Liver Degeneration. Fed. Proc. *14*, 444—445 (1955)

[1471] —, —: Dietary Necrotic Liver Degeneration: Comparison of Peripheral Intravenous and Intraportal Injection of Vitamin E in Respiratory Decline. Fed. Proc. *15*, 564 (1956)

[1472] Messerli, H.: Untersuchungen über Eiweißmangel als Ursache der Hämochromatose. Internat. Z. Vitaminfrschg. *25*, 225—240 (1953)

[1473] Meyers, A. W.: Some Morphological Effects of Prolonged Inanition. J. med. Res. *36*, 51—78 (1917)

[1474] —, L. M. McCormick: Studies in Scurvy. Stanford Univ. Publ., Univ. Ser. Med. Sci. *2*, 133—233 (1928)

[1475] Meyer, R. H., W. L. Williams: Alkaline Phosphatase Activity in Normal and Injured Livers of Mice. Anat. Rec. *119*, 289—303 (1954)

[1476] Michaelis, L., S. H. Wollman: Free Radicals Derived from Tocopherol and Related Substances. Biochim. Biophys. acta *4*, 156—159 (1950)

[1477] Michaelis, W.: Variationsstatistische Untersuchungen über die Kerngrößen und das Verhältnis von ein- und zweikernigen Zellen in der menschlichen Leber. Z. mikrosk. anat. Frschg. *43*, 567—580 (1938)

[1478] Michel, R., M. Moutte: Sur la teneur en phenylalanine des protéines musculaires et hépatiques et sur les réserves azotées du foie. C. r. Soc. Biol. *137*, 765—766 (1943)

[1479] Michelazzi, L.: Fisiopatologia dei mitocondria isolati. Riv. Biol. *46*, 3—28 (1954)

[1480] Migliarese, J. F.: Hepatic Coenzyme A in Protein Deprivation. Fed. Proc. *14*, 255 (1955)

[1481] Miller, F.: Orthologie und Pathologie der Zelle im elektronenmikroskopischen Bild. Verh. Dtsch. Ges. Path. *40*. Tgg. (1958), 261—332 (1959)

[1482] Miller, J., A. Rutherford: Liver Atrophy. Quart. J. Med. *17*, 81—102 (1923)

[1483] Miller, J. A., D. L. Miner, H. P. Rusch, C. A. Baumann: Diet and Hepatic Tumor Formation. Cancer Res. *1*, 699—708 (1941)

[1484] Miller, J. A.: Studies on the Mechanism of the Effects of Fats and Other Dietary Factors on Carcinogenesis by the Azo Dyes. Ann. N. Y. Acad. Sci. *49*, 19—28 (1947)
[1485] Miller, L. L.: Loss and Restoration of Rat Liver Enzymes (Activity) Related to Dietary Changes in Liver Protein. Fed. Proc. *7*, 174 (1948)
[1486] —: Changes in Rat Liver Enzyme Activity with Acute Inanition. J. Biol. Chem. *172*, 113—121 (1948)
[1487] —, M. L. Watson, W. F. Bale: Plasma Protein Synthesis Observed in Direct Study of the Liver with Lysine-ε-C^{14}. Fed Proc. *9*, 206—207 (1950)
[1488] —: The Loss and Regeneration of Rat Liver Enzymes Related to Diet Proteins. J. Biol. Chem. *186*, 253—259 (1950)
[1489] —, C. G. Bly: Mechanism of Plasma Protein Synthesis by the Liver as Studied with the Aid of Lysine-ε-C^{14}. Fed. Proc. *10*, 224 (1951)
[1490] —, W. F. Bale: Synthesis of Cell Plasma Protein Fractions except Gamma Globulins by the Liver. J. exper. Med. *99*, 125—132 (1954)
[1491] —, C. G. Bly, W. F. Bale: Plasma and Tissue Proteins Produced by Non-hepatic Rat Organs as Studied with Lysine-ε-C^{14}. J. exper. Med. *99*, 133—154 (1954)
[1492] Miller, M. M., H. B. Lewis: Pentose Metabolism. I. The Fate of Absorption of d-xylose and the Formation of Glycogen in the Organism of the White Rat after Oral Administration of d-xylose. J. Biol. Chem. *98*, 133—140 (1932)
[1493] Miller, O. N., J. W. Goddard, R. E. Olson, F. J. Stare: Folic Deficiency in the Duck. J. Nutr. *49*, 65—77 (1953)
[1494] Milletti, M.: Citologia della cellula epatica nel corso della iperglicemia sperimentale. Z. Zellfrschg. *28*, 210—237 (1938)
[1495] Millman, N.: The Effect of Protein Depletion upon Enzyme Activities of Organs. Proc. Soc. exper. Biol. Med. *77*, 300—302 (1951)
[1496] Milman, A. E., A. M. Treacy, A. T. Milkorat: Pancreatic Hyperglycemic Factor on Liver and Muscle Glycogen in Vitamin E-deficient Rabbits. Fed. Proc. *13*, 100—101 (1954)
[1497] Miner, D. L., J. A. Miller, C. A. Baumann, H. P. Bush: The Effect of Pyridoxine and Other B-Vitamins on the Production of Liver Cancer with p-dimethylaminoazobenzene. Cancer Res. *3*, 296—302 (1943)
[1498] Mirski, A., J. Rosenbaum, L. Stein, E. Wertheimer: On the Behaviour of Glycogen after Diets Rich in Protein and Carbohydrate. J. Physiol. *92*, 48—61 (1938)
[1499] Mirsky, A. E.: Some Enzymes of Isolated Nuclei. Cold Spring Harbor Symp. quant. Biol. *16*, 481—482 (1951)
[1500] —, H. Ris: Variable and Constant Components of Chromosomes. Nature *163*, 666—667 (1949)
[1501] —, V. G. Allfrey, M. N. Daly: The Uptake of N^{15}-labelled Glycine by Liver Proteins. J. Histochem. Cytochem. *2*, 376—377 (1954)
[1502] —, S. Osawa, V. G. Allfrey: The Nucleus as a Site of Biochemical Activity. Cold Spring Harbor Symp. quant. Biol. *21*, 49—73 (1956)
[1503] Misra, S. G.: Infantile Liver Cirrhosis. Acta med. scand. *suppl. 259*, 181—190 (1951)
[1504] Mistry, S. P., J. Vadopalaite, J. Chang, J. Firth, B. C. Johnson: Vitamin B_{12} and Transmethylation in Pig Liver Homogenates. Fed. Proc. *13*, 265—266 (1954)
[1505] —, J. Firth, D. C. Johnson: Vitamin B_{12} and Choline Synthesis in Vivo from Formate and Other Methyl Precursors. Fed. Proc. *14*, 445—450 (1955)
[1506] —, J. Vadopalaite, J. Chang, J. Firth, B. C. Johnson: Vitamin B_{12} and Transmethylation in Pig, Chick and Rat Liver Homogenates. J. Biol. Chem. *212*, 713—722 (1955)

[1507] Miyagi, T., T. Oda, K. Ishida, H. Yamada: Incipient Liver Cirrhosis of the Laennec Type and Its Collagen Content. Acta path. jap. *7*, 458 (1957)

[1508] Mölbert, E.: Das elektronenmikroskopische Bild der Leberparenchymzelle nach histotoxischer Hypoxydose. Beitr. path. Anat. *118*, 203—227 (1957)

[1509] —: Das elektronenmikroskopische Bild der Leberparenchymzelle nach oxydationshemmenden Cytotoxinen. Verh. Dtsch. Ges. Path. *41*. Tgg. (1957) 303—304 (1958)

[1510] —, D. Guerritore: Elektronenmikroskopische Untersuchungen am Leberparenchym bei akuter Hypoxie. Beitr. path. Anat. *117*, 32—49 (1957)

[1511] Mollison, P. L.: Observations on Cases of Starvation at Belsen. Brit. med. J. 1946, 4

[1512] Monaghan, B. R.: The Effect of Dietary Deficiencies on Phospholipid Metabolism. J. Biol. Chem. *98*, 21—33 (1932)

[1513] Monesi, V.: Variazioni del volume nucleolare nelle cellule epatiche di ratti digiunante e rialimentati con diete a diverso contenuto proteico. Atti Soc. ital. Anat. (Monit. zool. ital. *45*, suppl.) 357—361 (1957)

[1514] Montreuil, J., M. C. Lozachmeur, P. Boulanger: Études sur les acides nucléiques. V. Incorporation du P^{32} dans les isomères a et b des nucléotides des acides ribonucléiques du foie de rat. Bull. Soc. chim. Biol. *37*, 1247—1253 (1955)

[1515] Monty, K. J., M. Litt, E. R. M. Kay, A. L. Dounce: Isolation and Properties of Liver Cell Nucleoli. J. Biophys. Biochem. cytol. *2*, 127—145 (1956)

[1516] Mookerjea, S., D. P. Sadhu: Cholesterol Synthesis in Pantothenic Acid Deficiency. Indian. J. Physiol. *8*, 137 (1954)

[1517] Moore, B. C.: Desoxyribose Nucleic Acid in Embryonic Diploid and Haploid Tissues. Chromosoma *4*, 563—576 (1952)

[1518] Moore, T.: The Significance of Protein in Vitamin E Deficiency. Ann. N. Y. Acad. Sci. *52*, 206—216 (1949)

[1519] —: Vitamin A. Elsevier Publ. comp. Amsterdam, London, New York 1957

[1520] Moretti, G.: Les stéatoses hépatiques diététiques en pays tropical. Ann. Nutr. l'aliment. *7*, C217—C250 (1953)

[1521] Morgan, A. F., R. R. Guehring: Cholesterol Metabolism in Pantothenic Acid Deficiency. Fed. Proc. *10*, 226 (1951)

[1522] —, E. M. Lewis: The Modification of Choline Deficiency by Simultaneous Pantothenic Acid Deficiency. J. Biol. Chem. *200*, 839—850 (1953)

[1523] Morgulis, S.: Hunger und Unterernährung. Springer-Verlag Berlin 1923

[1524] Mori, S.: Histological Studies on the Effects of X-Rays on the Liver of Rat in Starvation. Med. J. Osaka Univ. *7*, 381—390 (1956)

[1525] Morrione, T. G.: Factors Influencing Collagen Content in Experimental Cirrhosis. Am. J. Path. *25*, 273—280 (1949)

[1526] Morpurgo, B.: Sul processo fisiologico di neoformazione cellulare durante la inanizione acuta dell'organismo. Arch. p. l. sci. med. *12*, 395—418 (1888)

[1527] —: Über den physiologischen Neubildungsprozeß während der acuten Inanition des Organismus. Beitr. path. Anat. *4*, 313—334 (1889)

[1528] —: Sur la nature des atrophies par inanition. Arch. ital. Biol. *12*, 333—338 (1889)

[1529] Moyson, F., A. Steens-Lievens: Acide ribonucléique hépatique et synthèse des protéines sériques. Biochim. Biophys. acta *21*, 500—506 (1956)

[1530] Mühlmann, M.: Russische Literatur über die Pathologie des Hungerns. Cbl. Path. Anat. *10*, 160—220 (1899)

[1531] Müller, E.: Albumine als Vorstufe bei der Bildung von Globulinen (Versuche mit S^{35}-markierten Aminosäuren). Ber. Physiol. *172*, 167 (1955)

[1532] Müller, G. H.: Die Entwicklung der Kerngrößenverhältnisse in der Leber der weißen Maus. Z. mikrosk. anat. Frschg. *41*, 296—320 (1937)

[1533] Müller, W.: Der Einfluß der Nebennierenentfernung auf die Leber der weißen Maus. Virchows Arch. Path. Anat. *320*, 174—185 (1951)

[1534] Müller, W. A.: Die Bildung des Eiweißes in der Zelle. Dtsch. Med. Wschr. 1956, 532 bis 534

[1535] Münzer, T. F.: Experimentelle Studien über die Zweikernigkeit der Leberzelle. Arch. mikrosk. Anat. *104*, 138—184 (1925); *98*, 249 (1923)

[1536] Mukherjee, A. K., S. Banerjee: Studies on Histological Changes in Experimental Scurvy. Anat. Rec. *120*, 907—915 (1954)

[1537] Mukherjee, K. L., N. K. Sarkar: Liver Enzymes in Human Undernutrition. Proc. Soc. exper. Biol. Med. *97*, 1—7 (1958)

[1538] Muntwyler, E., S. Seifter, D. M. Harkness: Some Effects of Restriction of Dietary Protein on the Intracellular Components of Liver. J. Biol. Chem. *184*, 181—190 (1950)

[1539] Muntz, J. A.: Inability of Choline to Transfer Methyl Group Directly to Homocysteine for Methionine Formation. J. Biol. Chem. *182*, 489—499 (1950)

[1540] Murahami, O.: Influence of Ascorbic Acid upon Liver Function and Mutual Relation between Vitamins B_1 and C; Influence of Ascorbic Acid upon Pigment Excreting Function of Liver. Jap. J. Gastroenterol. *11*, 1—6 (1939)

[1541] Murčakova, A. F.: Der Lipoidphosphor in der Kaninchenleber bei gewöhnlicher Ernährung und im Hunger. Fiziol. žurn. SSSR *41*, 265—272 (1955)

[1542] Murray, H. C.: Activity of Some Enzymes Involved in Carbohydrate Metabolism in Normal and Scorbutic Guinea Pigs. Proc. Soc. exper. Biol. Med. *75*, 598—601 (1950)

[1543] —, A. F. Morgan: Carbohydrate Metabolism in the Ascorbic Acid-deficient Guinea Pig under Normal and Anoxic Conditions. J. Biol. Chem. *163*, 401—410 (1946)

[1544] Myren, J.: Injury of Liver Tissue in Mice after Single Injections of Carbon Tetrachloride. Acta path. scand. *suppl. 116*, 1—31 (1956)

[1545] Nadal, E. M., A. S. Mulay: Compound E and Glycogen Deposition in Livers of Normal and Scorbutic Guinea Pigs. Fed. Proc. *13*, 440 (1954)

[1546] —, —, L. D. Saslaw: On the Failure of Glycogen Deposition in the Livers of Scorbutic Guinea Pigs. Endocrinology *56*, 584—589 (1955)

[1547] Nadkarni, G. B., A. Sreenivasan: The Metabolism of Serine in Biotin Deficiency. Proc. Ind. Acad. Sci. Sect. B. *46*, 229—235 (1957)

[1548] —, —: The Metabolism of Serine in Folic Acid Deficiency. Proc. Ind. Acad. Sci. Sect. B. *46*, 236—240 (1957)

[1549] Naftalin, J. M.: Interactions between Environment and Diet in the Production of Acute Liver Necrosis in the Rat. J. Path. *63*, 649—666 (1951)

[1550] —: The Effect of Environment and Mode of Feeding and of Rearing on the Production of Acute Dietary Liver Necrosis in the Rat. Ann. N. Y. Acad. Sci. *57*, 862—868 (1954)

[1551] —: Effect of Different Makes of Casein on the Production of Acute Dietary Liver Necrosis in the Rat. Ann. N. Y. Acad. Sci. *57*, 869—872 (1954)

[1552] Naora, H.: Microspectrophotometry of Cell Nuclei Stained with the Feulgen Reaction. IV. Formation of Tetraploid Nuclei in Rat Liver Cells during Postnatal Growth. J. Biophys. Biochem. cytol. *3*, 949—975 (1957)

[1553] —: Microspectrophotometry of Cell Nuclei Stained with Feulgen Reaction. III. The DNA Content of Individual Nuclei of Rat Tissues in the Postnatal Growth. Exper. Cell Res. *12*, 1—14 (1957)

[1554] Naora, H., S. Takeda: Occurence of Labile Phosphate in Rat Liver Nuclei. Biochim. Biophys. acta *13*, 360–364 (1954)

[1555] —: Synthesis of Deoxypentose Nucleic Acid in Liver Cell of Rat Following Plasmopheresis. Gann *48*, 255–261 (1957)

[1556] —, G. Richter, H. Naora: Further Studies on the Synthesis of RNA in Enucleate Acetabularia mediterranea. Exper. Cell Res. *16*, 434–436 (1959)

[1557] Napolitano, L., D. W. Fawcett: The Fine Structure of Brown Adipose Tissue in Newborn Mice and Rats. Anat. Rec. *130*, 345 (1958)

[1558] Nauwerck, C.: Amitotische Kernteilung der Leberzellen, Lymphbahnen und Ikterus. Anat. Anz. *15*, 146–148 (1898)

[1559] Nedževeckij, S. V., A. S. Dabovoj: Über Hypercholesterinämie bei Hungertieren. Ann. Path. *12*, 34–38 (1950)

[1560] Nelson, A. A.: Hemorrhagic Cortical Necrosis of Adrenals in Rats on Deficient Diets. Publ. Health Rep. U. S. *54*, 2250–2256 (1939)

[1561] Nelson, D., P. B. Szanto, R. Willheim, A. C. Ivy: Hepatic Tumors in Rats Following the Prolonged Ingestion of Milk and Egg Yolk. Cancer Res. *14*, 441–444 (1954)

[1562] Nelson, N., S. Rapoport, G. M. Guest, J. A. Mirsky: The Influence of Fasting, Epinephrine, and Insulin on the Distribution of Acid-soluble Phosphorus in the Liver of Rats. J. Biol. Chem. *144*, 291–296 (1942)

[1563] Netter, H.: Die Feinstruktur der Zelle als dynamisches Phänomen. Verh. Dtsch. Ges. Path. *33*. Tgg. (1949), 8–18 (1950)

[1564] Neubert, D., D. Maibauer: Vergleichende Untersuchungen der oxydativen Leistungen von Mitochondrien und Mikrosomen bei experimenteller Leberschädigung. Arch. exper. Path. Pharm. *235*, 291–300 (1959)

[1565] —, J. Hoffmeister: Intracelluläre Lokalisation von Fettsubstanzen bei experimenteller Leberverfettung. Arch. exper. Path. Pharm. *237*, 519–537 (1960)

[1566] Neufeld, A. H., J. E. Collip: Effect of Pituitary Preparations on Glycogen Stores of Fasted Mice. Endocrinology *28*, 926–932 (1941)

[1567] Newton, C. J.: Effects of Starvation on Composition of Japanese Beetle Larvae (Popillia japonica Newman). Physiol. Zool. *27*, 248–258 (1954)

[1568] Nichols, G., N. Nichols: Changes in Tissue Composition during Acute Sodium Depletion. Fed. Proc. *13*, 470 (1954)

[1569] Nicol, B. M.: The Question of the Relative Importance of Protein and Labile Methyl in the Development of Fatty Liver and Cirrhosis in Man. Ann. N. Y. Acad. Sci. *57*, 764–771 (1954)

[1570] Nicolaeff, L.: Influence de l'inanition sur la morphologie des organes infantiles. Presse méd. *2*, 1007–1009 (1923)

[1571] Nielsen, E., A. Black: Biotin and Folic Acid Deficiencies in the Mouse. J. Nutr. *28*, 203–207 (1944)

[1572] Niemeyer, H., J. Jahil: Increased Oxygen Uptake of Rat Liver Mitochondria Produced by Adenosinetriphosphatases. Biochim. Biophys. acta *12*, 492–494 (1953)

[1573] Niesar, K. H.: Eine biochemische Wirkung des Vitamin A. Naturwissenschaften *42*, 392–393 (1955)

[1574] Nieweg, H. O., A. Arends: Different Degrees of Dietetic Necrosis of the Liver Associated with Renal Lesions. Voeding *16*, 400–402 (1955)

[1575] Niklas, A., W. Maurer: Messung der Neubildungs- und Abbaugeschwindigkeit einzelner Serumeiweißfraktionen nach Gabe von S^{35}-Methionin. Verh. Dtsch. Ges. Inn. Med. 1953, 319–323

[1576] Niklas, A., W. Oehlert, R. Roesch: Autoradiographische Untersuchung der Größe des Eiweißstoffwechsels verschiedener Organe, Gewebe und Zellarten. Beitr. Path. Anat. *116*, 92—123 (1956)

[1577] —, —: Autoradiographische Untersuchungen der Größe des Eiweißstoffwechsels verschiedener Organe, Gewebe und Zellarten. Acta histochem. *4*, 166—170 (1957).

[1578] Nikonowa, W. A.: Einfluß eines Eiweißmangels in der Ernährung auf die Reduktion der Dehydroascorbinsäure im Lebergewebe. Vopr. pit. *12*, 46—49 (1953)

[1579] Niño-Herrera, H., A. E. Harper, C. A. Elvehjem: Histological Differentiation of Fatty Livers Produced by Threonine or Choline Deficiency. J. Nutr. *53*, 469—480 (1954)

[1580] Nishi, H., T. E. King, V. H. Cheldelin: Pantothenic Acid Studies. IX. The Influence of Dietary Pantothenic Acid upon a Pantothenic Conjugate (PAC) in Rat Tissues. J. Nutr. *41*, 279—291 (1950)

[1581] Nizet, A., L. Lambert: Synthèse de l'hémoglobine in vitro à partir de dl-3-phenylalanine 2-C^{14} et de glycine-2-C^{14}. Rôle des formes isomériques de la phenylalanine. Bull. Soc. chim. Biol. *35*, 771—780 (1953)

[1582] Noël, R.: Recherches histo-physiologiques sur la cellule des mammifères. Arch. d'Anat. microsc. *19*, 1—156 (1923)

[1583] —, M. Drouin: La vacuolisation nucléolaire des cellules hépatiques provoquée chez le souris blanche par l'ingestion de thiourée. Arch. d'Anat. microsc. *34*, 329—337 (1952)

[1584] Norman, D., W. A. Hiestand: Glycemic Effects of Chlorpromazine in the Mouse, Hamster and Rat. Proc. Soc. exper. Biol. Med. *90*, 89—91 (1955)

[1585] Nothdurft, H., W. Faßbinder: Über Ernährung und motorische Aktivität. IV. Nachweis einer vorübergehenden Aktivitätssteigerung bei Mäusen durch verringerte Eiweißzufuhr. Arch. ges. Physiol. *250*, 474—491 (1948)

[1586] Noll, A.: Über Granula und Mitochondrien der Leberzelle. Z. Zellfrschg. *9*, 281—286 (1929)

[1587] Novelli, G. D.: Water-soluble Vitamins, Part III. Pantothenic Acid, Thiamine, Lipoic Acid, Riboflavin, and Inositol. Ann. Rev. Biochem. *26*, 243—274 (1957)

[1588] Novikoff, A. B.: The Intracellular Distribution of Alkaline Phosphatase in Normal and Regenerating Liver of the Rat. J. Nat. Cancer Inst. *12*, 252 (1951)

[1589] —: Histochemical Demonstration of Nuclear Enzymes. Exper. Cell Res. *suppl. 2*, 123—140 (1952)

[1590] —, E. Podber, J. Ryan, E. Noe: Biochemical Heterogeneity of the Cytoplasmic Particles Isolated from Rat Liver Homogenates. J. Histochem. Cytochem. *1*, 27—46 (1953)

[1591] —, D. H. Hausman, E. Podber: The Localisation of Adenosine Triphosphatase in Liver: in Situ Staining and Cell Fractionation Studies. J. Histochem. Cytochem. *6*, 61—71 (1958)

[1592] Noyes, P. P., R. E. Smith: Quantitative Changes in Rat Liver Mitochondria Following Whole Body Irradiation. Exper. Cell Res. *16*, 15—23 (1959)

[1593] Nurnberger, J., A. Engström, B. Lindström: Study of Ventral Horn Cells of Adult Cat by 2 Independent Cytochemical Microabsorption Techniques. J. Cellul. comp. Physiol. *39*, 215—254 (1952)

[1594] Nutter, P. E.: Depletion of Tissue Glycogen during Fasting and Fatigue and Partial Recovery without Food. J. Nutr. *21*, 477—488 (1941)

[1595] Nyberg, A., J. Schuberth, L. Änggard: On the Intracellular Distribution of Catalase and Alcohol Dehydrogenase in Horse, Guinea Pigs and Rat Liver Tissues. Acta chem. scand. *7*, 1170—1172 (1953)

[1596] Oberling, C.: Aspects et signification des structures basophiles cytoplasmiques. Bull. Acad. Nat. Méd. (Paris) *137*, 189—192 (1953)

[1597] —, C. Rouiller, A. Dontcheff: Les effets de l'intoxication aiguë au tetrachlorure de carbone sur le foie du rat. Ann. d'Anat. Path. N. S. *1*, 401—427 (1956)

[1598] O'Brien, R.: Deoxyribose Nucleic Acid in a Haploid — Diploid Species (Steatococcus tuberculatus Morrison). Chromosoma *8*, 229—259 (1956)

[1599] Ochotin: Pathologisch-anatomische Veränderungen bei hungernden Kaninchen. St. Petersburg 1885

[1600] Odar, J.: Vergleichende Untersuchungen über Inselorgan und Leber vom Siebenschläfer im Wach- und Schlafzustand. Z. Zellfrschg. *41*, 351—360 (1955)

[1601] O'Dell, B. L., J. S. Gordon, J. H. Bruemmer, A. G. Hogan: Effect of a Vitamin B_{12} Deficiency and of Fasting on Oxidative Enzymes in the Rat. J. Biol. Chem. *217*, 625—630 (1955)

[1602] —, J. H. Bruemmer: Effect of Vitamin B_{12} Deficiency and Fasting on the Incorporation of P^{32} into Nucleic Acids and Phospholipides of Infant Rats. J. Biol. Chem. *227*, 737 bis 743 (1957)

[1603] Oeff, K., A. König: Lokale Kapillarpermeabilität und Albumin in verschiedenen Organen der Ratte. Experientia *12*, 260—261 (1956)

[1604] Östergren, G.: Colchicine Mitosis, Chromosome Contraction, Narcosis and Protein Chain Folding. Hereditas. *30*, 429—467 (1944)

[1605] Ogata, K., T. Shimizu, C. Enoki: Studies on the Metabolism of Acid-soluble Phosphate Compounds in the Liver of Normal and Thiamine-deficient Rats. J. Biochem. *40*, 141—150 (1953)

[1606] Oginsky, E. L.: Vitamin B_{12} and Methionine Formation. Arch. Biochem. *26*, 327—329 (1950)

[1607] Ohta, S.: Über die Fettmenge in der Leber beim Hungern. J. Biochem. *31*, 197-203 (1940)

[1608] Okey, R., R. Pencharz, S. Lepkovsky: Sex Hormonal Effects in Incipient Biotin Deficiency. Am. J. Physiol. *161*, 1—13 (1950)

[1609] Okuneff, N.: Zur Morphologie der lipoiden Substanzen im Hungerzustande. Beitr. Path. Anat. *71*, 99—114 (1922)

[1610] —: Studien über Zellveränderungen im Hungerzustand. (Das Chondriom.) Arch. mikrosk. Anat. *97*, 187—203 (1923)

[1611] Olmsted, P. S., C. A. Villee: Nucleic Acid Composition of Human Liver Cell Fraction. J. Biol. Chem. *212*, 179—186 (1955)

[1612] Olson, N. S., W. E. Martindale: Studies on Chronic Vitamin B_6 Deficiency in the Rat. II. Changes in Tissue Metabolism. J. Nutr. *53*, 329—340 (1954)

[1613] Olsen, R. E., N. O. Kaplan: The Effect of Pantothenic Acid Deficiency upon the Coenzyme A Content and Pyruvate Utilization of Rat and Duck Tissues. J. Biol. Chem. *175*, 515—529 (1948)

[1614] —, F. J. Stare: The Metabolism in Vitro of Cardiac Muscle in Pantothenic Acid Deficiency. J. Biol. Chem. *190*, 149—164 (1951)

[1615] —, J. S. Dinning: Enzyme Abnormalities Associated with Dietary Necrotic Liver Degeneration in Rats. Ann. N. Y. Acad. Sci. *57*, 889—895 (1954)

[1616] —, C. S. Yang, M. Riegl, B. Stewart: Sulphur Amino Acid Metabolism in Dietary Hepatic Necrosis in Rat. Fed. Proc. *14*, 447 (1955)

[1617] Omachi, A., C. P. Barnum, D. Glick: Quantitative Distribution of an Esterase among Cytoplasmic Components of Mouse Liver Cells. Proc. Soc. exper. Biol. Med. *67*, 133 bis 136 (1948)

[1618] Omochi, S., T. Nagata, S. Momocé: Hourly Variation of the Frequency of Cell Divisions and the Fate of Binucleate Cells in Rat Liver. Acta. anat. nippon. *32*, 416—422 (1957)
[1619] Opie, E. L.: The Influence of Diet on the Production of Tumors of the Liver by Butter Yellow. J. exper. Med. *80*, 219 (1944)
[1620] —: Cytochondria of Normal Cells, of Tumor Cells and of Cells with Various Injuries. J. exper. Med. *86*, 45—54 (1947)
[1621] —: An Osmotic System within the Cytoplasm of Cells. J. exper. Med. *87*, 425—444 (1948)
[1622] —: Pathogenesis, Cellular Pathology and the Nomenclature of Disease Illustrated by the Hepatic Necrosis, Lipoidosis and Cirrhosis That Are Caused by Protein Diet Deficiency. Bull. N. Y. Acad. Med. *31*, 279—298 (1955)
[1623] Orsini, B., H. Recine: Il fegato nell'inanizione acuta, rilievi macroscopici, istologici ed istochemici. Minerv. med. Leg. *79*, 65—71 (1959)
[1624] Osawa, S., K. Takata, Y. Hotta: Some Aspects of the Relation between Nuclear and Cytoplasmic Ribonucleic Acids. Biochim. Biophys. acta *25*, 656—657 (1957)
[1625] Ott, M. D.: Changes in the Weights of the Various Organs and Parts of the Leopard Frog (Rana Pipiens) at Different Stages of Inanition. Anat. Rec. *25*, 111—112 (1924)
[1626] Ottey, L. J., L. J. Daniel: Metabolic Studies on E. Coli 113—3. Fed. Proc. *13*, 271 (1954)
[1627] Overzier, C.: Beiträge zur Kenntnis des Hungerödems. Virchows Arch. Path. Anat. *314*, 655—673 (1947)

[1628] Pagé, E., L. M. Babineau: The Effect of Diet and Cold on Body Composition and Fat Distribution in the White Rat. Canad. J. Med. Sci. *31*, 22—40 (1953)
[1629] Page, I. H., L. E. Farr, A. A. Weech: The Effect of Prolonged Low Protein Diet on the Serum Lipids of Dogs. J. Biol. Chem. *121*, 111—116 (1937)
[1630] Paigen, K.: The Occurence of Several Biochemically Distinct Types of Mitochondria in Rat Liver. J. Biol. Chem. *206*, 947—957 (1954)
[1631] Painter, T. S.: Do Nuclei of Living Cells Contain More DNA than is Revealed by the Feulgen Stain? Texas Rep. Biol. Med. *13*, 659—666 (1955)
[1632] Palade, G. E.: The Fine Structure of Mitochondria. Anat. Rec. *114*, 427—452 (1952)
[1633] —: An Electron Microscope Study of the Mitochondrial Structure. J. Histochem. Cytochem. *1*, 188—219 (1953)
[1634] —: A Small Particulate Component of the Cytoplasm. J. Biophys. Biochem. cytol. *1*, 59—68 (1955)
[1635] —: The Endoplasmic Reticulum. J. Biophys. Biochem. cytol. *2*, suppl. 85—98 (1956)
[1636] —, P. Siekevitz: Liver Microsomes. An Integrated Morphological and Biochemical Study. J. Biophys. Biochem. cytol. *2*, suppl. 171—200 (1956)
[1637] —, —: Pancreatic Microsomes. An Integrated Morphological and Biochemical Study. J. Biophys. Biochem. cytol. *2*, suppl. 671—690 (1956)
[1638] —, G. Schidlowsky: Functional Association of Mitochondria and Lipide Inclusions. Anat. Rec. *130*, 352—353 (1958)
[1639] Panos, T. C., J. C. Finerty: Effects of a Fat-free Diet on Growing Female Rats with Special Reference to the Endocrine System. J. Nutr. *49*, 397—418 (1953)
[1640] —, —: Effects of a Fat-free Diet on Growing Male Rats with Special Reference to the Endocrine System. J. Nutr. *54*, 315—331 (1957)
[1641] —, —: Effects of Fat-free Diet on Growing Male Rats. Fed. Proc. *13*, 471—472 (1954)
[1642] Pappenheimer, A. M., J. Victor: "Ceroid" Pigment in Human Tissues. Am. J. Path. *22*, 395—413 (1946)

[1643] Pardee, A. B.: Nucleic Acid Precursors and Protein Synthesis. Proc. Nat. Acad. Sci. USA. *40*, 263—270 (1954)

[1644] Parks, H. E.: Observations on Mitochondria in the Fatty Liver of the Fasting Mouse. Anat. Rec. *130*, 435—436 (1958)

[1645] Parr, L. L., S. M. Mossberg, M. W. Rosenzweig, E. J. Breslar, G. Clark: An Alteration in the Nuclei of Rat Liver Cells in Starvation. Anat. Rec. *116*, 457—468 (1953)

[1646] —, —, E. J. Breslar, W. Dasler, G. Clark: Alteration in the Staining Characteristics of Rat Liver Cell Nuclei Caused by Protein and by Tryptophan Deficiencies. Anat. Rec. *125*, 725—730 (1956)

[1647] Pasinetti, A.: La fosfo-esterasi alcalina nella degenerazione vacolare epatica. 1. Ricerca qualitativa. Biol. Lat. *10*, 429—438 (1957)

[1648] Pasteels, J., L. Lison: La teneur en acide désoxyribonucléique des noyaux au repos. C. r. Ass. Anat. *63*, 375—380 (1951)

[1949] Patek, A. J., I. C. Plough, M. Beavens: Relative Effects of Protein and Lipotropic Substances in the Treatment of Nutritional Cirrhosis in Rats. Ann. N. Y. Acad. Sci. *57*, 772—775 (1954)

[1650] Paterni, L., G. Canali, N. Livia: Epatopatia sperimentale in ratti per carenza lipotropa e proteico-cistinica con aggiunta di tocoferolo. Sperimentale *102*, 202—217 (1952)

[1651] Payne, A. H., L. S. Kelly, M. R. White: Effect of Neoplastic Tissue on the Turnover of Liver Nucleic Acid. Cancer Res. *12*, 65—68 (1952)

[1652] Pearson, B., F. Grose, R. Green: Histochemical Changes in Liver Succinic Dehydrogenase during Rapid Growth Following Partial Hepatectomy. Am. J. Path. *35*, 139 bis 152 (1959)

[1653] Pecora, L. J., B. Highman: Organ Weights and Histology of Chronically Thiamine-deficient Rats and Their Pair-fed Controls. J. Nutr. *51*, 219—229 (1953)

[1654] Peretti, G.: Ricerche sull'avitaminosi B_6 sperimentale nel ratto albino. Boll. soc. ital. biol. sper. *17*, 326—328 (1942)

[1655] Perkins, H. R., S. S. Zilva: The Influence of Scurvy and Fall in Weight in Young Guinea Pigs on the Alkaline Phosphatase Content of the Serum and the Zones of Provisional Calcification. Biochem. J. *47*, 306—318 (1950)

[1656] Petermann, M. L., N. A. Mizen, M. G. Hamilton: The Macromolecular Particles of Normal and Regenerating Rat Liver. Cancer Res. *13*, 372—375 (1953)

[1657] —, M. G. Hamilton: The Influence of Age, Sex, Pregnancy, Starvation, and Other Factors on the Cytoplasmic Ribonucleoproteins of Rat Liver. J. Biophys. Biochem. cytol. *4*, 771—776 (1958)

[1658] Peters, K.: Variationsstatistische Untersuchungen über das Auftreten von Vakuolen in den Nucleolen von Hühnerherzfibroplasten in vitro nach der Einwirkung von Röntgenstrahlen, Megaphen und Kälte. Z. Zellfrschg. *44*, 14—26 (1956)

[1659] Peters, T. F.: Erscheinungen im Zellplasma und Kern nach Eiweißinjektion. Münch. Med. Wschr. 1951, 1824—1825

[1660] —: Vitalfluorescenz und Histochemie. Unter Berücksichtigung der Aufnahme von Eiweiß in Zellplasma und Zellkern. Acta histochem. *4*, 250—259 (1957)

[1661] Petrásek, R.: Liver Hexokinase Activity in Rats Adapted to Intermittent Starvation. Nature *183*, 329—330 (1959)

[1662] Petronelli, A.: L'acido ribonucleinico nel citoplasma delle cellule di alcuni organi (fegato, pancreas e reni) di Ratti albini tenuti a dieta steatogena (ipoproteica ed iperlipidica). Biol. Lat. *3*, 221—249 (1950)

[1663] Petronelli, A.: Azione dell'acido ribonucleinico ricavato dal lievito di birra nei ratti albini tenuti a dieta steatogena (ipoproteica ed iperlipidica). Atti Soc. med. chir. *28*, 26—35 (1950)

[1664] Pfiffner, J. J., O. D. Bird: Water Soluble Vitamins, Part I. Ann. Rev. Biochem. *25*, 397—434 (1956)

[1665] Pflüger, E.: Über den Glykogengehalt der Thiere im Hungerzustand. Arch. ges. Physiol. *91*, 119—134 (1902)

[1666] —: Über den Einfluß einseitiger Ernährung oder Nahrungsmangel auf den Glykogengehalt des thierischen Körpers. Arch. ges. Physiol. *119*, 117—126 (1907)

[1667] Pfuhl, W.: Untersuchungen über zweikernige Zellen. I. Die Berechnung der zweikernigen Zellen nach der Auszählung im mikroskopischen Schnitt. Z. mikrosk. anat. Frschg. *22*, 557—578 (1930)

[1668] —: Die mitotischen Teilungen der Leberzelle im Zusammenhang mit den allgemeinen Fragen über Mitose und Amitose. Z. Anat. Entwcklgesch. *109*, 99—133 (1939)

[1669] Phan, N. v., H. David: Zur Frage der Genese und Zahl groß- und zweikerniger Leberzellen bei Mäusen in und nach absolutem Hunger. Z. Zellfrschg. *48*, 653—660 (1958)

[1670] Phillips, P. H., F. J. Stare, C. A. Elvehjem: A Study of Tissue Respiration and Certain Reducing Substances in Chronic Fluorosis and Scurvy in the Guinea Pig. J. Biol. Chem. *106*, 41—61 (1934)

[1671] —, R. W. Engel: Some Histopathologic Observations on Chicks Deficient in the Chick Antidermatitis Factor or Pantothenic Acid. J. Nutr. *18*, 227—232 (1939)

[1672] Pilgrim, F. J., A. E. Axelrod, C. A. Elvehjem: The Metabolism of Pyruvate by Liver from Pantothenic Acid- and Biotin-deficient Rats. J. Biol. Chem. *145*, 237—240 (1942)

[1673] Pirani, C. L., C. G. Bly: Tissue Changes Closely Resembling Amyloidosis in Scorbutic Guinea Pigs. Am. J. Path. *25*, 822—823 (1949)

[1674] Pischinger, A.: Über die Struktur des Zellkernes. Ein experimenteller Beitrag zur Klärung cytologischer Strukturfragen. Protoplasma *39*, 567—587 (1950)

[1675] Pisi, E., G. Cavalli, E. Bottiglioni: Citochimica dell'epatacita e vitamina E. Neoplasie *9*, 414—437 (1956)

[1676] Pittoni, A., C. R. Rossi: Sul meccanismo d'azione dei fattori lipotropi. III. Influenza della colina sul metabolismo intermedio dei lipidi nel fegato. Arch. sci. Biol. (Italy) *38*, 26—32 (1954)

[1677] Plaut, G. W. E., J. J. Betheil, H. A. Lardy: The Relationship of Folic Acid to Formate Metabolism in the Rat. J. Biol. Chem. *184*, 795—805 (1950)

[1678] —, —: Water-soluble Vitamins, Part III. Ann. Rev. Biochem. *25*, 463—496 (1956)

[1678a] Plaut, W.: The Nucleus and Ribonucleic Acid Synthesis in Amoeba Proteus. Exper. Cell Res. Suppl. *6*, 69—77 (1959)

[1679] —, R. C. Rustad: Cytoplasmic Incorporation of a Ribonucleic Acid Precursor in Amoeba proteus. J. Biophys. Biochem. cytol. *3*, 625—630 (1957)

[1680] Poche, R.: Elektronenmikroskopische Untersuchungen zur Morphologie des Herzmuskels vom Siebenschläfer während des aktiven und des lethargischen Zustandes. Z. Zellfrschg. *50*, 332—360 (1959)

[1681] Pohl, W.: Zur Substruktur und Funktion von Leberzellorganellen. Münch. Med. Wschr. 1959, 334—336

[1682] Poležaeva-Šifman, A. S.: Einfluß der Außentemperatur und verschiedener Eiweißmengen in der Nahrung auf das Körpergewicht und einige Merkmale des Leberstoffwechsels in Verbindung mit dem Problem des optimalen Eiweißgehaltes der Nahrung. Biochimija *20*, 57—65 (1955)

[1683] Policard, A., C. A. Baud: Les structures inframicroscopiques normales et pathologiques des cellules et des Tissus. Masson et Cie Éd., Paris 1958

[1684] —, A. Collet, C. Reuet: Sur certains rapports inframicroscopiques entre mitochondries et éléments de réticulum endoplasmiques. Bull. microsc. appl. Ser. 2, *8*, 71—73 (1958)

[1685] —, —, S. Prégermain: Étude au microscope électronique de la formation des structures lipidiques au cours de la lipophanérose. Bull. microsc. appl. Ser. 2, *8*, 88—92 (1958)

[1686] Pollister, A. W.: Nucleoproteins of the Nucleus. Exper. Cell Res. *2*, 59—74 (1952)

[1687] —, C. Leuchtenberger: Nucleotide Content of the Nucleolus. Nature *163*, 360—361 (1949)

[1688] —, —: The Nucleoprotein Content of Whole Nuclei. Proc. Nat. Acad. Sci. USA. *35*, 66—71 (1949)

[1689] —, M. Himes, L. Ornstein: Localization of Substances in Cells. Fed. Proc. *10*, 629—639 (1951)

[1690] —, H. Swift, M. Alfert: Studies on the Desoxypentose Nucleic Acid Content of Animal Nuclei. J. cellul. comp. Physiol. *38*, suppl. 1, 101—119 (1951)

[1691] Popják, G.: Biosynthesis of Cholesterol and Related Substances. Ann. Rev. Biochem. *27*, 533—560 (1958)

[1692] Popow, L.: Ein Fall von Pylorusstenose. Samml. Warschauer Univklin. 1885

[1693] Popp, E. M., J. R. Totter: Studies on the Relationship between Folic Acid and Coenzyme A. J. Biol. Chem. *199*, 547—552 (1952)

[1694] Popper, H.: Beziehungen zwischen Leberfunktion und Leberstruktur. Wien. Klin. Wschr. 1953, 722—724

[1695] —, P. György, H. Goldblatt: Fluorescent Material (Ceroid) in experimental Nutritional Cirrhosis. Arch. Path. *37*, 161—168 (1941)

[1696] —, J. de la Huerga, D. Koch-Weser: Hepatic Injury due to Conditioned Sulfo Amino Acid Deficiency. Ann. N. Y. Acad. Sci. *57*, 936—947 (1954)

[1697] —, F. Schaffner: Nutritional Hepatic Injury. Arch. Internat. Med. *94*, 785—800 (1954)

[1698] —, P. B. Szanto, H. Elias: Transition of Fatty Liver into Cirrhosis. Gastroenterology *28*, 183—192 (1955)

[1699] Porter, K. R.: Observations on a Submicroscopic Basophilic Component of Cytoplasm. J. exper. Med. *97*, 727—750 (1953)

[1700) —: Electron Microscopy of Basophilic Components of Cytoplasm. J. Histochem. Cytochem. *2*, 346—375 (1954)

[1701] Potter, R.: Introductory Remarks on Nucleic Acid Metabolism. Texas Rep. Biol. Med. *15*, 127—133 (1957)

[1702] Potter, R. L., A. E. Axelrod, C. A. Elvehjem: The Riboflavin Requirement of the Dog. J. Nutr. *24*, 449—460 (1942)

[1703] Potter, V. R., H. L. Klug: Dietary Alteration of Enzyme Activity in Rat Liver. Arch. Biochem. *12*, 241—248 (1947)

[1704] —, J. M. Price, E. C. Miller, J. A. Miller: Studies on the Intracellular Composition of Livers from Rats Fed Various Aminoazo Dyes. III. Effects on Succinoxidase and Oxalacetic Acid Oxidase. Cancer Res. *10*, 28—35 (1950)

[1705] —, P. Siekevitz, H. C. Simonson: Latent Adenosinetriphosphatase Activity in Resting Rat Liver Mitochondria. J. Biol. Chem. *205*, 893—908 (1953)

[1706] Poulson, D. F., V. T. Bowen: Organization and Function of the Inorganic Constituents. Exper. Cell Res. suppl. *2*, 161—179 (1952)

[1707] Powell, L. T., R. F. Krause: Vitamin A Distribution in the Rat Liver Cell. Arch. Biochem. Biophys. *44*, 102—106 (1953)

[1708] Poznànskaya, A. A.: Effect of Biotin Deficiency in Chicks on the Synthesis of Serum Albumin in Microscopic Liver Sections and of Amylase in Microscopic Pancreas Sections. Biochimija *22*, 668—676 (1957)
[1709] Prescott, D. M.: Nuclear Synthesis of Cytoplasmic Ribonucleic Acid in Amoeba proteus. Anat. Rec. *127*, 349 (1957)
[1710] —: The Nucleus and Ribonucleic Acid Synthesis in Amoeba. Exper. Cell Res. *12*, 196—198 (1957)
[1711] —: The Nuclear Dependence of RNA Synthesis in Acanthamoeba sp. Exper. Cell Res. *19*, 29—34 1960)
[1712] Price, C. A., A. Fonnesu, R. E. Davies: Movements of Water and Ions in Mitochondria. Biochem. J. *64*, 754—768 (1956)
[1713] Price, J. M., J. A. Miller, E. C. Miller, G. M. Weber: Studies on the Intracellular Composition of Liver and Liver Tumor Rats Fed 4-dimethylaminoazobenzene. Cancer Res. *9*, 96—102 (1949)
[1714] —, —, —: Intracellular Distribution of Vitamin B_6 in Rat and Mouse Livers and Induced Rat Liver Tumors. Proc. Soc. exper. Biol. Med. *71*, 575—578 (1949)
[1715] —, —, —, G. M. Weber: Studies on the Intracellular Composition of Livers from Rats Fed Various Amino Azo Dyes. II. Cancer Res *10*, 18—28 (1950)
[1716] —, A. K. Laird: A Comparison of the Intracellular Composition of Regenerating Liver and Induced Liver Tumors. Cancer Res. *10*, 650—658 (1950)
[1717] Prigmore, J. R., J. W. Bothwell, J. N. Williams: Response of Liver Enzymes and Other Proteins to Amino Acid Deficient Diets. Proc. Soc. exper. Biol. Med. *88*, 43—46 (1955)
[1718] Prinz, F.: Über den gestaltlichen Abbau großer Fetttropfen in Leberzellen. Virchows Arch. Path. Anat. *331*, 616—622 (1958)
[1719] Puckett, H. L., F. H. Wiley: The Relation of Glycogen to Water Storage in the Liver. J. Biol. Chem. *96*, 367—371 (1932)

[1720] Quastel, J. H., A. H. M. Wheatley: An Effect of Ascorbic Acid on Fatty Acid Oxidation in the Liver. Biochem. J. *28*, 1014—1027 (1934)
[1721] Querner, F. R.: Der mikroskopische Nachweis von Vitamin A im animalen Gewebe. Zur Kenntnis der paraplasmatischen Leberzelleinschlüsse. Klin. Wschr. 1935, 1213 bis 1217

[1722] Rabinovitch, M.: Nucleolus and "Nucleolus Associated Chromatin" Acid Phosphatase Reaction. Nature *164*, 878 (1949)
[1723] Rabinovitz, M., M. E. Olson: Evidence for a Ribonucleoprotein Intermediate in the Synthesis of Globin by Reticulocytes. Exper. Cell Res. *10*, 747—749 (1956)
[1724] Rabinovitch, M., W. Plaut: Cytochemical and Autoradiographic Observations on Nuclear Ribonucleic Acid in Amoeba proteus. Exper. Cell Res. *10*, 120—124 (1956)
[1725] Ramalingaswami, V., P. S. Mennon, P. S. Venkatachalam: Infantile Pellagra; Reports on 5 Cases. Ind. Physician *7*, 229—237 (1948)
[1726] Raman, C. S.: Effect of Choline Deficiency on the Fatty Acids of Liver and Body Lipids in the Rat. Biochem. J. *52*, 320—323 (1952)
[1727] Randavel, C.: Contribution à l'étude histochimique du chondriome des cellules animales. C. r. Acad. Sci. *226*, 1107—1108 (1948)
[1728] Rao, M. V. R.: Dietetic Hepatic Lesions and Protein Deficiency. Nature *161*, 446—447 (1948)

[1729] Raoul, Y.: Recherches biochimiques sur les avitaminoses du group de la pellagra; influence de la vitamine B_2 sur le taux hépatique de vitamine PP chez le rat soumis à certains régimes synthétiques. Bull. Soc. chim. Biol. *27*, 371—373 (1945)

[1730] Rapoport, S.: The Distribution of Acid-soluble Nucleotides in the Livers of Rats, Fed and Fasting. J. Biol. Chem. *161*, 429—435 (1945)

[1731] —, E. Leva, G. M. Guest: The Distribution of Acid-soluble Phosphorus in the Livers of Rats, Fed and Fasting. J. Biol. Chem. *149*, 57—63 (1943)

[1732] —, H. G. Schweiger, W. Strassner: Zur wechselseitigen Beziehung von RNS und Eiweiß und der Rolle der RN bei der Proteinsynthese. Naturwissenschaften *43*, 18—19 (1956)

[1733] Rappaport, A. M., M. H. Knisely, J. H. Ridout, C. H. Best: Microcirculatory Changes in the Liver of Choline-deficient Rats. Proc. Soc. exper. Biol. Med. *97*, 522—524 (1958)

[1734] Rasch, E. M., H. Swift, B. S. Schweigert: Liver Nucleoproteins in Vitamin B_{12} Deficiency. Proc. Soc. exper. Biol. Med. *88*, 637—640 (1955)

[1735] Raso, M.: Sulle alterazioni anatomo-istopatologiche del fegato nelle avitaminosi. Minerva Med. II, 1184—1186 (1954)

[1736) Rather, L. J.: The Significance of Nuclear Size in Physiological and Pathological Processes. Erg. allg. Path. *38*, 127—199 (1958)

[1737] Ray, S. N., W. C. Weir, A. L. Pope, P. H. Phillips: Studies on the Concentration of some B-Vitamins in the Blood of Normal and Cobalt Deficient Sheep. J. Nutr. *34*, 595—599 (1947)

[1738] Rechcigl, M., S. Berger, J. K. Loosli, H. H. Williams: Effect of Protein-free Diet on the Vitamin A Storage in the Rat Liver. Nature *183*, 1597 (1959)

[1739] Redfearn, E. R.: The Effect of Vitamin A Deficiency on the Activity of the Liver Succinoxidase System in the Rat. Biochem. J. *64*, 39 P (1956)

[1740] Reen, R. v., P. B. Pearson: Magnesium Deficiency in the Duck. J. Nutr. *51*, 191—203 (1953)

[1741] Rees, E. D., D. L. Kline: Metabolism of Choline by Slices of Fatty Livers from Choline-deficient Rats. Am. J. Physiol. *193*, 431—434 (1958)

[1742] Register, U. D.: Effect of Vitamin B_{12} on Liver and Blood Non-protein Sulfhydryl Compounds. J. Biol. Chem. *206*, 705—709 (1954)

[1743] Reid, D. F., S. Lepkovsly: The Intermediary Metabolism of Tryptophane in Pyridoxine-deficient Rats. J. Biol. Chem. *155*, 299—303 (1944)

[1744] Reid, E., B. M. Stevens: Functions of Ribonucleic Acid in Liver Cytoplasm. Biochim. Biophys. acta *19*, 554—555 (1956)

[1745] —, —: Ribonucleic Acids in Liver Cytoplasm. Nature *182*, 441—444 (1958)

[1746] Reid, M. E.: Choline Studies with the Young Guinea Pig. Fed. Proc. *13*, 474 (1954)

[1747] —: Nutritional Studies with the Guinea Pig. B-Vitamins Other than Pantothenic Acid. Proc. Soc. exper. Biol. Med. *85*, 547—550 (1954)

[1748] —: Ascorbic Acid. Effects of Deficiency in Animals. In "The Vitamins" ed. by W. H. Sebrell, R. S. Harris, Vol. I., S. 269—347. Academic Press Inc., Publ. New York 1954

[1749] —: Nutritional Studies with the Guinea Pig. III. Choline. J. Nutr. *56*, 215—229 (1955)

[1750] Reis, P. J., J. L. Coote, T. S. Work: Protein Biosynthesis and Oxidative Phosphorylation in Isolated Liver Mitochondria. Nature *184*, 165—167 (1959)

[1751] Remmer, H.: Die Veränderungen der Plasmaproteine bei chronischem Eiweißmangel. Z. ges. Inn. Med. *3*, 228—235 (1948)

[1752] Remy, C., W. W. Westerfeld: The Effect of Diet on Xanthine Dehydrogenase in Chicken Tissues. J. Biol. Chem. *193*, 659—667 (1951)

[1753] Remy, R., N. Gerlich: Gesetzmäßigkeiten des Glykogenaufbaues in der Leber. Z. ges. Inn. Med. *7*, 334–336 (1952)
[1754] Renold, A. E., C. T. Teng, F. B. Nesbett, A. B. Hastings: Studies on Carbohydrate Metabolism in Rat Liver Slices. J. Biol. Chem *204*, 533–546 (1953)
[1755] —, J. Ashmore, A. B. Hastings: Regulation of Carbohydrate Metabolism in Isolated Tissues. Vitamins a. Hormones *14*, 139–185 (1956)
[1756] Rhodin, J.: Ergebnisse der elektronenmikroskopischen Erforschung von Struktur und Funktion der Zelle. Verh. Dtsch. Ges. Path. *41*. Tgg. (1957), 274–284 (1958)
[1757] Ri, K.: On the Influence of Various Kinds of Nutrition upon the Acetaldehyde Formation in the Liver. J. Biochem. *31*, 215–241 (1940)
[1758] Rice, H. G., C. M. Jackson: Effects of Fat-free Diet on Histological Fats in Various Organs of the Rat. Proc. Soc. exper. Biol. Med. *31*, 814–816 (1934)
[1759] Rich, A. R., J. D. Hamilton: Further Studies on Cirrhosis of Liver Produced by Dietary Deficiency. Tr. A. Am. Physic. *55*, 133–140 (1940)
[1760) Richert, D. A., W. W. Westerfeld: Purine Metabolism in Rat Liver Homogenates. J. Biol. Chem. *184*, 203–209 (1950)
[1761] —, —: The Effect of Diet on Tissue Choline Oxidase. J. Biol. Chem. *199*, 829–833 (1952)
[1762] —, —: Vitamin E Deficiency and Xanthine Oxidase in Rabbits. Proc. Soc. exper. Biol. Med. *84*, 468–470 (1953)
[1763] Richter, G.: Zur Frage der RNS-Synthese in kernlosen Teilen von Acetabularia. Naturwissenschaften *44*, 520–521 (1957)
[1764] Richter, G. W.: Structure and Disposition of Hemosiderin in Cells as Disclosed by Electron Microscope: Relationship of Ferritin and Hemosiderin. Am. J. Path. *33*, 590 (1957)
[1765] —: A Study of Hemosiderosis with the Aid of Electron Microscope with Observations on the Relationship between Haemosiderin and Ferritin. J. exper. Med. *106*, 203–218 (1957)
[1766] Richterich, R.: Enzymopathologie. Springer-Verlag, Berlin, Göttingen, Heidelberg 1958
[1767] Ricker, W. A.: Review of Certain Aspects of Pathologic Physiology of Cirrhosis of the Liver. Northwest Med. *48*, 319–320 (1949)
[1768] Ridout, J. H., C. C. Lucas, J. M. Patterson, C. H. Best: The Effect of Varying Amounts of Dietary Cholesterol and of Choline upon Liver Lipids. Biochem. J. *52*, 79–83 (1952)
[1769] Ries, E.: Wann erlischt die mitotische Vermehrungsfähigkeit der Gewebe? Z. mikrosk. anat. Frschg. *43*, 558–566 (1938)
[1770] —, M. Gersch: Biologie der Zelle. B. G. Teubner, Leipzig 1953
[1771] Riggs, T. R., D. M. Hegstedt: The Effect of Pantothenic Acid Deficiency on Acetylation in Rats. J. Biol. Chem. *172*, 539–545 (1948)
[1772] —, —: Some Factors Affecting the Acetylation of p-aminobenzoic Acid in the Rat. J. Biol. Chem. *178*, 669–675 (1949)
[1773] Rinehart, J. F., L. D. Greenberg: Vitamin B_6 Deficiency in the Rhesus Monkey. Am. J. clin. Nutr. *4*, 318–325 (1956)
[1774] Robbers, H., K. Rümelin: Fettleber-Zirrhose. Acta hepatol. *3*, I/102–I/123 (1955)
[1775] Robertis, E. de: The Nucleo-cytoplasmic Relationship and the Basophilic Substance (Ergastoplasm) of Nerve Cells (Electron Microscopic Observations). J. Histochem. Cytochem. *2*, 341–345 (1954)
[1776] —, D. Sabatini: Submicroscopic Changes of Mitochondria and the Liposomes of the Adrenocortex in Normal Hamsters. Anat. Rec. *130*, 403 (1958)

[1777] Roberts, H. S.: Changes in Mitochondrial Form. Anat. Rec. *104*, 163—187 (1949)
[1778] Robertson, J. D.: The Ultrastructure of Cell Membrans. Anat. Rec. *130*, 440 (1958)
[1778a] —: The Ultrastructure of Cell Membranes and Their Derivatives. Biochem. Soc. Symp. *16*, 3—43 (1959)
[1779] Robertson, W. v. B., H. Kahler: Riboflavin Content of Tumor Tissues. J. Nat. Cancer Inst. *2*, 595—600 (1941/42)
[1780] —: Concentration of Collagen in Guinea Pig Tissues in Acute and Prolonged Scurvy. J. Biol. Chem. *187*, 673—677 (1950)
[1781] Rodbell, M., D. J. Hanakan: Lecithin Synthesis in Liver. J. Biol. Chem. *214*, 607—618 (1955)
[1782] Roessle, R.: Allgemeine Pathologie und pathologische Anatomie. Bedeutung und Ergebnisse der Kriegspathologie. Jahreskurs ärztl. Fortbld. *10*, 15—46 (1919)
[1783] Rolly: Über die Neubildung von Glykogen bei glykogenfreien und auf Karenz gesetzten Kaninchen. Dtsch. Arch. klin. Med. *83*, 107—128 (1905)
[1784] Rose, J. A., B. S. Schweigert: Effect of Vitamin B_{12} on Nucleic Acid Metabolism of the Rat. Proc. Soc. exper. Biol. Med. *79*, 541—544 (1952)
[1785] Rosecan, M., G. P. Rodnan, S. S. Chernick, K. Schwarz: Acetate-2-C^{14} Utilization in Dietary Necrotic Liver Degeneration. J. Biol. Chem. *217*, 967—976 (1955)
[1786] Rosenkrantz, H.: Studies in Vitamin E Deficiency. I. The Oxygen Consumption of Various Tissues from the Rabbit. J. Biol. Chem. *214*, 789—797 (1955)
[1787] Rosenthal, H. L., L. Cravitz: Organ, Urine and Feces Vitamin B_{12} Content of Normal and Starved Rabbits. J. Nutr. *64*, 281—290 (1958)
[1788] Rosenthal, O., J. C. Fahl, G. M. Karn, C. S. Rogers: Effect of Protein Starvation on Enzyme Activity of Normal and Regenerating Rat Liver. Fed. Proc. *9*, 220—221 (1950)
[1789] —, C. S. Rogers, H. M. Vars, C. C. Ferguson: Arginase, Adenosinepyrophosphatase and Rhodanese Levels in the Liver of Rats. J. Biol. Chem. *185*, 669—680 (1952)
[1790] —, J. C. Fahl, H. M. Vars: Qualitative and Quantitative Changes in Alkaline Phosphatase Activity of Regenerating Rat Liver. Am. J. Physiol. *171*, 604—611 (1952)
[1791] —, —, —: Response of Alkaline Phosphatase of Rat Liver to Protein Depletion and Inanition. J. Biol. Chem. *194*, 299—309 (1952)
[1792] —, H. M. Vars: Response to Fasting of Hepatic Arginase, Alkaline Phosphatase, and Rhodanese in Protein-depleted Rats. Proc. Soc. exper. Biol. Med. *86*, 555—558 (1954)
[1793] Roskin, G. J., M. E. Struve, T. I. Skljar: Histochemie der Succinodehydrase aus embryonalen Zellen und den Zellen maligner Tumoren. Dokl. Akad. Nauk SSSR N. S. *84*, 345—348 (1952)
[1794] Ross, M. H., W. G. Batt: Alkaline Phosphatase Activity and Diet. J. Nutr. *60*, 137 bis 144 (1956)
[1795] —, —: Diet-age Pattern for Hepatic Enzyme Activity. J. Nutr. *61*, 39—49 (1957)
[1796] Rossi, C. S.: Meccanismo dell'azione lipotropa della colina confrontato con quello della betaina. Arch. Sci. Biol. *39*, 450—455 (1955)
[1797] Rossiter, R. J.: Biochemistry of Cell Fractions. Canad. J. Biochem. Physiol. *35*, 579 bis 597 (1957)
[1798] Roth, J. S., J. B. Allison: The Effect of Feeding Excess Glycine, L-Arginase and DL-Methionine to Rats on a Casein Diet. Proc. Soc. exper. Biol. Med. *70*, 327—330 (1949)
[1799] Rotherham, J., J. L. Irvin, E. M. Irvin: Desoxyribonucleoproteins of the Nuclei of Rat Liver Cells. Fed. Proc. *13*, 285 (1954)

[1800] Rothschild, M. A.: Zur Physiologie des Cholesterinstoffwechsels. V. Der Cholesteringehalt des Blutes und einiger Organe im Hungerzustand. Beitr. Path. Anat. *60*, 227 bis 231 (1915)

[1801] Rothstein, A.: The Enzymology of the Cell Surface. Protoplasmatologia Bd. II, E 4. Springer-Verlag Wien

[1802] Rouiller, C.: Les canalicules biliaires. Étude au microscope électronique. C. r. Soc. Biol. *148*, 2008—2011 (1954)

[1803] —: Les canalicules biliaires. Étude au microscope électronique. Acta anat. *26*, 94—109 (1956)

[1804] —: Contribution de la microscope électronique à l'étude normale du foie et pathologique. Ann. d'Anat. Path. NS *2*, 548—562 (1957)

[1805] —, H. Gansler: Les modifications des mitochondries du foie et du rein chez le rat à jeun et réalimenté. Symp. "Fine Structure of Cells", S. 82—85 Lejden 1954

[1806] —, —: Contribution à la pathologie des mitochondries. Bull. Microsc. appl. Ser. 2, *5*, 17—18 (1955)

[1807] Roulet, F. C.: Versuche über die experimentelle Lebercirrhose durch Cholinmangel und deren therapeutische Beeinflussung. Schweiz. Med. Wschr. 1958, 86—89

[1808] Ruebner, B., J. L. Bramhall, G. R. Berry: Experimental Virus Hepatitis in Choline-deficient Mice with Fatty Livers. Arch. Path. *66*, 165—169 (1958)

[1809] —, —: Effect of Dietary Protein on the Severity of Experimental Mouse Hepatitis. Nature *183*, 609—610 (1959)

[1810] Rüttner, J. R., A. Vogel: Elektronenmikroskopische Untersuchungen an der Lebersinusoidwand. Verh. Dtsch. Ges. Path. *41*. Tgg. (1957), 314—320 (1958)

[1811] —, R. Rondez, R. Gassmann: Histochemische Untersuchungen an der toxisch geschädigten Rattenleber. Schweiz. Z. Path. *22*, 294—300 (1959)

[1812] Rumjantzew, A. W.: Der Kernapparat bei dauerndem Eiweißmangel. Arch. Pat. (Moskau) *11*, 48—52 (1949)

[1813] Ruppel, W.: Organveränderungen bei E-avitaminotischen Ratten. Arch. exper. Path. Pharm. *206*, 584—600 (1949)

[1814] Rusch, H. P., B. E. Kline: Inhibition of Phospholipid Oxidation by Carcinogenic and Related Compounds. Cancer Res. *1*, 465—472 (1941)

[1815] —, C. A. Baumann, J. A. Miller, B. E. Kline: Experimental Liver Tumors. A A A S Res. Conf. Cancer 1945, 267—287

[1816] Ruska, H.: Die gegenwärtige Entwicklung der morphologischen Grundlagen in Zytologie und Zytopathologie. Zbl. Bakt. I, *166*, 546—553 (1956)

[1817] Russell, W. O., C. P. Callaway: Pathologic Changes in the Liver and Kidneys of Guinea Pigs Deficient in Vitamin C. Arch. Path. *35*, 546—552 (1943)

[1818] Ruthenstroth-Bauer, G., K. Zeininger: Die Membranen von Leberzellen und deren geformte Bestandteile. Naturwissenschaften *43*, 426 (1956)

[1819] Rutman, J., R. J. Rutman, H. Tarver: Studies on Protein Synthesis. V. The Effect of Diet and Fasting on the Incorporation of Methionine-S^{35} into Liver Protein. J. Biol. Chem. *212*, 95—103 (1955)

[1820] Ryan, S., N. J. Wade: Choline Deficiency and Mitochondrial Morphology in the Rat. Fed. Proc. *16*, 111 (1957)

[1821] Ryerson, S. J., P. J. McMillan, R. A. Mortensen: Effects of Vitamin E Deficiency on Tissue and Erythrocyte Glutathione. J. Biol. Chem. *233*, 1172—1174 (1958)

[1822] Ryser, H., H. Aebi, A. Zuppinger: Veränderungen in der Mitochondrienfraktion der Rattenleber nach Total- und Leberfeldbestrahlung. Experientia *10*, 304 (1954)

[1823] Sabato, G. d.: Paper Electrophoresis of Cytoplasmic Proteins from Normal and Pathological Liver Cells. Experientia *12*, 385—386 (1956)

[1824] Sachar, L. A., A. Horvitz, R. Elman: Studies on Hypoalbuminemia Produced by Protein Deficient Diets. I. Hypoalbuminemia as a Quantitative Measure of Tissue Protein Depletion. J. exper. Med. *75*, 453—459 (1942)

[1825] Sachs, H. W.: Über die Leberverfettung. Virchows Arch. Path. Anat. *307*, 253–280 (1941)

[1826] —: Vitamin A und Leberverfettung. Virchows Arch. Path. Anat. *309*, 712—725 (1942)

[1827] Sacks, J., P. D. Hurley, J. M. Young: The Metabolic Inhomogeneity of Ribonucleic Acid Phosphorus. J. Biol. Chem. *214*, 723—730 (1955)

[1828] Sahasrabudhe, M. R., M. V. L. Rao: Effect of Vitamin B_{12} on the Synthesis of Protein and Nucleic Acids in the Liver. Nature *168*, 605—606 (1951)

[1829] Sahyun, M.: Proteins and Amino Acids in Nutrition. Reinhold Publ. Corp. N. Y. 1948

[1830] —, J. M. Luck: The Influence of Epinephrine and Insulin on the Distribution of Glycogen in Rabbits. J. Biol. Chem. *85*, 1—20 (1929)

[1831] Saidov, S. M.: Die Verteilung der Nukleinsäuren in den Zellkernen der normalen Leber und des Impfhepatoms von Mäusen. Bull. eksp. biol. Med. (Moskau) *45*, 45—47 (1958)

[1832] Saka, M. O., Ü. Sipahioglu: Lipolytic Activity of Liver Tissue of Rats on a Diet Deficient in Essential Fatty Acids. Am. J. Phys. *174*, 49—50 (1953)

[1833] Salander, R. C., A. R. Patton: Free Amino Acids in Chick Livers as Altered by Vitamin B_{12} and Fasting. J. Nutr. *47*, 469—476 (1952)

[1834] Salmon, W. D., D. H. Copeland: Liver Carcinoma and Related Lesions in Chronic Choline Deficiency. Ann. N. Y. Acad. Sci. *57*, 664—677 (1954)

[1835] —, —, M. J. Burns: Hepatomas in Choline Deficiency. J. Nat. Cancer Inst. *15*, suppl. 1549—1568 (1955)

[1836] Salvioli, J., I. Sacchetto: Untersuchungen über den Metabolismus der Lipoide und der Fette in den Leberzellen hungernder oder mit Phosphor vergifteter Tiere. Frankf. Z. Path. *28*, 111—130 (1922)

[1837] Samuels, L. T.: The Relation of Ascorbic Acid Metabolism in the Rat to Diets High in Protein, Carbohydrate or Fat. J. Nutr. *36*, 205—213 (1948)

[1838] Sanadi, D. R., D. M. Greenberg: Effect of Amino Acid Deficiencies on Incorporation of Radioactive Carbon-labelled Amino Acids in Animal Tissue Proteins. Proc. exper. Biol. Med. *69*, 162—163 (1948)

[1839] Sarett, H. P., W. A. Perlzweig: The Effect of Protein and B Vitamin Levels of the Diet upon the Tissue Content and Balance of Riboflavin and Nicotinic Acid in Rats. J. Nutr. *25*, 173—183 (1943)

[1840] Sauberlich, H. E., C. A. Baumann: The Amino Acid Content of Certain Normal and Neoplastic Tissues. Cancer Res. *1*, 67—71 (1951)

[1841] Sauser, G.: Die Größe des Zellkerns in verschiedenen Tierklassen unter Berücksichtigung des Geschlechts, der Domestikation und Kastration. Z. Zellfrschg. *23*, 677—700 (1936)

[1842] Savinovskaja, A. A.: Über den Bau und die funktionelle Bedeutung des Kernkörperchens. Usp. sovr. biol. (Moskau) *46*, 156—173 (1958)

[1842a] Schabadasch, A. L.: Cytochemische Kennzeichen der Ribonucleoproteide in den Mitochondrien und dem Ergastoplasma. Citologija (Moskau) *1*, 15—34 (1959)

[1843] Schaefer, A. E., C. K. Whitehair, C. A. Elvehjem: The Importance of Riboflavin Pantothenic Acid, Niacin and Pyridoxine in the Nutrition of Foxes. J. Nutr. *34*, 131 bis 139 (1947)

[1844] Schaefer, A. E., W. D. Salmon, D. R. Strength: Interrelationship of Vitamin B_{12} and Cholin II. Effect on Growth of the Chick. Proc. Soc. exper. Biol. Med. *71*, 202—204 (1949)

[1845] —, D. H. Copeland, W. D. Salmon: The Occurrence of Neoplasms in Chickens as a Result of Prolonged Choline Deficiency. Cancer Res. *9*, 608 (1949)

[1846] —, W. D. Salmon, D. R. Strength: Role of Vitamin B_{12} and Methyl Donors in Lipotropism and Transmethylation in the Rat and Chick. Fed. Proc. *9*, 369—370 (1950)

[1847] —, D. H. Copeland, W. D. Salmon, O. M. Hale: The Influence of Riboflavin, Pyridoxine, Inositol, and Protein Depletion-Repletion upon Choline Deficiency Induced Neoplasms. Cancer Res. *10*, 239 (1950)

[1848] —, —, —, —: The Influence of Riboflavin, Pyridoxine, Inositol, and Protein Depletion-Repletion upon the Induction of Neoplasms by Choline Deficiency. Cancer Res. *10*, 786 bis 792 (1950)

[1849] —, —, —: Duodenal Ulcers, Liver Damage, Anemia, and Edema of Chronic Choline Deficiency in Dogs. J. Nutr. *43*, 201—221 (1951)

[1850] —, W. D. Salmon, D. R. Strength: The Influence of Vitamin B_{12} on the Utilization of Choline Precursors by the Chick. J. Nutr. *44*, 305—311 (1951)

[1851] Schaffner, F., H. Popper: Nutritional Hepatic Injury. Arch. internat. Med. *94*, 785 bis 800 (1954)

[1852] Schenk, E. G., H. Wollschitt: Untersuchungen über die Abhängigkeit des Baues der Gewebeeiweißstoffe von der Stoffwechselform des Organismus. IV. Altersveränderungen; Avitaminosen. Arch. exper. Path. Pharm. *173*, 278—282 (1933)

[1853] Schettler, G.: Histochemisch nachweisbares Gewebseisen nach Fett- und Cholesterinfütterung. Z. exper. Med. *115*, 100—106 (1949)

[1854] —: Cholesterin und Phosphatide bei der hungernden Maus. Arch. ges. Physiol. *251*, 398—403 (1949)

[1855] Schifrin, A.: Der Einfluß qualitativ verschiedener Ernährungsformen auf die durch Salvarsan hervorgerufenen Lebernekrosen. Virchows Arch. Path. Anat. *287*, 175—202 (1932)

[1856] Schiller, E.: Variationsstatistische Untersuchungen über Kerneinschlüsse und -kristalle in der menschlichen Leber. Z. Zellfrschg. *34*, 337—355 (1949)

[1857] —: Kerneinschlüsse und Amitose. Z. Zellfrschg. *34*, 356—361 (1949)

[1858] Schiller, W.: Gewebsfixierung unter Erhaltung der basischen Kernfärbung. Z. Zellfrschg. *11*, 63—178 (1930)

[1859] Schlenk, F.: Biosynthesis of Nucleosides and Nucleotides. In "The Nucleic Acids" ed. by E. Chargaff, J. N. Davidson, Bd. II, S. 309—339. Academic Press Inc., Publ. New York 1955

[1860] Schlicht, I.: Experimentelle Untersuchungen über den Ablauf der Leberverfettung bei Hunger und Sauerstoffmangel. Virchows Arch. Path. Anat. *326*, 568—581 (1955)

[1861] —: Experimentelle Untersuchungen über Lebernekrosen im absoluten Hungerzustand. Virchows Arch. Path. Anat. *330*, 436—454 (1957)

[1862] Schmaus, H., A. Böhm: Über einige Befunde in der Leber bei experimenteller Phosphorvergiftung und Strukturbilder von Leberzellen. Virchows Arch. Path. Anat. *152*, 261 bis 297 (1898)

[1863] —, E. Albrecht: Zur funktionellen Struktur der Leberzelle. v. Kupffersche Festschrift Jena 1899, 325—338

[1864] Schmidt, C. G.: Über das Cytochromsystem der Leber bei kurzfristigem Hunger. Klin. Wschr. *34*, 457—463 (1956)

[1865] Schmidt, E., F. W. Schmidt, E. Wildhirt: Vergleichende Aktivitätsbestimmungen von Enzymen des energieliefernden Stoffwechsels in der menschlichen und in der Rattenleber. Klin. Wschr. *36*, 172–176 (1958)

[1866] Schmitt, J. A., H. G. Petering: Xanthine Oxidase in the Livers of Rats Receiving Purified and Stock Diets. J. Biol. Chem. *179*, 489–490 (1949)

[1867] Schmidt, M. B.: Einfluß eisenreicher und eisenarmer Nahrung auf Blut und Körper. Jena 1928

[1868] Schneider, G.: Studien zur Korrelation der Eiweißkörper, des Blutplasmas und der Organe bei experimenteller Dysproteinaemie. Virchows Arch. Path. Anat. *327*, 343 bis 353, 354–365 (1955)

[1869] Schneider, W. C.: Biochemical Constitution of Mammalian Mitochondria. J. Histochem. Cytochem. *1*, 212–233 (1953)

[1870] –, A. Claude, G. H. Hogeboom: The Distribution of Cytochrome C and Succinoxidase in Rat Liver Fractions. J. Biol. Chem. *172*, 451–458 (1948)

[1871] –, G. H. Hogeboom, H. E. Ross: Intracellular Distribution of Enzymes. VII. The Distribution of Nucleic Acids and Adenosinetriphosphatase in Normal Mouse Liver and Mouse Hepatoma. J. Nat. Cancer Inst. *10*, 977–978 (1950)

[1872] –, –: Cytochemical Studies of Mammalian Tissues: The Isolation of Cell Components by Differential Centrifugation. Cancer Res. *11*, 1–22 (1951)

[1873] –, –: Intracellular Distribution of Enzymes. X. Desoxyribonuclease and Ribonuclease. J. Biol. Chem. *198*, 155–164 (1952)

[1874] –, –, E. Shelton, M. J. Striebich: Encymatic and Chemical Studies on the Liver and Liver Mitochondria of Rats Fed 2-methyl- or 3'methyl-4-dimethylaminoazobenzene Cancer Res. *13*, 285–288 (1953)

[1875] –, –: Biochemistry of Cellular Particles. Ann. Rev. Biochem. *25*, 201–224 (1956)

[1876] Schoen, R.: Unterernährung, Fehlernährung und Überernährung. In „Die Ernährung". Hrsg. K. Lang, R. Schoen, S. 196–268. Springer-Verlag, Berlin, Göttingen, Heidelberg 1952

[1877] Schoenheimer, R., D. Rittenberg: Deuterium as an Indicator in the Study of Intermediary Metabolism. J. Biol. Chem. *120*, 155–165 (1937)

[1878] Schönholzer, G.: Der Einfluß des Thyroxins auf die Eiweißspeicherung in der Leber. Beitr. Path. Anat. *97*, 526–544 (1936)

[1879] Schrader, G. A., C. O. Prickett, W. D. Salmon: Symptomatology and Pathology of Potassium and Magnesium Deficiences in the Rat. J. Nutr. *14*, 85–104 (1937)

[1880] Schreier: Der Proteinstoffwechsel der Leber. Klin. Wschr. *37*, 210 (1959)

[1881] Schröter, G.: Variationsstatistische Untersuchungen über die Kerngrößen in den Leberzellen der weißen Maus bei verschiedener Fütterung. Z. Zellfrschg. *26*, 481–506 (1937)

[1882] Schulten, H.: Die Hungerkrankheit. K. F. Haug, Berlin-Saulgau 1946

[1883] Schultz, E. W., E. M. Hall, H. V. Baker: Repair of the Liver Following the Injection of Chloroform into the Portal System. J. Med. Res. *44*, 207–230 (1923)

[1884] Schultz, J.: On the Nature of Labile Protein. I. The Cathepsin II Activity of the Liver and Kidney of the Fed and Fasted Rabbit. J. Biol. Chem. *178*, 451–458 (1949)

[1885] Schultze, M. O.: The Effect of Deficiencies in Copper and Iron on the Cytochrome Oxidase of Rat Tissues. J. Biol. Chem. *129*, 729–737 (1939)

[1886] –: Nutritional Value of Plant Materials. II. Prevention of Acute Uremia of the Newborn Rat by Vitamin B_{12}. Proc. Soc. exper. Biol. Med. *72*, 613–616 (1949)

[1887] –, C. A. Elvehjem, E. B. Hart: Studies on the Copper and Iron Content of Tissues and Organs in Nutritional Anemia. J. Biol. Chem. *116*, 93–106 (1936)

[1888] Schultze, M. O., K. A. Kuiken: The Effect of Deficiencies in Copper and Iron on the Catalase Activity of Rat Tissues. J. Biol. Chem. *137*, 727—734 (1941)

[1889] Schultzen, O.: Beitrag zur Lehre vom Stoffwechsel bei Inanition. Arch. Anat. Physiol. 1863, 31—40

[1890] Schulz, F. N.: Über den Fettgehalt des Blutes beim Hunger. Arch. ges. Physiol. *65*, 299—307 (1896)

[1891] —: Über die Ursache der Zunahme der Eiweißzersetzung während des Hungerns. Z. Biol. *41*, 368—377 (1901)

[1892] Schulz, H.: Vergleichende elektronenmikroskopische Beobachtungen zur intrazellulären Eisenablagerung. Exper. Cell Res. *11*, 651—653 (1956)

[1892a] —: Die submikroskopische Anatomie und Pathologie der Lunge. Springer-Verlag, Berlin, Göttingen, Heidelberg 1959

[1893] —, H. Löw, L. Ernster, F. S. Sjöstrand: Elektronenmikroskopische Studien an Leberschnitten von Thyroxin-behandelten Ratten. Electron Microscopy Proc. Stockholm Conf. 1956, 134—137

[1894] Schumacher, H. H.: Zur Topographie von Reduktionsorten im Leberläppchen. Verh. Dtsch. Des. Path. *40*. Tgg. (1956), 254—260 (1956)

[1895] —, R. Schindler: Zur Morphologie der E-Avitaminose. Zbl. Path. *96*, 563—571 (1957)

[1896] Schwartz, C., E. B. Scott, R. L. Ferguson: Histopathology of Amino Acid Deficiencies. I. Phenylalanine. Anat. Rec. *110*, 313—328 (1951)

[1897] Schwarz, K.: Über einen tödlichen, ernährungsbedingten Leberschaden und das Vorkommen von Leberschutzstoffen. Z. physiol. Chem. *281*, 101-116 (1944)

[1898] —: Über die Lebertranschädigung der Ratte und ihre Verhütung durch Tocopherol. Z. physiol. Chem. *283*, 106—112 (1948)

[1899] —: Dietetic Hepatic Injuries and the Mode of Action of Tocopherol. Ann. N. Y. Acad. Sci. *52*, 225—230 (1949)

[1900] —: Production of Dietary Necrotic Liver Degeneration Using American Torula Yeast. Proc. Soc. exper. Biol. Med. *77*, 818—823 (1951)

[1901] —: A Hitherto Unrecognized Factor against Dietary Necrotic Liver Degeneration in American Yeast (Factor 3). Proc. Soc. exper. Biol. Med. *78*, 852—856 (1951)

[1902] —: Sulfur-containing Amino Acids and Vitamin E in Dietary Necrotic Liver Degeneration. Fed. Proc. *11*, 455—456 (1952)

[1903] —: Influence of Food Supply and Fat Intake on Dietary Necrotic Liver Degeneration. Fed. Proc. *13*, 477 (1954)

[1904] —: Introduction: Liver Necrosis Versus Fatty Liver and Cirrhosis. Ann. N. Y. Acad. Sci. *57*, 617—621 (1954)

[1905] —, W. Mertz: Terminal Phase of Dietary Liver Necrosis in the Fat. Metabolism Clin. exper. *8*, 79 (1959)

[1906] Schwarz, L.: Einfluß der Ernährung auf die Eisenspeicherung der Leber und Milz der weißen Maus (Beitrag zum Eisenstoffwechsel). Virchows Arch. Path. Anat. *269*, 638 bis 662 (1928)

[1907] Schweigert, B. S., J. M. McIntire, C. A. Elvehjem: Effect of Composition of the Diet on the Vitamin Content of Rat Tissues. Arch. Biochem. *3*, 113—120 (1944)

[1908] —, H. E. Sauberlich, C. A. Elvehjem, C. A. Baumann: Dietary Protein and the Vitamin B_6 Content of Mouse Tissue. J. Biol. Chem. *165*, 187—196 (1946)

[1909] Schwietzer, C. H.: Eiweißmangel als ätiologisches Moment der Hämochromatose. Dtsch. Med. Wschr. 1952, 17—20

[1910] Scott, E. B.: Histopathology of Amino Acid Deficiencies. III. Histidine. Arch. Path. *58*, 129–141 (1954)

[1911] —: Histopathology of Amino Acids Deficiencies. IV. Tryptophan. Arch. Path. *31*, 1111–1130 (1955)

[1912] —: Histopathological Effects of a Tryptophane-deficient Diet on the Liver, Thymus and Myocardium of the Rat. Anat. Rec. *121*, 365 (1955)

[1913] —: Histopathology of Amino Acid Deficiencies. V. Isoleucine. Proc. Soc. exper. Biol. Med. *92*, 134–140 (1956)

[1914] —: Observations of Skeletal Muscle Responses and Liver Glycogen Retention in Isoleucine-deficient Rats. Anat. Rec. *124*, 359 (1956)

[1915] —, C. Schwartz: Histopathology of Amino Acid Deficiencies. II. Threonine. Proc. Soc. exper. Biol. Med. *84*, 271–276 (1953)

[1916] Scott, M. L., F. W. Hill, L. C. Norris, D. C. Dobson, T. S. Nelson: Studies on Vitamin E in Poultry Nutrition. J. Nutr. *56*, 387–402 (1955)

[1917] Scriba, K.: Zur Pathologie der Mangelkrankheiten (Morphologische Untersuchungen über B-Avitaminosen und Eiweißmangelernährung an jungen Albinoratten). Beitr. Path. Anat. *104*, 77–138 (1940)

[1918] Scrimshaw, N. S., M. Behar, C. Perez, F. Viteri: Nutritional Problems of Children in Central America and Panama. Pediatrics *16*, 378–397 (1955)

[1919] —, —, G. Arroyave, F. Viteri, C. Tejada: Characteristics of Kwashiorkor. (Syndrome pluricarencial de la infancia). Fed. Proc. *15*, 977–985 (1956)

[1920] —, G. Arroyave, R. Bressani: Nutrition. Ann. Rev. Biochem. *27*, 403–426 (1958)

[1921] Scudi, J. V., M. Hamlin: The Effect of Pantothenic Acid Deficiency on the Blood Lipids of the Dog. J. Nutr. *24*, 273–282 (1942)

[1922] Sealock, R. R., B. Ziegler, R. L. Driver: The Relation of Vitamin C to the Metabolism of Melanin Pigment Precursors, Tyrosine and Dihydroxyphenylalanin. J. Biol. Chem. *128*, LXXXIX (1939)

[1923] —, T. H. Lan: Dihydroxyphenylalanine Metabolism in the Presence of Kidney and Liver Slices of Normal and Scorbutic Guinea Pigs. J. Biol. Chem. *167*, 689–697 (1947)

[1924] Sebrell, W. H.: Fatty Degeneration of the Liver and Kidneys in the Dog Apparently Associated with Diet. Publ. Health Rep. U. S. *44*, 2697–2701 (1929)

[1925] —: "Yellow Liver" of Dogs (Fatty Infiltration) Associated with Deficient Diets. Nat. Inst. Health Bull. *162*, 23–35 (1933)

[1926] —, R. H. Onstott, D. J. Hunt: Treatment of Blacktongue with Preparation Containing "Filtrate Factor" and Evidence of Riboflavin-deficiency in Dogs. Publ. Health Rep. U. S. *52*, 427–433 (1937)

[1927] Sedlmayer, G., H. Holzer: Pyrazolone und energiereiches Phosphat. Klin. Wschr. 1956, 133–134

[1928] Seegers, W. H.: A Study of Protein Anabolism and Catabolism on a Nitrogenfree Diet. Am. J. Physiol. *121*, 231–241 (1938)

[1929] Seifter, S., D. M. Harkness, B. Feldman, L. Rubin, E. Muntwyler: Concentration Changes of Certain Vitamins and Enzymes in Livers of Rats on Protein-free Diet. Fed. Proc. 7, 187 (1948)

[1930] —, —, L. Rubin, E. Muntwyler: The Nicotinic Acid, Riboflavin, d-Aminooxydase and Arginase Levels of the Livers of Rats on a Proteinfree Diet. J. Biol. Chem. *176*, 1371 bis 1380 (1948)

[1931] Seifter, S., E. Muntwyler, D. M. Harkness: Some Effects of Continued Deprivation, with and without Methionine Supplementation on Intracellular Liver Components. Proc. Soc. exper. Biol. Med. *75*, 46 (1950)
[1932] Selberg, W.: Pathologische Anatomie der Unterernährung. Synopsis *1*, 23—50 (1948)
[1933] Sellers, E. A.: Dietary Factors and Hepatic Injury. Cand. Med. Ass. J. *59*, 403—409 (1948)
[1934] —, C. C. Lucas, C. H. Best: The Lipotropic Factors in Experimental Cirrhosis. Brit. Med. J. *116*, 1061—1065 (1948)
[1935] —, W. S. Hartroft: Pathogenesis in the Rat of the Cirrhosis of Choline-deficiency Compared with That Following Tetrachloride Ingestion. Rev. Canad. Biol. *8*, 333 (1949)
[1936] —, R. W. You: Prevention of Dietary Livers by Exposure to a Cold Environment. Science *110*, 713 (1949)
[1937] —, —: Effects of Cold Environment on Deposition of Fat in the Liver in Choline Deficiency. Biochem. J. *51*, 573—576 (1952)
[1938] —, —, J. H. Ridout, C. H. Best: Partial Protection by Cortisone against Renal Lesions Produced by Hypolipotropic Diets. Nature *166*, 514 (1954)
[1939] Selzer, G., R. G. F. Parker, D. McKenzie, G. C. Linder: The Comparative Effect of Alpha-tocopherol and Its Analogues on Massive Hepatic Necrosis in Rats on a Protein Deficient Diet. Brit. J. exper. Path. *32*, 493—497 (1951)
[1940] Senecal, J., R. Camain, J. P. Houssiaux: Étude anatomo-pathologique de 64 cas de malnutrition chez l'enfant africain (Kwashiorkor) Sem. Hop. Paris *29*, 3251—3263 (1953)
[1941] Sepúlveda, B., R. H. de La Portilla, E. Rogas, J. de J. Macias: Malnutrition and Liver Disease. Gastroenterology *33*, 249—257 (1957)
[1942] Severi, C., A. Fonnesu: Decrease of Coenzyme A Content in Fatty Liver. Proc. Soc. exper. Biol. Med. *91*, 368—370 (1956)
[1943] Sevringhaus, E. L.: The Effect of Fasting upon Carbohydrate Utilization. J. Biol. Chem. *63*, 48—49 (1925)
[1944] Sharp, L., R. Jaretzky: Einführung in die Zytologie. Gbr. Borntraeger, Berlin 1931
[1945] Shaw, J. H., P. H. Phillips: Acute and Chronic Ascorbic Acid Deficiencies in the Rhesus Monkey. J. Nutr. *29*, 365—372 (1945)
[1946] Shaw, W., S. Gurin: Relationship of Glycolysis to Lipogenesis in Aqueous Extracts of Liver. Arch. Biochem. *47*, 220—223 (1953)
[1947] Shelton, E., W. C. Schneider, M. J. Striebich: A Method for Counting Mitochondria in Tissue Homogenates. Anat. Rec. *112*, 388—389 (1952)
[1948] —, —, —: A Method for Counting Mitochondria in Tissue Homogenates. Exper. Cell Res. *4*, 32—41 (1953)
[1949] Sheppard, M., E. W. McHenry: The Physiological Properties of Ascorbic Acid. Biochem. J. *33*, 655—657 (1939)
[1950] —, —: The Pyridoxine Content of Tissues of Rats Fed Various Diets. J. Biol. Chem. *165*, 649—655 (1946)
[1951] Sherlock, S., V. Walshe: Hepatic Alkaline Phosphatase: Histological and Microchemical Studies on Liver Tissues in Normal Subjects and in Liver and in Bone Disease. J. Path. *59*, 615—630 (1947)
[1952] —, —: Effect of Under-nutrition in Man on Hepatic Structure and Function. Nature *161*, 604 (1948)
[1953] Sherman, H.: Pyridoxine and Related Compounds. Effect of Deficiency. In "The Vitamins" ed. by W. H. Sebrell, R. S. Harris, Vol. III, S. 264—280. Academic Press, Inc., Publ. New York 1954

[1954] Shils, M. E., W. B. Stewart: Development of Portal Fatty Liver in Rats on Corn Diets; Response of Lipotropic Agent. Proc. Soc. exper. Biol. Med. *85*, 298—303 (1954)
[1955] —, —, R. de Giovanni: Occurence of Fatty Liver of Portal Type in Rats on a Corn Diet and Response to Lipotropic Agents. Fed. Proc. *13*, 478 (1954)
[1956] —, —, W. B. Stewart: Fatty Liver of Portal Type: Effects of Choline, Methionine, and Vitamin B_{12}. J. Nutr. *56*, 95—106 (1955)
[1957] Shipley, R. A., E. B. Chudzik, P. György: The Effect of Exstirpation of Various Endocrine Glands on the Production of Fatty Liver. Arch. Biochem. *16*, 301—307 (1948)
[1958] Sibatani, A.: Premortal Enlargement of Mitochondria in Rat Liver Cells Caused by Starvation. Cytologia *16*, 58—71 (1950)
[1959] —: Incorporation of C^{14}-formate and (2-C^{14})-glycine into Nucleic Acid Bases of the Liver in Vivo and in Vitro. Biochim. Biophys. acta *25*, 592—595 (1957)
[1960] —, H. Naora: Feulgen Reaction and Quantitative Cytochemistry of Desoxypentose Nucleic Acid. IV. Microspectrophotometric Study of the Feulgen Reaction in Situ. Biochim. Biophys. acta *12*, 515—521 (1953)
[1961] —, M. Fukuda: Pentosenucleic Acid (PNA) Content, Cytoplasmic Basophilia, and Premortal Enlargement of Mitochondria of Mammalian Liver Cells. Cytologia *19*, 11—22 (1954)
[1962] —, H. Naora: Fixation Artefact and Intensity of Histological Staining: Observations on Mammalian Cells. Cytologia *19*, 110—116 (1954)
[1963] Sidransky, H., E. Farber: Chemical Pathology of Acute Amino Acid Deficiencies. Fed. Proc. *16*, 372 (1957)
[1964] —, —: Chemical Pathology of Acute Amino Acid Deficiencies. I. Morphologic Changes in Immature Rat Fed Threonine-, Methionine-, or Histidine-devoid Diets. Arch. Path. *66*, 119—134 (1958)
[1965] —, —: Chemical Pathology of Acute Amino Acid Deficiencies. II. Biochemical Changes in Rats Fed Threonine- or Methionine-devoid Diets. Arch. Path. *66*, 135—149 (1958)
[1966] Siebert, G., R. M. S. Smellie: Enzymate and Metabolic Studies on Isolated Nuclei. Internat. Rev. cytol. *6*, 383—424 (1957)
[1967] Siegmund, H.: Allgemeine Pathologie der Leberparenchymveränderungen unter besonderer Berücksichtigung zirkulatorischer und nutritiver Faktoren. Dtsch. Z. Verdauungs-Stoffwechselkrkh. Sdb. 1952, 31—53
[1968] Siekevitz, P.: Powerhouse of the Cell. Sci. American *197*, 131—140 (1957)
[1969] —, M. L. Watson: Cytochemical Studies of Mitochondria. II. Enzymes Associated with a Mitochondrial Membrane Fraction. J. Biophys. Biochem. cytol. *2*, 653—670 (1956)
[1970] Siess, M., H. Stegmann: Meßtechnische Untersuchungen über das Wachstum der Leber der weißen Maus als Grundlage für morphologisch-funktionelle Studien. Virchows Arch. Path. Anat. *318*, 534—574 (1950)
[1971] Silber, R. H.: Studies of Pantothenic Acid Deficiency in Dogs. J. Nutr. *27*, 425—433 (1944)
[1972] Silberman, A. K., H. B. Lewis: Glycogen Formation after Oral Administration of Mannitol to White Rats. Proc. Soc. exper. Biol. Med. *31*, 253—255 (1933)
[1973] Silverstone, H., A. Tannenbaum: The Influence of Dietary Fat and Riboflavin on the Formation of Spontaneous Hepatomas in the Mouse. Cancer Res. *11*, 200—203 (1951)
[1974] —, —: Proportion of Dietary Protein and the Formation of Spontaneous Hepatomas in the Mouse. Cancer Res. *11*, 442—446 (1951)

[1975] Simkin, J. L., T. S. Work: Protein Synthesis as Part of the Problem of Biological Replication. Symp. Soc. exper. Biol. *12*, 164—175 (1958)
[1976] Simmonds, S., M. Cohn, J. P. Chandler, V. du Vigneaud: The Utilization of Methyl Groups of Choline in the Biological Synthesis of Methionine. J. Biol. Chem. *149*, 519 bis 525 (1943)
[1977] Sims, F. H.: Methionine and Choline Deficiency in the Rat with Special Reference to the Pregnant State. Brit. J. exper. Path. *32*, 481—492 (1951)
[1978] Sinclair, H. M.: Essential Fatty Acids and Their Relation to Pyridoxine. Biochem. J. *51*, XVI (1952)
[1979] Sinclair, R. G.: Fat Metabolism and the Liver Lipids. J. Biol. Chem. *100*, LXXXVII (1933)
[1980] Singal, S. A., V. P. Sydenstricker, J. M. Littlejohn: The Effect of Some Amino Acids on the Growth and Nicotinic Acid Storage of Rats on Low Casein Diets. J. Biol. Chem. *171*, 203—207 (1947)
[1981] —, —, —: Further Studies on the Effect of Some Amino Acids on the Growth and Nicotinic Acid Storage of Rats on Low Casein Diets. J. Biol. Chem. *176*, 1063—1068 (1948)
[1982] —, —, —: The Nicotinic Acid Content of Tissues of Rats on Corn Rations. J. Biol. Chem. *176*, 1069—1073 (1948)
[1983] —, S. J. Hazan, V. P. Sydenstricker, J. M. Littlejohn: The Production of Fatty Livers in Rats on Threonine- and Lysine-deficient Diets. J. Biol. Chem. *200*, 867—874 (1953)
[1984] —, —, —, —: The Effect of Threonine Deficiency on the Synthesis of Some Phosphorus Fractions in the Rat. J. Biol. Chem. *200*, 875—882 (1953)
[1985] —, —, —, —: The Lipotropic Action of Threonine and Related Substances in the Rat. J. Biol. Chem. *200*, 883—886 (1953)
[1986] Singher, H. O., C. J. Kensler, H. C. Taylor, C. P. Rhoads, K. Unna: The Effect of Vitamin Deficiency on Estradiol-Inactivation by Liver. J. Biol. Chem. *154*, 79—86 (1944)
[1987] Siperstein, M. D.: Inter-relationships of Glucose and Lipid Metabolism. Am. J. Med. *26*, 685—702 (1959)
[1988] Sirlin, J. L.: Cell Sites of RNA and Protein Synthesis in the Salivary Gland of Smittia (Chirnomidae). Exper. Cell Res. *19*, 177—180 (1960)
[1989] —, C. H. Waddington: Cell Sites of Protein Synthesis in the Early Chick Embryo, as Indicated by Autoradiographs. Exper. Cell Res. *11*, 197—205 (1956)
[1990] Sjöbring, N.: Über das Formol als Fixierungsflüssigkeit. Anat. Anz. *17*, 273—304 (1900)
[1991] Sjöstrand, F. S.: Electron Microscopy of Mitochondria and Cytoplasmic Double Membranes. Nature *171*, 30 (1953)
[1991 a] —: The Ultrastructure of Cells as Revealed by the Electron Microscope. Internat. Rev. Cytol. *5*, 456—534 (1956)
[1991 b] —: Die funktionelle Bedeutung des Ultrafeinbaues von Gewebezellen. Einige Beiträge der Elektronenmikroskopie im Gebiete der Zellforschung. Kl. Wschr. 1957, 237 bis 250
[1992] —, R. F. Baker: Fixation by Freezing-drying for Electron Microscopy of Tissue Cells. J. ultrastruct. Res. *1*, 239—246 (1958)
[1993] Skelton, F. R.: Some Spezific and Non-specific Effects of Thiamine Deficiency in the Rat. Proc. Soc. exper. Biol. Med. *73*, 516—519 (1950)
[1994] Skoropostizhnaja, A. S.: Content of Vitamin B_{12} in the Liver of Animals Depending on the Amount of Cobalt in the Food Ration. Vopr. Pit. *17*, 29—32 (1958)

[1995] Smedley-MacLean, J., E. Hume: Fat Deficiency Disease of Rat. The Storage of Fat in the Fat Starved Rat. Biochem. J. *35*, 990—995 (1941)

[1996] Smellie, R. M. S.: The Metabolism of the Nucleic Acids. In "The Nucleic Acids" ed. by E. Chargaff, J. N. Davidson, Vol. II., S. 393—434. Academic Press Inc., Publ. New York 1955

[1997] —, W. M. McIndoe, R. Logan, J. N. Davidson, J. M. Dawson: Phosphorus Compounds in the Cells. 4. The Incorporation of Radioactive Phosphorus into Liver Cell Fractions. Biochem. J. *54*, 280—286 (1953)

[1998] —, —, J. N. Davidson: The Incorporation of N^{15}, S^{35} amd C^{14} into Nucleic Acids and Proteins of Rat Liver. Biochim. Biophys. acta. *11*, 559—565 (1953)

[1999] —, J. N. Davidson: The Incorporation of Carbon Labelled Precursors into the Nucleic Acids of Various Tissues in the Intact Rabbit. Experientia *12*, 422—424 (1956)

[2000] Smith, O. K.: The Effect of Fasting on the Nucleic Acid Content of the Tissues in the Normal and Adrenalectomized Rat. Yale J. Biol. Med. *26*, 126—131 (1953)

[2001] Smith, R. E.: Quantitative Relations between Liver Mitochondria Metabolism and Total Body Weight. Ann. N. Y. Acad. Sci. *62*, 403—422 (1956)

[2002] Smith, S. E., G. H. Ellis: Studies on the Manganese Requirement of Rabbits. J. Nutr. *34*, 33—41 (1950)

[2003] Snell, E. E., D. Pennington, R. J. Williams: The Effect of Diet on the Pantothenic Acid Content of Chick Tissues. J. Biol. Chem. *133*, 559—565 (1940)

[2004] Sobotka, H., D. Glick: Lipolytic Enzymes. J. Biol. Chem. *105*, 199—230 (1934)

[2005] Sopin, E. F., R. P. Samoilova: Phosphoprotein Metabolism during Disturbances of Carbohydrate Metabolism in Animals. Ukrain. biokhim. Zh. *28*, 418—424 (1956)

[2006] Sorensen, N. S.: Influence of Starvation and Glucose Load on Activity of Liver Phosphorylase in Normal and Adrenalectomized Rats. Nature *180*, 857—858 (1957)

[2007] Šoš, J.: Die Funktionsstörung der Organe bei Methionin- und Lysinmangel bei der Ernährung. Vopr. pit. *14*, 16—20 (1955)

[2008] —: Neue Forschungsergebnisse auf dem Gebiete der Pathologie des Hungerns. Orvosi Hetilap *100*, 309—317 (1959)

[2009] —, T. Kemény: Die charakteristischen Symptome des Isoleucin-, Lysin- und Methioninmangels bei Ratten und Hunden. Virchows Arch. Path. Anat. *328*, 421—428 (1956)

[2010] Soskin, S., R. Levine: Carbohydrate Malnutrition. In "Clinical Malnutrition" ed. by N. Jolliffe, E. F. Tisdall, P. R. Cannon, S. 208—235. P. B. Hoeber, Inc. 1950

[2011] Soudek, D., L. Beneš: On the Protein Component of the Nuclear Membrane. Fol. Biol. *1*, 261—267 (1955)

[2012] —, —: Die Eiweißbestandteile der Zellkernmembran. Čsl. Biol. *4*, 416—421 (1955)

[2013] Sourkes, T. L.: Carbohydrate Metabolism. In "Biochemistry and Physiology of Nutrition" ed. by G. H. Bourne, G. W. Kidder, Vol. I, S. 57—101. Academic Press Inc., Publ. New York 1953

[2014] Spector, H.: Metabolic Interrelationship between Tryptophan, Pyridoxine and Nicotinic Acid; Forced Feeding Studies in Rats. J. Biol. Chem. *173*, 659—677 (1948)

[2015] —, F. B. Adamstone: Tryptophan Deficiency in the Rat Induced by Forced Feeding of an Acid Hydrolysed Casein Diet. J. Nutr. *40*, 213—230 (1950)

[2016] Spellberg, M., R. W. Keeton: Production of Fatty Liver in Guinea Pigs with Scorbutogenic Diets. Proc. Soc. exper. Biol. Med. *41*, 570—572 (1939)

[2017] —, —, R. Ginsberg: Dietary Production of Hepatic Cirrhosis in Rabbits. Arch. Path. *33*, 204—220 (1942)

[2018] Spiegelman, S.: Nuclear and Cytoplasmic Factors Controlling Enzymatic Constitution. Cold Spring Harb. Symp. quant Biol. *11*, 255—277 (1946)

[2019] —, M. D. Kamen: Some Basic Problems in the Relation of Nucleic Acid Turnover to Protein Synthesis. Cold Spring Harb. Symp. quant. Biol. *12*, 211—223 (1947)

[2020] Spiro, M. J., J. M. McKibbin: The Lipids of Rat Liver Cell Fractions. J. Biol. Chem. *219*, 643—651 (1956)

[2021] Spitzer, J. J., H. J. Miller: Unesterified Fatty Acids and Lipid Transport in Dogs. Proc. Soc. exper. Biol. Med. *92*, 124—126 (1956)

[2022] Spivey, M. R., G. M. Briggs, L. O. Ortiz: Effect of Diets High in Fat or Protein on Vitamin B_{12} Deficiency in Non-Depleted Chick. Proc. Soc. exper. Biol. Med. *85*, 451 bis 453 (1954)

[2023] Sprinson, D. B., D. Rittenberg: The Metabolic Activity of the α-, β-, and γ-Hydrogen Atoms of L-leucine and the α-hydrogen of Glycine. J. Biol. Chem. *184*, 405—416 (1950)

[2024] Sproul, E. E.: Particulate Components of the Cytoplasm. Their Structure in Normal and in Malignant Cells. Lab. Invest. *5* 194—212 (1956)

[2025] Sreenivasa, M. V., H. S. R. Desikachar, M. Swaminathan: Effect of Vitamin B_{12} Deficiency on Liver Dehydrogenase Acitvity in Rats. Nature *177*, 750—751 (1956)

[2026] Srivastava, D. S.: Nucleolus and Nucleolar Extrusions in the Oocytes of Lumbricus terrestris L. La Cellule *55*, 129—136 (1952)

[2027] Stahle, J.: Variations in the 24-hours' Rhythm of the Hepatic Glycogen in the Rabbit Following Hypophysectomy. Acta endocrin. *2*, 128—139 (1949)

[2028] Stangl, E.: Das sogenannte Vitamin F (= lebensnotwendige höhere ungesättigte Fettsäuren) und seine klinische Bedeutung. Internat. Z. Vitaminfrschg. *23*, 164—207 (1951/52)

[2029] Stanier, W. M.: Effect of Protein Deficiency and Subsequent Refeeding on Body Composition of Adult Rats. Brit. J. Nutr. *11*, 206—212 (1957)

[2030] Statkewitsch, P.: Über Veränderungen des Muskel- und Drüsengewebes sowie der Herzganglien beim Hungern. Arch. exper. Path. Pharm. *33*, 415—461 (1894)

[2031] Staub, H., G. Viollier, A. Werthemann: Über das Auftreten von multiplen Adenomen in der Leber von Cholinarm-ernährten Ratten. Experientia *4*, 233—234 (1948)

[2032] Staudinger, H.: Über natürliche Glykogene. Molekulare Chemie *2*, 88—108 (1948)

[2033] Steffee, C. H., R. W. Wissler, E. M. Humphreys, E. P. Benditt, R. W. Woolridge, P. R. Cannon: Studies in Amino Acid Utilization. V. The Determination of Minimum Daily Essential Amino Acid Requirements in Protein-depleted Adult Male Albino Rats. J. Nutr. *40*, 483—497 (1950)

[2034] Steffens, H. W.: An Experimental Study of the Mitochondria in the Hepatic Cells of the White Rat. Anat. Rec. *81*, 243—264 (1941)

[2035] Stekol, J. A., M. A. Benett, K. Weiß, P. Halpern, S. Weiß: Sulfur Containing Amino Acids in Growth with a Labile Methyl-free Diet Containing Vitamin B_{12}. Fed. Proc. *9*, 234 (1950)

[2036] —, K. Weis: Vitamin B_{12} and Growth of Rats on Diets Free of Methionine and Choline. J. Biol. Chem. *186*, 343—350 (1950)

[2037] —, —, P. Smith, S. Weis: The Synthesis of Choline and Creatine in Rats under Various Dietary Conditions. J. Biol. Chem. *201*, 299—316 (1953)

[2038] Stein, A. M., E. R. Skavinski, D. Appleman, P. M. Shugarman: Effect of Partial Hepatectomy on Liver Catalase Activity in Normal and Protein Depleted Rats. Am. J. Physiol. *167*, 581 (1951)

[2039] Stenram, U.: The Nucleolar Size in the Liver Cell of Rats Fed High and Non Protein Diets. Exper. Cell Res. *5*, 539—541 (1953)

[2040] —: Basophilic Rods in the Liver Cell Cytoplasm of Rat. Acta anat. *18*, 360—377 (1953)

[2041] —: Cytological Studies on the Formation of the Basophilic Inclusions in the Liver Cell Cytoplasm of Rat. Acta anat. *21*, 386—390 (1954)

[2042] —: Changes in the Nucleic Acid Apparatus of the Rat Liver Cell during the Appearance of Basophilic Rods. Acta anat. *22*, 272—277 (1954)

[2043] —: Nucleolar Size in the Liver of Rats Fed Diets Deficient in Essential Amino Acids. Acta. Path. scand. *38*, 364—374 (1956)

[2044] —: Nucleolar Size in the Liver of Rats Fed on High and Nonprotein Diets After Starvation. Acta anat. *26*, 352—361 (1956)

[2045] —: Nucleolar Size in the Liver of Thyroid Fed Rats. Acta. path. scand. *40*, 407—412 (1957)

[2046] —: Interferometric Dry Matter Determinations on Liver Nucleoli of Protein-fed, Protein-deprived, and Thyroid-fed Rats. Exper. Cell Res. *12*, 626—632 (1957)

[2047] —: Basophilic Inclusions and Rods in the Liver Cell Cytoplasm of Rat. A Review. Acta Histochem. *5*, 156—166 (1958)

[2048] —: Interferometric Determinations of the Ribose Nucleic Acid Concentration in Liver Nucleoli of Protein-fed and Protein-deprived Rats. Exper. Cell Res. *15*, 174—183 (1958)

[2049] —: The Volume and Ribose Nucleic Acid Concentration of Nucleoli in Liver and Hepatoma Cells of Rats Fed High and Non Protein Diets. Acta Path. Scand. *44*, 239 bis 246 (1958)

[2050] Stepp, W.: Zellstoffwechsel und klinische Forschung. Münch. Med. Wschr. 1958, 1989—1993

[2051] —, J. Kühnau, H. Schroeder: Die Vitamine und ihre klinische Anwendung. Ferd. Enke Verlag Stuttgart 1952

[2052] Stern, H., V. Allfrey, H. E. Mirsky, H. Saetren: Some Enzymes of Isolated Nuclei. J. gen. Physiol. *35*, 559—578 (1952)

[2053] Stern, J. R., M. W. Taylor, W. C. Russell: Relation of Vitamin B_{12} to Liver Basophilia. Proc. Soc. exper. Biol. Med. *70*, 551—552 (1949)

[2054] Stetten, D. W., G. F. Grails: Effect of Dietary Choline, Ethanolamine, Serine, Cystine, Homocysteine, and Guanidoacetic Acid on the Liver Lipids of Rats. J. Biol. Chem. *144*, 175—181 (1942)

[2055] —, E. Boxer: Studies in Carbohydrate Metabolism. I. J. Biol. Chem. *155*, 231—236 (1944)

[2056] —, J. Salcedo: The Source of the Extra Liver Fat in Various Types of Fatty Livers. J. Biol. Chem. *156*, 27—32 (1944)

[2057] —, G. E. Boxer: Studies in Carbohydrate Metabolism. III. J. Biol. Chem. *156*, 271 bis 278 (1944)

[2058] —, J. Salcedo: The Effect of Chain Length of the Dietary Fatty Acid upon the Fatty Liver of Choline Deficiency. J. Nutr. *29*, 167—170 (1945)

[2059] —, M. R. Stetten: Glycogen Regeneration in Intact Animals. Fed. Proc. *13*, 304—305 (1954)

[2060] Stevens, E. C., R. Daoust, C. P. Leblond: The Desoxyribonuclei Acid of Interphase and Dividing Nuclei. Canad. J. Med. Sci. *31*, 263—278 (1953)

[2061] Stewart, H. L., K. C. Snell: The Histopathology of Experimental Tumors of the Liver of the Rat. Acta Un. internat. Cancer *13*, 770—803 (1957)

[2062] Stich, H.: Experimentelle karyologische und cytochemische Untersuchungen an Acetabularia mediterranea. Ein Beitrag zur Beziehung zwischen Kerngröße und Eiweißsynthese. Z. Naturfrschg. *6b*, 319—326 (1951)

[2063] —: Bau und Funktion der Nukleolen. Experientia *12*, 7—14 (1956)

[2064] —: Änderungen von Kern und Polyphosphaten in Abhängigkeit von dem Energiegehalt des Cytoplasmas bei Acetabularia. Chromosoma *7*, 693—707 (1956)

[2065] —, J. Hämmerling: Der Einbau von P^{32} in die Nucleolarsubstanz des Zellkerns von Acetabularia mediterranea. Z. Naturfrschg. *8b*, 329—333 (1953)

[2066] —, A. Kitiyakara: Self-regulation of Protein Synthesis in Acetabularia. Science *126*, 1019 bis 1020 (1957)

[2067] —, W. Plaut: The Effect of Ribonuclease on Protein Synthesis in Nucleated and Enucleated Fragments of Acetabularia. J. Biophys. Biochem. cytol. *4*, 119—121 (1958)

[2068] Stille, G., H. P. Wachter: Die Wirkung eines Leberhydrolysates auf den chronischen Tetrachlorkohlenstoff-Leberschaden der Ratte. Acta hepatol. *1*, 1—8 (1953)

[2069] Stirpe, F., F. de Stefano: Xanthine Oxidase during Starvation and Caloric and Rice Diet Malnutrition. Sperimentale *107*, 471—480 (1957)

[2070] Stockinger, L.: Das Kernkörperchen. Protoplasma *42*, 365—413 (1953)

[2071] Stöhr, R.: Notiz über den Einfluß von Geschlecht und Alter auf das Leberglykogen, Muskelglykogen und die Alkalireserve bei hungernden Ratten. Z. physiol. Chem. *212*, 121—125 (1932)

[2072] Stowell, R. E.: Nucleic Acids and Cytologic Changes in Regenerating Rat Liver. Arch. Path. *46*, 164—178 (1948)

[2073] —: Ultraviolett Cytochemical Study of Rat Liver Cells under Different Conditions of Normal and Neoplastic Growth. Cancer Res. *9*, 543 (1949)

[2074] —: Alterations in Nucleic Acids during Hepatoma Formation in Rats Fed p-dimethylaminoazobenzene. Cancer *2*, 121—131 (1949)

[2075] —, C. S. Lee, K. K. Tsuboi: Histochemical and Microchemical Studies of Rat Liver After Low Protein Diet and p-dimethylaminoazobenzene. Am. J. Path. *25*, 799—800 (1949)

[2076] Street, H. R., G. R. Cowgill, H. M. Zimmerman: Further Observations of Riboflavin Deficiency in the Dog. J. Nutr. *22*, 7—24 (1941)

[2077] Strength, D. R., E. A. Schaefer, W. D. Salmon: The Relation of Vitamin B_{12} and Folacin to the Utilization of Choline and Its Precursors for Lipotropism and Renal Protection in Rats. J. Nutr. *45*, 329—343 (1951)

[2078] Striebich, M. J., E. Shelton, W. C. Schneider: Quantitative Morphological Studies on the Livers and Liver Homogenates of Rats Fed 2-methyl-3-methyl-4-dimethylaminoazobenzene. Cancer Res. *13*, 279—285 (1953)

[2079] Stschastny, S.: Veränderungen der inneren Organe eines Menschen, der nach 35tägiger Hungerdauer verstorben war. Arch. Path. klin. Med. Bakt. *5*, 694—705 (1898)

[2080] Stübel, H.: Die Wirkung des Adrenalins auf das in der Leber gespeicherte Eiweiß. Arch. ges. Physiol. *185*, 74—85 (1920)

[2081] Stuhlfauth, K.: Der Einfluß des Vitamin B_{12} auf den Blutlävulosespiegel. Klin. Wschr. *31*, 312—313 (1953)

[2082] Sünder, L.: Untersuchungen über das Verhalten der Speichersubstanzen (Glykogen, Fett, Eiweiß) und der Gallengranula bei normaler und einseitiger Fütterung in der Leber der weißen Maus. Z. mikrosk. anat. Frschg. *41*, 541—557 (1937)

[2083] Sugiura, K.: The Effect of Yeast Feeding upon Experimentally Produced Liver Cancer and Cirrhosis. Cancer Res. *2*, 453—459 (1942)

[2084] Sugiura, K.: On the Relation of Diets to the Development, Prevention, and Treatment of Cancer, with Special Reference to Cancer of the Stomach and Liver. J. Nutr. *44*, 345—360 (1951)

[2085] Sulkin, N. M.: A Study of the Nucleus in the Normal and Hyperplastic Liver of the Rat. Am. J. Anat. *73*, 107—126 (1943)

[2086] —, J. H. Gardner: The Acid and Alkaline Phosphatase Activity in the Normal and Recovering Liver of the Rat. Anat. Rec. *100*, 143—157 (1948)

[2087] Sullivan, M., V. J. Evans: Nutritional Dermatosis in the Rat. IX. Evaluation of the Interrelationship of Magnesium Deficiency and Deficiencies of the Vitamin B-complex. J. Nutr. *27*, 123—140 (1944)

[2088] Sunderman, F. W.: Studies in Serum Electrolytes. XIV. Changes in Blood and Body Fluids in Prolonged Fasting. Am. J. clin. Path. *17*, 169—180 (1947)

[2089] Sure, B., M. C. Kirk, A. E. Church: The Influence of Fasting on the Concentration of Blood Lipids in the Albino Rat. J. Biol. Chem. *103*, 417—424 (1933)

[2090] Sussman, H.: Kerngröße von Leberzellen der Maus nach Röntgenbestrahlung. Oncologia *9*, 373—386 (1956)

[2091] Swartz, F. J.: The Development in the Human Liver of Multiple Desoxyribose Nucleic Acid (DNA) Classes and Their Relationship to the Age of the Individual. Chromosoma *8*, 53—72 (1956)

[2092] Swendseid, M. E., A. L. Swanson, F. H. Bethell: Sarcosine Oxidase Activity of Rat Liver Tissue: Effect of Folic Acid Deficiency and Induced Hyperthyroidism. Arch. Biochem. Biophys. *41*, 138—142 (1952)

[2093] Swick, R. W.: Measurement of Protein Turnover in Rat Liver. J. Biol. Chem. *231*, 751—764 (1958)

[2094] —, A. L. Koch, D. T. Handa: The Measurement of Nucleic Acid Turnover in Rat Liver. Arch. Biochem. Biophys. *63*, 226—242 (1956)

[2095] Swift, H. H.: The Desoxyribose Nucleic Acid Content of Animal Nuclei. Physiol. Zool. *23*, 169—198 (1950)

[2096] —: Quantitative Aspects of Nuclear Nucleoproteins. Internat. Rev. Cytol. *2*, 1—77 (1953)

[2097] Symonds, B.: Fatty Liver Disease in South Trinidad. Carribean Med. J. *18*, 8—12 (1956)

[2098] Synicyna, A. L.: Der Einfluß des Pantothensäuremangels und der Avitaminose B_6 auf die Synthese des Glutathions in Rattenleberschnitten. Dokl. Akad. Nauk SSSR *73*, 1241 (1950)

[2099] Szafarz, D., J. Brachet: Le rôle du noyau dans le métabolisme de l'acide ribonucléique chez «Acetabularia mediterranea». Arch. internat. Physiol. *62*, 154—155 (1954)

[2100] Szanto, P. B., H. Popper: Basophilic Cytoplasmic Material (Pentose Nucleic Acid): Distribution in Normal and Abnormal Liver. Arch. Path. *51*, 409—422 (1951)

[2101] Szantroch, Z.: Untersuchungen über die Fettsubstanzen in Gewebekulturen. Arch. exper. Zellfrschg. *13*, 600—634 (1933)

[2102] Sze, L. C.: Changes in the Amount of Desoxyribonucleic Acid in the Development of Rana Pipiens. J. exper. Zool. *122*, 577—601 (1953)

[2103] Szego, C. M., A. White: The Influence of Growth Hormone on Fasting Metabolism. Endocrinology *44*, 150—166 (1949)

[2104] Szittyay, Z.: L'action stimulante de la vitamine D sur le foie du lapin. C. r. Soc. Biol. *124*, 296—299 (1937)

[2105] Takagi, S.: Über das Verhalten der Chondriosomen in den verschiedenen Organen der Kröte beim Winterschlaf und Hungerzustand. Nagoya J. med. Sci. *4*, 38 (1929)

[2106] Tamaëla, L. A.: Einige Notizen über Kwashiorkor. Med. Klin. 1959, 211—213

[2107] Taniguchi, K.: Über die Mitochondrien der menschlichen Leber an bei der Operation entnommenem Material. Jap. J. Med. Sci., V. Path. *2*, 25—81 (1934)

[2108] Tannenbaum, A.: Nutrition and Cancer. In "The Physiopathology of Cancer" ed. by F. Homburger, W. Fishman, S. 392—437. Hoeber-Harper-Book 1953

[2109] —, H. Silverstone: The Influence of the Degree of Caloric Restriction on the Formation of Skin Tumors and Hepatomas in Mice. Cancer Res. *9*, 724—727 (1949)

[2110] Tardini, A.: Le modificazione della sostanza basofila citoplasmatica e la cariologia della cellula epatica quali indici della funzionalità cellulare a del metabolisma proteico nelle varie malattie del fegato. Arch. Ist. biochim. ital. *17*, 23—84 (1955)

[2111] Tarver, H.: Peptide and Protein Synthesis. Protein Turnover. In "The Proteins" ed. by H. Neurath, K. Bailey, II B, S. 1199—1296. Academic Press Inc., Publ. New York 1954

[2112] Tashiro, Y., A. Sato, Y. Furuta: Electron Microscopic Study on the Internal Structures of the Microsomal Ribonucleoprotein Particles (of Rat Liver). Cytologia *22*, 136—144 (1957)

[2113] Tauchi, H., T. Nakamura: Investigations on the Pathology of the Dark Cells. I. Report. Dark Cells in the Liver. Nagoya Med. J. *1*, 143—154 (1953)

[2114] —, —: Investigations on the Pathology of the Dark Cells. Report II. Dark Cells of the Cancer Tissue. Nagoya Med. J. *2*, 67—74 (1954)

[2115] Taylor, H. L., O. Mickelsen, A. Keys: The Effect of Induced Malaria, Acute Starvation and Semi-Starvation on the Electrophoretic Diagram of the Serum Proteins of Normal Young Men. J. clin. Invest. *28*, 273—281 (1949)

[2116] Taylor, J. H., R. D. McMaster, M. F. Caluya: Autoradiographic Study of Incorporation of P^{32} into Ribonucleic Acid at the Intracellular Level. Exper. Cell Res. *9*, 460—473 (1955)

[2117] Tedeschi, H., D. L. Harris: The Osmotic Behavior and Permeability to Nonelectrolytes of Mitochondria. Arch. Biochem. Biophys. *58*, 52—67 (1955)

[2118] —, —: Some Observations on the Photometric Estimation of Mitochondrial Volume. Biochem. Biophys. acta *28*, 392—402 (1958)

[2119] Teir, H.: On Colchicine Tests for the Purpose of Ascertaining Cell Division and Regenerative Conditions in the Liver of the Rat. Acta path. scand. *25*, 45—53 (1948)

[2120] Telkkä, A., J. Ahlqvist: Succinic Dehydrogenase Activity and Sulphydryl Groups in Cirrhosis of the Rat Liver Induced by a Low Protein/High Fat Diet. Acta. path. scand. *46*, 1—10 (1959)

[2121] Teng, C. T., F. M. Sinex, H. W. Deane, A. B. Hastings: Factors Influencing Glycogen Synthesis by Rat Liver Slices in Vitro. J. Cellul. comp. Physiol. *39*, 73—94 (1952)

[2122] Tepperman, J., H. M. Tepperman, M. Wilson, J. M. De Witt: Effect of Food Intake on Lipogenesis by Liver Slices in Vitro. Fed. Proc. *16*, 128 (1957)

[2123] Terbrüggen, A.: Untersuchungen über die Eiweißbilanz der Leber bei verschiedenen Allgemeinerkrankungen. Verh. Dtsch. Ges. Path. *30*. Tgg. 171—182 (1937)

[2124] —: Die Beeinflussung der Leberverfettung und Lipämie durch das Vitamin C (Ascorbinsäure). Verh. Dtsch. Ges. Path. *31*, Tgg. 114—121 (1938)

[2125] —: Die Beeinflussung der Leberverfettung und Lipämie durch das Vitamin C (Ascorbinsäure). Verh. Ges. Verdauungskrkh. (1938) *14*, 114—121 (1939)

[2126] —: Das Problem der sogenannten degenerativen Prozesse in der pathologischen Histologie. Verh. Dtsch. Ges. Path. *33*. Tgg. (1949), 37—57 (1950)

[2127] Terroine, E. F.: Nouvelles recherches sur l'influence de l'inanition et de la suralimentation sur la teneur des tissus en substances grasses et en cholestérine. J. physiol. Path. gén. *16*, 408–418 (1916)

[2128] —: La synthèse protéique. Centre Nat. Recherche scientific, Paris 1952

[2129] Terroine, T.: Quelques aspects du métabolisme glucidique dans la carence en biotin. Arch. sci. physiol. *10*, 59–71 (1956)

[2130] —, J. Adrian: Les interrelations vitaminiques. Carence en pyridoxine et teneurs des tissus en riboflavine, niacine et acide pantothenique. Arch. sci. physiol. *4*, 435–444 (1950)

[2131] Thatcher, H. S., B. Sure: Avitaminosis. III. Pathologic Changes in Tissues of the Albino Rat during Early Stages of Vitamin A Deficiency. Arch. Path. *13*, 756–765 (1932)

[2132] Theopold, W., W. Hennig: Über die Wirkung von komplexem Calciumcitrat auf den Organismus. Mschr. Kinderhlk. *98*, 311–314 (1951)

[2133] Thiel, A.: Mitochondrien. Ergebnisse und Probleme. Dtsch. Med. Wschr. 1959, 2038 bis 2045

[2134] Thompson, H. T., P. E. Schurr, L. M. Henderson, C. A. Elvehjem: The Influence of Fasting and Nitrogen Deprivation on the Concentration of Free Amino Acids in Rat Tissues. J. Biol. Chem. *182*, 47–53 (1950)

[2135] Thompson, R. Q., N. B. Guerrant: Effect of Dietary Protein and Vitamin B_6 on Hepatic Thionase Activity. J. Nutr. *50*, 161–174 (1953)

[2136] Thomson, A. M., D. L. Duncan: The Diagnosis of Malnutrition in Man. Nutr. Abs. Rev. *24*, 1–17 (1954)

[2137] Thomson, R. Y., F. C. Heagy, W. C. Hutchinson, J. N. Davidson: The Effect of Diet on the Average Protein and Nucleic Acid Content of the Liver Cell. Brit. J. Nutr. *6*, III–IV (1952)

[2138] —, —, —, —: The Desoxyribonucleic Acid Content of The Rat Cell Nucleus and Its Use in Expressing the Results of Tissue Analysis, with Particular Reference to the Composition of Liver Tissue. Biochem. J. *53*, 460–474 (1953)

[2139] —, S. C. Frazer: The Desoxyribonucleic Acid Content of Individual Rat Cell Nuclei. Exper. Cell Res. *6*, 367–383 (1954)

[2140] Thorn, W., J. Heimann, G. Gereken, B. Müldener: Einfluß von verschiedenen Aufbereitungsverfahren und vom Futterentzug auf die Metabolitkonzentration in der Rattenleber. Z. exper. Med. *130*, 497–504 (1958)

[2141] Tichomirova, A. N., O. J. Penar: Unterlagen zum Studium des Folsäureumsatzes an weißen Ratten bei der Entwicklung eines Folsäuremangels. Vopr. pit. *15*, 37–40 (1956)

[2142] Tigerman, H., R. W. MacVicar: Effect of Protein Level and Inanition on Glutamine Content. Proc. Soc. exper. Biol. Med. *72*, 651–653 (1949)

[2143] Timiras, P. S., R. Hill, A. A. Krum, A. W. Lis: Carbohydrate Metabolism in Fed and Fasted Rats Exposed to an Altitude of 12470 Feet. Am. J. Physiol. *193*, 415–424 (1958)

[2144] Tobian, L., W. J. Morse, A. B. Hastings: Intracellular Potassium Concentration in Normal and Diabetic Rat Liver. Proc. Soc. exper. Biol. Med. *90*, 97–99 (1955)

[2145] Todd, W. R., J. M. Barnes, L. Cunningham: Maintenance of Liver Glycogen by Rats Fasted after Feeding Individual Amino Acids. Arch. Biochem. *13*, 261–264 (1947)

[2146] Tokin, I. B.: Electron Microscope Examination of Basophilic Structures in Parascaris equorum Oocytes. Dokl. Akad. Nauk SSSR *116*, 497–500 (1957)

[2147] Toivonen, S.: Verschiedenheit der Induktionsleistungen des Lebergewebes von hungernden und gut ernährten Meerschweinchen im Inplantationsversuch bei Triturus. Arch. Soc. zool. bot. fenn. „Vanamo“ *6*, 63—71 (1951)

[2148] —: Die regionale Verschiedenheit der Induktionsleistungen des Lebergewebes von gut ernährten und hungernden Meerschweinchen im Implantatversuch. Experientia *8*, 120—121 (1952)

[2149] Toluskis, J. E.: Über die Beziehungen zwischen dem Stoffwechsel von Ribonucleinsäurephosphor und der Eiweißsynthese. Biochimija *23*, 194—204 (1958)

[2150] Tomkins, G. M., H. Sheppard, J. L. Chaikoff: Cholesterol Synthesis by Liver. III. Its Regulation by Ingested Cholesterol. J. Biol. Chem. *201*, 137—141 (1953)

[2151] Tomlinson, T. H.: Pathology of Artificially Induced Scurvy in the Monkey with and without Chronic Calcium. Publ. Health Rep. (U. A.) *57*, 987—993 (1942)

[2152] Toropowa, G. P.: Die Bedeutung des Hungerns für den Glykogenumsatz der Leber bei Bestrahlungsschädigungen von Tieren. Vopr. pit. *17*, 50—54 (1958)

[2153] Totter, J. R.: Water-soluble Vitamins, Part I (Vitamin B_{12}, Folic Acid, Choline, and Paraaminobenzoic Acid). Ann. Rev. Biochem. *26*, 181—208 (1957)

[2154] —, W. E. Martindale, M. Mckee, C. K. Keith, P. L. Day: Biochemical Studies on Livers of Chicks Receiving Graded Levels of Pteroylglutamic Acid. Proc. Soc. exper. Biol. Med. *70*, 435—438 (1949)

[2155] Tove, S. B., J. S. Andrews, H. L. Lucas: Turnover of Palmitic, Stearic and Unsaturated Fatty Acids in Rat Liver. J. Biol. Chem. *218*, 275—281 (1956)

[2156] Traina, R.: Über das Verhalten des Fettes und der Zellgranula bei chronischem Marasmus und akuten Hungerzuständen. Beitr. Path. Anat. *35*, 1—92 (1903)

[2157] Treadwell, C. R., H. C. Tidwell, B. C. Grafa: Liver Glycogen and Lipids in Fasted and Glucose-fed Rats. J. Biol. Chem. *149*, 209—215 (1943)

[2158] —, G. V. Vahouny, D. F. Flick: Effects of Cold on Cholesterol Fatty Livers. Fed. Proc. *14*, 453 (1955)

[2159] —, D. F. Flick, G. V. Vahouny: Effect of Cold on Fatty Livers. Fed. Proc. *14*, 452—453 (1955)

[2160] —, —, —: Nutrition Studies in All Cold. II. Curative Effect of Cold on Fat Fatty Livers. Proc. Soc. exper. Biol. Med. *97*, 434—436 (1958)

[2161] Trowell, H. C.: Tropical Macrocytic Anaemia and Nutritional Macrocytic Anaemia. South Afr. J. Med. Sci. *12*, 21—32 (1947)

[2162] —: Malignant Malnutrition (Kwashiorkor). Trans. R. Soc. Trop. Med. Hyp. *42*, 417 bis 442 (1949)

[2163] —: Problems Raised by Kwashiorkor. Nutr. Rev. *8*, 161—163 (1950)

[2164] —: The World Distribution of Kwashiorkor. Symposium. Acta Un. Internat. Cancer *13*, 562—572 (1957)

[2165] —, E. M. K. Muwazi: Severe and Prolonged Underfeeding in African Children (Kwashiorkor Syndrome of Malignant Malnutrition). Arch. Dis. Child. *20*, 110—116 (1945)

[2166] Trowell, O. A.: Liver Vacuoles and Anoxaemia. Nature *151*, 730 (1943)

[2167] —: The Experimental Production of Watery Vacuolation of the Liver. J. Physiol. *105*, 268—297 (1946)

[2168] Truszkowskj, R.: Studies in Purine Metabolism. IV. The Nuclear-plasmic Ratio in Dogs in Carbohydrate and Protein Feeding and in Starvation. Biochem. J. *21*, 1047 bis 1953 (1927)

[2169] Tscherkas, L. A., G. A. Tscherkas: Die Fettinfiltration der Leber bei Aproteinose. Arch. Pat. (Moskau) *11*, 38 (1949)

[2170] Tsuboi, K. K., R. E. Stowell, C. S. Lee: Chemical Alterations Induced in Mouse Liver Following a Single Feeding of Carbon Tetrachloride. Cancer Res. *11*, 87—93 (1951)

[2171] Tsukuda, T.: On the Mitochondria, Ribonucleic Acid, Acid Phosphatase and Polysaccharide of Liver Cells of a Fish (Oryzias lapites) during Starvation. I. On the Mitochondria and Ribonucleic Acid. Okajimas Fol. anat. jap. *24*, 41—44 (1952)

[2172] —: III. On Polysaccharide. Okajimas Fol. anat. jap. *24*, 291—293 (1952)

[2172a] Tujimura, H.: Electron Microscopic Studies on the DAB (P-Dimethylaminobenzene) Induced Hepatoma. I., II., III. Med. J. Osaka Univ. *9*, 115—133, 135—145, 147—162 (1958)

[2173] Tulpule, P. G., V. N. Patwardhen: Influence of Pyridoxine on Fat Metabolism. The Composition of Tissue Lipids in Fat and Pyridoxine Deficiency. Indian J. med. Res. *38*, 3—16 (1950)

[2174] —, —: The Effect of Fat and Pyridoxine Deficiencies on Rat Liver Dehydrogenases. Arch. Biochem. *39*, 450—456 (1952)

[2175] —, J. N. Williams: Study of the Role of Essential Fatty Acids in Liver Metabolism. J. Biol. Chem. *217*, 229—234 (1955)

[2176] Tuzet, O., S. Sanchez, J. Avignon: Action du jeûne sur les mitochondries des cellules instestinales et hépatiques de Gambusia holbroohi Gir. C. r. Soc. Biol. *149*, 801—803 (1955)

[2177] Uehlinger, E.: Die pathologische Anatomie der Hungerkrankheit und des Hungerödems. Helv. med. Acta *14*, 584—601 (1947)

[2178] Uher, V.: Die parenchymatöse Degeneration. Virchows Arch. Path. Anat. *281*, 821 bis 845 (1931)

[2179] —: Ein weiterer Beitrag zur parenchymatösen Entartung. Virchows Arch. Path. Anat. *284*, 880—889 (1946)

[2180] Ullrich, H.: Organverfettungen bei Sauerstoffmangel und Hunger. Frankf. Z. Path. *52*, 80—98 (1938)

[2181] Ultmann, J. E., E. Hirschberg, A. Gellhorn: The Effect of Nitrogen Mustard on the Cellular Concentrations of Nucleic Acids in Regenerating Rat Liver. Cancer Res. *13*, 14—20 (1953)

[2182] Underhay, E., S. J. Holt, H. Beaufay, C. de Duve: Intracellular Localization of Esterase in Rat Liver. J. Biophys. Biochem. cytol. *2*, 635—637 (1956)

[2183] Underwood, E. J.: Trace Elements. In "Biochemistry and Physiology of Nutrition" ed. by G. H. Bourne, G. W. Kidder, Vol. II, S. 426—504. Academic Press Inc., Publ. New York 1953

[2184] Unna, K., K. O. Singher, C. J. Kensler, H. C. Taylor, C. P. Rhoads: Effect of Dietary Protein on Liver Riboflavin Levels and on Inactivation of Estradiol by Liver. Proc. Soc. exper. Biol. Med. *55*, 254—256 (1944)

[2185] Valdes, A.: Experimentelle Untersuchungen über das Verhalten des Herz-, Leber- und Skelettmuskelglykogens nach dem Tode, im Hunger und nach Traubenzucker- und Insulininjektionen. Virchows Arch. Path. Anat. *274*, 361—391 (1930)

[2186] —: Über die Abhängigkeit der Entwicklung der Verfettung der Zellen parenchymatöser Organe vom Ernährungszustand des Organismus und dem Einfluß von Glukoseinjektionen auf den Prozeß der Zellverfettung. Arch. Pat. (Moskau) *13*, 46—50 (1951)

[2187] Van Bruggen, J. T., T. T. Hutchins, C. K. Claycomb, W. J. Cathey, E. S. West: The Effect of Fasting upon Lipogenesis in the Intact Rat. J. Biol. Chem. *196*, 389—394 (1952)

[2188] Vanderhaeghe, F.: Mesures de croissance de fragments nucléés et énucléés d' «Acetabularia mediterranea». Arch. internat. Physiol. *60*, 190—191 (1952)

[2189] —: Les effets de l'énucléation sur la synthèse des protéines chez Acetabularia mediterranea. Biochim. Biophys. acta *16*, 281—287 (1954)

[2190] Vanderlinde, R. E., W. W. Westerfeld: The Inactivation of Estrone by Rats in Relation to Dietary Effects on Liver. Endocrinology *47*, 265—273 (1950)

[2191] Vannotti, A.: Vitamin B_{12} und Eiweißstoffwechsel. Internat. Z. Vitaminfrschg. *26*, 386—387 (1955/56)

[2192] Van Pilsum, J. F., J. F. Speyer, L. T. Samuels: Essential Amino Acid Deficiency and Enzyme Activity. Arch. Biochem. Biophys. *68*, 42—53 (1957)

[2193] Van Reen, R., P. B. Pearson: Manganese Deficiency in the Duck. J. Nutr. *55*, 225—234 (1955)

[2194] Van Slyke, D. D., G. M. Meyer: The Fate of Protein Digestion Products in the Body. V. The Effects of Feeding and Fasting on the Amino Acid Content of the Tissues. J. Biol. Chem. *16*, 231—233 (1913/14)

[2195] Vars, H.: Liver Injury, 12. Conference 1953

[2196] Vasington, F. D., A. Parker, W. Headley, R. E. Vanderlinde: Relationship of Low Protein Diet and Ascorbic Acid in Oestrogen Inactivation by Liver. Endocrinology *62*, 557—564 (1958)

[2197] Vendrely-Randavel, C.: Sur la présence d'acide ribonucléique au niveau du chondriome. Acat. anat. *7*, 225—233 (1949)

[2198] Vendrely, C.: Contribution à l'étude cytochimique des acides nucléiques des quelques organites cellulaires. Arch. d'Anat. *33*, 115—155 (1950)

[2199] —: L'acide désoxyribonucléique du noyau des cellules animales. Son rôle possible dans la biochimie de l'hérédité. Bull. Biol. France Belg. *86*, 1—87 (1952)

[2200] —, R. Vendrely: Localisation de l'acide ribonucléique dans les différents tissus et organes de vertébrés. Handbuch der Histochemie. Hrsg. W. Graumann, K. H. Neumann, Bd. III, 2, S. 84—243. Gustav Fischer Verlag Stuttgart 1959

[2201] —, C. Leuchtenberger, R. Vendrely: Sur la constance de la teneur du noyau cellulaire en acide désoxyribonucléique. C. r. Acad. Sci. *232*, 2362—2364 (1951)

[2202] Vendrely, R.: Données nouvelles sur la localisation et le rôle des nucléoprotéides et des acides nucléiques dans la cellule vivante. Bull. Soc. Chim. Biol. *32*, 427—442 (1950)

[2203] —: The Desoxyribonucleic Acid Content of the Nucleus. In "The Nucleic Acids" ed. by E. Chargaff, J. N. Davidson, Vol. II., 155—180, Academic Press Inc., Publ. New York 1955

[2204] —, C. Vendrely: La teneur du noyau cellulaire en acide désoxyribonucléique à travers les organes, les individues et les espèces animales. Experientia *4*, 434—436 (1948)

[2205] —, —: La teneur du noyau cellulaire en acide désoxyribonucléique à travers les organes, les individues et les espèces animales. Experientia *5*, 327—329 (1949)

[2206] —, —: The Results of Cytophotometry in the Study of the Deoxyribonucleic Acid (DNA) Content of Nucleus. Internat. Rev. Cytol. *5*, 171—198 (1956)

[2207] Verly, W., W. J. Cathey: The Influence of Vitamin B_{12} on the Biosynthesis of the Methylgroup of Choline from Ethanol. J. Biol. Chem. *213*, 621—624 (1955)

[2208] Verne, J.: Les modifications cytologiques du pancréas et du foie et la cytochimie des estérases au cours des carences protidiques. Gaz. med. Port. *7*, 221—225 (1954)

[2209] Vialli, M.: Volume et contenu en ADN par Noyau. Exper. Cell Res. *suppl. 4*, 284—293 (1957)

[2210] Victor, J., A. M. Pappenheimer: The Influence of Choline, Cystine and of α-tocopherol upon the Occurrence of Ceroid Pigment in Dietary Cirrhosis of Rats. J. exper. Med. *82*, 375—385 (1945)

[2211] Vigliani, E.: Études expérimentales sur l'hémosiderose dans l'inanition et dans l'avitaminose. Arch. ital. Biol. *85*, 134—144 (1931)

[2212] Vigneaud, V. d., J. P. Chandler, A. W. Moyer, D. M. Keppel: The Effect of Choline on the Ability of Homocystine to Replace Methionine in the Diet. J. Biol. Chem. *131*, 57—76 (1939)

[2213] —, J. M. Spangler, D. Burk, C. J. Kensler, K. Sugiura, C. P. Rhoads: The Procarcinogenic Effect of Biotin in Butter Yellow Tumor Formation. Science *95*, 174—176 (1942)

[2214] —, C. Ressler, J. R. Rachele, J. A. Reyniers, T. D. Luckey: The Synthesis of "Biological Labile" Methyl Groups in the Germ Free Rat. J. Nutr. *45*, 361—376 (1951)

[2215] Villela, G. G., E. Mitidieri, O. R. Affonso: Intracellular Distribution of Xanthine Oxidase in the Rat Liver. Nature *175*, 1087 (1955)

[2216] Vilter, R. W., J. J. Will: Nutrition and Nutritional Deficiency Diseases. Ann. Rev. Med. *9*, 191—208 (1958)

[2217] Vincent, W. S.: Structure and Chemistry of Nucleoli. Internat. Rev. cytol. *4*, 269—298 (1955)

[2218] —: Heterogeneity of Nuclear Ribonucleic Acid. Science *126*, 306—307 (1957)

[2219] Viollier, G.: Die Aktivität der Cholinoxydase bei B_2-Avitaminosen. Helv. Chim. acta *31*, 387—389 (1948)

[2220] —: Über den Enzymgehalt gutartiger und maligner Lebertumoren. Helv. Physiol. Pharm. acta *8*, C34, C35, C36 (1950)

[2221] —: Über den Enzymgehalt gutartiger und maligner Lebertumoren; Bernsteinsäureoxydase und Cholinoxydase. Helv. Physiol. Pharm. acta *8*, C37—C39 (1950)

[2222] Vohra, P., F. H. Lantz, F. H. Kratzer: The Effect of Folic Acid and Vitamin B_{12} on the Synthesis of Serine and Choline from Glycine in the Liver of Young Turkey Poults. J. Biol. Chem. *221*, 501—507 (1956)

[2223] Voit, E.: Die Abnahme des Skeletts und der Weichteile bei Hunger. Z. Biol. *46*, 167 bis 197 (1905)

[2224] Volland, W., W. Pribilla: Die Pathologie des Stoffwechsels der Schwermetalle. In „Handbuch der Allgemeinen Pathologie", Bd. IV, 2, S. 88—203. Springer-Verlag Berlin, Göttingen, Heidelberg 1957

[2225] Volovnik, B. J.: Der Einfluß der Vitamin-B_6-Avitaminose auf den Schwefelstoffwechsel der l- und d-Isomeren des Methionins im Tierorganismus. Biochimija *20*, 490—494 (1955)

[2226] Vorbrodt, A.: Histochemically Demonstrable Phosphatases and Protein-Synthesis. Exper. Cell Res. *15*, 1—20 (1958)

[2227] Wachstein, M.: Influence of Dietary Deficiencies and Various Poisons on the Histochemical Distribution of Phosphatase in the Liver. Arch. Path. *40*, 57—67 (1945)

[2227a] —: Enzymatic Histochemistry of the Liver. Gastroenterology *37*, 525—537 (1959)

[2228] Wachter, H. P.: Über die Größenverteilung von Leberkernen. Zbl. Path. *91*, 450—453 (1954)

[2229] Wachter, H. P.: Das Verhältnis der Zellarten in der Leber. Acta hepatol. *3*, I 88—I 94 (1955)

[2230] —: Die Bedeutung der mesenchymalen Frühreaktion der Leber für die Permeabilität der Leberzellen. Acta hepatol. *3*, I 200—I 203 (1955)

[2231] —: Die Histometrie an Lebergewebe. Acta hepatol. *4*, I 16—I 27 (1956)

[2232] —: Herkunft und Entwicklung der Kupfferschen Sternzellen. Verh. Dtsch. Ges. Path. 40. Tgg., 230—236 (1956)

[2233] Wagle, S. R., B. C. Johnson: Vitamin B_{12} and Protein Biosynthesis. Arch. Biochem. Biophys. *70*, 619—620 (1957)

[2234] —, R. Mehta, B. C. Johnson: Vitamin B_{12} and Protein Biosynthesis. IV. In Vivo and in Vitro Studies. J. Biol. Chem. *230*, 137—147 (1958)

[2235] —, D. A. Vaugham, S. P. Mistry, B. C. Johnson: Vitamin B_{12} and Nucleic Acid Biosynthesis. J. Biol. Chem. *230*, 917—921 (1958)

[2236] —, R. Mehta, B. C. Johnson: Vitamin B_{12} and Protein Biosynthesis. VI. Relation of Vitamin B_{12} to Amino Acid Activation. J. Biol. Chem. *233*, 619—624 (1958)

[2237] Wagner, H., E. Seelig, K. Bernhard: Nachweis einer Beteiligung von Fettsäuren aus dem Nahrungs- oder Depotfett am Aufbau des Leberfettes und an der bei Cholinmangel auftretenden Leberverfettung. Z. Physiol. Chem. *306*, 96—103 (1956)

[2238] Wahi, P. N.: Diet and Cirrhosis of the Liver. Arch. Path. *47*, 119—152 (1949)

[2239] Wainio, W. W., B. Eichel, H. J. Eichel, P. Person, F. L. Estes, J. B. Allison: Oxidative Enzymes of the Liver in Protein Depletion. J. Nutr. *49*, 465—483 (1953)

[2240] Waldstein, S. S., R. H. Ettinger, B. Giges: Abnormal Glucose Tolerance in Experimental Choline-deficient Liver. Metabolism clin. exper. *6*, 134—143 (1957)

[2241] Walters, J. H., R. J. Rossiter, H. Lehmann: Blood Volume Changes in Protein Deficiency. Lancet *252*, 244—249 (1047)

[2242] Wang, C. F., D. M. Hegsted, A. Lapi, N. Zamcheck, M. B. Black: Progressive Changes in Liver Composition, Function, Body Fluids and Liver Cytology during Depleting in the Rat and the Effect of Choline upon These Changes. J. Lab. clin. Med. *34*, 953 bis 964 (1949)

[2243] Wang, H., H. E. Scheid, B. S. Schweigert: Histological Studies with Rats Fed Diets Containing Iodinated Casein and Different Levels of Vitamin B_{12}. Proc. Soc. exper. Biol. Med. *85*, 382—384 (1954)

[2244] Warren, S.: Quantitative Estimation of the Fibrous Tissue in Pathologic Livers. Arch. Path. *44*, 563—570 (1947)

[2245] Warter, J.: Störungen des Eiweißstoffwechsels bei der Lebercirrhose. Dtsch. Med. J. 1959, 356—363

[2246] Wassermann, F.: Electron Microscopic Observations about the Structure of the Wall of the Hepatic Sinusoids. Anat. Rec. *127*, 488 (1957)

[2247] —: The Structure of the Wall of the Hepatic Sinusoids in the Electron Microscope. Z. Zellfrschg. *49*, 13—32 (1958)

[2248] Waterlow, J. C.: Fatty Liver Disease in Infants in the British West Indies. Med. Res. Council (Brit.) Spec. Rep. Ser. *263*, 1—84 (1948)

[2249] —: Effect of Protein Depletion on the Distribution of Protein Synthesis. Nature *184*, 1875—1876 (1959)

[2250] —, S. J. Patrick: Enzyme Activity in Fatty Livers in Human Infants. Ann. N. Y. Acad. Sci. *57*, 750—763 (1954)

[2251] —, T. Weisz: The Fat, Protein and Nucleic Acid Content of the Liver in Malnourished Human Infants. J. clin. Invest. *35*, 346—354 (1956)

[2252] Watson, M. L.: Pores in the Mammalian Nuclear Membrane. Biochim. Biophys. acta *15*, 475—479 (1954)

[2253] —: The Nuclear Envelope. Its Structure and Relation to Cytoplasmic Membranes. J. Biophys. Biochem. cytol. *1*, 257—270 (1955)

[2254] —, P. Siekevitz: Cytochemical Studies of Mitochondria. I. The Separation and Identification of a Membrane Fraction from Isolated Mitochondria. J. Biophys. Biochem. cytol. *2*, 639—652 (1956)

[2255] Weatherford, H.: The Relations of Mitochondria in the Liver Cells of the Dog in Anaphylactic Shock. Anat. Rec. *52*, suppl. 41 (1932)

[2256] Weber, G., A. Cantero: Glucose-6-phosphatase Studies in Fasting. Science *120*, 851 bis 852 (1954)

[2257] —, —: Phospholipid Content in Novikoff Hepatoma, Regenerating Liver and in Liver of Fed and Fasted Normal Rats. Exper. Cell Res. *13*, 125—131 (1957)

[2258] —, —: Glucose-6-phosphate (G-6-P) Utilisation in Hepatoma, Regenerating and Newborn Rat Liver, and in the Liver of Fed and Fasted Normal Rats. Cancer Res. *17*, 995—1005 (1957)

[2259] —, —: Studies on Hormonal Factors Influencing Hepatic Glucose-6-phosphatase. Endocrinology *61*, 701—712 (1957)

[2260] —, —: Human Liver Enzymes of Glucose-6-phosphate Utilization. Science *126*, 977 bis 978 (1957)

[2261] —, —: Behavior of Enzymes Involved in Glucose-6-phosphate Utilization during 6-day Fasting. Exper. Cell Res. *14*, 596—607 (1958)

[2262] Webster, G. C.: Effects of Nucleosides and Their Derivates in Protein Synthesis in Cell Free Extracts of Pea Roots. Fed. Proc. *15*, 380 (1956)

[2263] —: The Biosynthesis of Nucleic Acids by Isolated Cellular Particles. Acta Histochem. *4*, 9—14 (1957)

[2264] Webster, G. T.: Dietary Liver Disease in Rats. J. clin. Invest. *20*, 440 (1941)

[2265] —, Cirrhosis of the Liver among Rat Receiving Diets Poor in Protein and Rich in Fat. J. clin. Invest. *21*, 385—392 (1942)

[2266] Wegelin, C.: Über hyalintropfige Degeneration der Leberzellen. Verh. Dtsch. Ges. Path. *18*. Tgg. 274—279 (1921)

[2267] —: Über das Vorkommen von Fett in Leberzellkernen. Verh. Dtsch. Ges. Path. *23*. Tgg. 519—522 (1928)

[2268] Weichselbaum, T. E.: Cystine Deficiency in Albino Rat. Quart. J. exper. Physiol. *25*, 363—367 (1935)

[2269] Weill, J. D., M. Ledig, P. Mandel: Effet du jeûne protéique prolongé sur la répartition des ribonucléotides nucléiques dans diverses fractions cytoplasmiques du foie de rat. Biochim. Biophys. acta *20*, 430—431 (1956)

[2270] Weinhouse, S., B. Friedmann: A Study of Formate Production in Normal and Folic Acid-deficient Rats. J. Biol. Chem. *210*, 423—433 (1954)

[2271] Weinstock, J. M., I. Shoichet, A. T. Milkorat: Effect of Vitamin E Deficiency on Oxidation of Krebs Cycle Intermediates by Rabbit Liver. Fed. Proc. *13*, 482 (1954)

[2272] Weiss, J. M.: The Ergastoplasm. Its Fine Structure and Relation to Protein Synthesis as Studied with the Electron Microscope in the Pancreas of the Swiss Albino Mouse. J. exper. Med. *98*, 607—618 (1953)

[2273] Weissenfels, N.: Der Feinbau und das Verhalten der Mitochondrien in Tumorzellen. Strahlenther. *37*, 102—108 (1957)

[2274] —: Über die funktionelle Entleerung, den Feinbau und die Entwicklung von Tumormitochondrien. Z. Naturfrschg. *12b*, 168—171 (1957)

[2275] —: Über die Entleerung und Entwicklung der Mitochondrien und den Feinbau des Cytoplasmas von embryonalen Zellen. Z. Naturfrschg. *13b*, 182—186 (1958)

[2276] Welch, M. S., A. D. Welch: Relation between Size of Dose and Lipotropic Effect of Choline Chloride in Mice. Proc. Soc. exper. Biol. Med. *39*, 5—7 (1938)

[2277] Wenderoth, H.: Hämosiderose und Hämochromatose. Ärztl. Frschg. *4* (I), 549—557 (1950)

[2278] Wendt, H.: Lipoidstoffwechselstudien am Hungertiere. Klin. Wschr. *7*, 2183—2185 (1928)

[2279] Wermel, E. M., Z. P. Ignatiewa: Studien über Zellgröße und Zellwachstum. III. Über die Veränderungen der Kerngröße bei Vergiftungen. Z. Zellfrschg. *17*, 476—504 (1933)

[2280] Wertheimer, E., V. Ben-Tor: Adaptation of Carbohydrate Metabolism to Undernutrition. Brit. J. Nutr. *4*, 1—8 (1950)

[2280a] Wessel, W., P. Gedigk: Die Verarbeitung und Speicherung von phagocytiertem Eisen im elektronenmikroskopischen Bild. Virchows Arch. Path. Anat. *332*, 508—532 (1959)

[2281] Westerfeld, W. W., D. A. Richers: A New Dietary Factor Related to Xanthine Oxidase. Science *109*, 68 (1949)

[2282] —, J. M. McKibbin, J. C. Roemmelt, M. F. Hilfinger: Acetaldehyde Metabolism and Liver Changes in Dogs Maintained on purified Diet. Am. J. Physiol. *157*, 184—192 (1949)

[2283] —, D. A. Richers: Dietary Factors Related to Liver Xanthine Oxidase. J. Biol. Chem. *184*, 163—173 (1950)

[2284] —, —: Liver and Intestinal Xanthine Oxidase in Relation to Diet. J. Biol. Chem. *192*, 35—48 (1951)

[2285] —, —: The Xanthine Oxidase Factor (Molybdenum). Ann. N. Y. Acad. Sci. *57*, 896—904 (1954)

[2286] Wetzel, P., H. Wollschitt, H. Ruska, T. Österreicher: Über den Eiweiß-, Fett- und Kohlehydratstoffwechsel der weißen Ratte. II. Der Einfluß des Hungers. Arch. exper. Path. Pharm. *181*, 703—738 (1936)

[2287] Wewalka, F.: Beziehungen zwischen Störungen des Aminosäurestoffwechsels und Leberkrankheiten. Acta Hepatol. *4*, I/137—I/173 (1956)

[2288] Whipple, G. H.: Das organische Gleichgewicht von Körperproteinen, Hämoglobin, Plasma-, Organ- und Gewebsproteinen. Vortrag Nobelpreisträgertreffen Lindau 1954

[2289] White, A., H. D. Hoberman, C. M. Szego: Influence of Adrenalectomy and Fasting on the Incorporation of Isotopic Nitrogen into the Tissue of Mice. J. Biol. Chem. *174*, 1049—1050 (1948)

[2290] White, E. A., J. R. Foy, L. Cerecedo: Essential Fat Acid Deficiency in the Mouse. Proc. Soc. exper. Biol. Med. *54*, 301—302 (1943)

[2291] White, J.: Cirrhosis of the Liver in Rats Following Total-body X Irradiation. J. Nat. Cancer Inst. *15*, 1617—1618 (1955)

[2292] —, J. E. Edwards: Effect of Dietary Cystine on the Development of Hepatic Tumors in Rats Fed p-dimethylaminoazobenzene (Butter Yellow). J. Nat. Cancer Inst. *2*, 535—538 (1941/42)

[2293] —, R. Hein, F. R. White: The Influence of Certain Diets on the Formation of Hepatomas in Rats. Cancer Res. *10*, 249 (1950)

[2294] —, C. C. Congdon, P. W. David, M. G. Ally: Cirrhosis of the Liver in Rats Following Total-body X-irradiation. J. Nat. Cancer Inst. *15*, 1155—1163 (1955)

[2295] Whitney, J. E., S. Roberts: Influence of Previous Diet on the Synthesis of Glycogen, Fatty Acids, and Cholesterol by Rat Liver in Vitro. Fed. Proc. *13*, 320 (1954)
[2296] Wickson, M. E., A. F. Morgan: Effect of Riboflavin Deficiency upon Carbohydrate Metabolism in Anoxia. J. Biol. Chem. *162*, 209—220 (1946)
[2297] Widdowson, E. M., R. A. McCance: Physiological Undernutrition in the Newborn Guinea-pig. Brit. J. Nutr. *9*, 316—321 (1955)
[2298] —, —: The Effect of Chronic Undernutrition and of Total Starvation on Growing and Adult Rats. Brit. J. Nutr. *10*, 363—373 (1956)
[2299] —, —: Effect of Low-protein Diet on the Chemical Composition of the Bodies and Tissues of Young Rats. Brit. J. Nutr. *11*, 198—206 (1957)
[2300] Widmer, H., L. Grossmann, H. Klein: Die histochemische Bestimmung der Lipaseaktivität in der Leber. Zbl. Path. *88*, 295—300 (1952)
[2301] Wiese, H. E., A. E. Hansen: Fat in Diet in Relation to Nutrition of Dog: Lipid Composition of Tissues from Animals Fed Diets with and without Fat. Texas Rep. Biol. Med. *9*, 516—544 (1951)
[2302] —, —: Fat in Diet in Relation to Undernutrition of Dog: Spectral Analysis for Unsatured Fatty Acid Content of Tissues from Animals Fed Diets with and without Fat. Texas Rep. Biol. Med. *9*, 545—554 (1951)
[2303] Wikramanayake, T. W., F. C. Heagy, H. N. Munro: The Effect of Level of Energy Intake on the Metabolism of Ribonucleic Acid and Phospholipid in Different Parts of the Liver Cell. Biochim. Biophys. acta *11*, 566—574 (1953)
[2304] Wilgram, G. F., L. A. Lewis, J. Blumenstein: Lipoproteins in Choline Deficiency. Circulation Res. *3*, 549—552 (1955)
[2305] —, W. J. R. Taylor: Experimental Cirrhosis of the Liver in Primates. Lancet 1959 I/26—27
[2306] Wilkins, M. H. F.: Molecular Structure of Deoxyribose Nucleic Acid and Nucleoprotein and Possible Implications in Protein Synthesis. In "The Structure of Nucleic Acids and Their Role in Protein Synthesis" ed. by E. M. Crook, Cambridge, The University Press 1957
[2307] Williams, C. D.: Nutritional Disease of Childhood Associated with Maize Diet. Arch. Dis. Child. *8*, 423—433 (1933)
[2308] Williams, J. N.: Effect of Aminopterin on Choline, Betaine Aldehyde, and Betaine Metabolism. Proc. Soc. exper. Biol. Med. *78*, 206—208 (1951)
[2309] —: Intracellular Distribution of Choline Oxidase. J. Biol. Chem. *194*, 139—142 (1952)
[2310] —: A Study of the Role of High Energy Phosphate in Mitochondrial Choline Oxidase. J. Biol. Chem. *198*, 579—586 (1952)
[2311] —, C. A. Elvehjem: The Relation of Amino Acid Availability in Dietary Protein to Liver Enzyme Activity. J. Biol. Chem. *181*, 559—564 (1949)
[2312] —, A. E. Denton, C. A. Elvehjem: Effect of Methionine Deficiency upon Enzyme Activity in the Rat. Proc. Soc. exper. Biol. Med. *72*, 386—388 (1949)
[2313] —, C. A. Elvehjem: The Effects of Tryptophan Deficiency upon Enzyme Activity in the Rat. J. Biol. Chem. *183*, 539—544 (1950)
[2314] —, P. Feigelson, C. A. Elvehjem: Relation of Tryptophan and Niacin to Pyridine Nucleotides of Tissue. J. Biol. Chem. *187*, 597—604 (1950)
[2315] —, —, —, S. S. Shahimian: Further Studies on Tryptophan-Niacin-Pyridine Nucleotide Relationship. J. Biol. Chem. *189*, 659—663 (1951)

[2316] Williams, J. N., W. J. Monson, A. Sreenivasan, L. S. Dietrich, A. E. Harper, C. A. Elvehjem: Effects of a Vitamin B_{12} Deficiency on Liver Enzymes in the Rat. J. Biol. Chem. *202*, 151—156 (1953)

[2317] —, —, A. E. Harper, C. A. Elvehjem: Further Studies on the Relationship of Vitamin B_{12} to Enzymes in Rat Liver. J. Biol. Chem. *202*, 607—610 (1953)

[2318] —, C. E. Anderson: Effect of Thiamine Deficiency and Thiamine Injection on Total Liver Lipids, Phospholipid, Plasmalogen, and Cholesterol in the Rat. J. Nutr. *69*, 229—234 (1959)

[2319] Williams, W. L.: Vital Staining of Damaged Liver Cells. I. Reactions to Acid Azo Dyes Following Acute Chemical Injury. Anat. Rec. *101*, 133—147 (1948)

[2320] —: III. Reactions of Normal and Injured Hepatic Parenchyma of Mice to Rose Bengal. J. Biol. Med. *23*, 177—183 (1950)

[2321] —: II. The Use of Dyes in the Study of Necrosis and Repair Following Acute Chemical Injury. Anat. Rec. *107*, 1—19 (1950)

[2322] —: Cytoplasmic Changes in Hepatic Parenchyma of Mice during Starvation and Carbon Tetrachloride-induced Injury. Anat. Rec. *111*, 629—651 (1951)

[2323] —, C. U. Lowe, L. Thomas: The Effects of Cortisone upon the Parenchymal Cells of the Rabbit Liver. Anat. Rec. *115*, 247—263 (1953)

[2324] —, R. B. Aronsohn: Effects of a British Yeasts Plus Casein Diet on Myocardial and Hepatic Injury in Mice. Fed. Proc. *13*, 166 (1954)

[2325] —, —: Hepatic and Myocardial Lesions in Mice Fed a Yeast-protein Diet. Anat. Rec. *121*, 423 (1955)

[2326] —, J. B. Cardle, R. D. Meader: Dietary Fat and the Pattern of Hepatic Liposis in Choline-deficient Mice. Fed. Proc. *16*, 377 (1957)

[2327] Willstätter, R., F. Memmen: Vergleich von Leberesterase mit Pankreaslipase über die stereochemische Spezifität der Lipasen. Z. Physiol. Chem. *138*, 216—253 (1924)

[2328] Wilson, J. W.: Hepatomas in Mice Fed a Synthetic Diet Low in Protein and Deficient in Choline. Cancer Res. *11*, 290 (1951)

[2329] —: Nutritional Deficiency in the Mouse Produced by Bentonite Feeding. J. Nat. Cancer Inst. *14*, 57—64 (1953)

[2330] —: Hepatomas in Mice on a Bentonite Containing Diet. J. Nat. Cancer Inst. *14*, 65—76 (1953)

[2331] —: Basophilic Components of the Cytoplasm. J. Histochem. Cytochem. *2*, 317—321 (1954)

[2332] —: Hepatomas Produced in Mice by Feeding Bentonite in the Diet. Ann. N. Y. Acad. Sci. *57*, 678—687 (1954)

[2333] —, E. H. Leduc: Mitotic Rate in Mouse Liver Following Intraperitoneal Injection of Liver, Kidney and Egg Yolk. Anat. Rec. *97*, 471—493 (1947)

[2334] —, —: The Occurrence and Formation of Binucleate and Multinucleate Cells and Polyploid Nuclei in the Mouse Liver. Am. J. Anat. *82*, 353—392 (1948)

[2335] —, —: The Effect of Coramine on Mitotic Activity and Growth in the Liver of the Mouse. Growth *14*, 31—48 (1950)

[2336] —, —: Abnormal Mitosis in the Mouse Liver. Am. J. Anat. *86*, 51—73 (1950)

[2337] —, —: Role of Cholangioles in Restoration of the Liver of the Mouse after Dietary Injury. J. Path. *76*, 441—449 (1958)

[2338] Wilson, M. E., R. E. Stowell: Cytological Changes Following Roentgen Irradiation of the Liver in Mice. J. Nat. Cancer Inst. *13*, 1123—1137 (1953)

[2339] Wilson, M. E, R. E. Stowell, H. O. Yokoyama, K. K. Tsuboi: Cytological Changes in Regenerating Mouse Liver. Cancer Res. *13*, 86–92 (1953)
[2340] Winje, M. E., A. E. Harper, D. A. Benton, R. E. Boldt, C. A. Elvehjem: Effect of Dietary Amino Acid Balance on Fat Deposition in the Livers of Rats Fed Low Protein Diets. J. Nutr. *54*, 155–166 (1954)
[2341] Witsch, K.: Untersuchungen über die Organveränderungen und das Stoffwechselgeschehen im Hungerzustand. Arch. ges. Physiol. *211*, 185–212 (1926)
[2342] Witter, R. F., M. L. Watson, M. A. Cottone: Morphology and ATP-ase of Isolated Mitochondria. J. Biophys. Biochem. cytol. *1*, 127–138 (1955)
[2343] –, M. A. Cottone: A Study of Some Factors Involved in the Swelling of Isolated Mitochondria. Biochim. Biophys. acta *22*, 364–371 (1956)
[2344] –, W. Mink: Effect of Synthetic Detergents on the Swelling and the ATPase of Mitochondria Isolated from Rat Liver. J. Biophys. Biochem. cytol. *4*, 73–82 (1958)
[2345] Witts, L. J.: Review of Dietetic Factors in Liver Disease. Brit. Med. J. 1947, 1–45
[2346] Wolbach, S. B., P. R. Howe: Vitamin A Deficiency in the Guinea Pig. Arch. Path. *5*, 239–253 (1928)
[2347] –, O. A. Bessey: Tissue Changes in Vitamin Deficiencies. Physiol. Rev. *22*, 233–289 (1942)
[2348] Wolff, K. E.: Experimentell-pathologische Untersuchungen über den Fettstoffwechsel. Virchows Arch. Path. Anat. *252*, 297–352 (1924)
[2349] Wollenberger, A., M. A. Linton: The Metabolism of Glucose in Starvation and Water Deprivation. Am. J. Physiol. *148*, 597–609 (1947)
[2350] Wong, W. T., B. S. Schweigert: Role of Vitamin B_{12} in Nucleic Acid Metabolism. II. Liver Coenzyme A Levels in the Rat. Arch. Biochem. Biophys. *60*, 126–129 (1956)
[2351] –, –: Role of Vitamin B_{12} in Nucleic Acid Metabolism. J. Nutr. *58*, 231–242 (1956)
[2352] –, –: Role of Vitamin B_{12} in Nucleic Acid Metabolism. V. Liver Deoxyriboaldolase Activity. Proc. Soc. exper. Biol. Med. *94*, 455–456 (1957)
[2353] Woodard, J. W.: Intracellular Amounts of Nucleic Acids and Protein during Pollen Grain Growth in Tradescantia. J. Biophys. Biochim. cytol. *4*, 383–390 (1958)
[2354] Wool, I. G., M. S. Goldstein: Role of Neurohumors in the Action of the Adrenal Cortical Steroids: Mobilization of Fat. Am. J. Physiol. *175*, 303–306 (1953)
[2355] Wooley, J. G.: Niacin Deficiency in Rabbits and Response to Tryptophane and to Niacin. Proc. Soc. exper. Biol. Med. *65*, 315–317 (1947)
[2356] Wotton, R. M., S. S. Levin: The Direct Absorption of Previously Stained Lipid by Nuclei in Liver Cells of the Rabbit. Anat. Rec. *127*, 390 (1957)
[2357] –, –: The Direct Absorption of Previously Stained Lipid by Intact Nuclei in Liver Cells of the Rabbit. Anat. Rec. *129*, 155–166 (1957)
[2358] Wright, D. E.: Fat in Liver and Kidneys of Pregnant Sheep at Different Levels of Nutrition and during Starvation. Brit. J. Nutr. *9*, 279–286 (1955)
[2359] Wright, L. D., H. R. Skeggs: Vitamin B Complex Studies with Diets Differing in the Level of Protein. Proc. Soc. exper. Biol. Med. *63*, 327–333 (1946)
[2360] –, P. A. Tavormina: P-Aminobenzoic Acid. Effects of Deficiency. In „The Vitamins". ed. by W. H. Sebrell, R. S. Harris, Vol. III, S. 32–43. Academic Press, Inc., Publ. New York 1954
[2361] Wright, R. C., E. M. Scott: Pyruvate and α-Ketoglutarate Metabolism in Thiamine Deficiency. J. Biol. Chem. *206*, 725–733 (1954)
[2362] Wu, C.: Metabolism of Free Amino Acids in Fasted and Zein-fed Rats. J. Biol. Chem. *227*, 775–786 (1954)

[2363] Wüstenfeld, E.: Variationsstatistische Untersuchungen über bemerkenswerte Größenunterschiede „heller“ und „dunkler“ Zellkerne. Z. Zellfrschg. *41*, 361—371 (1955)

[2364] Wuhrmann, F., C. Wunderly: Die Bluteiweißkörper des Menschen. Benno Schwabe, Basel 1957

[2365] Wyshak, G. H., I. L. Chaikoff: Metabolic Defects in the Liver of Fasted Rats as Shown by Utilization of C^{14}-labeled Glucose and Fructose. J. Biol. Chem. *200*, 851 bis 857 (1953)

[2365a] Yamada, K., M. Nagai: The Effect of Vitamin B_6 on the Production of Experimental Liver Cancer. J. Vitaminol. (Kyoto) *5*, 188—209 (1959)

[2366] Yang, C. S., R. E. Olson: Effect of Dietary Hepatic Necrosis in Rats upon Liver Coenzymes. Fed Proc. *13*, 483 (1954)

[2367] —, B. Stewart, R. E. Olson: Effect of Coenzyme A Precursor on Hepatic Coenzyme A Levels in Pantothenic Acid-deficient and Organic Sulfur-deficient Rats. Fed. Proc. *15*, 578 (1956)

[2368] Yarbro, C. L., C. E. Anderson: Acetal Phospholipids in the Adipose Tissue and Livers of Starved Rats. Fed. Proc. *13*, 326—327 (1954)

[2369] Yasuzumi, G., T. Sawada, R. Sugikara, M. Kiriyama, M. Sugioka: Electron Microscop Researches on the Ultrastructure of Nucleoli in Animal Tissues. Z. Zellfrschg. *48*, 10—23 (1958)

[2370] Yavorsky, M., P. Almaden, C. G. King: The Vitamin C Content of Human Tissues. J. Biol. Chem. *106*, 525—529 (1934)

[2371] Yčas, M., G. Brawerman: Interrelations between Nucleic Acid and Protein Biosynthesis in Microorganisms. Arch. Biochem. Biophys. *68*, 118—129 (1957)

[2372] Yokoyama, H. O., K. K. Tsuboi, E. M. Wilson, R. E. Stowell: Histochemical Studies on the Regenerating Mouse Liver. Lab. Invest. *2*, 91—108 (1953)

[2373] —, —, —, —: Regeneration of Mouse Liver after Partial Hepatectomy. Cancer Res. *13*, 80—85 (1953)

[2374] Yoshinaya, T.: Morphologische Untersuchungen der funktionellen Kompensation der Leber. I. Über die Regeneration der restlichen Leber und des Pankreas nach der partiellen Hepatektomie. Med. J. Osaka Univ. *7*, 901—926 (1957)

[2375] Younathan, E. S., E. Frieden, K. Dittmer: Sensitivity of Rat Liver Xanthine Oxidase to Amino Acid Analogues. J. Biol. Chem. *219*, 531—537 (1956)

[2376] Young, J. M., J. S. Dinning: A Relationship of Vitamin E to Nucleic Acid Metabolism. J. Biol. Chem. *193*, 743—747 (1951)

[2377] Young, R. J., L. C. Norris, G. F. Heuser: The Utilization by Vitamin B_{12}-deficient Chicks of Monomethylaminoethanol, Homocystine and Betaine as Precursors of Choline and Methionine. J. Nutr. *53*, 233—248 (1954)

[2378] Zakorska, A., S. Berger, S. Krus: Untersuchungen über das Vitamin A bei Lebererkrankungen. II. Die Abhängigkeit des Vitamin-A-Gehaltes der Leber von ihrer experimentellen Schädigung durch Äthylalkohol. Polski tygodn. lek. *10*, 99—101 (1955)

[2379] Zaki, F. G.: Maximum Mitosis and Water Content in Regenerating Rat Liver. Z. Naturfrschg. *9b*, 239—241 (1954)

[2380] —, C. P. Barnum, F. W. Hoffbauer: Fatty Cirrhosis in the Rat. II. Measurement of Liver-cell Regeneration. Arch. Path. *68*, 171—179 (1959)

[2381] Zalokar, M.: Nuclear Origin of Ribonucleic Acid. Nature *183*, 1330 (1959)

[2382] Zalokar, M.: Sites of Ribonucleic Acid and Protein Synthesis in Drosophila. Exper. Cell Res. *19*, 184—186 (1960)

[2383] Zamecnik, P. C.: The Use of Labeled Amino Acids in the Study of the Protein Metabolism of Normal and Malignant Tissues: A Review. Cancer Res. *10*, 659—667 (1950)

[2384] —, M. L. Stephenson: A Comparison of Activators of Proteolytic Enzymes and Peptidases in Normal Rat Livers and Hepatomas. Cancer Res. *9*, 3—11 (1949)

[2385] —, E. B. Keller, J. W. Littlefield, M. B. Hoagland, R. B. Loftfield: Mechanism of Incorporation of Labeled Amino Acids into Protein. J. Cellul. comp. Physiol. *47*, *suppl. 1*, 81—101 (1956)

[2386] Zbinden, G., A. Studer: Bedeutung der Grunddiät für die Beurteilung der Leberverfettung normaler und mit Arzneimitteln behandelter Ratten. Schweiz. Z. Path. *20*, 110—121 (1957)

[2387] Zeiger, K.: Morphologie des Cytoplasmas. In „Handbuch der Allgemeinen Pathologie" Bd. II, 1, S. 17—68. Springer-Verlag, Berlin, Göttingen, Heidelberg 1955

[2388] —, M. Wiede: Die Speicherung von Acridinorange in der Froschleber und ihr Einfluß auf das Ausscheidungsvermögen der Leberzelle. Z. Zellforschg. *40*, 401—424 (1954)

[2389] Zeldis, L. J., E. L. Alling, A. B. McCoord, L. P. Kulka: Plasma Protein Metabolism-Electrophoretic Studies. Chronic Depletion of Circulating Proteins during Low Protein Feeding. J. exper. Med. *82*, 157—179 (1945)

[2390] —, J. K. Ekegren, J. H. Block, S. C. Madden: Protein Synthesis and Nucleic Acid Alterations in Livers of Fasted and Turpentine-injured Rats. Fed. Proc. *16*, 378 (1957)

[2391] Zillig, W.: Die Synthese der Proteine in der Zelle. Dtsch. Med. Wschr. 1958, 980—982

[2392] Zollinger, H. U.: Cytologic Studies with the Phase Microscope. II. The Mitochondria and Other Cytoplasmic Constituents under Various Experimental Conditions. Am. J. Path. *24*, 569—589 (1948)

[2393] —: Trübe Schwellung und Mitochondrien (phasenmikroskopische Untersuchungen). Schweiz. Z. Path. *11*, 617—634 (1948)

[2394] —: Zum qualitativen Nucleoproteingehalt und zur Morphologie der Mitochondrien. Experientia *6*, 14—16 (1950)

[2395] —: Les mitochondries (Leur étude à l'aide du microscope à contraste de phases). Rev. d'hematol. *5*, 696—745 (1950)

[2396] Zubovskaja, A. M., V. S. Tongur: Das Studium der Eiweißsynthese in zerstörten Mitochondrien. Bull. eksp. biol. med. Moskau *47*, 56—59 (1959)

Kolibri 360 GmbH
Ferdinand-Jühlke-Straße 7
99095 Erfurt, Deutschland
produktsicherheit@kolibri360.de